その薬が なぜ、どのように 効くのか

日本語版監修：田中 正敏

著者：アン・リチャーズ
翻訳：川島 由紀子

ガイアブックスは
地球（ガイア）の自然環境を守ると同時に
心と体内の自然を保つべく
“ナチュラルライフ”を提唱していきます。

CHURCHILL
LIVINGSTONE
ELSEVIER

This edition of A Nurse's Survival Guide to Drugs in Practice by Ann Richards, BA(HONS), MSC, RGN, DIPN(LON), RNT is published by arrangement with Elsevier Limited.

免責事項

この分野の知識や最善の治療方法は、常に変化しています。新しい研究や経験で私たちの知識が広がるにつれ、診察、治療法、薬物療法を適宜変えていくことが必要になるでしょう。本書使用にあたっては、(i) 取り上げられている治療法の最新情報を入手し、(ii) 投与する薬の製造業者が提供する最新情報を見て、推奨用量や処方、投与の方法と期間、禁忌について確認されることをおすすめします。経験と知識に基づいて患者を診断をし、患者ごとに投薬量と最適な治療法を決定し、すべての適切な安全予防措置をとることは、医療従事者の責任です。法律が最大に及ぶ限り、出版社および著者のいずれも、本書に含まれる内容のいかなる利用から生じまたは関連した、個人または財産に対する負傷および、または損害に対するいかなる法的責任も負うことはありません。

CHURCHILL
LIVINGSTONE
ELSEVIER

監修者の序

―― 難しいことを易しく、詳しいことを簡潔に ――

本書はエキスパート・ナースのための薬理学書である。本書の特色を一言で言えば、タイトルに書いたように、難しいことが、やさしい解釈とやさしい言葉で書かれた本で、しかも、専門的でときには複雑になりかねない内容が、簡潔にまとめられた非常に優れた本である。

おそらく、本邦でナースのために書かれた本で、ここまで理論的で、内容豊富な本はほとんどないであろう。

もう一つの特色は、非常に実践的な本であるということである。その意味で、現場で働いているナースが、必要に応じて見たときに、その要求にきわめて端的に答えてくれる本である。

図を中心に理解してもらおうとして図の多い類書を出してきた監修者としては、図が少ないのがややさびしい感もあるが、それを行き届いた平易な記載が大きく補っているように思われる。

本書を座右の書とすることで、真のエキスパート・ナースになられることを心から祈念する。

田中 正敏

目 次

監修者の序 iii

序 vii

よく用いられる用語 viii

第1部 薬理学総論 1

1.1 薬理学概論 2
1.2 英国の法律と薬物・処方・医薬品の管理 7
1.3 製剤と投与 19
1.4 薬物動態 31
1.5 薬力学 39
1.6 薬の副作用 45

第2部 自律神経系 53

2.1 自律神経系—概要 54
2.2 アドレナリン作動薬の薬理学 55
2.3 コリン作動性薬の薬理学 69

第3部 疼痛、鎮痛、麻酔 83

3.1 疼痛、鎮痛、麻酔—概論 84
3.2 オピオイド鎮痛薬 85
3.3 非ステロイド系抗炎症薬とパラセタモール(別名アセトアミノフェン) 96
3.4 麻酔薬 102

第4部　中枢神経系 …… 113

4.1　中枢神経系―概論 …… 114
4.2　脳内の化学伝達 …… 114
4.3　てんかん …… 118
4.4　抗精神病薬 …… 126
4.5　抗うつ薬と気分安定薬 …… 133
4.6　抗不安薬と睡眠薬 …… 141
4.7　神経変性疾患 …… 146

第5部　循環器系 …… 153

5.1　循環器系―概論 …… 154
5.2　高血圧 …… 155
5.3　アテローム性動脈硬化症と脂質低下薬 …… 180
5.4　虚血性心疾患 …… 189
5.5　心性不整脈 …… 195
5.6　心不全 …… 209
5.7　抗血栓薬 …… 221

第6部　呼吸器系、腎臓系、消化器系 …… 237

6.1　呼吸器系 …… 238
6.2　腎臓系と利尿薬 …… 256
6.3　消化器系 …… 263

第7部　内分泌系 …… 279

7.1　膵島と糖尿病 …… 280
7.2　脳下垂体と副腎髄質 …… 303
7.3　骨疾患と骨代謝 …… 311
7.4　性ホルモン …… 315
7.5　妊娠 …… 324

第8部　化学療法 335
8.1　癌の化学療法 336
8.2　抗菌薬 346

第9部　その他の領域の薬理学 363
9.1　生薬製剤 364
9.2　小児薬理学 369
9.3　薬物と高齢者 372
9.4　外用薬 376
9.5　中毒の救急治療 385

付録：薬用量の表記と計算 397
索引 401
参考文献・関連資料 445

序

本書の着想は、看護師、コメディカルといった医療従事者に薬理学の授業を長年行ってきた経験から得たものです。その授業で、薬の作用、副作用、投与経路を詳細に説明した資料を用いたのですが、それが大変好評でした。そこで、その資料を基に、携行しやすいコンパクトな教科書を作成すれば、英国国民医薬品集（British National Formulary）や大型の薬理学の教科書に記されている情報を補完できると考えました。

年々臨床に応用される治療薬の数は増えてきており、看護師が薬の投与や処方に果たす責務も増してきています。そのため、薬の作用の詳細な知識が不可欠です。本書が薬の処方や投与に携わる看護師の役に立てば幸いです。

私は常々、学生からのフィードバックが有益であると考えています。本書には、学生からは理解が難しいとの意見があったものの、薬に精通した専門家になるために不可欠な内容を盛り込んでいます。本書は親しみやすい本であることを目指しており、どの器官系に作用するかによって薬を分類しています。各部とも、薬の副作用、過量投与といった重要な問題に十分にページを割いたほか、近年注目を集めている話題（薬草療法など）にも、わずかながら触れました。本書は、コンパクトであるため、説明があまり詳しくない部分があることは認めますが、既に看護師になった人にも、これからなろうとする人にとっても興味深く、読みやすい内容になることに重点を置いています。患者の治療に当たる上で、本書がかけがいのない手引き書として役立つことを願ってやみません。

ハットフィールド　**アン・リチャーズ**

よく用いられる略語

bd	1日2回
tds(tid)	1日3回
qds(qid)	1日4回
on	1日朝1回
mane	朝
midi	正午
nocte	夜
prn	必要に応じて
stat	すぐに
g	グラム
mcg	マイクログラム
kg	キログラム
L	リットル
mL	ミリリットル
PO	経口
SL	舌下
IV	静脈内
IM	筋肉内
Subcut	皮下
PR	経直腸
PV	経腟
Gutt	点眼
Occ	眼軟膏剤
ACEI	アンジオテンシン変換酵素阻害薬
AIDS	後天性免疫不全症候群
ARB	アンジオテンシン受容体拮抗薬
BP	血圧
COPD	慢性閉塞性肺疾患
CPR	心肺機能蘇生法
CVA	脳血管障害
DM	糖尿病
DVT	深部静脈血栓症
ECG	心電図
FBC	全血球数
GA	全身麻酔
HIV	ヒト免疫不全ウイルス
HRT	ホルモン補充療法
LA	局所麻酔
LABA	長時間作用型β作動薬
LTRA	ロイコトリエン受容体拮抗薬
LVF	左心室不全
LVH	左心室肥大
MI	心筋梗塞
MRSA	メチシリン耐性黄色ブドウ球菌
NPU	尿が出ない
OA	骨関節炎
PD	パーキンソン病
PEFR	最大呼気流量
PID	骨盤内炎症性疾患
PMH	既往歴
RVF	右心室不全
Rx	治療
TIA	一過性脳虚血性発作
U&E	尿素と電解質
WHO	世界保健機関

第1部
薬理学総論

1.1 薬理学概論

Pharmacology（薬理学）は、ギリシャ語に由来する用語である。――pharmakonは薬を意味し、logosは学問を意味する。薬理学とは、薬物、薬物の化学構造、薬物の生物学的作用、ヒトへの治療的な応用を扱う学問である。薬理学は、対象とする薬物の種類によって、さらに、神経薬理学、精神薬理学、循環薬理学などの分野に細分される。

毒物学は、薬理学の一分野で、薬物などの化学物質の、生命体への有害な影響を研究する学問である。

薬物とは、その化学的作用によって、生物学的な機能に変化をもたらす物質であると定義されている。

- 薬物には、ホルモンのように体内に存在する物質もあれば、体内で合成されない物質もある。
- さらに、アルコール、ニコチン、カフェインなどのような社会的な薬物およびコカインのような違法薬物も含まれる。

医薬品は、治療目的（疾病の治療および治癒）に用いられる薬物を指す用語である。

医薬品の最初の系統立った記録は、古代ギリシャおよびエジプト文明の時期まで遡る。

- 薬物は、最古の時代から人々に用いられてきた。紀元前4200年頃作られたメソポタミアの陶器にも、アルコール（エタノール）の発酵について記されている。
- 今日では、娯楽、宗教、医療のために、先進国から最も原始的な人間社会まで、薬物はあらゆるところで用いられている。
- 通常、薬物は、誕生時（陣痛促進薬を使用することが多い）から、臨終時（苦痛の緩和薬を使用することが多い）まで、我々の人生に欠くことのできないものとなっている。

薬物は、疾病を治療し、抑制し、防ぐ（予防）ために用いる。

- **一次予防**は、疾病に罹患していない人が発症するのを防ぐことであり、例えば、抗マラリア薬の使用などが挙げられる。
- **二次予防**は、疾病に罹患している患者のリスク要因を軽減することであり、例えば、アテローム性動脈硬化症に脂質低下薬（スタチン類）を使用することなどがある。

薬物の分類

薬物の分類方法はひとつではない。例えば、抗うつ薬、抗菌薬、降圧薬、鎮痛薬など、薬物の主な臨床上の使用目的にしたがって、分類する方法がある。

- これらの各薬物群の中に、薬物の亜群を設ける。例えば、降圧薬群中に、β遮断薬亜群とアンジオテンシン変換酵素（ACE）阻害薬亜群を設ける。
- 個々の薬物は、これらの亜群に分類できる。例えば、アテノロールは、β遮断薬亜群に属している。

薬物を、下記の項目に従って、分類する場合もある。

- **作用部位**　例えば、ループ利尿薬など。
- **分子作用**　例えば、酵素阻害薬、受容体拮抗薬など。
- **分子構造**　例えば、三環系抗うつ薬など。

薬物命名法

薬物は、創薬から使用までの段階に応じて、4つの異なる名称を持つ。
- 系統的な化学名。この名称は極めて長くなる場合もあるが、薬物の化学構造を表している。
- 薬物の開発段階で、秘密保持のために用いられる薬物の企業コード名。
- 例えば、世界保健機関(WHO)のような公的機関が定めた慣用化学名(一般名)。例えば、**サルブタモール**のように、薬物の有用性が認められた場合に用いる。
- 例えば、**ベントリン**®のような商標名。この名称は、ある特定の製薬会社が、特定の製剤を販売する場合に用いる。

利便性および安全性の向上のために、1つの薬物に、1つの正式な一般名を当てはめようという動きがある。そのため、WHOが推奨している国際一般的名称(INN)に合わせ、現在採用している薬物の名称を変更しなければならない場合もある。例えば、英国の例を挙げると、**フロセミド**(以前は、frusemide)および**リドカイン**(以前は、lignocaine)などがある。
- 一般名は、その名称の中に薬物クラスの情報を含んでいる。例えば、語尾のololは、アドレナリン受容体拮抗薬であることを示し、語尾のprilは、ACE阻害薬であることを示している。
- 本書では、一般名を用いる。さらに、商標名を用いる場合もあるが、その場合は、名称に記号®をつける。
- 一般名で販売されている薬物は、商標名で販売されている薬物よりも、たいていの場合、低価格で販売されている。例えば、*Panadol*®よりも、**パラセタモール**の方が、低価格で購入できるが、いずれも薬物成分は同じである。
- 一般名が用いられている場合は、薬剤師は、入手可能な薬物であれば、いずれの種類の薬物を供給してもよい。

薬物の発見と開発

長年にわたり、多くの薬物は偶然発見されたものであった。有名な例として、アレキサンダー・フレミングによるペニシリンの発見がある。1928年に、フレミングは、実験室内で、実際に、ブドウ球菌の寒天培地を作り、その培地がカビで汚染されていることを発見した。さらに、そのカビの周辺に、ブドウ球菌が生長しない抑制領域が存在することがわかった。しかし、カビから有効成分を単離することが極めて難しかったため、臨床試験の結果によりヒトに対する**ペニシリン**の有効性が認められたのは、1942年であった。

現在では、薬物開発は巨大産業となり、薬物の開発過程の分子モデル化にコンピュータープログラムが用いられている。

天然由来の薬物

元来、たいていの薬物は植物由来の物質である。歴史を通じて、あらゆる文明は、樹皮、葉、果実、根、花、樹液など植物由来の様々な誘導物質を利用してきた。例を挙げると、

- *Atropa belladonna*（ベラドンナ）由来の**アトロピン**
- 真菌の *Claviceps purpurea*由来の**エルゴメトリン**
- キツネノテブクロ由来の**ジギタリス**
- ケシ *Papaver somuniferum*（睡眠作用を有するケシ）由来の**アヘン**
- *Erythroxylum coca*の葉由来の**コカイン**
- ニチニチソウ由来の**抗癌薬**

現在でも、医療用の価値が発見されると思われる植物が未だ数多く残っており、引き続き、このような天然由来の薬物が開発されている。例えば、卵巣癌の治療に用いられている**パクリタキセル**は、タイヘイヨウイチイの木由来の成分から開発された抗癌薬である。

生物学的活性の的確な審査結果が入手できるようになるとともに、天然由来製品を扱う大手製薬企業の関心が新たに高まっている。土壌および汚泥中の微生物類の、菌類、植物、動物に対する可能性が検討されている。

合成薬物

今日の薬物の大部分は、研究室で（合成して）作られている。天然薬物の分子構造が一旦解明されれば、天然物質から抽出する代わりに、その薬物を合成することが可能になる場合が多い。また、吸収性および有効性を高め、副作用を減らすように、その化学構造を修正する場合もある。

合理的な薬物設計

合理的な薬物設計は、薬物受容体を理解し、その生物学的メカニズムに基づいて行う。

- このような目的のために最初に設計された薬物は、1960年代初頭のβ－アドレナリン受容体拮抗薬の**プロプラノロール**であった。
- バイオテクノロジーと分子生物学が急速に発達したため、薬物作用の理解が大幅に進み、新たな薬物標的を探求することができるようになった。
- 細菌および酵母の特定のタンパク質に遺伝子を挿入することによって、ヒトインスリンの開発が可能になった。
- 抗体医薬品の開発も徐々に成功している。

前臨床試験[*1]

最初の選抜試験で選抜された薬物は、リスクの可能性を慎重に評価しなければならない。細胞、組織、動物を対象に、投与試験を行い、その後、若年成人健常者を対象にした臨床試験を行う。医薬品は、患者に処方する前に、製造承認を受けなければならない。

- 薬物は、いずれも、投与量によっては毒物になる。
- 動物を対象にした致死量および最大耐用量を確認し、それらと治療用量を比較すること。
- 慢性毒性は、げっ歯類への薬物投与を6ヵ月以上行い、検討する。薬物毒性の影響を受けやすい器官を見つける。
- 繁殖成績および出生異常に対する影響を検討する。
- 薬物を長期間使用する場合は、発癌物質（発癌促進）になる可能性が検討されなければならない。
- 毒物作用があれば、その経時変化とメカニズムが検討されなければならない。

*1　ヒトを対象にする前の動物を対象とした試験が前臨床試験といわれる。

- 前臨床試験の結果が、英国医薬品庁(MHRA)の基準を満たした場合は、次の段階に進み(臨床試験)、ヒトを対象に、投与試験を行う。

臨床試験

臨床試験は、新規医薬品の有害性よりも有益性のほうが勝っているかどうかを確認し、新規医薬品とそれに匹敵する既存の医薬品とを比較するために、ヒトを対象に行う医薬品試験である。臨床試験課は、MHRAの医薬品認可部の中にある。この臨床試験課では、臨床試験の申請が評価される。臨床試験を行った薬物のうちで、実際に使用される医薬品となる薬物は全体の1/3に満たない。

- 臨床試験は、通常、少人数の被験者群(被験者数20−50名)である健常志願者または志願患者を対象に開始する。
- 例えば、抗血液凝固作用のような薬物作用は健常志願者を対象に、臨床試験を行うことができるが、例えば、抗パーキンソン病作用のような特定の作用は健常志願者を対象にした臨床試験を行うことができない。
- データが集まれば、臨床試験の規模を拡大し、組み入れ患者数を増やす(被験者数50−300名)。
- 次に、通常、無作為比較対照臨床試験を行い、新規医薬品と現在の治療法を比較する。被験者数は250名−1000名以上とする。
- 例えば、高齢者に使用する医薬品のように、特定の被験者群を対象に臨床試験を行わなければならない場合もある。
- 臨床試験の結果が良好であれば、その医薬品は承認される。

この医薬品の発見から開発までの全過程は、10−15年かかると思われるため、新規医薬品は極めて高価格になり、承認登録後20年間は特許が必要となる。特許期間が終了した後は、一般医薬品にして他の企業も製造することができ、かなり低価格で販売される。

市販後調査

MHRAの仕事は、医薬品の承認までで終了するわけではない。医薬品の副作用調査報告の受領と評価の責任も負っている。このような安全性と使用に関する継続的な監視は、市場に新規導入の医薬品のみならず市販の全ての医薬品にも適用される。

市販薬の重篤な副作用は、めったに起こらないし、予測できないので、長期間にわたって市販されて始めて、認識されることになる。副作用に関しては、1.6節で検討する。

イエロー・カード・スキーム

イエロー・カード・スキームとは、MHRAによって運営されている英国の自発的副作用報告計画であり、40年以上にわたって実施されている。

イエロー・カード・スキームは、処方薬、薬草療法薬、大衆医薬品(OTC)を対象にした、予期しない副作用の初期段階の警告システムである。

- イエロー・カードの用紙は、英国医学会・薬学会共同編集処方集(BNF)の裏側にあり、医療従事者が記入することになっている。この用紙は、オンラインでも入手可能で、オンラインでMHRAのウェブサイト(www.mhra.gov.uk)に提出することもできる。

- 現在、制度が変更になり、看護師、医師、コメディカル、医療補助者のみならず、患者、両親、介護者もイエロー・カード・スキームを利用できるようになり、むしろ利用を推奨されている。
- MHRAの医薬品安全性監視グループが、このイエロー・カード報告書を検討し、因果関係の可能性とリスク要因の評価を行う。
- その際、他の入手可能な科学的根拠、例えば、症例報告および臨床試験の結果などと比較しながら、評価する。
- 必要な場合は、規制措置を取る。医薬品を市場から撤去することもある。
- その他の規制措置には、使用制限、投薬量の低減、特に警告または注意を設定することなどである。投薬のスケジュールを変更した例として、禁煙補助剤として承認されている**ザイバン**®(**ブプロピオン**)を挙げることができる。用量依存性のリスクである発作の発生回数が増加したというイエロー・カード報告書が提出されてから、投薬開始用量を低減し、最高用量まで時間をかけて増加することが推奨された。さらに発作のリスクを低減するために、**ザイバン**®は、ある種の患者には禁忌となった。

英国国立臨床研究所(NICE)

新薬がMHRAから承認を得られると、通常、NICEに伝えられ、NICEが、この新薬を〈英〉国民健康保険(NHS)の範囲内で使用するかどうかと使用法を決定する。このNICEの査定中、地方のNHSがこの新薬を使用するかどうかを決定する。NICEの指針が発表されると、この指針がNHSの決定に取って代わり、国内の統一が確定する。

- NICEは、イングランドとウェールズの健康の促進と疾病の予防との治療に関する英国の指針公布の責任を有する独立機関である。
- スコットランドには、独自の「NHS品質改善スコットランドとスコットランド大学間共通診療ガイドライン作成ネットワーク(SIGN)」があるが、医薬品の用量・用法に関するNICEの指針を受け入れている。
- NICEは、医療従事者と患者に対して、現在の最適な診療に関する臨床指針を公布している。この臨床指針は、医薬品と病状の臨床管理を対象にしている。
- NICEは、NICEの簡単な案内書を公表しており、ウェブサイト(www.nice.org.uk)から入手できる。また、その冊子は電話(0870 1555 455)で、参照番号NO869によって請求できる。その案内書に指針についての決定方法の記載がある。
- そのウェブサイトから、NICEに問題を提起することもできる。
- ガイドラインの病状のリストには、高血圧、糖尿病、認知症、脳腫瘍、慢性閉塞性肺疾患(COPD)、パーキンソン病など、幅広い範囲の疾患が記載されており、その数は引き続き増加している。これらは、完全版と簡略版ともすべてウェブサイトからも入手できる。

1.2 英国の法律と薬物・処方・医薬品の管理[*1]

薬物は、時に死に至る場合もある有害反応を引き起こす可能性がある。また、患者または医療従事者のいずれかが、薬物を適切に使用しない場合もある。このような事実があるため、重要な薬物の製造、販売、投与を管理する法律が作られている。

薬物と法律

イギリスでは、19世紀中頃までは、薬物および毒物の販売に関して何の法的規制もなかった。

- 1851年のヒ素法が、販売に関する最初の規制法令であった。
- 1868年の薬局法は、15項目を含む毒物の表を導入し、1908年には、さらに、農業および園芸目的で使用される毒物まで、法的規制を行うようになった。
- 1933年に、「薬局および毒物法」により、毒物のリストに入れる毒物に関して、大臣に勧告する毒物委員会を設立した。毒物を表に分類したが、その他の医薬品の販売または製造に関しては規制を行わず、毒物を含有する医薬品のみ規制した。
- 医薬品の組成をその容器に記載しなければならないという法律は、1941年の「薬局および医薬品法」が制定されて初めてできた。
- 法律は、必要なときに、制定される。1947年に抗生物質が発見されたときには、その販売と供給を規制するためのペニシリン法が可決された。
- 1959年にさらに多くの医薬品が入手可能になったので、新規規制の必要性を検討するための作業部会が政府によって設立された。
- 「1968年医薬品法」は、このようなことに基づき、医薬品に関連するそれまでの全ての法律に取って代わるように考案された法律であった。
- 今日の英国では、「1968年医薬品法」、「1972年毒物法」、「1971年薬物誤用法」が、あらゆる医薬品と毒物の使用を規制している。
  - 「1968年医薬品法」は、医薬品の製造と流通を管理する法律である。
  - 「1972年毒物法」は、医薬品以外の毒物の販売を規制する法律である。
  - 「1971年薬物誤用法」は、規制薬物とその乱用に対処する法律である。
- すべての病院と地域社会は、これらの法律に加えて、独自の手順および政策を有している。

「1968年医薬品法」

この法律は、人と動物が使用するあらゆる医薬品の製造、流通、輸入を規制している。

たいていの薬草療法薬は、認可規制から除外されているが、「1968年医薬品法」には、ホメオパシー薬に関する項目があり、登録薬局でのみ販売できる植物由来物質の表が挙げられている。

「1968年医薬品法」に従って、医薬品は、下記のように、3つの医薬品クラスに分類されている。

1. 一般販売リスト(GSL)医薬品

薬剤師の監督指導なしに、大衆に販売できる医薬品。

*1　ここは英国のことで、必ずしもすべてが日本の状況にあてはまるものではない。

- スーパー、日用雑貨食料品店、ガソリンスタンドのような様々な販売店で入手可能である。
- これらの販売には、一定の条件が適用される。例えば、このように販売できるパラセタモールの最大パックは16錠入りである。32錠入りのパックは薬局でしか販売できない。
- パラセタモール含有の製品は、「症状が継続する場合は、かかりつけの医師に相談してください。指示量を超えて使用してはいけません。」という注意書きをラベル表示しなければならない。
- 医薬品の含有量が低用量の場合のみ、大衆薬として利用できる場合も多い。イブプロフェンの200mg錠剤のみ、大衆薬として販売することができるが、400mg錠剤は薬局でしか販売できない。

2. 薬局専用医薬品(P)

薬剤師の監督指導下でなければ、販売できない医薬品。

- 薬剤師は、通常、患者が他に別の医薬品を併用しているかどうか、また何か症状があるかどうかを尋ね、医薬品の投与が患者に安全であることを確認する。エフェドリン(交感神経作動薬)を含む鼻充血除去薬を、例に挙げると、薬剤師は、購入者にこの医薬品を販売する前に、高血圧かどうかを尋ねる。
- 薬剤師は、また、アドバイスも行う。例えば、抗ヒスタミン薬のクロルフェニラミンを購入する患者には、この薬は眠気を誘うので、この薬を服用したら、運転してはいけないと警告する。

3. 処方箋によってのみ供給できる医薬品(POM)

適切な医師による処方箋に従って販売または供給する医薬品である。

- POMの条件を免除される医薬品もある。例えば、あらゆるインスリン製剤および規定用量未満の規制薬物などである。
- 非経口投与による使用に関して、緊急時の救命のために投与される場合、この規制を免れる医薬品の表がある。この表には、アドレナリン(エピネフリン)、アトロピン、グルカゴン、プロメタジンなどが記載されている。
- 他にも免除事項がある。販売の制限とPOMの管理は、就業中の登録助産師には、当てはまらない。

患者のための医薬品情報

医薬品の安全性を高めるために、医薬品の迅速な識別を可能にしなければならないという規則がある。

- 医薬品の投与とともに、適切な警告または情報および指示を与えなければいけない。すなわち、医薬品の容器のラベルおよび添付文書などに、医薬品情報を掲載しなければならない。
- 1994年に、各医薬品にラベルを付けることと、医薬品に付けて供給する使用者向けの添付文書の様式と内容に関する欧州共同体の指示が施行された。
- この指示に合致したパックは、英国では、「患者向けパック」と呼ばれている。これらには、MHRAの承認を得た患者向けの情報パンフレット(PIL)が挿入されていて、容易に購入できる。

- 新規医薬品はすべてこの指示に従う必要がある。
- このパックには、通常、1ヵ月分の医薬品を入れるが、その他のサイズのパックも利用できる。
- 英国の承認医薬品の製品の性質の要約は、ウェブサイト(www.emc.medicoines.org.uk)から入手できる。

「1971年薬物誤用法」

- この法律は、誤用した場合に、依存症を引き起こす傾向のある薬物に関連する法律である。この法律は、危険性のある、あるいは有害な薬物の輸出、輸入、生産、供給、所有を規制する。また、この法律の目的は、薬物依存症および中毒に関連する教育および調査の促進でもある。
- 問題となっている薬物のあらゆる購入および量と、投与量・用法の正確な記録は、保存しなければならない。これらの薬物を明確に認識し識別するために、容器には特別のラベルを付けなければならない。
- 規制される薬物は、「規制薬物」と言われ、「CD」と呼ばれている。これらは、クラスA、クラスB、クラスCの3つのクラスに分けられている。
- 一般に、薬物が個人および社会に与えると考えられる損害の可能性に従って、薬物のクラス分けを行う。
- 薬物のクラス分けは、この法律の下での罪に対する罰則を決定する目的で、設けており、患者の保護に直接関連しているわけではない。

所有の罰則

各クラス共に、不法取引が最も重い懲罰を受け、所有に対する懲罰が最も軽いが、最高の懲罰を課すことができるのは、刑事法院裁判官のみである(表1.1)。新規薬物は、いつでも「1971年薬物誤用法」に加えることができる。

クラスAの薬物は、誤用した場合、最も有害であると考えられており、次いで、クラスB、クラスCの順で、クラスCが最も有害性の可能性が低い。クラスBの薬物は、注射剤になると、クラスAになる。

薬物クラス A

- **ヘロイン**(**ジアセチルモルヒネ**)、**メタドン**、**モルヒネ**などのアヘン類。しかし、**コデイン**と**ジヒドロコデイン**は含まれない。
- コカイン(クラックとコカの葉を含む)
- 幻覚剤:***LSD***、**メスカリン**、**サイロシビン**/**サイロシン**(マジックマッシュルームと呼ばれ、丹

表1.1　薬物の所持と供給の罰則

規制薬物クラス	所　持	供　給
クラス A	7年と罰金	終身刑と罰金
クラス B	5年と罰金	14年と罰金
クラス C	2年と罰金	5年と罰金

念に乾燥させるか、そうでなければ、人工的な方法で創る。)**エクスタシー**(および実際のあらゆる誘導物質)。

薬物クラスB

- アンフェタミンと誘導体(エクスタシー以外)――注射剤の場合はクラスAに分類される。
- **メチルフェニデート**(**リタリン**®)
- **コデインとジヒドロコデイン**(医薬製剤以外)
- **テマゼパム**とたいていのバルビツール酸系睡眠薬

薬物クラスC

- 大麻/大麻樹脂
- **メタカロン**(mandrax/quaaludes)
- トランキライザー類(ベンゾジアゼピン類、例えば、**ジアゼパム**と**ニトラゼパム**だが、**テマゼパム**は除く)。
- **ケタミン**(偽エクスタシー錠に含まれている場合が多く、「スペシャルK」として販売されている)。
- たいていのアナボリックステロイド類

薬物誤用法に含まれない薬物は、**エフェドリン**(偽エクスタシー錠および数種の「legal light」に含まれている場合が多い)、溶剤(アルコールなど)、ニコチン、カフェイン。

2001年薬物誤用法

この法律は、専門家が、専門的な職務を行う際に、規制薬物を所有し供給することを許可する法律である。この法律は、薬物を5群に分類し、それぞれの供給、処方、保管記録を管理する規制条件を指示している。

Schedule1群の薬物は、最も厳しく規制されている。

- この群の薬物は医療用には認可されていない。所有と供給には、内務省からの認可が必要であり、通常、研究用に使用されている。
- 英国の法律による全面禁止に、最も近い薬物群である。
- 例えば、**リセルグ酸ジエチルアミド**(LSD)、コカの葉、粗アヘンなどの幻覚誘発剤。

Schedule2群の薬物は、規制薬物の条件を満たすと思われる100種を超える薬物である。

- 処方箋または他の認可を得ずにSchedule2またはSchedule 3群の薬物を所有することは、違法である。
- このSchedule2群の薬物を生産、輸入、輸出、供給するには、内務省の許可が必要である。
- これらの薬物は、安全管理要件を満たさなければならない。
- 例えば、**ジアセチルモルヒネ**(**ヘロイン**)、**フェンタニル**、**モルヒネ**、**メタドン**、**ペチジン**、**アンフェタミン**、**コカイン**、**ジヒドロコデイン**注射液、**リン酸コデイン**注射液など。

Schedule3群の薬物は、同一の特別処方条件の対象であるが(**フェノバルビタール**以外)、安全管理要件に従う必要はない(ブプレノルフィンおよびジエチルプロピオンを除く)。

- 特別な登録の必要はないが、インボイスは2年間保管しなければならない。
- この群の薬物は、例えば、ブプレノルフィンおよびペンタゾシンなどである。
- **Schedule2群**の薬物よりも、誤用される可能性は低い。

Schedule4群の薬物は、最低限の管理条件に従わなければならない。医薬製剤の形であれば、合法的に所有するために、処方箋その他の認可は必要ない。

- Schedule4群の薬物の輸入または輸出に認可は必要ない。
- しかし、生産および供給には承認が必要である。
- このSchedule4群の薬物は、34種のベンゾジアゼピン類であり、例えば、**ジアゼパム**および**テマゼパム**である。
- アナボリックステロイド類も、Schedule4群の薬物である。

Schedule5群は、その効力が低いために、実際、インボイスの2年間の保管義務以外のあらゆる規制薬物要件から免除される。

- この群の薬物は、乱用のリスクが小さいので、注射剤以外の低用量製剤であれば、処方箋なしに薬局の店頭で購入することができるが、購入後、他の人に供給することは違法である。
- このような製剤には、よく知られた咳止め薬および鎮痛剤があり、モルヒネの含有量が0.2%未満の医療用アヘンもその一例である。

薬物中毒

麻薬中毒者への規制薬物の供給に関しては、別に法律がある。反復投与の結果、薬物依存に陥り、その薬物の投与継続を強く望むようになれば、薬物中毒者であるとみなされる。医師は、内務省の医務長官に、中毒患者が来院して7日間以内に詳細を伝えなければならない。この法律が適用される薬物は、コカイン、メタドン、モルヒネ、ジアセチルモルヒネ、ペチジンなどである。

医薬品管理

処方薬

1989年の医薬品法は、医師と歯科医師、(動物を診る獣医)のみに、医薬品の処方を許可していた。しかし、現行の法律は、変更され、薬剤師と看護師も、処方できるようになった(下記参照)。

処方箋の用紙は、保証事務用品として分類されている。処方箋は、通し番号が振ってあり、偽造できないという特徴がある。

患者特異的な指示(PSD)とは、指名された患者に供給または投与する医薬品に関して、医師、歯科医師、看護師/薬剤師の処方者が書く指示文書である。この指示文書には、用量、投与経路、投与回数を明記しなければならない。プライマリー・ケアでは、患者のカルテに書き込む指示であり、二次医療では、患者の医薬品投与チャートに書き込む指示である。

医師以外の処方

近年、〈英〉国民医療保健サービス(NHS)の範囲内で、処方が急激に変化している。英国では、2006年5月から、看護師と薬剤師が、その権限の範囲内で、独立して、認可医薬品を処方できるようになった(規制薬物は別である)。

看護師の処方権は、Cumberledge Reportが、地域看護師は処方制限リストの医薬品の中から処方できるようにすべきであると勧告した1986年以来、職業上の検討課題であった。

- 看護師の処方権に関する諮問グループが1987年に設立され、「Crown Report」として知られる2件の処方に関するレビューが作成された。これらにより、英国では「医師以外の処方」が行われるようになった。

- 最初の報告書の内容は、1989年に発表され、必要な訓練を完了した地域看護師と保健師に、処方制限リストの中から処方できる処方権を与えるべきであるという勧告であった。また、看護師は「グループ・プロトコル」の中の医薬品を供給できるようになった。
- 次の報告書は、1997年に委託されたが、「医薬品の処方、供給、投与に関するレビュー」の一部であった。このレビューの後、「患者群指示」(PGD)が導入され、「グループ・プロトコル」に取って代わった(下記参照)。
- このレビューは、2つのタイプの医師以外の処方の定義も行った。それは、**独立処方**と**補助処方**(依存的処方)である。

独立処方は、処方者が、患者に対して行った医薬品の処方に対する責任と処方の適正さに対する責任を全面的にとることを意味する。独立処方者は、患者を診断した結果確定した症状と診断未確定症状に対する評価に、責任と説明義務を負い、処方を含む臨床管理に関連する決定に対する責任と説明義務を負う。

補助処方は、医師または歯科医師である独立処方者と補助処方者の間の自発的な協力関係による処方であり、それによって、患者の合意を得て、患者特異的な臨床管理プラン(CMP)を実施する。

患者群指示(PGD)

PGDは、ある確定した臨床症状に対して、承認指定医薬品またはワクチンを供給または処方するための具体的な指示文書である。PGDの患者群は、治療を受ける前の、個々の診断が未確定な患者群に該当し、PGDの指示文書は、上級医などの医療の専門家が作成している。一般に、PGDは、患者の臨床症状を長期にわたって管理する手段ではない。長期にわたる管理は、医療の専門家が、個々の患者に一対一で対応して処方する方法が最適である。

- PGDは、ある特定の医療の専門家が、臨床症状が確定していて処方者に診てもらう必要のない患者に、直接、医薬品を供給および/または投与することを許可している。
- PGDは、投与する医薬品および投与する環境が指示文書に明確に定義されているとき、特に、ワクチンが必要な人々のように、治療に訪れる患者の人数が大量である場合には、適切な手段である。PGDの用量範囲は変動可能である。
- PGDのシステムで働く専門家は**個人名**を明らかにし、医薬品の供給または投与は委託してはいけない。PGDのシステムで働く医療の専門家は、PGDの設定した基準に患者が合致していることを確認する責任がある。
- PGDを用いる資格があると指定された個人名のリストは、各地方の団体が有している。国が定めた特別な訓練プログラムはないが、PGDの団体は資格を保証しなければならない。
- PGDに関する法的必要条件と指針は、巡回安全衛生委員会(HSC)2000/026に、設定している(www.portal.nelm.nhs.uk/PGD)。

救急医療隊員、看護師、助産師、保健師、視機能訓練師、足治療医/足病医、X線技師、理学療法士、栄養士、作業療法士、義肢装具士、視能訓練士、言語療法士などの医療専門家が、

資格があると評価され、各文書にその名前が確認されると、PGDの指示を合法的に実施することができる。

看護師と薬剤師の独立処方

1992年に、「看護師による医薬製品：処方法1992」という名称の法律が施行された。

- この法律は、看護・助産審議会（Nursing and Midwifery Council［NMC］）の登録に追加資格を登録している保健師と地域看護師に、看護師処方集の処方を許可する法律である。
- この処方集には、下剤、局部麻酔薬、線虫駆除薬、皮膚用製品、導尿カテーテル、弱い鎮痛剤、疥癬およびアタマジラミの治療薬、ストーマ・ケア製品、産婦人科製品が含まれている。具体的な医薬品名は、アスピリン錠剤、ラクツロース溶液、水酸化マグネシウム混合物、ナイスタチン、パラセタモール錠、センナ錠である。
- これらの医薬品の大部分は、POMではなかったが、財政上、英国の医薬品の総請求金額の約10%を占めた。
- この処方集は、現在、「地域医療従事者のための看護師処方集（NPFCP）」という名称で呼ばれており、試験プログラムを完了した地域看護師が使用している。この処方集は、BNFウェブサイト（www.bnf.org）でみられる。
- 英国では、2002年に、看護師の独立処方の次の形式が導入された。これにより、追加の訓練を受けた登録看護師および助産師は「看護師の拡張処方集」（NPEF）から処方できるようになった。この処方集には、具体的な症状に合わせて、120品目を超えるPOMが掲載されていた。

> 2006年5月以来、法律により、全処方集（ほとんどの規制薬物を除外する）から、看護師と薬剤師が独立処方できる。

- 独立処方は、看護師の雇用主が賛成であれば、看護師の資格の範囲内でのみ許可されている。
- 看護師の独立処方者は、資格の範囲内であれば、いかなる症状にいかなる医薬品を処方してもよい。
- 特定の症状のための拡張処方集の13品目の規制薬物も、含まれている。
- 薬剤師の独立処方者は、現在、規制薬物の処方を行うことはできない。
- 看護師および薬剤師の独立処方者は、それぞれの免許の示す範囲外の、医薬品の処方も行うことができ、医療行為として容認されている。
- 看護師および薬剤師は、承認されていない医薬品を処方することはできない。

補助処方

英国では、補助処方は、2003年に、最初に看護師および薬剤師に導入され、その後、イングランドでは、2005年に、足治療医/足病医、理学療法士、X線技師、視機能訓練師にも導入された。これは、患者の合意を得て、一貫した患者特異的な臨床管理プラン（CMP）を実施するための医師（独立処方者）と補助処方者の間の自発的な処方の協力関係である。

- 補助処方を開始する前に、CMPの実施を行わなければならない。
- このプランは、独立処方者が作成し、診断を行い、その後、補助処方者は、このプランの範囲内で指定されている医薬品を処方できる。
- CMPは、患者の診察記録の範囲内で実施する。
- 処方集はなく、臨床症状に関する制限もない。
- CMPに指定されていれば、規制薬物も処方することができる。

医薬品管理基準

登録看護師として、医薬品の投与は職業行為の極めて重要な行為である。英国看護師、助産師、保健師会議（UKCC）は、1992年に作成した医薬品投与基準の代わりに、2000年に医薬品投与のガイドラインを作成した。

NMCは、2002年4月に引き継いだときに、このガイドライン改訂版を作成し、さらに、2004年に改訂した。このガイドラインは、現在、大幅に書き直され、2007年に**医薬品管理基準**として改訂された。NMCのウェブサイトで利用できる。

この基準は、医療行為の広範囲にわたる原則であり、医療行為の個々の場面に適応しなければならない。これは、最小限の要求基準であり、今後もNMCによって継続的に改訂される。

26項目の基準があり、これらを下記に示す。全文は、NMCのウェブサイトで見ることができる（www.nmc.uk.org.）。

医薬品管理基準の要約

（2007年の医薬品管理基準から転載した）

ここでは、簡単に参照するために、基準の要約を示す。詳細については、NMCのウェブサイトで入手できる全文あるいはNMCのハード・コピーを、読み、理解し、順守すること。登録看護師は、必ず、ガイドライン全文を読み、勧告に従わなければならない。

第1章　医薬品の供給および/または投与の方法

基準1

登録看護師は、単独あるいは複数の下記の過程に従って、医薬製品を供給および投与しなければならない。

- 患者特異的指示（PSD）
- 患者の医薬品投与チャート（医薬品投与記録と呼ばれることもある、MAR）
- 患者群指示（PGD）
- 医薬品法免除品
- 継続的な順序
- 家庭療養の手順
- 処方箋

基準2

登録看護師は、医薬製品を投与する指示を照合しなければならない。

基準3

登録看護師であれば、医薬品の「供給または投与の指示」を別の形に変更することもできる（特な事情の場合のみ）。

第2章　調剤

基準4

登録看護師は、特別な事情があれば、処方箋(PGDではない)に反して、在庫品にラベルを付け、臨床的に適切な医薬品を、自己投与または別の専門家による投与のために、患者に供給することもできる。この場合、医薬品の安全性と有効な使用方法に関してアドバイスをすること。

基準5

登録看護師は、医薬品管理基準の指針に従って、患者所有の医薬品を使用することもできる。

第3章　貯蔵と輸送

基準6

登録看護師は、すべての医薬製品が、調剤された英国承認医薬品の添付文書の製品の特徴の要約に従って、さらに、ラベルの指示に従って、貯蔵されていることを確認しなければならない。

基準7

登録看護師は、患者または患者の介護者/代理人が取りに来ることができなければ、規制薬物を含めて、医薬品を患者の所まで運ぶことができる。但し、登録看護師が、処方された医薬製品をその患者まで運ぶという条件で(例えば、薬局から患者の家まで)運ぶことができる。

第4章　医薬品投与の基準

基準8

登録看護師として、患者の利益を一番に考えて、専門家の説明責任を果たすとき、

- 医薬品を投与された患者の確認を行うこと。
- 医薬品を投与する前に、その患者にその医薬品に対するアレルギーがあるかどうかを確認すること。
- 投与する医薬品の治療的使用法、通常の用量・用法、副作用、注意事項、禁忌を知ること。
- 患者の治療プランを知ること。
- 調剤された医薬品の処方またはラベルがはっきり書かれており、あいまいでないことを確認すること。
- 投与する医薬品の使用期限を確認すること。
- 用量・用法、必要に応じて体重、投与方法、経路、時期を考慮しておくこと。
- 患者の症状(例えば、脈拍が60未満のときジゴキシンは、通常、投与しない)および現行の治療(例えば、理学療法)に合わせて、投与するか、あるいは投与を中止すること。
- 処方薬に禁忌が見つかったとき、患者に医薬品の副作用が発現したとき、患者の症状を評価すると、医薬品がもはや適切ではないことがわかったとき、処方者または別の資格を有する処方者に連絡すること。(**基準25**を参照)
- 投与したすべての医薬品と、患者により故意に中止または拒否された医薬品の明瞭で正確で迅速な記録を作成すること。署名が明確で判読可能なことを確認すること。医薬品の投与の委託記録の作成の確認も、登録看護師の責任である。

追　加

- 医薬品を投与しなかったときは、その理由を記録すること。
- 登録看護師は、処方箋薬(POM)、一般販売リスト(GSL)薬品、薬局専用医薬品(P)のいずれも、署名だけで投与できる。

規制薬物に関して

- 規制薬物は、関連する法律と地域の標準的操作手順に従って、投与すること。

- 推奨事項として、二次医療および同等の医療機関で、規制薬物を投与する場合、二次署名が必要である。
- 患者の家で、登録看護師が、すでに処方され、その患者のために調剤済みの規制薬物を投与するときは、二次署名が必要かどうかは、地域のリスク評価に基づいて決めること。
- 通常、二次署名は、別の登録医療専門家(例えば、医師、薬剤師、歯科医師)、または看護学生、助産師が行うが、それが不可能な場合は、患者の利益を考えて、資格があるとみなされる2番目に適切な人が署名をしてもよい。二次署名者が投与の全過程を監視することは、よい医療行為である。
- 規制薬物の投与に関する指針に関しは、下記のウェブサイトを参照のこと。
  http://www.dh.gov.uk/prod_consum_dh/idcplg?IdcService=GET_FILE&dID=122755&Rendition=Web
- 薬物誤用クリニックで貯蔵庫から経口薬を直接患者に投与した場合、投与するのは、登録看護師でなければならない。それから、患者が薬物を受け取って服用するとき、登録看護師の監督下で指導を受ける人は、二次署名を行うこと(資格がありと評価)。
- 登録看護師が、医薬品の投与時に、学生の指導監督をしているときは、学生の署名とともに、明確に連署すること。

基準9

登録看護師は、自己投与をしている患者の初回および継続評価の責任を負い、さらに、患者およびその他の人々の安全性に関して、引き続き、患者の症状の変化の認識と対応の責任を負う。

基準10

小児の場合、両親/介護者または患者が退院またはリハビリテーションの前に、自己の医薬製品を投与するための調節が行われているとき、登録看護師は医薬製品が処方どおりに服用されるかどうか確認すること。

基準11

特別な事情で、**以前に**処方されていた医薬品の用量の変更が必要であると考えられるが、処方者が新しい処方を発表できない場合、情報テクノロジー(例えば、ファックス、携帯電話のメール、e-メール)を使用することもできるが、元の処方に加えた変更を確認すること。

基準12

登録看護師は、患者の機密保持を確認する手順が実施されていることと、受け取ったテキストの資料に、テキストの全文、電話番号(送信元の番号)、送信時刻、返信した内容、署名、登録看護師が受け取った日時が記載されていることを確かめなければならない。

基準13

医薬品の用量範囲が処方箋に記載されている場合は、登録看護師が、患者の反応と症状管理に従って用量を漸増し、その処方範囲の用量を投与することは容認されている。

基準14

登録看護師は、注射剤は、あらかじめ準備せず、作成後即時に使用しなければならない。また、不在中に、他の医療従事者が注射器または容器に入れた医薬品を投与してはいけない。

基準15

登録看護師は、処方されていない医薬品、また、根拠の確かな処方箋なしに、インターネット上で入手した医薬品を決して投与してはいけない。

基準16

登録看護師は、適切な服薬遵守を安全に促すために、患者の適性と理解を評価しなければならない。

第5章　委託

基準17

登録看護師は、医薬製品の投与のいかなる場面の委託に対しても責任があり、患者または介護者/介護補助者が任せた仕事の遂行に適任であることを確認する責任がある。

基準18

学生は、直接の監督下でなければ、医薬製品の投与/供給を決して行ってはいけない。

基準19

医薬製品の投与を未登録の医療関係者に委託するときも、登録看護師が、上記に挙げた医薬製品の投与の原則を適用しなければならない。その後、未登録の医療関係者に委託し、患者の医薬製品の摂取または塗布を補助してもらうこと。

基準20

できることなら、静脈内投与する医薬製品の確認は、2人の登録看護師が行うべきである。その後、その2人のうちの1人の登録看護師が、医薬品のIV投与を行うべきである。

第6章　処分

基準21

登録看護師は、法律に従って、医薬品を処分しなければならない。

第7章　無許可医薬品

基準22

登録看護師は、患者のインフォームドコンセントがあれば、「患者特異的な指示(PSD)」に反していても、無許可医薬品を投与できる。しかし、「患者群指示」(PGD)に反して、投与することはできない。

第8章　補完代替医療

基準23

登録看護師は、十分に訓練を受けて、実際に、補完代替医療を行う資格を得なければならない。

第9章　有害事象の管理

基準24

登録看護師は、間違いを起こしたときは、患者に害が及ばないように、予想される有害事象の予防策を講じ、できるだけ早く、(地域の政策に従って)処方者、看護師長、雇用主に報告し、講じた予防策を文書化しなければならない。助産師も、名目上の助産師の監督者に報告しなければならない。

基準25

登録看護師は、患者に医薬品に対する副作用が認められた場合は、副作用による症状を緩和する処置をとること。さらに、登録看護師は、患者の診察記録に記入し、処方者に通知し(自分で医薬品を処方したのでなければ)、速やかに、イエロー・カード・スキームによる通知も行わなければならない。

第10章　規制薬物

基準26

登録看護師は、規制薬物を処方された患者

に、患者への医薬品投与の基準に従って、時間通りに、投与されていることを確認すること。登録看護師は、規制薬物に対する法律と、その職場にふさわしい規制薬物に対して認可された地域の標準手順に従うこと。(2007年、NMCの「医薬品管理基準」から転載)

医薬品投与

次の**5つの正しい**は、医薬品投与の基本的な点を、確認するために役立つ。

- 正しい患者
- 正しい医薬品
- 正しい用量
- 正しい投与時間
- 正しい投与経路

登録看護師は、カルテの処方量を機械的に調剤するだけではなく、よく考慮した上で職業的判断をしなければならない。さらに、処方箋の正当性を確認し、患者が理解していない場合は、患者に医薬品の説明を行うこと。また、医薬品の効果を評価し、いかなる副作用も医療チームに報告すること。

- 患者の治療に、医薬品はまさしく必要であるが、誤った医薬品が投与されると、ときによっては、死に至る場合もある。医薬品投与においては安全性が最も重要なことである。
- 看護師は、医薬品の作用がわからないまま、決して医薬品を投与しないこと。投薬するときには、常に、英国医学会・薬学会共同編集処方集(BNF)が利用できるようにしておくべきである。BNFには、いかなる新規医薬品も記載されていて、その作用が明らかにされている。
- 看護師は、医薬品を投与する患者を確認し、また、その治療計画の知識を得ること。
- 処方箋は、極めて明確で、判読可能でなければならない。医師に、医薬品名を印刷するように頼み、病院内では、常に、商標名ではなく一般名を使用すること。
- 医薬品、投与量または投与経路(すべて処方箋に明確に記されているべきであるが)に関して、何か不明瞭なことまたは疑問点があれば、看護師は医薬品の投与を拒否し、処方者に連絡すべきである。
- 医薬品を投与したときは、同時に、明確で正確なやり方で、記録し、読みやすい字で署名すること。
- 患者が医薬品を拒否したときは、これを記録し、担当の看護師はその状況を評価して、処方者に連絡すること。
- 医薬品を投与する前に、図に印をつけてはいけない。印をつけると、患者が実際に医薬品投与を受けたことを意味する。
- 患者が、投与される医薬品を理解し重要な副作用を認識しているかを、常に、確認すること。治療の重要性を強調し、簡潔に、その作用機序を説明すること。
- 医薬品の投与に過ちが起こったときは、迅速に担当看護師に報告すること。担当看護師は処方者に知らせること。
- 処方された医薬品の作用を評価し、好ましい効果もマイナスの効果も記録し、処方者に知らせること。

医薬品の処方箋の必要条件

- 患者のインフォームドコンセントと治療の目的の認識に基づいていること。

> 学生には、医薬品投与に参加する機会を与えなければならないが、その場合は、必ず登録看護師の直接の監督下で行うこと。

- 明確に、タイプまたはコンピューターで、消えないインクで書かれていること。
- 医薬品を投与する患者を明確に識別していること。
- 体重に基づいて処方する場合は、患者の体重を記録していること。
- 投与する医薬品の一般名または必要であれば商標名を具体的に明確に記載し、その医薬品の効果、用量、投与の時期、投与回数、投与開始日時と終了日時、投与経路を明確に記載すること。
- 処方権を有する処方者による署名と日時を記すこと。
- 患者がアレルギーを示すことがわかっている薬物または患者の忍容性がない薬物を処方しないこと。
- 規制薬物の場合は、用量と投与回数または全投与量を明記すること。

有害事象

NMCは、有害事象を詳細に調べるために、広く開かれた学際的なアプローチを行うことを支持している。

事故は、慎重に扱うべきであり、その後行う管理方法を決定する前に、状況を評価すべきである。

> 医薬品投与の際の過誤または事故は、直ちに処方者および看護師長に報告すること。処置は記録すること。

万一過誤に係わる症例の場合は、直ちに公正に公開することが、患者の利益にとって必要不可欠であり、NMCも考慮の対象にする。

1.3 製剤と投与

薬剤学は、医薬品情報を扱う薬理学の一部である。医薬品の投与に、この分野の詳細な知識は必要ではないが、使用されている専門用語を理解することは有用なことである。

医薬品の成分

医薬品は、単数または複数の有効成分と、その医薬品が溶解し吸収されるために必要な性質を加えるために選択された様々な添加物を含有している。

錠　剤

経口投与薬は、通常、錠剤として投与する。錠剤は、単数または複数の医薬品成分を含有し、機械で粉末を圧縮して作られる。

- 有効医薬品成分は、ごくわずかな量であり、1㎎未満のこともある。したがって、乳糖のような不活性充てん剤を加えることが必要である。

- 消化管内での崩壊を容易にするために、例えば、デンプンのように水に接触すると膨潤する物質を加える。これは、賦形剤と呼ばれ、医薬品を一定の放出率で放出させるのが望ましい。
- 結合剤は、投与されるまで、錠剤の形を保っておくために必要である。
- 錠剤が機械にくっつかないように、ステアリン酸マグネシウムのような潤滑剤を加える。
- 着色料、着香料(特に、液体の場合)、保存料も加える。
- 錠剤を飲み込むのが難しい小児や高齢者もいるが、この場合も決して砕いたり、食物または飲み物に加えてはいけない。そうすると、医薬品の吸収または作用が妨げられる場合もある。医薬品を液剤にして用いることができるかどうかを考慮する方がよい。

腸溶性(EC)錠剤は、硬いワックス・コーティングされているので、酸性の胃よりもむしろアルカリ性の腸内で溶解する。この錠剤は、決して砕いてはいけない。

徐放性製剤は、吸収および効果が長期にわたるように設計された製剤なので、医薬品の摂取回数を減らすことができるようになった。そのため、患者は、指示された服用方法を順守しやすくなっている。1日の服用回数が多くなるほど、患者が服用し忘れる可能性が高まる。

放出制御製剤は、さらに厳密に放出制御を行う徐放性製剤である。この製剤の放出は、pHによって決まるわけではない。この製剤は半透膜に包まれており、レーザーによって小さな穴が開いているため、長時間かけて中の医薬品を放出することができる。

カプセル剤

軟ゼラチンカプセル剤は、完全に密閉され、液体状の薬物を含有している。硬カプセル剤は粒子状の薬物を含有している。

- 胃または腸でカプセルが消化されたときに、薬物が放出される。
- カプセルに含有されている粒子には、徐放性の腸溶性コーティングが施されている粒子もある。
- カプセル剤は、薬物の味をごまかすためにも有効である。
- 現在、非ゼラチンカプセルが入手可能である。

経口用液体製剤

小児だけでなく多くの成人患者も、錠剤の嚥下に困難を感じている。そのような患者の場合、多くの薬物が液体製剤として処方されるが、それが利用できるかどうか薬剤師が確認する必要がある。

口当たりを良くするためにラズベリーのような香料が添加されている。

液体製剤は、0.5mℓ目盛り付きの5mℓの標準的な経口用シリンダで、処方する。もっと大量に用いるときは、5mℓのプラスティックのスプーンを用いる。

- **混合剤**は、成分が水またはその他の溶媒に溶解または拡散している液体製剤である。
- **エリキシル剤**は、水、アルコール、香料、甘味料を含む透明な液体製剤である。
- **懸濁剤**は、固体粒子と液体粒子の混合物で、固体粒子は溶解していない。
- **乳剤**は、油と水のような2つの液体の混合物で、2つの液体は、マグネシウムの乳飲料のように、互いに溶解していない。

- 懸濁剤と乳剤には、安定剤が添加されているが、固定されているときは2層に分かれる傾向があるので、すべての液体薬剤の効果を発揮させるために投与前に完全に混合させる必要がある。また、混合製剤が分離して薬物が1層に偏っていた場合、薬物の過剰摂取が起ったことも知られている。
- 不安定なために粉剤として作られ、使用前に、水を加える薬物もある。例えば、ペニシリンである。
- **シロップ剤**は、薬物を添加した水に砂糖を加えた水溶液である。通常、香料も添加し、小児用薬剤として使用する場合が多い。現在、砂糖の代わりに、ソルビトールのような甘味料が使用されることが多いが、それは、低カロリーで、しかも虫歯の原因になることがないからである。
- **リンクタス剤**は、特に、咳のために処方されたシロップ剤であり、デキストロメトルファンのような鎮咳薬含有の製剤である。

外用製剤

この製剤は、身体の治療部位に直接適用する。外用製剤には、皮膚用製剤だけでなく、点眼剤、点耳薬、手術の際に体腔に塗布する抗生物質なども含まれる。

ローション剤は、カーマインローションのように、皮膚に塗布するクリーム状の液体製剤である。

ゲル剤は、アルコールをベースにした半固形の製剤である。アルコールはすぐに蒸発し、体内吸収はほとんど起こらない。

クリーム剤と軟膏剤は、皮膚の症状を治療するために用いられ、1つの薬物が2つの剤形で入手できることが多い。クリーム剤は、水をベースにしており、皮膚の表面に薬物を残して蒸発する。

つまり、薬物はほとんど吸収されず、その全身作用が起こることはほとんどない。軟膏剤は、脂質ベースで、脂っぽい手触りで、乾燥した皮膚症状に用いるが、クリーム剤に比べて、体内吸収は起こりやすい。

ペースト製剤は、撥水剤であり、粉末の含有量が高い。この製剤は、水分から皮膚を守るので、おむつかぶれに用いる。

塗布剤は、皮膚にすり込んで用いる。アルコールまたは油に溶解している薬物を含有する。

チンキ剤は、植物性または動物性物質のアルコール抽出物であり、通常、ベンゾインチンキのように外用投与する。

点眼薬および点鼻薬は、等張液である。この製剤は、投与したときに不快感または痛みを軽減する。点眼薬は、水性でも油性でもよいが、点鼻薬は油性ではいけない。というのも、点鼻薬が気管に入り、誤嚥性肺炎を引き起こす可能性があるからである。点耳薬は、油性で外耳道の表面を覆う。

薬物投与

薬物投与の目的は、必要な時間、標的部位の薬物濃度を最適な濃度に保ち、薬物の全身分布によって起こる副作用を最小限にする用量を投与することである。

薬物動態は、身体がどのように薬物を扱うかを検討する。この研究結果は、薬物の最適な投与経路を示し、さらに、薬物の血液への吸収、薬物の体内分布、薬物の排泄なども検討する。

薬物動態は、1.4節の主題である。

- 薬物の投与量は、薬物動態の原則に従い、細胞、器官、動物、ヒトの試験結果を考慮し、注意深く計算して求めなければならない。
- 効果を発揮する薬物投与量のみならず毒性を発揮する薬物投与量を求めることも必要である。
- 薬物の投与回数を決定するためには、代謝率と体内からの排泄率も求めることが必要である。
- 一定の用量の同じ薬物の投与に対する患者の反応が全て等しいわけではない。特に、薬物が毒性である場合、年齢、体脂肪、遺伝的特徴、疾病のような変数が重要になる。
- 薬物の血中濃度を測定し、それに従って用量を調整することが必要な薬物もある。例えば、てんかんに用いるフェニトインがある。同じ用量を投与されても、フェニトインの血中濃度は人によってかなりばらつくことがある。

投与経路

投与経路の選択に影響する因子は、下記のとおりである。

- 薬物作用の速度
- 薬物の器官への利用能
- 体内の薬効持続時間

ある投与経路によって投薬した場合のみ、有効性が認められる薬物もある。

例えば、ニトログリセリン(GTN)は標的器官に到達する前に、肝臓で崩壊されてしまうので、経口投与することはできない。

投与経路は、下記のとおりである。

- 外用
- 経口
- 舌下または口腔内
- 経皮
- 直腸内
- 膣内
- 吸入
- 非経口的――注射による
  - 静脈内
  - 筋肉内
  - 皮下
  - 皮内
  - 髄腔内
  - 骨内

たいていの患者は経口投与を好むと思われるが、その他の経路を用いる方が、利便性が高いときもある。

すべての投与経路を簡潔に下記に記し、図1.1に図示する。

局所投与

局所投与剤は、適用部位で作用するように、局所に塗布する。全身作用は、通常、望ましくない副作用である。

局所投与を行うことが最も多い部位は、皮膚である。このような製剤のほとんどが、湿疹および乾癬のような皮膚疾患の治療に用いる。また、運動選手の足の真菌感染症の治療に用いることもある。

ローション剤、クリーム剤、軟膏剤、粉末剤などの製剤がある。

このような製剤はかゆみの軽減のように症状の緩和をもたらし、家庭で簡単に塗布できる。

しかし、局所性および全身性の**長期にわたる**

副作用をもたらす局所製剤もあることを忘れてはならない。

例えば、湿疹の治療に用いるステロイド・クリーム剤がある。このステロイド・クリーム剤は、長期にわたる使用のために皮膚菲薄化を起こすこともあるので、慎重に用いて、皮膚に分厚く塗布してはいけない。すなわち、皮膚が裂けやすくなり、縫合ができるとは限らないので、裂傷の治療が難しくなることもある。

ステロイド・クリーム剤を過剰に使用すると、皮膚から吸収され、全身性の副作用が起こることもある。

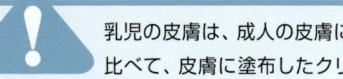

> 乳児の皮膚は、成人の皮膚に比べて、皮膚に塗布したクリーム剤が吸収されやすい。したがって、皮膚から吸収され全身性の副作用をもたらす可能性のあるクリーム剤を、乳児に使用しないように注意しなければならない。

その他の局所適用製剤に、点眼薬と点鼻薬がある。

- 眼科では、眼の過剰乾燥、眼の感染、眼検査のための瞳孔散大、緑内障のような症状の治療のために、**点眼薬**を使用することがある。
- 眼の痛みを感じないようにするための局所麻酔薬は点眼薬として投与されることがある。白内障を取り除き水晶体を交換するような多くの眼の手術は、局所麻酔をかけて行う。
- **点耳薬**は、例えば、外耳道への耳あかの蓄積または外耳道の感染(外耳炎)のような耳の局所症状を治療するために用いる。
- **経鼻投与**は、薬物の局所投与および全身投与のいずれの場合にも、用いられる。鼻腔粘膜からの吸収率が高い薬物もある。例えば、尿崩症に経鼻投与される抗利尿ホルモン(デスモプレシン)である。また、経鼻スプレーとして局所的に投与する薬物には、アレルギー性鼻炎、特に、花粉症の治療に用いられるコルチコステロイドがある。
- **膣内投与**も、局所感染またはかゆみの治療のために、直接薬物を投与するために用いる。薬物は、通常、座薬、クリーム剤、ゼリー剤、泡沫剤として用いる。
- **経直腸投与**は、局所作用と全身作用のいずれにも用いることがある。局所投与は、坐薬、マイクロ浣腸、泡沫剤で用いる。例えば、炎症性腸疾患の治療のためのコルチコステロイドの投与がある。

経口投与

経口投与は、簡単で非侵襲的投与法なので、通常、最もよく用いられる投与法である。薬物投与の経路として最も一般的であるが、緊急の場合は、作用発現の速さが重要なので、経口投与はあまり用いられない。(コラム1.1)

たいていの経口投与剤は、水とともに服用する。吸収を良くするために、食前に服用する薬物もあるが、通常、消化管に与える刺激を軽減するために、食事中または食後に服用する。

錠剤の容器には、使用説明書を必ず添付すべきである。

錠剤を飲み込むことが困難な患者(特に、小児および高齢者)もいるが、そのような場合は、通常、薬剤師が液体製剤または分散性製剤の医薬品を調剤することができる。

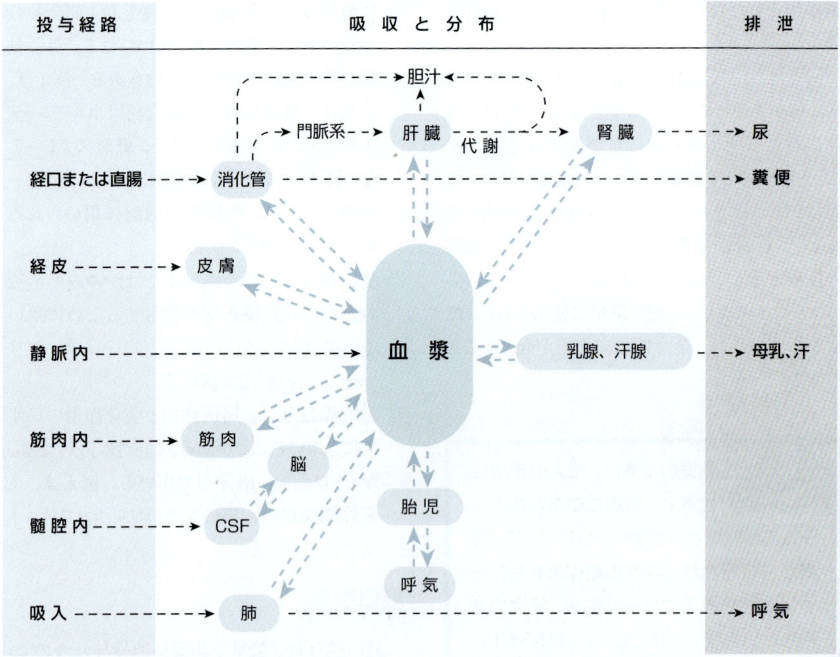

図1.1　薬物の投与と排泄の主な経路
CSF＝脳脊髄液
出典：Rang＆Dale's Pharmacology, 6th edn, by H P Rang,M M Dale. J M Ritter et al, 2007, Churchill Livingstone, Edinburgh（掲載許可あり）

消化不良のための制酸薬のように、胃で局所作用を発揮させるために、経口投与する薬物もある。しかし、たいていの場合、錠剤は、飲み込まれた後、全身作用を発揮する前に、血流に吸収されなければならないことを忘れてはならない。薬物の吸収は、1.4節に記載する。

> **!** 薬剤師からの勧告がなければ、錠剤を砕いてはいけない。粉砕することによって、薬物の性質が変わり、薬効がなくなる場合もある。

舌下投与と口腔内投与

これは、薬物を、舌下または口腔粘膜に接触させて投与する方法である。薬物は、直接粘膜から吸収され、微小血管から静脈系へ入る。この投与経路は、肝臓での代謝が極めて速い薬

コラム1.1　経口投与の利点と欠点

経口投与の利点[*1]

- 患者にとって利便性が高い──経口投与することが多い。
- 非侵襲的投与法──注射針に対する不安が避けられる。
- 消化管の薬物吸収面は広い。
- 通常、低価格である。
- 安全な投与方法である。

経口投与の欠点[*2]

- 循環血流への薬物の吸収にばらつきがある(バイオアベイラビリティ)。バイオアベイラビリティが低い薬物もある。
- 作用の開始に時間がかかる。
- 食物との相互作用が起こることもある。
- 最初に肝門脈を通って肝臓に達するので、全身循環に到達する前に、代謝されることもある。
- 服薬することを覚えていなければならない。──患者が混乱状態の場合は重大事になる。

物に適用される。薬物を飲み込んだ場合は、薬物は循環血流に入り、標的器官に到達する前に肝臓に達し、作用を発揮する前に破壊される。舌下/口腔投与の例として、狭心症に投与される**ニトログリセリン**がある。

水分を摂ってはいけない患者または気分の悪い患者にもこの投与経路は有用である。例えば、手術後に舌下投与する鎮痛剤の**ブプレノルフィン**がある。

アスピリンは、噛むと粘膜から吸収されるので、血小板付着を軽減し心筋梗塞のリスクを低下させるための入院前治療の場合に、この方法で投与される。

経皮投与

これは、通常、速度制御された膜を通して薬物を放出するパッチ剤を用いて、薬物を投与する方法である。薬物は皮膚から吸収され、血流に入る。

例えば、**ニトログリセリン**、**エストラジオール**、ニコチン(禁煙補助剤として)、フェンタニル(強力な鎮痛薬)などがある。

皮膚には、ケラチンがあるので、体の他の上皮部位よりも、浸透性が低い。親油性(脂溶性)で、少量で効果を発揮する薬物のみ、皮膚の表面にパッチ剤を貼ることによって投与できる。

この方法は、長期間、低い血中濃度を保つことが必要な薬物の投与に望ましい方法である。

直腸内投与

薬物の局所作用(次頁参照)または全身作用のために、直腸に投与する方法である。

直腸内投与の薬物は、坐薬として設計されることが多い。この剤形は、魚雷形で、薬物成分

＊1　その他に利点として、用量、剤型が比較的自由に選べる、作用の持続性が期待できる、大量投与が可能であるなどがある。
＊2　消化液で破壊される薬物には応用できない、胃腸障害や嘔吐のある患者には応用できない、投与に際して患者の協力が必要(意識障害のある患者、拒薬のある患者)などがある。

の分布がひとつの坐薬の中でも均一ではないので、半分に切ってはいけない。

正常な直腸は空であり、座薬は溶けて直腸の粘膜を経て血流に吸収されるので、直腸投与は全身への薬物投与に適した投与経路である。

この薬物投与法には利点がいくつかあり、欧州諸国では英国よりも頻繁に用いられているが、英国では座薬が患者にあまり好まれない傾向がある。

入手できる座薬は、例えば、**パラセタモール**、**プロクロルペラジン**(制吐薬)、ジクロフェナク(非ステロイド系抗炎症薬)などである(コラム1.2)

膣内投与

この方法は、通常、座薬に似たペッサリー剤または泡沫剤により薬物投与を行い、常に、局所治療に用いる。薬物は、できるだけ膣の高位置に挿入し、その滞留期間は一晩までが望ましい。

吸入投与

この経路は、揮発性麻酔薬のように、呼吸器粘膜から吸収されて全身作用を発揮する薬物と、下気道に局所作用を発揮する薬物の投与に用いる。

薬物は下記のように投与する。

コラム1.2　直腸投与の利点と欠点

直腸投与の利点

- 多くの薬物が、血流の豊富な直腸粘膜から、適切に吸収される。
- 意識のない患者の場合(経口投与を用いることはできないが)、直腸投与は安全である。
- 患者に吐き気や嘔吐がある場合も、投与できる。
- この方法は、初回通過効果を避けられる。しかし、直腸の上部1/3に挿入された場合には、肝門脈に入り最初に肝臓に到達してしまうので、肛門括約筋のすぐ近くに、挿入すべきである。
- 静脈の位置が見つけにくい場合に、有用である。脂溶性の薬物は、直腸内投与を行うと、迅速に作用が発現する。例えば、けいれんを抑制するために、ジアゼパムは直腸内投与を行う。
- 食道狭窄のために、薬物を飲み込むことが困難な患者にも投与できる方法である。
- この投与経路では、酸性の薬物は時間をかけて吸収するので、夜間の鎮痛薬投与には有用である。ジクロフェナクのように、座薬として用いることのできる非ステロイド系抗炎症薬もある。この投与経路の場合、薬物によって起こる胃潰瘍も避けられる。

直腸投与の欠点[*1]

- この投与経路を嫌う患者もいる。
- 自分で挿入する方法を患者に教えなければならない。
- 座薬は体温で溶けるように作られているので、冷蔵庫に保管しなければならない。
- 直腸の粘膜を刺激する座薬もある。

＊1　その他に、薬物の量が多いと肛門から排出される、吸収が不確実で不完全なこともある、などがある。

- 麻酔薬のような気体製剤。
- 例えば、喘息治療に用いられる**サルブタモール**吸入器内のエアロゾル剤。定量吸入器によって、不活性ガス中に分散している粒子状の薬物の1回量を投与する。その粒子は小さいので、長時間、浮遊している。患者に、定量吸入器の使用方法を教える必要があり、うまく手動呼吸調節を行うことも必要である。現在は、吸入器とともに、スペーサーも用いられるが、スペーサーは、吸入器とマウスピースとの間の貯留層としての役目を果たすため、数回の呼吸にわたって分散粒子が吸入される。これは、吸入器を利用して必要な調節をすることができない小児の場合は、特に重要な役割を果たす。
- 例えば、喘息の治療のために用いられるクロモグリク酸ナトリウムのように、回転式吸入器で吸入する粉末剤。
- ネブライザー――空気または酸素を用いて、薬物溶液をエアロゾルに変える機械。ネブライザーは、重症の喘息および慢性の気管支炎のような呼吸器疾患に用いられる。ネブライザーは、長期にわたって大量の薬物を投与することができる。

> 吸入器を使用するときの患者の技術を確認し、必要ならば、詳しい使用説明書を提供することが重要である。

非経口投与

非経口投与は、厳密に言えば、消化管以外の投与法であるが、この用語は、通常、注射による投与を意味すると解釈されている。注射による投与は、いずれの場合も、無菌操作なので、必ず、よく手を洗い乾燥させる手順が必要である。

皮内注入は、皮膚内(真皮)への注射である。

- この投与法は、吸収率が低いので、通常、全身作用を得るために用いることはない。
- アレルギー検査などの診断検査に用いる。
- この投与法の投与量は、0.1mℓ未満とする。

皮下注入は、皮膚の下への注射である。この投与法は、通常、上腕、大腿部、腹部などに幅広く利用されている注射経路である。皮下注射の部位は、図1.2に示す。

- 皮下組織には、血液の供給があまり多くないので、吸収率は極めて低い。
- 局所血液の供給は様々にばらついており、運動時のように筋肉が活動しているときは、上肢または下肢からの吸収速度が速くなる。
- この経路は、**インスリン**および**ヘパリン**の投与に用いられる。
- 投与量は、最高2mℓまでとする。

筋肉内注入は、筋肉にする注射である。

- 骨格筋は、血管が豊富で、吸収は皮下注射よりも速い。
- 吸収率は、部位および循環血管系の状態によって様々である。
- 運動時または注射部位をこすった場合のように、血流が増加すると、吸収も増加する可能性がある。
- 例えば、ショックなどで血流が低下していると、吸収率も低下する。

- 筋肉内注射の主な危険性は、神経の損傷である。特に、坐骨神経が臀部を通っているので、臀筋を使用するときは、神経を損傷する危険性がある。
- 痛みを伴うと思われる。
- 1つの部位への投与量は、5mℓ以下とする。

筋肉内注射の部位は、図1.3に示す。筋肉内注射は、皮下脂肪の下の筋肉そのものに、薬物を投与すべきである。

- 三角筋の中央部は容易に到達できるが、注射できる面積が狭いので、注射できる回数は限られる。
- 腹側臀筋は、選択部位であり、抗生物質、制吐薬、鎮痛剤、深部筋肉内注射のために用いる部位である。安全注射投与量は、2.5mℓ以下である。臀部は、筋肉が最も分厚い部位なので、この部位への注射は、神経および血管を突き通すことはない。
- 背側臀部(上側外部)は、時には深部筋肉内注射に用いられるが、吸収率が最も低く、高齢者または衰弱した患者では、萎縮が起こる。注射針で、坐骨神経または上臀動脈に損傷を与えるリスクがあるので(Workman 1999年)、この部位は通常あまり使わない。
- 外側広筋部位は、大腿部の外側を三等分し

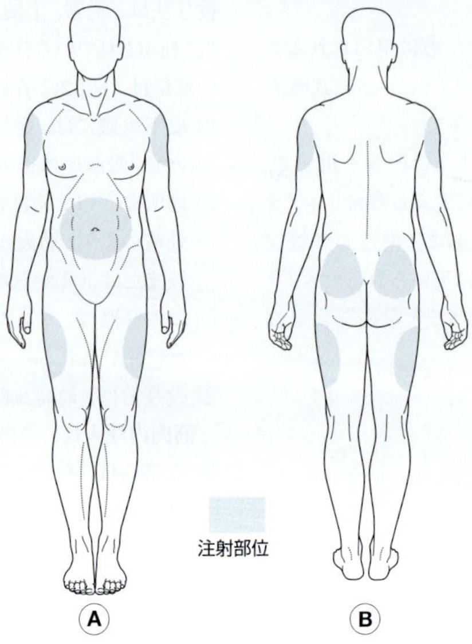

図1.2　皮下注射部位(A)前面(B)後面

出典:Clinical Nursing Practices by E.M.Jamieson et.al,1996, Churchill Livingstone, Edinburgh (掲載許可あり)

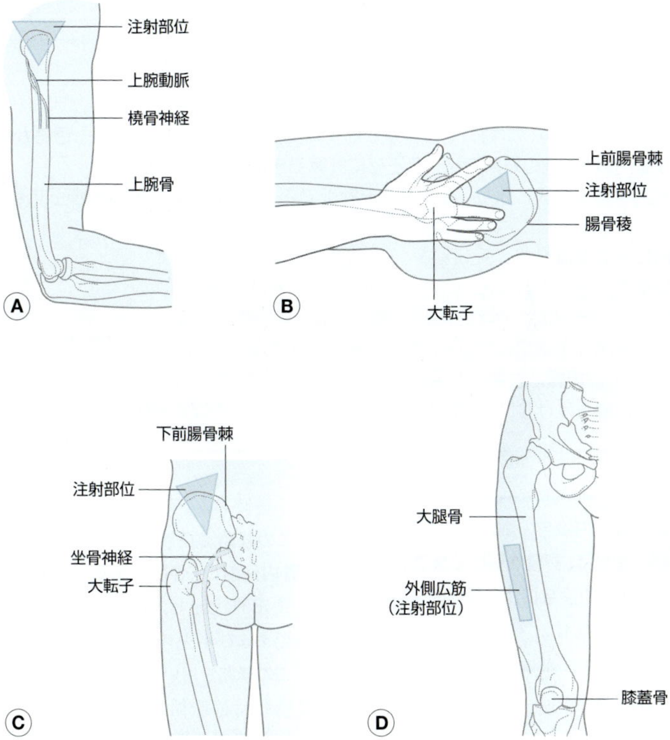

図1.3　筋肉内注射の主な注射部位

（A）腕の三角筋領域（B）腹側臀筋部位（C）背側臀筋部位（D）外側広筋部位
出典：A Nurse's Survival Guide to the Ward, 2nd edn, Ann Richard and Sharon Edwards, 2008, Churchill Livingstone, Edinburgh（掲載許可あり）

た真ん中の1/3である。この部位には、大血管または神経は通っていいないので、簡単に注射をすることができる。

静脈内注入は、静脈内に行う注射である。

- この経路の場合は、吸収する必要がないので、通常、迅速に作用が発現する。
- 血液循環系内で、全投与量を利用できる。
- 迅速な作用の発現が必要な緊急時に、静脈内投与を行うことが多い（コラム1.3）。

静脈内投与の基準はRCNのウェブサイト（www.rcn.org.uk）に記載されている。

コラム1.3　静脈内投与の利点と欠点

静脈内投与の利点＊1
- 薬物が血流に投与されるので、迅速に作用が発現する。
- 吸収率に依存せず、薬物の全投与量が血流に到達する。このことから、患者が実際に摂取する用量を、他の経路に比べて正確に計算できる。
- 持続的な点滴注入により、投与速度を制御できるので、薬物の作用を修正することもできる。

静脈内投与の欠点＊2
- 一旦薬物が投与されると、体内から除外することはできない。
- アレルギー反応は、いずれの場合も重症になる可能性がある。
- 厳密な無菌法を適用しないと、感染症を起こす危険性がある。
- 誤って、動脈組織に注射した場合、動脈攣縮が起こる可能性がある。
- 特別な訓練を受けないと、薬物の静脈内投与を行うことができない。

静脈内投与の訓練プログラムを受け、評価を受けるまでは、看護師は、静脈内投与により薬物を投与することはできない。

薬物の血漿中濃度に関する投与経路の影響を、図1.4に示す。

髄腔内注射は脊髄腔を通って脳脊髄液に薬物が注入される。
- 針は、脊髄を避けて、第3または第4腰椎のレベルで挿入する。
- この経路は、直接、中枢神経系に薬物を注射し、血液脳関門を避けるために用いられる。

硬膜外注射は、硬膜の上に薬物を注射する。
- 髄腔内注射と同じ位置に針をさすが、薬物は硬膜の上に注射されるので、脳脊髄液中には入らない。
- 手術時および陣痛時に用いる局所麻酔薬はこの経路で投与する。

骨内注射は、骨髄に薬物を注射する。
- 致死的状況で、静脈アクセスがとれない乳児および小児の血管アクセスをとるために、この経路を用いる。
- 髄腔は静脈循環系につながっているので、液体薬剤を投与するために髄腔を用いることができる。
- 骨髄炎（骨の感染症）を避けるために、無菌手順を用いなければならない。

その他の注入経路

薬物は、**腹膜腔**、**胸膜腔**のような様々な体腔に注入されることがある。

関節腔内注射は、特に、炎症症状に高用量のコルチコステロイドを投与するために用いられる。

＊1　その他に、血液水準を維持したいときにはもっとも重要な投与経路（輸血、輸液）などもある。
＊2　その他に、注射する部位が限られる、などもある

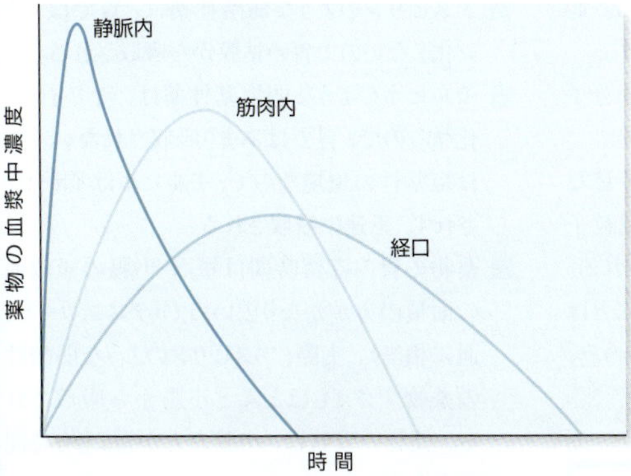

図1.4　薬物を単回投与したときの投与経路による薬物の血漿中濃度への影響

出典：Trounce's Clinical Pharmacology for Nurses, 17th edn, by Ben Greenstein, 2004, Churchill Livingstone, Edinburgh（掲載許可あり）

1.4　薬物動態

薬物動態は、文字通り、体内の薬物の動きである。

すなわち、下記の4点を含む。

- 薬物吸収——薬物は、投与後血流に入る。
- 薬物分布——たいていの薬物が血流から組織に入る。
- 薬物代謝——薬物は、酵素によって、体から排泄できる形に変えられる。
- 薬物排泄——薬物は、尿または糞便に含まれて体内から排泄される。

薬物吸収

薬物は、静脈内投与以外では、血流に吸収されなければならない。そのためには**細胞膜**を通過しなければならない。経口投与された薬物は、血流に到達する前に、消化管から吸収されなければならない。

- **胃**でも、吸収は起こるが、**小腸**に比べて、その吸収面の面積は小さい。ほとんどの吸収は小腸で起こる。
- 吸収量と吸収率は、薬物の**化学的性質**の影響を受ける。薬物の吸収は、通常、**非電荷型分子**の**単純拡散**によって起こる。拡散とは、薬物分子が、例えば、経口投与後の小腸のような高濃度領域から、血流のような低濃度領域に移っていくことである。
- 拡散が起こるためには、薬物が細胞膜を通過しなければならない。細胞膜は、**脂質二重層**の構造を持ち、ほとんど脂質物質で構成されている。これは、**脂溶性**で非電荷型の薬物分子が、容易に細胞膜を通過できるということである。電荷型分子または**イオン**は親油性よりもむしろ親水性なので、脂質膜を容易には通過することはできない。
- 薬物は、水溶性の腸液に溶解できるように、分子の中に水溶性の部分も必要である。胆汁酸塩は、脂溶性薬物の溶解を促進する。

- 薬物分子の**大きさ**は重要であり、小さい分子の方が容易に拡散する。
- 小さな分子から成っているが、脂溶性ではなく水溶性の薬物は、溶液中で、正荷電粒子と負荷電粒子にイオン化されると思われる。イオンは容易には膜を通じて拡散することはないので、薬物は、非イオン状態のときのみ、膜を通過すると思われる。

> 薬物吸収におけるイオン化の重要性を説明するための著名な例として、南米のMacusiの人々が使用していた毒矢の毒のクラーレがある。彼らは、クラーレを使って動物を殺して食べていた。クラーレは、血流に到達すると、麻痺による死をもたらす。しかし、クラーレは高度にイオン化された分子なので、消化管から吸収することはできない。これは、クラーレによって殺した動物の肉を食べても、Macusiの人々は麻痺しなかったことを意味している。ある種の手術では、患者を麻痺させるために、クラーレに似た筋弛緩薬が、今も使われている。

薬物は、酸性または塩基性であるが、それも薬物吸収に影響を及ぼすと思われる。弱酸性の薬物は、胃のような酸性の環境ではイオン化しないが、小腸のような塩基性の環境ではイオン化する。塩基性の薬物に関して逆もまた真実なので、塩基性薬物は胃ではイオン化するが、小腸では非イオン化する。

- **アスピリン**のような**弱酸性薬**は、胃ではイオン化しないので胃の粘膜から吸収される。
- **モルヒネ**のような**弱塩基性薬**は、胃でイオン化するので、胃ではあまり吸収されない。腸は塩基性の環境なので、モルヒネはイオン化されず、迅速に吸収される。
- 薬物の胃内滞留時間は短く、小腸の吸収面の面積の方がかなり広いので(テニスコート1面に相当)、実際、アスピリンのような弱酸性の薬物でさえもほとんど小腸から吸収される。薬物の吸収は、小腸の方が胃よりも時間がかかる。

体内の生体分子に極めて類似しているので、**輸送系**がその吸収に関与する薬物も数種ある。例えば、**レボチロキシン**(甲状腺産生ホルモンのひとつ)とパーキンソン病に用いる**レボドパ**である。

薬物吸収に影響するその他の因子

腸内の薬物濃度は下記の数量に依存している。

- 摂取した薬物の量
- 薬物が製剤から放出される速度
- 薬物が混じっている消化管の内容物の体積

薬物は、通常、胃および小腸が空であれば、速く吸収される。腸に食物があれば、薬物が実際に吸収面に到達するまでに長い時間がかかると思われる。**抗生物質**の場合はたいてい、患者は、この理由から、食事の1時間前に服薬するように指示される。胃を刺激する薬物は、食物と共にまたは食後に服用すべきであり、このような指示は、通常、容器に記載されている。このような薬物の例として、**アスピリン**が挙げられる。

- 他の薬物との相互作用も重要である。例えば、胃内容排出を阻害する薬物の**アトロピン、アンフェタミン、モルヒネ**は、他の薬物の吸収速度を低下させることがある。
- 潰瘍性大腸炎のような消化管の疾患は、吸収を妨げることがある。
- 通過時間は、小腸通過にかかる時間であり、吸収される薬物量に影響を与える。消化管の運動は、薬物の溶解と吸収を促進し、製剤は小腸を通過するとき、崩壊し溶解する。薬物の吸収量は、通常、消化管における滞留時間が長くなるほど、多くなる。下痢のように、ぜん動運動が亢進すると、薬物の滞留時間が短くなり吸収されなくなる。
- 回腸人工肛門を有する患者の場合、ある種の薬物、特に、腸溶性コーティング製剤の吸収低下が起こる。
- **下剤**は、吸収を低下させる。
- 胃酸は、酸に弱い**ペニシリン**のような薬物を破壊する。このような薬物は、注射による投与を行わなければならない。
- 消化管内の**酵素**は、インスリンのようなタンパク質とアミノ酸を分解するので、**インスリン**は注射による投与を行わなければならない。
- **テトラサイクリン**(抗生物質)は、**カルシウム**または**鉄**のような金属イオンと複合体を形成する。これらのうちどちらかがテトラサイクリンとともに、摂取されると、巨大分子が形成され、吸収できなくなる。牛乳の中にはカルシウムが含まれているので、テトラサイクリンを牛乳とともに摂取してはいけない。制酸薬に含まれていることのあるマグネシウムおよびアルミニウムも、テトラサイクリンとともに複合体を形成する。

バイオアベイラビリティ

バイオアベイラビリティとは、いずれかの経路によって薬物が投与された後、全身の循環血流に非電荷型薬物分子が到達する割合を示している。

薬物を静脈内投与によって投与すれば、バイオアベイラビリティは100%になる。

経口投与の場合のバイオアベイラビリティは、下記の項目に依存する。

- 消化管からの吸収薬物量――完全には吸収されない薬物が多い――例えば、**アンピシリン**の消化管からの吸収率は約40%であるが、**アモキシシリン**は約90%、**ジゴキシン**は70%である。
- 薬物分子が最初に肝臓を通過するときに、肝臓によってどれ位の薬物が分解されるか。これが、**初回通過消失**であり、下記に説明する。この初回通過効果は、直腸内投与、舌下投与、経皮投与などの投与経路を用いることによって、ほぼ避けられる。

薬物分布

一旦吸収された薬物は血流に入り、その作用部位まで移動できる。たいていの場合、薬物は血流から毛細血管を通ってろ過されて組織に入るが、それぞれの組織中の薬物濃度は、多くの因子の影響を受ける。

タンパク結合

血液中で血漿タンパク質と結合する薬物もある。酸性薬物は通常**アルブミン**と結合するが、塩基性薬物は**グロブリン**と結合する。

- 血漿タンパク質は、通常、血流から離れないので、アルブミンと**結合**した薬物*1は器官に到達せず、**非結合型(遊離型)**薬物が器官に到達する。
- 遊離型薬物は血流を離れるので、平衡を保つために、結合型薬物が血漿タンパク質から遊離される。
- 薬物と血漿タンパク質との結合が強固であるほど、作用を及ぼす遊離型薬物が少なく、薬物の血漿滞留時間が長くなる。このような場合、薬物は持続的に放出される。
- 血漿タンパク質の同一の部位に結合する2つの薬物の間で競合が起こることもある。このような2つの薬物を同時に投与すると、標的器官の薬物濃度に影響することがある。タンパク質と容易に結合する抗血液凝固剤である**ワルファリン**と、結合部位のワルファリンと置き換わる**アスピリン**とを同時に投与すると、ワルファリンの遊離濃度が上昇する。ワルファリンは毒性が極めて高いため、このような状態は危険である。
- 重度の栄養障害、火傷、肝疾患のように、血漿タンパク質が欠乏すると、遊離薬物濃度が上昇し、その薬物の効果が高まることがある。

肝初回通過効果

薬物を経口投与すると、標的器官に到達する前に、消化管から肝門脈を通って肝臓に到達する。このように、薬物が初めて肝臓を通過するとき薬物が大量に代謝されてしまうと、全身性作用があまり発揮されなくなる。

- 肝初回通過時に、ほとんど完全に代謝されるため、経口投与することができない薬物もある。例えば、**ニトログリセリン**は肝臓の初回通過時に約96%が分解されるので、この効果を避けるため、舌下または口腔投与する。
- 薬物の初回通過効果が高い場合は、他の経路の投与量よりも、経口投与の投与量を多くする必要がある。**モルヒネ**は、ほとんど完全に腸で吸収されるが、初回通過時に経口投与量の約2/3が肝臓で代謝され、バイオアベイラビリティは僅か33%になる。
- 初回通過消失量の多い薬物のバイオアベイラビリティは、肝機能、血流、肝酵素の遺伝的差異によって異なるため、人によって様々である。

薬物分布に関した障壁

たいていの薬物は、毛細血管のろ過作用によって、毛細血管から、容易に、他の体液分画に流入する小さな分子である。

- 例えば、ヘパリンのように、薬物分子が大きいために容易に毛細管壁を通過できず、血漿内に限局している薬物も、いくつかある。
- 極性の高い(イオン化された)化合物は、細胞外液にのみ分布する。例えば、ベクロニウム(筋弛緩薬)およびゲンタマイシン(抗生物質)である。これは、これらの薬物の脂溶性が極めて低く細胞膜を容易に通過できないからである。これらの薬物は、通常、胎盤を通過せず、また、脳へ到達しない。

血液脳関門(BBB)

脳循環の内皮細胞は互いに強固に結合しており、血液脳関門の形成を促進する結合組織細胞も存在している。これらによって、多くの分子が脳組織に入ることを、有効に防いでいる。

*1　結合型薬物といわれる。

- 脂溶性が極めて高い(親油性)の物質のみがこの膜を容易に通過できる。例えば**エタノール**(アルコール)および**全身麻酔薬**などである。
- 嘔吐中枢の一部は、BBBによって保護されていない。これは、毒性物質が脳まで到達する前に嘔吐させるという防御メカニズムである。多くの薬物に、副作用として吐き気があるのはこのためである。
- BBBは、脳内へ有害な薬物が侵入するのを防ぐために役立っていると思われる。例えば、手術時に使用する神経筋遮断性の筋弛緩薬(例えば、**ベクロニウム**)がある。これらの薬物は**アセチルコリン**の作用を阻害するので、脳内に侵入すると、確実に死に至ると思われる。
- ペニシリンは、BBBを通過しない。これは、中枢神経系の感染治療では、不利な点である。髄膜炎は、ペニシリンが通過可能な髄膜で炎症が起こる。
- 多数の薬物がBBBを通過するので、通過できない親油性の低い薬物を製造する試みが行われている。**クロルフェニラミン**のような抗ヒスタミン薬は、BBBを通過するため、副作用として眠気が生じるが、現在では、親油性が低く眠気が起こりにくい**ロラタジン**のような抗ヒスタミン薬も入手可能である。

胎盤関門

この関門は効率的な関門ではなく、たいていの薬物は胎盤を通過すると思われる。

- 他に示されていない限り、薬物は全て胎盤を通過し母乳に入ると推測されている。
- 多くの薬物が**催奇形物質**で、胎児奇形を引き起こす可能性があるので、妊娠時には不必要な薬物投与は避けるべきであると勧告されている。
- 英国医学会・薬学会共同編集処方集(BNF)は、妊娠時に副作用を引き起こすことが知られている薬物の警告を行っている。

分布容積(Vd)

これは、体内の薬物分布の一つの尺度である。体重70kgの男性の血漿の容積は約3ℓである。薬物の見かけの分布容積(Vd)が3ℓであれば、薬物は血流中に留まっていることになる。薬物が体内に広く分布するほど、Vd値は大きくなる。

- 薬物がある組織に結合すると薬物のVdは大きくなる。薬物は体内循環の外側に隔離され、ある組織に局在すると思われる。例えば、抗ウイルス薬の**アマンタジン**の、肝臓、肺、腎臓の濃度は、体内循環の数倍になる。
- ジゴキシンは、筋肉組織に集中するので、血漿中の適切な治療濃度に必要な投与量は、それぞれの患者筋肉の量によって、様々である。

薬物代謝

大部分の薬物は、代謝された後に、体内から排泄される。薬物代謝は、尿中に排泄できるように、薬物を化学的に変化させ、通常、その**水溶性**を高める。すでに水溶性である薬物の中には代謝されずにほとんどそのままの形で、体外へ排泄される薬物もある。薬物代謝は、たいていの体細胞内で起こるが、**肝臓**内で起こることが最も多い。代謝過程は、常に解毒を伴うわけではなく、その代謝物の方が薬物自体よりも活性が高いこともある。プロドラッグの場合は、投与された薬物は不活性で、体内で化学的に変化して初めて活性になる。

薬物代謝は、1相および2相と呼ばれる2段階に分けられる。

- **第1相の反応**は、通常、水溶性を高めるための酸化反応、還元反応、加水分解である。
- **第2相の反応**は、薬物分子への化学基の付加*1を伴っており、水溶性を高めることによって体外への排泄を促進する。

薬物代謝酵素

薬物は**酵素**によって代謝される。このような薬物代謝酵素は、非特異的であり、ひとつの酵素が同じ化学結合および化学基によって、多くの薬物を代謝する。このような酵素に対する薬物間の競合が、**薬物相互作用**を生じることになる。

- **酵素誘導**は、体外からの化学物質による刺激により酵素の産生が増加することである。これは、ある薬物の代謝率の上昇につながると思われる。誘導は、喫煙、アルコール、ある種の食物、飲み物によっても起こることもある。アルコールは、いくつかの肝臓の酵素の産生を促進する。バルビツール酸系睡眠薬は、大量飲酒者の場合、投与量を増加する必要がある薬物群のひとつである。酵素を誘導する薬物*2は、例えば、**リファンピシン、オメプラゾール、フェノバルビタール**などである。
- **酵素阻害**は、いくつかの薬物を併用投与するときに起こる問題である。シメチジンは、プロプラノロールのような他の薬物の代謝に関与する肝臓の酵素を阻害する。食物も酵素阻害剤として作用することがある。例えば、グレープフルーツは、ある種の薬物代謝酵素を阻害する。
- 使用頻度が高いと、分解過程の効率がよくなり、耐性が生じる薬物もある。これは、アルコールでも起こる。
- 薬物を代謝する能力には、遺伝的な差異がある。酵素を産生する能力によって、他の人よりも代謝に時間のかかる人もいる。

肝不全のように、肝臓が損傷を受けている場合は、薬物の不活性化の過程に通常よりも時間がかかる。つまり、そういう場合は、必要な投与量よりも少ない投与量で、長時間薬効が継続することもある。

薬物排泄

全身麻酔薬のような揮発性薬物は肺から排泄されるが、たいていの薬物は胆汁または尿に排泄される。すなわち、腎臓または肝臓疾患の患者には、薬物排泄が遅延して薬物の蓄積が起こることもあるので、投与量を減らす必要がある。

薬物は、唾液、汗、母乳、涙、呼気に混じって体外に放出されることもある。呼吸検査によって、呼吸器系内のアルコールが限度量を超えているドライバーを見つけ出すことができるのは、アルコールが肺から排泄されるからである。しかし、肺から排泄されるアルコールの量の定量評価はあまり意味がない。

尿中に、薬物は、未変化体または代謝体として排泄される。

腎排出には、糸球体ろ過、尿細管分泌、遠位尿細管再吸収が関与する。薬物の排泄は、それぞれの腎排泄次第で様々である。ペニシリンは、ネフロンに能動分泌されるので、腎臓の初回通過時に、実際すべて排泄される。逆に、クロルプロパミド（長時間型血糖低下薬）のよう

*1 抱合といわれる。
*2 誘導は集物といわれる。

に、極めて時間をかけて排泄される薬物もある。たいていの薬物は、その中間である。

- 脂溶性薬物は、容易に腎尿細管から再吸収される。尿中に効率よく排泄されるためには、薬物または代謝体は水溶性でなければならない。
- **マンニトール**のような極性の強い化合物は、水溶性なので、全く再吸収されない。
- **塩基性薬物**は、酸性尿中ではイオン化し再吸収されないので、容易に排泄される。
- **酸性薬物**は、アルカリ尿中ではイオン化するので、容易に排泄される。
- 薬物を過剰摂取した場合に、この原理を用いる。例えば、体内のアスピリンの排泄を促進するために、尿をアルカリ性にする。
- **腎臓機能障害**は、**ジゴキシン**および数種の抗生物質のように、そのクリアランスが糸球体ろ過に依存している薬物の排泄を低下させる。

薬物排泄の動態

たいていの薬物は、その濃度に比例して排泄され、**一次速度論**に従う。薬物の排泄率は、現存の薬物量に依存し、血漿中の薬物量が多ければ高くなる。単位時間当たりの薬物の排泄量は、血漿中の薬物量の一定の割合を占める。

頻度は低いが、薬物の排泄率が一定で、薬物濃度に依存しないこともある。これは、ゼロ次速度過程と称され、薬物代謝に関与する酵素の飽和状態に起因する。

低濃度では一次速度論に従い、高濃度ではゼロ次速度論に従う薬物もある。アルコール（エタノール）がその例である。

アルコールの排泄

アルコールの摂取量が（ワイングラスの約半分）8 g/時未満である場合、アルコールは一次速度論に従う。摂取の速度が速い場合は、アルコールを代謝する肝臓の酵素は飽和状態になり、薬物の排泄はゼロ次速度論に従う。大量に飲酒した翌朝に、未だ、法定許容アルコール量を超えている人がいるのも、これが原因である。

血漿中半減期

- 一次速度論に従う排泄を示す薬物を、持続注入ポンプ式注射器を用いて腕に継続点滴注入すると、血漿中濃度の値の経時的変化のグラフが得られる。
- 薬物を注入すると、同時に一方で排泄されるので、薬物濃度は最初急速に上昇し、その後、定常状態に達するまでゆっくりと上昇する。定常状態では、体内への薬物の取り込み率と体外への薬物の排泄率が等しくなる。この時点の薬物の血漿中濃度は、定常状態の濃度である。
- 点滴注入を中止すると、血漿中濃度は低下してゼロに近づく。薬物の血漿中濃度が半分に低下するまでにかかる時間を血漿中半減期という。
- 単回静脈内投与後の血漿中半減期を、図1.5.に示す。半減期を通過した後、薬物濃度は再び半減し、さらに、半減を繰り返す。
- 半減期は、点滴注入を中止したときの薬物消失の経時的変化を左右するのみならず点滴

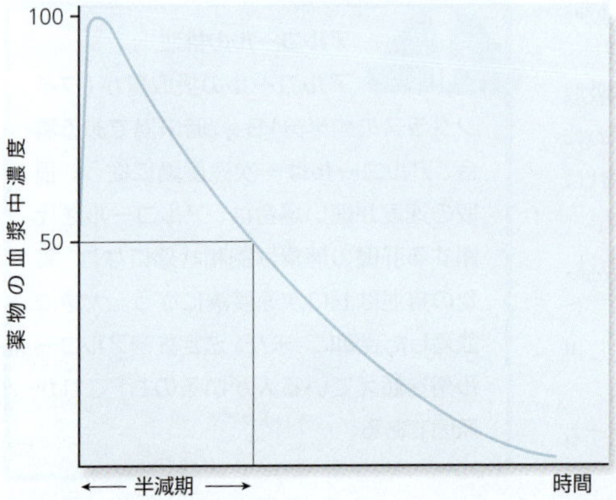

図1.5　単回静脈内投与後の薬物の血漿中濃度と半減期

出典：Trounce's Clinical Pharmacology for Nurses, 17th edn, by Ben Greenstein, 2004, Churchill Livingstone, Edinburgh（掲載許可あり）

注入を開始するときの薬物蓄積の経時変化も決定する。

- 薬物の排泄が速いほど、薬物が体内循環に留まる時間が短くなり体内組織で使用される時間も短かくなる。このタイプの薬物は、排泄までの時間が長い薬物に比べ、頻繁に投与する必要がある。

半減期と薬物の用量

ある時点の薬物濃度が600μg/ℓで、2時間で300μg/ℓまで低下したとすると、この薬物の半減期は2時間である。さらに、2時間経過すると、この薬物濃度は再び半減し150μg/ℓになり、その後も同様に半減していく。

半減期は、薬物の投与間隔を計算する上で、有用である。

- 薬物をおよそ半減期の間隔で投与すると、ほぼ**5回反復投与**した後に定常状態の濃度に到達する（図1.6を参照）。
- 半減期の長い薬物の場合は、定常状態の濃度に到達するまでに長時間かかる。例えば、半減期が48時間であれば、薬物が定常状態の濃度に到達するまでに2週間かかる。
- これと同じような方法に薬物の**負荷用量**を投与する方法がある。この負荷用量は、たいていの場合、通常の投与量の2倍である。
- 血漿半減期の間に2回以上の間隔で薬物を反復投与すると、どのような薬物であっても明らかな薬物の蓄積が起こると思われる。

飲み忘れた薬

患者から、投与された薬を飲み忘れたときどうすればよいかを尋ねられる場合がよくある。これは、どのような医薬品なのか、そしてどの疾患の治療に使われているかといったことによって異なる。何か疑問点があれば、薬剤師に相談すべきである。

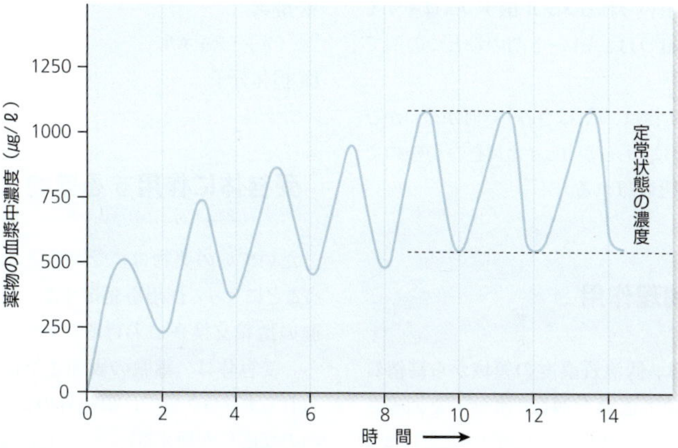

図1.6　半減期の間隔で反復投与した薬物が到達した定常状態の濃度
これは、半減期が2時間の薬物の例である。定常状態の濃度（97％）は半減期の間隔で5回反復投与した後にほぼ達成された。

1.5 薬力学

どの薬物が効くのか、そしてどのように効くのかを研究することは重要である。これは、薬力学——薬物がどのように効くかを扱う分野である。

薬物の作用は、分子レベル、細胞レベル、組織および器官レベル、器官系レベルで研究されている。分子および細胞レベルでの薬物作用の詳細な理解は、薬物投与のために必ずしも必要ではないが、薬物の副作用および相互作用の可能性を理解する上で役立つ情報である。

薬物作用のメカニズム——非特異的作用を発揮する薬物

これらの薬物は、特異的な酵素または薬物受容体に作用する薬物（後述）よりも、高用量が必要である場合が多い。

単純な化学反応

例えば、**水酸化マグネシウム**のような制酸薬である。

■ これらは、消化不良を緩和するために服用され、アルカリ性なので、胃酸と反応し中和する。

キレート剤は、重金属の体内からの排泄を促進する。

■ 鉄毒性に用いられる**メシル酸デフェロキサミン**(**Desferal®**)は、キレート剤のひとつの例である。
■ これらの薬物は、爪(はさみ)で何かをつかむカニのように、しっかりとイオンをつかむのでキレート剤と呼ばれる。

単純な物理作用

浸透作用は、低溶質濃度の領域から高溶質濃度の領域に半透膜を通して水分子を通過させることである。浸透作用を発揮することによって効果を現す薬物もある。

■ **マンニトール**のような**浸透圧利尿薬**および**ラクツロース**のような**浸透圧下剤**がある。

物理作用の例として、他に**活性炭**のような**吸着剤**もある。

■ これらの薬物は、表面積が広く、他の薬物と物理的に結合する。
■ 活性炭は、数多くの薬物の過剰摂取時に経口投与され、薬物分子と結合して薬物の吸収を減らす。

物理作用の例として、他にも、腸の表面張力を低下させ、鼓腸を軽減するために投与するシメチコンと呼ばれる消泡剤がある。

特異的作用を発揮する薬物

通常、細胞上または内で、下記のようなタンパク質と結合することによって作用を発揮する薬物がある。

■ 受容体
■ 酵素
■ イオン・チャネル
■ 担体分子

受容体に作用する薬物

たいていの薬物は、受容体と相互作用を行うことによって作用を発揮する。受容体は、細胞の情報交換系におけるセンサー的要素である。受容体は、細胞の表面または細胞内にみられるタンパク質で、細胞外のシグナルを細胞内の反応に変換する。

体は、ホメオスタシスと呼ばれる体内のバランス状態を維持している。このホメオスタシスには、制御系の神経系および内分泌系が関与している。シグナルの化学的伝達は、細胞間の情報伝達の重要な役割を果たしている。神経伝達物質(例えば、**ノルアドレナリン〈ノルエピネフリン〉**)およびホルモン(例えば、インスリン)のような化学伝達物質は、受容体に結合し、受容体を刺激し、細胞内に変化をもたらす。

作動薬

■ 作動薬とは、受容体に結合し、体の自然のリガンド(リガンドは受容体に結合する物質)のように、受容体を刺激する薬物である。
■ 例えば、サルブタモールは、気道内の**アドレナリン受容体**に結合しそれを刺激する。サルブタモールは、その結果、平滑筋を弛緩させ、気管支を拡張させる。
■ 細胞質内の受容体と結合し、その核内に入り、遺伝子転写およびタンパク質の産生に変化をもたらすステロイド剤のような薬物もある。これには時間がかかるので、このような薬物の作用はすぐには発現しない。

拮抗薬

- 拮抗薬とは、自然のリガンドまたはその他の薬物の作用を減弱させる薬物である。拮抗薬は、受容体に結合し、受容体を遮断する。
- 拮抗薬は、作動薬と同じ受容体に対して作用を発揮する。例えば、β遮断薬は、β-アドレナリン受容体を遮断し、**サルブタモールとアドレナリン**(エピネフリン)はβ-アドレナリン受容体を刺激する。
- 拮抗薬は、細胞を刺激することはなく、変化をもたらさない。すなわち、拮抗薬は、それ自体では、細胞に何の作用も及ぼさない。
- 拮抗薬は、自然のリガンドが受容体に結合するのを阻止する。
- 抗ヒスタミン薬も一例である。抗ヒスタミン薬は、ヒスタミン(アレルギー反応で放出される化学物質)の受容体を遮断し、ヒスタミンの作用を減弱させる。その結果、アレルギー反応に伴うかゆみと発疹を軽減する。
- 作動薬と拮抗薬が、受容体の同じ部位に結合する場合には、**競合しあう**。両者が存在する場合には、受容体と結合するために競い合う。
- 受容体における作動薬と拮抗薬の作用を図1.7.に示す。

部分作動薬

部分作動薬は、受容体を刺激するが、完全に刺激するわけではない。部分作動薬の受容体に対する活動活性は、完全作動薬の活動活性よりも低い。部分作動薬は、受容体と自然のリガンドとの結合も阻害するので、受容体の拮抗薬としても作用する。

酵素阻害

酵素は、体内の化学反応を促進する生物学的触媒である。酵素は代謝に関わるあらゆる

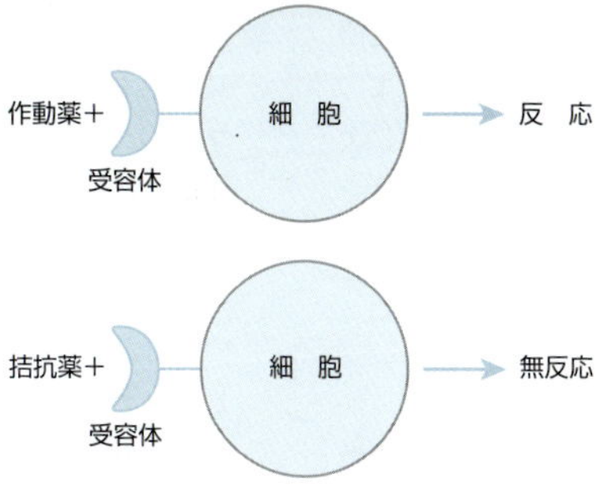

図1.7 受容体における作動薬と拮抗薬の作用
出典: Trounce's Clinical Pharmacology for Nurses, 17th edn, by Ben Greenstein, 2004, Churchill Livingstone, Edinburgh(掲載許可あり)

化学反応に必要である。酵素がその基質と結合すると、基質は変化して反応の産生物を形成する。その後、酵素は未変化体として放出され、再び反応に加わるために利用される。薬物が酵素の作用を阻害すると、酵素が触媒として作用する反応はもはや起こらなくなる。

競合阻害

競合阻害薬は、同じ方法で酵素の基質と構造体を形成すると思われる。そのため、酵素と競合し、酵素が触媒として作用する正常な反応の速度を低下させる。これは、競合阻害薬が自然の基質と競合するので、**競合阻害**と呼ばれる。利用できる自然の基質が十分にあれば、この競合阻害薬の阻害に打ち勝つことができる。このような自然の基質は、競合阻害薬の解毒薬として投与されることもある。それは、例えば、**ワルファリン**の解毒薬の**ビタミンK**などである。

非競合的阻害

非競合的阻害薬は、酵素と結合して、不可逆的に酵素を損なう。そのため、細胞が、新たに酵素を産生して初めて、この薬物の作用を克服できる。ここでは、例えば、抗血小板薬としての**アスピリン**を挙げる。アスピリンは、血小板によるトロンボキサン(血小板粘着に必要)の産生を阻害し、その阻害はその血小板の寿命が尽きるまで継続する。

プロドラッグ

プロドラッグは、不活性型から活性型へ変換するために、酵素の作用を必要とする薬物である。

イオン・チャネル

イオン・チャネルは、細胞膜を通過するイオンの流れを制御するタンパク質である。

- イオン・チャネルには、作動薬の存在下でのみ開くものもある。
- 電位依存性のイオン・チャネルもある。このイオン・チャネルは、膜電位に従って、開閉する。例えば、神経細胞のナトリウム・チャネルがある。電気インパルスを受け取ると、ナトリウム・ゲートは開き、ナトリウムが細胞に入る。これにより、脱分極が起こり、神経線維に沿ってインパルスの伝達が起こる。
- イオン・チャネルは、ナトリウム、カリウム、カルシウム、クロライドのようなイオンの細胞内外への流れを調節している。
- イオン・チャネルを遮断する薬物がある。**リドカイン**は、局所麻酔薬で、ナトリウム・チャネルを遮断し、知覚伝達を抑制する。
- イオン・チャネルと結合し、そのゲートの開閉に影響する薬物もある。
- これらの薬物は、チャネルの開口を阻害する。高血圧および狭心症の治療薬として用いる**ニフェジピン**のような**カルシウム・チャネル遮断薬**はこのように作用する。
- イオン・チャネルの開口を促進する薬物もある。クロライドイオン・チャネルの脳内への開口を可能にする薬物は鎮静剤として作用する。**ジアゼパム**は、GABA受容体と呼ばれる受容体と結合し、細胞内へのクロライドイオンの流入を促進するベンゾジアゼピンである。

担体分子

多数の小さい分子は、担体タンパク質に運ばれて細胞膜を通過する。これは、その分子の脂溶性が十分に高くなく、そのため、二重の脂溶性膜を通過できないので、担体タンパク質に運ばれる必要があるためである。

このような輸送システムを遮断する薬物もある。例えば、移植による拒絶反応を防ぐために使用される免疫抑制剤のシクロスポリンなどである。シクロスポリンはカルシニューリン阻害薬である。

脱感受性

薬物を継続または反復して投与すると、その効果が徐々に消失する。これが数分で起こることもあり、その場合**脱感受性**または**タキフィラキシー**[*1]と呼ぶ。

薬物反応性が徐々に低下することを**耐性**の発現というが、耐性は、薬物反応性の急速な低下にも用いる用語である。

薬物抵抗性は、通常、抗生物質を使用しているときに細菌が変化して薬物に対して抵抗性を示すようになることを指す用語である。

脱感受性が起こる原因には、下記に示すように、いくつかの異なるメカニズムがある。

- 受容体の消失(後述)。
- 能動的に細胞から薬物を排泄する—癌の化学療法に対する薬剤抵抗性において重要である。
- アンフェタミンに対する耐性のように、化学反応に関与する必須メディエーターの枯渇。
- アルコールに対する耐性のように、薬物代謝の亢進。愛飲家は、アルコールを分解するために必要な肝酵素の産生が増加するため、アルコールが体内から速く排泄されるようになる。
- 受容体の形の変化。

受容体の調節

受容体は、細胞内の固有の要素ではないので、体の長期的な必要性に従って、増加または減少する。

細胞は、長期にわたって薬物に曝露されると、**受容体を取り込む**(エンドサイトーシスと呼ばれる過程による)。これにより、刺激に対応する受容体の数が低下する。例えば、低濃度の**イソプレナリン**—β-アドレナリン作動薬に対する細胞培養の反応がある。βアドレナリン受容体の数は、8時間以内に通常の10%にまで低下すると思われる。回復に数日間かかった(Rangら、2007年)。

薬物が受容体を阻害すると、受容体の数が増加する。ここでは、例として、β-アドレナリン遮断薬(β遮断薬)を挙げる。アドレナリン受容体の数は、長期にわたって増加する。

すなわち、薬物投与は突然中止すべきではない。そうでなければ、アドレナリン(エピネフリン)に反応する受容体が増加する。高血圧または胸部痛が起こることもある。薬物の投与量は徐々に低下させるべきである。そうすれば、受容体の数も低下する。

---

*1 タキフィラキシーは特に短時間の数回投与によって起こる現象をさしているといわれることが多い。

薬物特異性

通常、薬物が特定の細胞または組織に特異的であるほど、その治療に対するその薬物の有用性は高い。受容体に作用する薬物は、通常、特異性が高い。

完全な特異性を有している薬物はない。1つの受容体に作用すると同時に、その他の受容体の遮断または刺激も行うために副作用が生じる。例えば、三環系抗うつ薬は、中枢神経系のノルアドレナリン（ノルエピネフリン）およびセロトニンの利用能を向上させるが、その他の受容体を遮断することによって、副作用（例えば、口の渇き）も引き起こす。

固有活性（効果を及ぼす能力）

固有活性とは、結合したとき効果を及ぼす薬物の能力である。固有活性が最も高い薬物は、完全作動薬である。

拮抗薬は、それ自体の効果を及ぼすことはなく、固有活性はゼロである。

親和性

これは、薬物と受容体との結合傾向である。拮抗薬は、固有活性はないが、親和性を有する。

用量反応関係

通常、薬物濃度が増加すると、薬物が体に及ぼす効果も増加する。

用量反応関係は、段階的連続的でグラフを描くことができ、薬物が最大の効果を及ぼすことのできる用量が求められる。

用量反応曲線を用いて、作動薬、部分作動薬、拮抗薬の効果を検討することができる。

力価（効き目の強さ）

力価とは、一定の効果を発揮するために必要な薬物の量を指す。高力価の薬物ほど、同じ効果を生じるために必要な用量は少ない。

治療係数

治療係数とは、薬物が臨床的有効性を現すために必要な用量に対する毒性を及ぼす用量の比である。

治療係数＝最高無毒用量／最低有効用量

これは、薬物の安全性の尺度である。治療係数が小さければ小さいほど、効果を生じる用量と毒性を及ぼす用量の差も小さい。

- 治療係数が小さい薬物として、例えば**ジゴキシン**がある。ジゴキシンは、治療効果を現すために必要な用量よりほんの少し多い用量で、毒性が発現する。患者の投与量が高用量になっていないことを確認するために、血漿中濃度のモニターを行うことが重要である。

■ 治療係数の大きい薬物には、**ペニシリン**がある。実際に必要な用量よりも高い用量を投与してもリスクは低い。

1.6 薬の副作用

疾病の治療のために処方する薬物は、それ自体、ささいな不都合から不可逆的な障害、さらに死亡までの多くの疾病を引き起こす原因となる。薬物の副作用(ADR)*1は、ここ数年間よく見かけるようになったが、これは、恐らく入手できる薬物の範囲が広がり、例えば、血栓症およびアテローム性動脈硬化症の予防薬のように、予防のために使用することも多くなったからである。ADRによる入院は、入院症例の約5%を占めている。入院患者の薬物の副作用のリスクはさらに高く、入院患者の約10−20%が入院中に少なくとも1件以上の薬物の副作用の発現を経験すると思われる。

■ 実際、薬物の使用は、全てリスクを伴っている。

■ よく言われることだが、箱の中の未だ使用していない薬物のみが安全な薬物である。

■ 患者は薬物使用の有益性のみを望みリスクを望んでいないので、薬物使用の成功を考慮する一方で、薬物の事故も忘れず重要視すること。

■ 患者には、投薬中に起こると予想されるいかなる有害作用についても警告すべきである。薬物の説明は、各患者のニーズに合わせて行うこと。

■ 薬物による害は、僅かな場合もある。例えば、睡眠薬の残存効果、花粉症に用いられる抗ヒスタミン薬による眠気である(が、重大な交通事故を引き起こす可能性もある)。あるいは、通常は最も安全な抗生物質の1つであるペニシリンの注射後に、まれに起こる突然死のように、致命的な有害事象が起こることもある。

> ! 副作用とは、予防、診断、治療の目的で、正しい投与経路で標準用量による投与を行った薬物の意図せぬ反応である。
> 薬物の意図せぬ有害反応には、副作用と薬物相互作用がある。

体に対する薬物の望ましくない作用は、多くの場合、軽度である。このような場合、**副作用**という用語を当て、また有害または著しく不快な作用に**有害反応**という用語を当てることもある。重度の副作用が認められた場合は、薬物の用量の低減または投与中止が必要である。

特に、アレルギーの既往歴または以前に薬物の副作用を経験した患者は、薬物の副作用が発現する可能性が4倍まで高まることもある。

ADRの最も重要なリスク要因

■ 年齢

■ 女性

■ 併用投与(多剤投与)薬物の数。

ADRがよく認められる薬物

■ 非ステロイド系抗炎症薬(NSAID)

■ 向精神薬

■ 抗菌薬

■ 利尿薬

■ 鎮痛薬

■ 降圧薬

＊1 ADRは薬物の有害反応ともいわれる。

- トランキライザー類
- 抗うつ薬
- 血糖降下薬
- 心・血管作動薬
- ワルファリン
- ジゴキシン

> 薬物の安全性のために、ADR報告は重要である。

薬の副作用の分類

薬の副作用タイプA

- 予測可能な用量依存性の典型的な薬力学的作用が過剰に発現することよって起こる有害反応である。
- ADRの約80%を占めており、薬物の量が十分であれば、誰にでも起こる。
- 例えば、抗血液凝固薬による出血またはある種の抗うつ薬による口の渇きなどである。
- 高度な管理によって、ADRの発生は低減する。このタイプのADRが起こった場合は、薬物投与を中止するかまたは用量を減らすだけでも十分である。

薬物の主要な薬理作用に起因しない予測可能な有害事象もある。例えば、パラセタモールの過剰投与が引き起こす肝毒性、大量投与した場合のアスピリン誘発性の耳鳴り、NSAID使用後の消化性潰瘍などである。

薬の副作用タイプB（特異体質性）

- 予想できない奇異な反応である。
- ある種の人々にだけ起こり、薬物の通常の薬理学的作用の一部ではない。この反応は、用量依存性ではなく、患者の特異体質性が薬物と相互作用を起こしたことに起因することが多い。
- この反応は、アナフィラキシーなど、たいていの薬物による死亡の主な原因である。
- 例えば、喘息などのアレルギー疾患の患者によく見られるという傾向がある。
- アナフィラキシーが認められたら、迅速な対応が肝要である。薬物投与を直ちに中止して、緊急治療（必要ならば、アドレナリン［エピネフリン］1:1000；0.5mℓの筋肉内注射など）を行うべきである。

薬の副作用タイプC（継続）

例えば、統合失調症の治療に用いる薬物による遅発性ジスキネジーのように、薬物の長期使用に起因する。

薬の副作用タイプD（遅発性）

催奇形性または発癌性などである。奇形発生の結果、胎児成育期に構造的な奇形が生じる（表1.2を参照）。例えば、重症の痤瘡を治療するためによく用いるイソトレチノインがある。これは、強力な催奇形物質なので、妊娠中の女性に一回のみ投与しても重篤な出生異常が起こることがある。このような作用があるため、たいていの国々で、妊娠中の女性には投与せず、投与中および投与後少なくとも1ヵ月間は妊娠しないようすることが、いかに重要であるかを患者に確実に知らせるシステムを設けている。薬物ガイドラインも、ビタミンは過剰摂取すると催奇形を示す可能性があるので、妊娠女性は、ビタミンAの摂取を約700μg/日に制限すべきであると提言している。

薬の副作用タイプE（投与終了時）

このタイプでは、多くの場合、薬物は、突然投与中止するよりもむしろ徐々に投与量を減らして投与を終了すべきである。例えば、ステロイド類を長期経口投与後すると、緊急時にコルチゾールを分泌する能力が消失しているので、ステロイド類は突然投与中止すべきではない。

患者の副腎が低濃度のステロイドに反応する能力を回復できるように、薬物を徐々に低下させる必要がある。

薬物の長期投与

多くの薬物は、通常、負のフィードバックによって制御されている体の自己調節生理系を妨害する。それは、例えば、内分泌系や心血管系などである。

表1.2　胎児成育期に有害な作用を及ぼす薬物

転載：the Annual Review of Pharmacology and Toxicology, vol 29 (c) 1989 by Annual Reviews www.annualreviews. org（掲載許可あり）

薬　物	有害作用
サリドマイド	アザラシ肢症、心臓欠損
ワルファリン	鞍鼻、発育遅延、肢欠損
コルチコステロイド	口蓋裂および先天性白内障（稀）
アンドロゲン	女性の男性化
エストロゲン	男性の睾丸萎縮
フェニトイン	口蓋裂、小頭症、精神発達遅滞
バルプロエート	神経管欠損症、例えば、二分脊椎
細胞毒性薬	水頭症、口蓋裂、神経管欠損症
テトラサイクリン	骨および歯の着色、骨の発達障害
エタノール	胎児アルコール症候群
レチノイド	水頭症および神経管欠損症
アンジオテンシン変換酵素阻害薬	羊水過少、腎不全

（出典：Juchau 1989 Annu Rev Pharmacol Toxicol 29:175。）

そのような妨害による影響を最小限にとどめ、ホメオスタシスを回復しようとすることによって、制御メカニズムは応答している。

フィードバック・システム

- 高用量のホルモンを投与すると、正常なホルモンの分泌が抑制されることが多い。
- ホルモンの投与中止する場合、体が正常に回復するまでに時間がかかり、副腎の場合は数ヵ月もかかる。
- コルチコステロイドの投与を突然中止すると、急性の欠乏状態に陥り命にかかわる事態にもなりかねない。

受容体の制御

- 細胞のホルモンおよび薬物に対する受容体の数(密度)、占拠される受容体の数(親和性)、分子の適合性(感受性)は、結合する分子に反応して変化する可能性がある(1.5節参照)。
- 細胞は、常に、細胞の機能を通常の状態に回復しようとしている。
- 作動薬の長期投与により、活性化する**受容体の数が低下**することがある(**下方制御**)。呼吸器疾患にサルブタモール吸入器を過剰使用すると、受容体の下方制御が起こり、喘息患者に耐性が認められもはやサルブタモール(β2作動薬)にあまり反応しなくなることがある。
- 拮抗薬の投与は、**受容体数の増加―上方制御**をもたらす。これは、β遮断薬の投与によって起こることがある。β遮断薬の投与を突然中止すると、正常数以上の受容体にノルアドレナリン(ノルエピネフリン)が結合し、心臓の酸素要求量が増加し、その結果、虚血心の狭心症が起こることがある。
- このような作用は、**反跳現象**と呼ばれる。

薬物の突然の使用中止が重大な事態を招くことが知られている薬物を下記に示す。

- 心血管系―降圧薬およびβ遮断薬。
- 神経系―あらゆる抑制薬。例えば、睡眠薬、鎮静薬、オピオイド類、アルコール。

この種のタイプの薬物は、段階的に使用を中止すること。

慢性疾患の再燃

これは、薬物によって抑制されていた疾患が、投与中止によって、再び発現することである。

例えば、コルチコステロイドの投与中止後に自己免疫疾患の再燃および反動が起こることがある。

代謝変化

薬物の長期使用によって代謝変化が起こることがある:

- チアジド利尿薬(例えば、**ベンドロフルメチアジド**)は、糖尿病または痛風を引き起こすことがある。
- 副腎皮質ホルモンは、骨粗しょう症を引き起こすことがある。
- **フェニトイン**は、骨軟化症を引き起こすことがある。

薬物相互作用

薬物は、他の薬物または食物と相互作用を引き起こすことがある。例えば、ジゴキシンと利尿薬、睡眠薬とアルコール、ワルファリンとほとんど何でも!

ADRのリスク要因

- 妊娠期間
- 授乳期間
- 小児期
- 高齢化
- 腎機能障害
- 肝酵素系の障害
- 多剤投与
- 治療係数の小さい薬物。例えば、表1.3に示す薬物。

看護師は、患者が、大衆医薬品(OTC)や、例えば、ハーブなど薬物と考えられていないものなどを、摂取しているかどうかも調べる必要がある。

患者が、長期の薬物療法を受けていることを言い忘れていることもある。例えば、経口避妊薬の錠剤およびホルモン補充療法など。

局所製剤は、薬物と考えられていないこともある。例えば、湿疹治療用の軟膏剤などである。

薬理遺伝学

これは、個人の遺伝子構成が、薬物に対する体の反応にどのように影響するかを検討する研究分野である。現在、この分野が重視されるようになり、多くの薬物の副作用の理解が進んでいる。

薬物代謝には個人差があるが、これは遺伝子構成の観点から説明することができる。

- **酵素**は、薬物代謝に深く関与しているが、この酵素の存在とその量は**遺伝子によって決定される**。
- 我々が摂取した薬物の不活性化とその排泄は、両親からの遺伝形質によって決定される。
- 遺伝的形質のパターンは、単一遺伝子に影響する単一遺伝子遺伝または多数の遺伝子に影響する多遺伝子のいずれかである。
- 薬物代謝に関与している多くの重要な代謝酵素に関して、低代謝能者と高代謝能者に分けられる。
- 低代謝能者は、薬の副作用を発現するリスクが高くなる。
- 薬物動態は民族によっても異なる。
- 腎臓から未変化のまま排泄される薬物は、代謝による不活性化を受けないので、薬理遺伝学は問題にならない。

例えば、アセチル化の速い人と遅い人がいる(これは、カフェインの代謝産物に対するカフェインの比によって求められる)。

表1.3　治療係数の小さい薬物

抗不整脈薬　例えば、アミオダロン	細胞毒性薬　例えば、メトトレキサート
抗痙攣薬　例えば、フェニトイン	免疫抑制薬　例えば、アザチオプリン
強心配糖体　例えば、ジゴキシン	テオフィリン
アミノ配糖体薬　例えば、ゲンタマイシン	経口抗血液凝固薬例えば、ワルファリン

スキサメトニウムに対する低代謝能

- 偽コリンエステラーゼと呼ばれる酵素は、**スキサメトニウム**(神経筋遮断薬である麻痺薬)の分解に重要な役割を果たしている(2.2節参照)。
- 遺伝的に、この酵素の有効型の産生が少ない人がいるが、その場合はスキサメトニウムによる麻酔時間が長引く。
- そのような低代謝能者は2000名に1名の割合でいるが、その場合、24時間まで麻酔時間が長引くことがある。
- スキサメトニウムの解毒薬はない―そのため、患者は、薬物の効果が消えるまで、人工呼吸器を装着しなければならない。
- この遺伝子は、常染色体劣性遺伝子を通じて遺伝する。
- 合成された偽コリンエステラーゼは、その基質に対する親和性が低い。

医薬品の安全性監視と市販後調査

ADRの問題は、昔から認識されていた：

- 紀元前400年に、ヒポクラテスは薬物の危険性について、患者を十分に診察しない限り薬を処方すべきではないと、警告した。
- 1785年に、William Witheringは**ジギタリス**の有用性のみならず、ジギタリスが引き起こす嘔吐、視力障害、死亡も挙げた。
- 1800年代から薬物の安全性についての調査が行われている。
- 1870年に、麻酔による突然死を調査する委員会が設立された。現在では、これは、心筋のカテコールアミン感受性の亢進に起因し、そのため不整脈の発症率が増加することがわかっている。

サリドマイドの悲劇

- **サリドマイド**は、1950年代後半から1960年代初頭にかけて、睡眠薬および制吐薬として用いられた薬物である。当時、妊娠女性に投与された。
- そのため、上肢と下肢の骨の発育不全による異常な短肢が発現するアザラシ肢症が、発生した。
- 世界中で、このような奇形児が1万人生まれ、生き残ったのは約5千人であった。
- 英国では、生まれた奇形児は約600人で、生き残ったのは約400人であった。
- 妊娠初期の3−6週間に、**サリドマイド**の錠剤を1錠服用しただけで、このような恐ろしい副作用が発現した。
- 当時、催奇形性試験は、通常、行われていなかった。

イエロー・カード・スキーム

これは、新しい薬物の副作用を報告するために、40年以上前に英国で開始された報告システ

今日、薬物は安全なのか。

- 英国では、1990年から2001年にかけて、24品目の薬物が、安全性の理由から使用中止になった。
- 最近の例では、2004年にロフェコキシブ(Vioxx®)が市販中止になっている。88000-139000名の米国人に、鎮痛剤としてロフェコキシブを投与した結果、心臓発作および脳卒中が起こったと推定される(Lenzer 2004年)。

ムである。このシステムにより、MHRAは、以前は認識していなかったハーブ療法などの副作用に注意するようになった。イエロー・カード・スキームについては、1.1節に詳細な記載がある。

よくみられる薬の副作用

ほとんどの器官が副作用を受ける可能性がある。たいていの薬物が経口投与され消化管を通るので、食欲消失、吐き気、腹部膨満感、便秘、下痢などの消化器障害が、最もよく見られる症状である。高齢者では、認知機能と脳の症状も多く、その結果、眠気と混乱が起こることもある。したがって、転倒の発生率が高まると思われる。

便　秘

よく見られる原因は、麻薬性鎮痛薬、アルミニウムまたはカルシウムを含む制酸薬、抗ムスカリン様作用薬、三環系抗うつ薬などである。

下　痢

よく見られる原因は、数種の抗生物質、マグネシウムを含む制酸薬、**アロプリノール**、**ラクツロース**、下剤の乱用、**ジゴキシン**(高用量)などである。

吐き気

これも、また、よくみられる副作用で、原因は、麻薬性鎮痛薬、抗癌薬、鉄──特に硫酸第一鉄、**レボドパ**、経口塩化カリウム補給剤、エストロゲン、プロゲストゲン、経口避妊薬、**スルファサラジン**、抗生物質、**ジゴキシン**(過剰摂取)、**テオフィリン**(過剰摂取)などである。

嘔吐は、口からの胃内容物の排出である。薬物投与は、消化管粘膜を刺激することによって、または延髄の嘔吐中枢を刺激することによって、嘔吐を引き起こすことがある。麻薬性鎮痛薬と抗癌薬などがよく知られている。

鼓　腸

これは、糖または脂肪の吸収を妨げる2型糖尿病治療薬のメトホルミンなどの製剤によって引き起こされる。

発　疹

薬物誘発性発疹は、多くの薬物による最も一般的な副作用である。メカニズムは不明である場合が多く、実際にアレルギーのメカニズムによる反応は、薬物誘発性発疹の僅か約10%のみである。薬物誘発性発疹の典型的な例に、紅斑丘疹性発疹と剥脱性皮膚炎がある。これらは、抗生物質、ベンゾジアゼピン類、**リチウム**、金塩、**アロプリノール**、**アスピリン**などによって引き起こされることがある。

めまい

めまいとは、不安定感または気を失いそうな感覚であり、また脱力感、混乱状態、視力障害または複視を伴うこともある。中枢神経系抑制薬、麻薬性鎮痛剤、充血除去剤、抗ヒスタミン薬、降圧薬、血管拡張薬によって引き起こされることがある。

高血圧

通常、交感神経作動薬、コルチコステロイド、経口避妊薬、モノアミンオキシダーゼ阻害薬、中枢神経系刺激薬によって引き起こされる。

低血圧症

これは、起立時に血圧が低下する起立性低血圧症である場合が多い。通常、カルシウム·チャネル遮断薬、抗パーキンソン病薬、利尿薬、降圧薬、全身麻酔薬、麻薬性鎮痛薬、モノアミンオキシダーゼ阻害薬、ベンゾジアゼピン類、抗精神病薬、抗不整脈薬などによって引き起こされる。

鵝口瘡

通常、抗生物質、コルチコステロイド吸入器の長期使用、細胞毒性薬、放射線療法などによって引き起こされる。

口の渇き

通常、抗ムスカリン性作動薬、抗ヒスタミン薬、フェノチアジン類、麻薬性鎮痛薬、抗うつ薬などによって引き起こされる。

眠　気

中枢神経抑制薬、三環系抗うつ薬、抗ヒスタミン薬の過剰摂取または使用によって起こる場合と、アルコールと中枢神経系抑制薬との併用によって起こる場合がある。

呼吸抑制

通常、呼吸に影響を与える薬物は中枢神経系抑制薬である。すなわち、麻薬性鎮痛薬、バルビツール酸系睡眠薬、フェノチアジン類、全身麻酔薬などである。アルコールはこれらのいずれかと併用すると、症状が重くなる。

アレルギー性肝疾患

肝臓の損傷は、通常、薬物およびその代謝物(パラセタモールのように)の毒性作用に起因するが、過敏性が関与する場合もある。例えば、肝臓の壊死が引き起こされることもある。

血液学的反応

薬物誘発性無顆粒球症などである。これは、NSAID、**クロザピン**、スルホンアミド、**カルビマゾール**に起因している。

必要ならば、薬物の使用を中止したり患者を治療することができるように、看護師として、常に、薬物の副作用をよく観察し認識することは重要なことである。

アナフィラキシー·ショック

アナフィラキシーは、重度の致死的過敏反応で、呼吸困難および循環虚脱を引き起こすこともある。アナフィラキシーは、ヒスタミンなどの化学メディエーターの放出によって起こる。その他の特色として、じんま疹および血管性浮腫などがある。アナフィラキシーの最も多い原因は、ペニシリンによるもので、10000人に4人の割合で起こり、薬物アレルギーに起因する死亡の75%を占めている。ペニシリンアレルギーは、アトピー性アレルギーの家族暦を有する人に起こりやすい。

その他の原因薬物には、ストレプトキナーゼのような様々な酵素、抗生物質、アスピリンなどの非ステロイド性抗炎症薬、ヘパリン、放射性造影剤、アンジオテンシン変換酵素阻害薬、アンジオテンシンII受容体拮抗薬などがある。

第2部
自律神経系

2.1 自律神経系――概要

自律神経系(ANS)は、ホメオスタシスを維持し、体内環境のバランスをとる不随意の神経系である。我々は、通常、自律神経系の働きに気づかない。

ANSが調節する生理的過程

- 平滑筋の収縮と弛緩
- すべての外分泌腺の分泌およびいくつかの内分泌腺の分泌
- 心拍
- 代謝の各段階。

ANSは大きく2つに分けられる

- 交感神経系(SNS)。
- 副交感神経系(PSNS)。

神経伝達は、電気によって行われているが、シナプスでの伝達は、神経伝達物質と呼ばれる物質によって化学的に媒介されている。

- SNSは、**闘争**および**逃走**の状況下で刺激を受け、神経伝達物質**ノルアドレナリン(NA;ノルエピネフリン)**を用いる。NAを放出する線維を**アドレナリン作動性**線維という。
- PSNSは、**安静時**および**食物を消化**しているときのような比較的穏やかな状況下で機能する。PSNSは、神経伝達物質の**アセチルコリン(ACh)**を用いる。ACh放出線維は、**コリン作動性**線維という。

ANSの2つの神経系は、概して同じ内部器官に作用するが、その作用は正反対の影響を及ぼす。片方の神経系が、ある筋肉を刺激して収縮させ、または分泌腺を刺激して分泌させるとすると、もう片方は、通常、そのような作用を抑制する。

汗腺とほとんどの血管は、交感神経の神経支配しか受けない。

ANSの運動単位は、2つのニューロンのチェーンである。脳または脊髄の細胞体には節前ニューロンがある。このニューロンからの軸索が、中枢神経系(CNS)の外側の神経節の節後運動ニューロンとシナプス接合する。このニューロンの節後軸索が効果器まで伸展する。

ANSによって放出される神経伝達物質

- 節前線維はすべてコリン作動性線維である(AChを放出)。
- 節後副交感神経線維はすべてコリン作動性線維である(効果器で)。
- 交感神経節後線維はNAを放出するが、皮膚の汗腺、血管、外性器を刺激する交感神経節後線維は、AChを放出する。
- 副腎髄質はアドレナリン(エピネフリン)(85%)とNA(15%)を放出する。

AChおよびNAは、標的器官の伝達物質のタイプによって、興奮作用または抑制作用を及ぼす。

ANSで薬物が作用を及ぼす対象:

- アドレナリンまたはコリン作動性受容体に結合する作動物質または拮抗物質
- 神経伝達物質の放出、貯蔵、合成
- 再取り込みポンプまたは神経伝達物質を不活化する酵素。

2.2 アドレナリン作動薬の薬理学

ノルアドレナリン作動性ニューロンは、薬物作用の重要な標的である。交感神経系(SNS)の作用を再現する薬物は**交感神経性作動薬**として知られている。

自律神経系の簡単な平面図を図2.1に示し、体性神経系と自律神経系の伝達の比較を図2.2に示す。

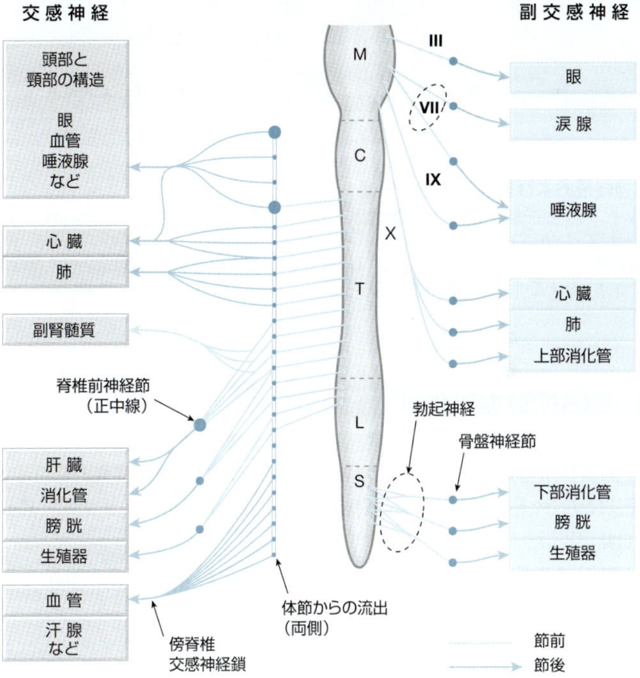

図2.1　自律神経系の簡単な平面図

C=頸髄;GI=消化管;L=腰髄;M=延髄;S=仙髄;T=胸髄

出典:Rang&Dale's Pharmacology, 6th edn, by H P Rang,M M Dale. J M Ritter et al, 2007, Churchill Livingstone, Edinburgh(掲載許可あり)

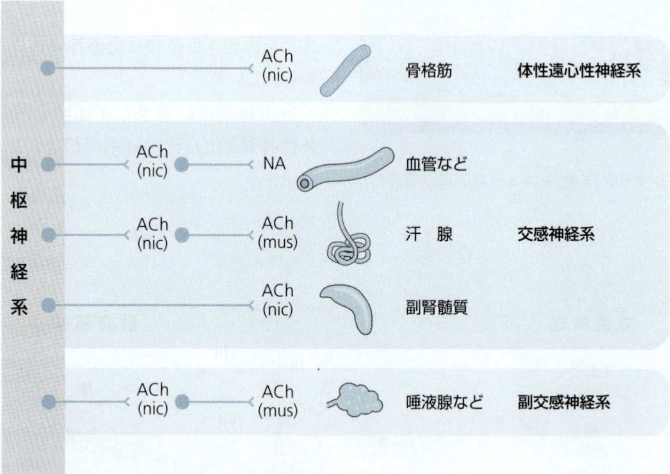

図2.2　自律神経系および体性神経系の伝達

主要な2つのタイプのアセチルコリン(ACh)受容体であるニコチン酸(nic)とムスカリン(mus)を示す。NA=ノルアドレナリン(ノルエピネフリン)。

出典:Rang&Dale's Pharmacology, 6th edn, by H P Rang,M M Dale. J M Ritter et al, 2007, Churchill Livingstone, Edinburgh(掲載許可あり)

交感神経系(SNS)刺激作用

交感神経系刺激作用は数が多く、多様で、全身に影響を及ぼす。例えば、試験または面接の前に、自分自身がどうだったかを考えてみれば、この作用を想像することができる。交感神経系および副交感神経系の刺激作用の影響を表2.1に示す。解剖学的相違は表2.2に示す。

体は、活発な身体活動を行わなければならない緊急事態に備え、SNSを刺激して準備を整える。

心　臓

- **心拍数の増加**(陽性変時作用)。
- **収縮力の増加**(陽性変力作用)。

呼吸器系

- **呼吸数と呼吸の深さ**の増加。
- 細気管支の**拡張**。

表2.1　交感神経系および副交感神経系の刺激作用

標的器官/系	副交感神経作用	交感神経作用
眼(虹彩)	瞳孔収縮	瞳孔散大
眼の水晶体	調節	毛様体筋のわずかな弛緩
分泌腺（鼻腺、涙腺、唾液、胃腺、膵腺）	主として分泌活動を刺激	主として分泌活動を抑制
汗　腺	作用しない	発汗刺激 (しかしアセチルコリンとムスカリン性受容体による)
副腎髄質	作用しない	アドレナリン(エピネフリン)とノルアドレナリン(ノルエピネフリン)の分泌刺激
毛嚢に付着している立毛筋	作用しない	収縮を刺激― 毛が逆立ち鳥肌が立つ
心　臓 房室結節	心拍数の低下 心収縮力の低下 伝導速度の低下	心拍数の増加 心収縮力の増加 自動能亢進
膀　胱	膀胱壁の平滑筋の収縮を引き起こし、 尿道括約筋を弛緩し 排尿を促す	膀胱壁の平滑筋の弛緩を引き起こし、 尿道括約筋を収縮し 排尿を抑制する
肺	細気管支を収縮する	細気管支を拡張し血管をわずかに収縮する
消化管	消化管の蠕動と分泌を促進する。 括約筋を弛緩し消化管内の食物の動きを促進する。	分泌腺と消化管の筋肉の活動を低下させ括約筋を収縮する。
肝　臓	作用しない	糖の血流への放出を刺激する

表2.1　交感神経系および副交感神経系の刺激作用―続き

標的器官/系	副交感神経作用	交感神経作用
胆　嚢	収縮を引き起こし、胆汁を放出する	弛緩を引き起こし胆汁は放出しない
腎　臓	作用しない	血管収縮を引き起こし、尿排出量を低下させる
血　管	ほとんどまたは全く作用しない	レニン分泌を促進する。たいていの血管を収縮させ、血圧を増加させる。筋肉、脳、心臓に血液を流入させるために皮膚および腹部内臓の血管を収縮させる。運動中の骨格筋の血管を拡張させる。
血液凝固系	作用しない	凝固を促進させる
細胞代謝系	作用しない	代謝率を増進させる
脂肪組織	作用しない	脂肪の分解を促進する
精神活動	作用しない	意識レベルを上げる
ペニス	勃起を引き起こす	射精を引き起こす

表2.2　SNSとPSNSの解剖学的相違

PSNS	SNS
脳(脳神経Ⅲ、Ⅶ、Ⅸ、Ⅹ)と仙骨部脊髄(S2-S4)から出る線維	SC(3頸部、11胸部、4仙骨、1尾骨)の胸腰部の領域から出る線維
長い節前線維	短い節前線維
短い節後線維	長い節後線維
効果器官内の神経節	脊髄に近接した神経節

血液循環

- **血管の収縮**　大量の血液供給が必要でない血管—皮膚、消化管、腎臓。
- **血管の拡張**　大量の血液供給が必要な血管—冠状血管、骨格筋、肺。
- **血圧**　上昇。

消化管

- 運動性の低下。
- 酵素分泌の低下。

肝　臓

- **糖新生の増加**(新たな糖の産生)。
- 血糖値が増加し、重度のストレス状態では糖尿になることもある。

腎　臓

- レニン分泌の結果、血圧が上昇する。
- 血管収縮により尿排泄量が低下する。

皮　膚

- 発汗増加。
- 立毛—鳥肌が立つ。

眼

- 瞳孔散大。

骨格筋

- 引き締められる。
- これが過剰になることもあり、そのため緊張すると振戦が発現することもある。

副腎分泌腺

- アドレナリン(エピネフリン)およびノルアドレナリン(ノルエピネフリン)の分泌を刺激する。

膀　胱

- 筋肉を弛緩させ、膀胱を充満させることができる。
- 尿道括約筋を収縮し排尿を抑制する。

その他の作用

- 血液凝固を促進。
- 脂質分解(脂肪分解)を促進する。
- 意識レベルを上げる。

このような体に及ぼすあらゆる交感神経の作用は、神経伝達物質の**ノルアドレナリン(NA)**が及ぼす。

体の細胞にはNAの受容体があり、NAがこの受容体に、結合すると、体の細胞は刺激を受けて上記の交感神経の作用が発揮される。

このNAは、鍵が錠前にはまるように受容体に結合する。このNAの分子は、ちょうど、結合する形をしている。

ノルアドレナリンの貯蔵

ほとんどは、神経末端の小胞に貯蔵されている。神経インパルスがシナプスに到達するとNAが放出される。

ノルアドレナリンの分解

これは、シナプスの中の酵素によって起こるのではなく、細胞内へ**取り込まれ**、**モノアミンオキシダーゼ(MAO)**と呼ばれるニューロンのミトコンドリア内の酵素による分解によって起こる。循環血流内のNAは、カテコール－O－メチル基転移酵素(COMT)という酵素によって分解される。

アドレナリン受容体

- 細胞膜上のアドレナリン受容体には2つの主要なタイプがある。それは、α－アドレナリン受容体とβ－アドレナリン受容体である。
- アドレナリン(エピネフリン)に反応する器官は、2つのタイプのうちの少なくとも1つのタイプの受容体を備えている。

各受容体にはサブタイプα_1、α_2とβ_1、β_2、β_3がある。このような異なった受容体サブタイプの刺激による作用を表2.3(75－77ページ)に示す。

- α_1受容体は、血管上にあり、その刺激により血管収縮を引き起こし、全末梢抵抗を増加させ、血圧の上昇を招く。NAは、このα_1受容体と最も強く結合する。
- β_1受容体とβ_2受容体との違いの重要な点のひとつは、β_1受容体がほとんど心臓に存在し、そこで、β_1受容体は興奮性作用を発揮し、カテコールアミンの陽性変時作用(心拍数の増加)と陽性変力作用(収縮力の増加)に関与していることである。β_1受容体は、アドレナリン(エピネフリン)とNAにほぼ同等の親和性を示す。
- β_2受容体は、多くの器官の平滑筋弛緩に関与している。例えば、気道内の細気管支筋の弛緩および骨格の血管床の血管拡張などである。NAよりも、アドレナリン(エピネフリン)の方が、β_2受容体との親和性は高い。

たいていの器官には、**あるひとつのタイプの受容体が多く存在する**。骨格筋中の血管にはα_1およびβ_2の受容体が存在するが、β_2受容体の方が多い。ほとんどひとつのタイプの受容体しか存在しない器官もある。例えば、心臓にはほとんどβ_1受容体しか存在しない。

このように体の生命維持に必要な幅広い機能を制御するために、自律神経系は重要な役割を果しているので、その作用を調節する多くの薬理作用のある天然物質および合成物質の開発が行われてきた。

カテコールアミン

アドレナリン(エピネフリン)とNAは**カテコールアミン**と呼ばれている。この用語は、カテコール基とアミン基を持つアミノ酸チロシンから誘導される化合物に、用いられる名称である。最もよく見られるカテコールアミンは、アドレナリン(エピネフリン)、NA、ドーパミンである。

受容体選択性

SNSの中には、固有の作用を発揮する受容体サブタイプがあるので、その作用を促進する作動薬を開発することも、その作用を阻害する拮抗薬を開発することもできた。このように開発された薬物の中には、ある種のサブタイプの受容体に選択性を示す薬物もある。

> ! サルブタモールのようなβ_2作動薬は、気管支拡張薬として重要である。心選択性β遮断薬は、虚血性心疾患には重要な薬物である。

アドレナリン(エピネフリン)は、あらゆるアドレナリン受容体上で作用して、心拍数と収縮力を増加し、一方、気管支も拡張させる。アドレナリンは末梢血管収縮(α受容体)または血管拡張

(β_2受容体)を引き起こすこともある。アドレナリン(エピネフリン)については、後で取り上げて詳細な考察を行う。

アドレナリン作動薬

アドレナリン(エピネフリン)とNAは、比較的非選択性である。したがって、他に、ひとつのタイプの受容体に対して、もっと強力に作用を発揮する薬物の開発が行われている。

α受容体

α受容体には2つの主要なタイプ、α_1受容体とα_2受容体がある。

α_1受容体

α_1受容体の刺激により下記の作用が生じる

消化管を除くあらゆるタイプの平滑筋の収縮。この作用は、**大動脈と大静脈**のみならず末梢の血管の平滑筋にも及ぶ。

その結果、

- 血管コンプライアンスの低下
- 中心静脈圧の上昇
- 末梢抵抗の増加
- 上記の結果、収縮期および拡張期血圧が上昇する。

血管床、例えば、脳、冠状動脈、肺の血管床は余り影響を受けない。

動脈圧の上昇によって圧受容器反射が起こり、そのため**反射性徐脈**が起こることもある。

- 瞳孔散大。
- 消化管の括約筋が収縮し蠕動運動が低下するため、**消化速度が低下**する。
- 膀胱の外括約筋の収縮と排尿筋の弛緩により**尿閉**が起こる。
- **血糖値**の上昇。
- 汗腺刺激の結果、**全身の発汗**が起こる。
- 立毛筋の収縮の結果、鳥肌が立つ。

フェニレフリンはα_1受容体を刺激するので、低血圧症および循環ショックの血圧を上昇させるために有用な薬物である。**NA**(下記参照)は、NAのα受容体作動性を利用して用いる。

鼻血管のα_1受容体の刺激により、血管収縮が起こり、鼻の充血除去が起こる。**エフェドリン点鼻薬**を用いることがあるが、使用中止後、反跳性うっ血が起こることがある。

α_2受容体

臨床的重要性は低い。α_2受容体の刺激により、伝達物質の放出が阻害される(自律神経から放出されるNAおよびAChなど)。

クロニジン[*1]のような薬物はα_2受容体を刺激し、その結果、血圧が低下する。また、**クロニジン**は、更年期のほてりおよび片頭痛の治療に使用されることもある[*2]。

β受容体

β受容体には2つの主要なタイプ、β_1受容体とβ_2受容体がある。β_3受容体もあるが、臨床的重要性は低い。

β_1受容体

心筋、含脂肪細胞(脂肪細胞)、括約筋、消化管および腎細動脈の平滑筋に存在する。

β_1受容体の刺激により下記の作用が生じる:

- 心臓の心拍数と収縮力の増加、すなわち**陽性変力作用**と**陽性変時作用**の促進が起こ

＊1　クロニジンは脳の血管中枢のα2受容体を刺激して血圧を下げる。
＊2　本邦では高血圧症のみが適応です。

る。これは、心筋線維へのカルシウムの流入が増大した結果である。心臓の収縮力が強くなると、心室からの流出が完全に行われ、心仕事量と酸素消費量が増加する。全体として心臓効率が低下する。

- 心拍出量の増加により**収縮期血圧の上昇**が起こる。
- 脂肪組織の**脂質分解**が促進され、血中の脂質が増加する。
- **消化の低下**および腸の運動性が低下する。
- 腎血流へのレニン放出の結果、アンジオテンシンIIが形成される。これは、強力な血管収縮物質である。

臨床適用

陽性変力作用物質：

- 循環性ショックおよび心原性ショック―**ドーパミン**および**ドブタミン**は心臓刺激薬で、心筋のβ_1受容体に作用する。これらは、心拍数にはほとんど影響せず、心臓の収縮性を向上させる。
- 心停止―**アドレナリン**(エピネフリン)。

β_2受容体

細気管支の平滑筋、骨格筋、マスト(肥満)細胞、子宮、肝細胞内に存在する。

β_2受容体の刺激によりほとんどの種類の平滑筋の弛緩が起こる。

- 気道内では気管支拡張が起こる。
- 血管系では、血管拡張が起こり、特に骨格筋では顕著である。
- 子宮の平滑筋の弛緩。
- 消化管の平滑筋の収縮は、αおよびβの2つの受容体によって、強く抑制される。
- マスト(肥満)細胞の安定化が起こり、炎症メディエーターの放出が抑制される。

臨床適用

- 喘息および慢性閉塞性肺疾患のような慢性の気流制限―**サルブタモール**はβ_2作動薬である。
- 早期陣痛時の子宮の弛緩―**リトドリン**。

アドレナリン(エピネフリン)

医薬品として使用するアドレナリン(エピネフリン)は合成品である。アドレナリンは胃の酸により分解されるので経口投与は有効ではない。

臨床効果

- 心拍出量の増加。
- 心臓からの血流量が増加するため、収縮期血圧が上昇する。
- 低用量投与では全末梢血管抵抗が低下するため、血圧が低下する。
- アドレナリン(エピネフリン)は、心臓の心拍数と収縮力を増加させるので、**拡張期血圧**にはあまり変化が認められない(β_1作用)。
- 血管収縮は、皮膚と内臓部位でのみ起こり(α作用とβ_2作用との混合)、血管拡張は筋肉の動脈で起こる(β_2作用)。
- NAよりも、アドレナリン(エピネフリン)の腎動脈収縮作用の方が強力である。
- 強力な気管支拡張など、平滑筋弛緩が起こる。あらゆる既知のアレルギー性およびヒスタミン―誘導性気管支収縮の緩和。
- マスト(肥満)細胞の安定化。
- 組織からの糖の動員、グルカゴンの放出増加、インスリンの放出低下による血糖値の上昇。

臨床適用

- 心停止。
- アナフィラキシー。

- 急性の重症の喘息。
- 注射の部位に長くとどまることができるアドレナリン(エピネフリン)(1：100000)含有の特殊な局所麻酔薬もある。

投与経路

アドレナリン(エピネフリン)は、胃で分解されるので、経口投与はできない。

アナフィラキシー—筋肉内注射として投与。アドレナリン1：1000、0.5mℓ(500μg)を、救急医が成人に投与する。自己注射用のエピペン®は、アドレナリン(エピネフリン)300μgを含有する。この用量を、反応によって、効果が不十分な場合には5分おきに反復投与する。

心停止状態では、アドレナリン1：10000(100μg/mℓ)を用いる。1回に通常10mℓを、中心静脈に投与する。

副作用

不安症状、振戦、頻脈、不整脈、高血圧、肺水腫、吐き気、嘔吐、発汗、めまいなど。

ノルアドレナリン(ノルエピネフリン)

最も重要な作用は、広範囲にわたる血管収縮と、その結果起こる収縮期および拡張期の血圧の上昇である(α作用)。

心拍出量には影響せず、むしろ**わずかに低下**させることもある。これは、血管の収縮が高まることによって、心臓からの血流の駆出に対する抵抗が増すためである。

- アドレナリン(エピネフリン)のように重症の頻脈を起こすことはない。血圧および血管の収縮が高まることによって、実際に、反射性徐脈が起こることもある。
- NAは体内で急速に不活性化されるので、持続的に効果を得るためには点滴投与を行う必要がある。

臨床適用

血圧の異常な低下を伴う**様々な種類のショックの治療**に用いる。

血管収縮によって十分な血圧上昇が得られるが、そのために器官、特に腎臓への血液の流入が低下する。

> アドレナリン(エピネフリン)およびNAは、プルキンエ線維の自発発火を引き起こし、そのためペースメーカー活動が起こり、その結果、心室性期外収縮が起こり、心室筋が細動を起こしやすくなる。
> このような作用発現の可能性は、アドレナリン(エピネフリン)の方がNAよりも高い。

アドレナリン受容体拮抗薬

アドレナリン受容体拮抗薬は、交感神経系(SNS)のNAのような自然なリガンドの活動を阻害する。また、たいていの場合、αまたはβ受容体選択性である。

α-アドレナリン受容体拮抗薬

α-アドレナリン受容体遮断の結果：

- 血管拡張および血圧低下
- 膀胱頸部および前立腺被膜の弛緩の結果、前立腺肥大を抑える。

使用する薬物

- 非選択性医薬品は、例えば、**フェノキシベン**

ザミン、フェントラミンなど。

- α_1選択性医薬品は、例えば、**プラゾシン、ドキサゾシン、テラゾシンなど**である。**タムスロシン**は、α_{1A}受容体に対する選択性を有している。

臨床適用

- 高血圧の抑制―**ドキサゾシン**。血管拡張を引き起こし、動脈圧を下げる。初回投与で血圧が著しく低下することがある。起立性低血圧が起こることがあり、副作用としてインポテンス*1が起こることもある。
- 副腎髄質(褐色細胞腫)の腫瘍―**フェノキシベンザミン**。これは、効果が長期間継続し不可逆的に結合するため、腫瘍の処置のために大量のアドレナリン(エピネフリン)が循環血中に放出されるような手術時に有用である。
- 尿閉および前立腺肥大―**タムスロシン**。

副作用

- 鼻詰まり。
- 起立性低血圧。
- 射精抑制。
- エネルギー欠乏。

β-アドレナリン受容体拮抗薬

1958年に初めて発見され、主として、心血管系に実際に存在するβ_1受容体を遮断し、心血管系に有益な効果を及ぼすために使用する。

プロプラノロールは、最初に使用された薬物で、β_1およびβ_2受容体を、同じように遮断する。

以来、β_1受容体をさらに強く遮断する心選択性薬物が開発されている。これらの薬物には、β_2受容体の遮断性が弱いために副作用が少ない**アテノロール**および**ビソプロロール**などがある。

β受容体のみならずα_1受容体も遮断する薬物もある。例えば、**ラベタロール、カルベジロール**などである。

カルベジロールおよび**ビソプロロール**は、血管拡張を引き起こし、安定心不全の治療に有用である*2。

臨床効果

- 安静時では、心拍数、心拍出量、動脈圧に対する効果は極わずかである。SNSに対する反応を低下させる作用があるため、心拍数、心拍出量、動脈圧に対する興奮または運動の影響を減弱させる。そのため、心臓の収縮力が低下し心拍数が減少する。
- 洞房(SA)結節の自動能を低下させ、房室(AV)結節の伝導時間を延長させるため、徐脈が起こる。収縮力は低下する。
- 徐脈によって冠動脈環流時間(心臓拡張期)が長くなり、心筋への酸素の供給量は増加するが、心臓の収縮力の低下により酸素消費量は低下する。酸素需給バランス改善によって、これらの薬物は、狭心症および心筋梗塞の治療に極めて有用になる。
- 部分作動性を有している薬物、例えば、**オクスプレノロール**は、安静時の心拍数を増加させるが、運動時の心拍数は低下させる。
- 健常者の運動耐性を低下させる―骨格筋の血管拡張を低下させ、運動に対する心臓の反応を低下させる。
- 降圧作用。これらの薬物は、血管を拡張させるわけではないので、血圧降下作用は予期される効果ではない。数日間にわたって、血圧が徐々に低下する。このメカニズムは複雑で、心拍出量の低下、レニン放出量の低下、交感神経活動の低下による中枢作用などが

*1　インポテンスは現在は勃起不全といわれる。
*2　基本的には心不全にはβ-アドレナリン受容体拮抗等は禁忌であるが、少量から慎重に用いられることがある。

含まれる。

- 抗不整脈作用。
- 気道抵抗の増加―これは、健常被験者には極わずか認められるだけであるが、喘息患者には危険であり、重症の喘息発作を起こす可能性があることを示している。心選択性の薬物の方が、喘息を誘発する可能性は低いが、心臓にのみ特異的な薬物はないので、リスクが全くない薬物はない。
- 血漿トリグリセリド値を増加させ、高比重リポタンパク質(HDL)濃度を低下させることがある。

糖尿病患者にβ遮断薬を投与する場合

- 健常被験者の場合、β遮断薬による代謝変化は、極わずかしか認められない。
- しかし、糖尿病患者には、心選択性β遮断薬を用いる方がよい。
- インスリン注射後の低血糖症状の発現には影響しないが、血糖濃度の正常値への回復を遅延させる。したがって、低血糖からの回復を遅延させる。
- 非選択性β遮断薬は、運動および低血糖症状に対する正常な血糖の反応を鈍らせることがある。すなわち、糖尿病患者は、運動誘発性の低血糖症状を起こしやすい。
- 通常の安静時の血糖値を上昇させることがある。
- 低血糖症の代謝とアドレナリン作動性症状を隠すため、患者は、低血糖になっていることに気づかない。

臨床適用

ほとんどは心血管疾患の治療に用いるので、詳細は第5部に記載する。

虚血性心疾患

- 狭心症の治療薬として用いるが、心筋梗塞後にも投与する。
- 心仕事量を軽減するので、酸素消費量も低下する。
- 運動耐性を向上させる。
- 突然の投与中止は、狭心症の発作と心筋虚血の反跳現象を悪化させることがある。投与量を徐々に減らすべきである。
- β遮断薬の投与によって、心筋梗塞の再発率が低下したことを示す試験結果がいくつか報告されている。

心不全

- SNSに対する心臓の反応を低下させる。心臓の収縮力を低下させる可能性があるので、不安定な状態の患者には危険な場合もある。
- 慢性安定心不全の患者では、交感神経の作用は、反生産的なので、β遮断薬は、実際に、心拍出量を増加し死亡率を低下させる。
- **カルベジロール**または**ビソプロロール**は、その有効性が大規模臨床試験の結果に支持されているので、β遮断薬として使用されている。

高血圧

- 他の薬物と併用投与する。
- 起立性または運動誘発性血圧低下を引き起こさない。
- ASCOT試験の結果以後、第一選択治療薬としては用いない(5.2節参照)。

不整脈

- 交感神経活動の亢進は、不整脈の特徴であることが多い―致死性心室不整脈の可能性もある。
- 心筋梗塞後の心室細動の発症率を低下させる。

- 心臓の自動能と伝導性を低下させるので、上室性頻脈の治療に用いる。
- あらゆるタイプの不整脈で安全というわけではない(5.5節参照)。

甲状腺機能亢進症

- **プロプラノロール**は、4日以内に甲状腺機能亢進の臨床症状を回復に向かわせる。
- 他の抗甲状腺薬と併用することもできる。

不安

- 振戦および動悸を緩和する。
- 以前は、スヌーカーをする人々が力を安定させるために、違法に使用した。

緑内障

- 点眼薬として投与する。例えば、**チモロール**や**ベタキソロール**など。
- 房水の産生が阻害されるので、眼圧が低下する。
- 第一選択薬として使用されているが、現在では、プロスタグランジン類似体(例えば、ラタノプロスト)が推奨されることもある。

片頭痛

- 急性発作の治療薬としてではなく、予防薬として用いられている。患者の60%に有効である。
- 脳血管に効果を発揮し、血管拡張を予防する。
- **プロプラノロール**が最もよく使用されている。
- β遮断薬投与により、疲労、四肢の冷感、悪夢による睡眠障害を伴う。

副作用

- 平滑筋の痙攣の結果、気管支収縮と四肢の冷感が起こることがある。
- 心臓に対する効果が強すぎる結果、徐脈、心臓ブロック、心拍出量の低下(心不全)が起こることがある。
- 脂溶性であれば、CNSに到達し、悪夢、うつ病、不眠症を引き起こすこともある。アテノロールは、水溶性薬物の1つなので、脳に到達する可能性が低く、睡眠障害および悪夢を引き起こすことがあまりない。
- 運動による疲労。
- インポテンスがみられることもある。
- 糖尿病の悪化がみられる患者もいる。
- 代謝率の低下により体重増加を引き起こすこともある。

禁　忌

- 重症の徐脈、心臓ブロック、心原性ショック、治療を受けていない左心室不全。
- 重症の喘息。喘息または慢性閉塞性肺疾患の既往歴のある患者への投与も避けるべきである。多量投与を行えばすべてのβ遮断薬は、β_2受容体の拮抗作用によって気管支痙攣を誘発する。
- 重症のうつ病。
- レイノー現象。

> β遮断薬は、代替品が入手不可能な場合以外は、喘息または慢性の気道制限の既往歴のある患者には投与しない。しかし、気管支痙攣を誘発するリスクは常にある。喘息の既往歴は認められなかったが、死に到った症例もある。

薬物動態

- 薬物動態の違いは、ほとんどの場合、脂溶性の程度に起因している。水溶性薬物は(脂溶性が低い)、**アテノロール**と**ソタロール**などである。脂溶性薬物は、**プロプラノロール**、ラベタロール、**オクスプレノロール**などである。
- 脂溶性の低い薬物は、消化管から吸収されにくいので肝臓の代謝をほとんど受けずに、大部分は未変化のまま尿中に排泄される。したがって、そのような薬物が体内に蓄積される腎不全のような場合は、投与すべきではない。
- 脂溶性の高い薬物は、消化管からよく吸収され、肝臓で代謝される。したがって、そのような薬物は半減期が短いので、頻繁に投与する必要がある。また、血液脳関門も通過するので、鎮静状態になったり、悪夢をみることもある。
- 半減期は薬物によって様々である。**エスモロール**は半減期が最も短い(10分未満)。**プロプラノロール**の半減期は約3時間であるが、継続投与により、長くなる。

診療に用いられる様々なβ遮断薬

- **アテノロール(テノーミン®)**は、比較的心選択性のある薬物である。狭心症、心筋梗塞後、降圧薬としても使用することが多い。入手可能な剤形は、錠剤、シロップ剤、静脈注射液である。アテノロールは水溶性であり、未変化体のまま尿から排泄される―したがって、腎臓機能障害のある患者の場合は、投与量を減らすべきである。半減期は約7時間であるが、作用はそれよりも長く続くと思われる。
- **ビソプロロール**は心選択性の高い薬物である(アテノロール以上に)。狭心症および高血圧に用いられるが、安定慢性心不全の患者に投与されることもある。
- **カルベジロール**は、非選択性のβ-およびα_1-アドレナリン受容体拮抗薬であり、血管拡張作用を有している。慢性安定心不全の治療に使用されることもある。陰性変時作用および陰性変力作用は比較的弱い。経口投与後、急速に吸収されて1-2時間で血漿中濃度のピーク値に到達する。排泄半減期は7-10時間である。
- **エスモロール**は、比較的心選択性のあるβ遮断薬で、脂溶性が高く、作用時間は極めて短い(10分間)。作用は速やかに発現するので、短時間の静脈内投与で、特に、上室性頻脈、洞性頻脈、高血圧の術中管理に使用する。
- **ラベタロール**は、α_1-遮断作用も有する非選択性β遮断薬である。経口投与の場合は、α:βの作用の比は1:3であり、静脈内投与の場合は1:7である。高血圧性クリーゼの治療および麻酔時の血圧低下促進のために使用する。他のβ遮断薬と違って、本剤は血圧を急激に低下させる。経口投与した場合でさえ、ラベタロールは急激な血圧低下をもたらす。妊婦を対象にした試験の結果は良好なので、子癇の血圧調節にも用いる。α_1遮断作用によって、末梢血管を拡張しβ遮断作用によって反射性頻脈を防ぐ。
- **メトプロロール**は、心選択性β遮断薬であり、心筋梗塞の直後に使用すると、梗塞面積と心室細動の発症率を低下させることが示されている。高血圧の管理にも用いられている。

本剤は経口投与後、速やかにすべて吸収される。初回通過代謝率が高く、経口投与後のバイオアベイラビリティはわずか50%であるが、継続投与によって70%まで増加し、さらに食物と同時に摂取すれば増加する。

- **プロプラノロール**は、心選択性ではなく、脂溶性なので脳まで到達する。不安、本態性振戦、片頭痛、甲状腺機能亢進症のように、心選択性が必要ない場合に使用する。高血圧または狭心症の患者に使用すると、心選択性の薬物よりもβ_2受容体遮断に起因する副作用の重症度が高い。半減期が短いために1日2回投与しなければならない。
- **ソタロール**は、非心選択性のβ遮断薬で、抗不整脈作用も有している。

ノルアドレナリン作動性神経終末に作用する薬物

メチルドーパ

- 高血圧の初期の治療薬であったが、母子に悪影響を与えたという記録がないので、今でも妊娠中の高血圧の治療に使用されている。
- メチルドーパは、ノルアドレナリン（NA）作動性神経に取り込まれ、そこで偽伝達物質に変換される。この偽伝達物質はα_1受容体に対してNAほど有効ではないので、その結果発現する血管収縮作用も弱い。
- 他の薬物の方が、副作用が少ないので、メチルドーパは妊娠時以外では使用されない。

レセルピン

- NAの貯蔵小胞への輸送を遮断し、その結果、細胞質内にNAが蓄積し、そのNAはモノアミンオキシダーゼ（MAO）によって分解される。
- 降圧薬であるが、重症のうつ病を引き起こすことがあり、自殺を招く可能性があるので、もはや使用されていない。

間接的に作用する交感神経様作用薬

アンフェタミンおよび**エフェドリン**などで、構造上類似しているNAの作用を増強する。

- これらの薬物は、神経終末から取り込まれ、そこで貯蔵小胞の中のNAと置き換わり、その結果神経終末からのNAの放出を引き起こす。
- また、MAOの作用を阻害する。
- これらの薬物の作用に対して著しい耐性が発現するが、それは恐らくNAの枯渇に起因している。
- 末梢効果は、気管支拡張、心拍数と心臓の収縮力の増加、末梢血管の収縮促進、血圧上昇、分泌および消化管の運動性の抑制などである。
- 末梢効果のために使用されている唯一の薬物は**エフェドリン**である。エフェドリンは中枢効果が低いので、鼻充血除去薬として使用されている。

チラミンは、様々な食物に含まれている化学物質であるが、この作用を有している。チラミンを含有する食物をMAO阻害薬と共に摂取すると、高血圧性クリーゼを引き起こすことがある（下記参照）。

アンフェタミンは、5−HTおよびドーパミンなどの伝達物質に比べて、NAの放出に起因するCNSへの強い刺激作用および興奮作用（陶酔感）を有している。

- これらの作用があるため、アンフェタミンは人気のある薬物となったが、乱用によって依存性を生じる。
- 不穏、不安、不眠、振戦を引き起こすこともある。高用量投与により、統合失調症患者にみられるようなパラノイア状態が誘発される。
- **アンフェタミン類**は、以前は食欲抑制薬として使用されたが、それは明らかに不適切である。
- **デキストロアンフェタミン**は、ナルコレプシー（発作性睡眠）および多動児に使用することもある。
- 同様な作用を有する薬物として、他に**アトモキセチン**および**メチルフェニデート**がある。専門医によって、注意欠陥多動性障害（ADHD）の治療に用いられることもある。

NAの再取り込み阻害薬と酵素による分解阻害薬

神経終末（取り込み1）への再取り込みは、シナプスからNAを除去する主な方法である。取り込み1を阻害し、NAの作用を延長する薬物がある。

このように取り込み1を阻害する主な薬物は、アミトリプチリンのような**三環系抗うつ薬**である（4.5節参照）。このタイプの薬物は、CNSに作用を及ぼすために投与するが、頻脈および不整脈のような副作用を、特に過剰投与の場合に発現させる（9.5節参照）。

コカインは、取り込み1を阻害することによって交感神経作用を促進するが、このCNSへの効果のために乱用されることの多い薬物である。コカインは、局所麻酔薬でもある。

NA分解の阻害薬

フェネルジンのような**モノアミンオキシダーゼ阻害薬**（**MAOI**）は、NA分解に関与する酵素のひとつを阻害する。フェネルジンは、その酵素を不可逆的に阻害するが、チラミンを含有する食物を食べてはいけないという制約が課せられるので、人気を失った（4.5節参照）。現在では、モクロベミドのような可逆的阻害薬の新薬があり、大うつ病に使用されることもある。チラミン含有食物との併用の危険性は低いものの、ある程度の制限は必要である。

本節に記載している薬物の要約を表2.3に示す。

2.3 コリン作動性薬の薬理学

アセチルコリン（ACh）は、中枢神経系と末梢神経系の両方に作用を及ぼす神経伝達物質である。AChと結合する受容体が、コリン作動性受容体である。

このような受容体の存在部位は

- 中枢神経系
- AChが骨格筋の収縮を引き起こす神経筋接合部の随意筋

表2.3　ノルアドレナリン伝達に影響する薬物の作用の要約

薬　物	主な作用	臨床使用	副作用	禁　忌
ノルアドレナリン （ノルエピネフリン）	α/β作動薬	急性低血圧	高血圧、頭痛、 末梢性虚血、徐脈	高血圧、妊娠
アドレナリン （エピネフリン）	α/β作動薬	心停止 急性重症の喘息 アナフィラキシー	不安、振戦、頻脈、 頭痛、四肢の冷感 過量投与の場合： 不整脈、脳出血、肺水腫、 吐き気、発汗、めまい	心疾患と 緑内障に注意
ドブタミン	β_1作動薬	心原性ショック	吐き気と嘔吐、 末梢血管収縮、低血圧、 高血圧、頻脈	頻脈性不整脈、 褐色細胞腫
サルブタモール	β_2作動薬	喘息などの 可逆的気道閉塞、 早期分娩	微小振戦、頭痛、 筋痙攣、動悸、頻脈	CVDおよび 高血圧患者は注意
フェニレフリン	α_1作動薬	急性低血圧、 鼻充血除去薬	頻脈、反射性徐脈、 持続性血圧上昇	NAに関する注意
アンフェタミン	NA放出 取り込み1阻害薬、 MAO阻害薬、 CNS刺激	ナルコレプシーの CNS刺激、 ADHDの関連薬、 乱用薬物	高血圧、頻脈、 不眠、過剰摂取による 依存急性精神病	
エフェドリン	NA放出 β作動薬	鼻充血除去薬	アンフェタミンと 同様だが軽度である。	MAOIを投与している 患者には投与しては いけない。

薬　物	主な作用	臨床使用	副作用	禁　忌
ドキサゾシン	α_1拮抗薬	高血圧 良性前立腺肥大	起立性低血圧、 めまい、脱力、 睡眠障害、振戦	注意のみ （英国医学会・薬学会 共同編集処方集参照）
プロプラノロール	非選択性 β拮抗薬	不安 片頭痛	特に、虚血性心疾患では突然投与中止すべきではない。甲状腺機能亢進症、徐脈、心不全、血圧低下、心臓ブロック、気管支痙攣、手足の冷感、疲労、悪夢、性機能障害	喘息、 管理不良の心不全、 Prinzmetalの狭心症、 徐脈、血圧低下、 心臓ブロック
アテノロール	選択性β_1 拮抗薬	狭心症、高血圧	プロプラノロールと同様だがβ_2遮断効果は低く気管支痙攣のリスクも低い。	プロプラノロールと同様。
ラベタロール	α_1/β 拮抗薬	妊娠時の高血圧、 麻酔時の高血圧、 高血圧性クリーゼ	起立性低血圧、 気管支収縮 プロプラノロールの項も参照。	プロプラノロールと同様。
カルベジロール	α_1/β 拮抗薬	症候性の 慢性心不全、 高血圧、狭心症	起立性低血圧、めまい プロプラノロールの項も参照。	プロプラノロールと同様。重症の心不全患者には使用を避けること。

- AChがアドレナリン(エピネフリン)およびノルアドレナリン(ノルエピネフリン)の放出を刺激する副腎分泌腺などのあらゆる自律神経節
- 副交感神経系の効果器
- 交感神経系の効果器、例えば、汗腺。

アセチルコリンの合成と不活化

- AChは、神経終末で合成される。
- コリン作動性神経が刺激されると、その活動電位がAChの放出を誘発する。AChはシナプスに拡散する。
- 効果器または節後細胞体上にAChのシナプス後受容体がある。
- AChは受容体に結合しなければ、酵素であるアセチルコリンエステラーゼによって1または2ミリ秒以内に急速に不活性化される。この急激な分解は、AChの作用時間が短いことを意味している。

コリン作動性受容体

2つの主要なACh受容体が確認されている：ムスカリン性受容体とニコチン性受容体である。

ムスカリン性受容体

ムスカリン性受容体の作用は、毒キノコ*Amanita muscaria*の活性化学物質のムスカリンの注射によって発現する症状に似ている。この作用は、副交感神経系の作用であり、低用量のアトロピンの投与によって打ち消すことができる。

> **!** アトロピンはムスカリン性コリン作動性受容体の拮抗薬である。

ニコチン性受容体

ニコチン性受容体の作用は、ニコチンの作用に類似している。ニコチン性受容体は、自律神経節および神経筋接合部でみつかっている。このタイプの受容体の作用は、あらゆる自律神経節の刺激、アドレナリン(エピネフリン)およびノルアドレナリン(ノルエピネフリン)の副腎分泌腺からの分泌、随意筋に関与している。

薬物とコリン作動性伝達

薬物は、下記の受容体および物質に影響を与えることによって作用を発揮する

- ムスカリン性受容体の作動薬または拮抗薬として作用する
- 骨格筋上のニコチン性受容体の作動薬または拮抗薬として作用する
- 神経節遮断または神経節刺激
- アセチルコリン合成または放出の阻害または促進
- コリンエステラーゼ分解の阻害または促進。

ムスカリン性受容体に作用する薬物

ムスカリン性作動薬

副交感神経系刺激作用に似た作用を発現する。

心血管系への作用

- 心拍数の低下。
- 心拍出量の低下—心室には副交感神経の分布があまりないので、主に、心房の収縮力の低下に起因している。
- 全身の血管拡張。これは、血管内皮細胞による一酸化窒素(NO)放出に起因する間接的な作用である。
- 血圧の低下。

その他の作用

- 平滑筋収縮(血管を除く)。これにより、消化管の蠕動運動と、膀胱の筋肉の収縮が促進される。
- 分泌増加—涙腺(涙)、唾液(よだれ)、気管支。
- 気管支収縮および分泌増加により呼吸困難を引き起こすことがある—この作用は、ムスカリン性拮抗薬の**イプラトロピウム**(Atrovent®)によって打ち消される。
- 瞳孔収縮と眼圧低下—これは緑内障患者に有用である。**ピロカルピン**はムスカリン性作動薬である。

臨床適用

これらの薬物の臨床的有用性はあまりない。**ピロカルピン**は、緑内障患者の瞳孔を収縮させ、眼球の房水を流出させるために投与される。投与回数は1日4回までとする。**カルバコール**は単剤である。**ベタネコール**は膀胱の排尿筋の収縮を促進するので、膀胱の排尿促進のために使用されてきた。尿閉には、導尿カテーテルによる治療が推奨されている。下剤として使用されることもあり、消化管の運動性を高めるが、腸閉塞患者には危険性が考えられる。

禁　忌

心疾患、腸閉塞または尿路閉塞、喘息、パーキンソン病。

副作用

吐き気、嘔吐、腸疝痛、徐脈、視力障害、発汗などの副交感神経様作用。高齢者に起きやすい。

ムスカリン性拮抗薬

アトロピンは、*Atropa belladonna*(ベラドンナ)という植物由来であり、**ヒヨスチン**はチョウセンアサガオ由来で、両方とも**可逆的競合拮抗薬**である。

これらは、脂溶性なので、血液脳関門を通過する。

臨床効果

- 心血管系への作用—洞房結節への副交感神経の制御を阻害するために、適度な頻脈がもたらされる。—徐脈の治療にアトロピンを使用する。
- 分泌抑制—口、眼の渇き。
- 発汗抑制。
- 瞳孔散大—**ホマトロピン**は、眼科で瞳孔散大のために使用する。
- 消化管の運動性の低下。
- 気管支の平滑筋弛緩—イプラトロピウムは、慢性閉塞性肺疾患に使用する。
- 胆管および尿管の平滑筋弛緩。ヒヨスチン(Buscopan®)は、腎疝痛などの疾患の平滑筋収縮を緩和するために用いる。ヒヨスチンはムスカリン性拮抗薬である。
- 気管支の粘膜毛様体クリアランスの低下(イプラトロピウムにはない)。
- 制吐作用。
- 抗パーキンソン病作用。
- CNS興奮作用。

臨床適用

心　臓

アトロピンは、特に血圧の低下している場合の洞性徐脈に用いる。

- 最初に低用量で迷走神経の中心核の刺激に起因する一過性徐脈が起こる。頻脈は軽度で、通常80–90bpmである。
- これは、アトロピンがコリン作動系のみを阻害するからである。
- アトロピンは、交感神経系を刺激しないが、通常、洞房結節の「迷走神経機構」を遮断する。これにより、副交感神経系に制約されることなく、ペースメーカーが心臓の収縮を刺激する。

呼吸器

イプラトロピウムは、慢性閉塞性肺疾患および喘息患者の気管支痙攣と分泌を緩和する(6.1節参照)。

アトロピンは、麻酔時の気道からの分泌を低下させ、反射性気管支収縮を緩和する。また、麻酔薬による徐脈および血圧低下を防ぐ。

ヒヨスチン(スコポラミン)は、麻酔前投薬の代替薬として使用されることもある。

消化管と尿道

- ムスカリン性拮抗薬は平滑筋を弛緩させるので、消化管および尿道の抗痙攣薬として使用される。例えば、ヒヨスチン(Buscopan®)およびジシクロベリン(Merbentyl®)などである。
- 尿失禁患者に投与すると、ムスカリン性拮抗薬は、切迫の尿失禁を引き起こす可能性のある排尿筋の不随意収縮を抑制する。また、膀胱容量も増加する。ムスカリン性拮抗薬として、例えば、オキシブチニンおよびトルテロジンがある。

乗り物酔い

- ヒヨスチンは、乗り物酔いの予防に最も有効な薬物である。
- 経皮パッチを使用するが、その場合、移動中数時間毎に張り替える必要がある。

パーキンソン病

- ムスカリン性拮抗薬は、ドーパミンの欠乏の結果起こる脳内のAChの過剰効果を軽減する。例えば、ベンザトロピン、オルフェナドリン、プロシクリジンなどがある。ムスカリン性拮抗薬は、薬物誘発性のパーキンソン病に有用である(抗精神病薬に起因する—4.4節参照)。
- パーキンソン病患者においては、これらの薬物は認知機能障害を引き起こすことがあるので、ドーパミン作動薬(例えば、Sinemet®)の方がよい。
- ムスカリン性拮抗薬は、付加的な治療法として用いられ、パーキンソン病患者にみられる振戦および筋強剛を軽減するが、動作緩慢に対してはほとんど効果がない。

眼

- 瞳孔を散大させ、毛様筋を麻痺させる。
- 眼底の眼科的検査のための点眼薬として使用されることもある。ブドウ膜炎(虹彩または毛様筋のような眼の色素部の炎症)にも使用する。
- 例えば、ホマトロピンおよびシクロペントレートなどである。

アトロピンは、有機リン中毒のムスカリン性効果を弱めるためにも使用する(後述参照)。

禁　忌

- 緑内障および重症筋無力症。
- 小児および高齢者では副作用のリスクが増

加する。

- 心筋梗塞および高血圧の患者には注意が必要である。

副作用

便秘、口の渇き、一過性徐脈、気管支の分泌低下、瞳孔散大、視力障害、顔面紅潮、皮膚の乾燥、尿閉。精神錯乱が起こることもある。

ニコチン性受容体に作用する薬物

神経筋接合部と神経筋遮断薬

作動薬および拮抗薬はいずれも神経筋を遮断する。これは、インパルスが運動神経から骨格筋へ伝わらないことを意味する。その結果、麻痺が起こる。

- 非脱分極薬は、ACh受容体を遮断する。非脱分極薬は、競合的拮抗薬であり、ニコチン性受容体を遮断する。
- 脱分極薬は受容体を刺激するが、その後、受容体に留まるので、受容体は刺激を受けることができない。その結果、最初に単収縮が起こり、次に麻痺が起こる。
- 手術または重症の頭部損傷により挿管が必要なとき、麻酔薬の補助の麻痺薬として使用することもある。
- 患者の呼吸筋が麻痺することがあるので、人口換気法を使用しなければならないときもある。
- 治療の目的で使用することはない。

> **!** 麻酔の注意—筋弛緩薬には、鎮静作用または鎮痛作用はないが、患者は麻痺しているので痛みに反応できないと思われる。

ニコチン性作動薬——脱分極薬

アセチルコリンとニコチンは、作動薬であるが、臨床的に使用されていない。**スキサメトニウム**は、ニコチン性受容体の作動薬である。

- スキサメトニウムは、**脱分極性筋弛緩薬**として知られており、ACh受容体を刺激し、最初に単収縮と骨格筋運動を伴う**筋収縮**を起こす。
- **スキサメトニウム**は、アセチルコリンエステラーゼによって分解されないので、作用は持続する。したがって、運動終板での再分極が妨げられ、麻痺が続く。
- スキサメトニウムを投与すると、頭皮からつま先までの筋肉が素早く痙攣する。この痙攣を筋攣縮と呼ぶ。これはほんの1秒間続き、次に弛緩性麻痺が起こる。
- スキサメトニウムは、薬効の発現が速くて、薬効持続時間が短い。
- **偽コリンエステラーゼ**と呼ばれる血漿中の酵素によって約4−5分以内に分解される。持続的な麻痺作用が必要な場合は、通常、長時間作用薬を使用する。1mg/kgの用量で、静脈投与した場合の作用時間は2−6時間である。
- スキサメトニウムは、嘔吐反射をすばやく抑制するので、挿管が速やかに行える。電気ショック療法にも使用されている。
- スキサメトニウムの作用は可逆的ではないので、解毒薬はない。抗コリンエステラーゼは、スキサメトニウムの作用を増強すると思われる。

副作用

- 徐脈および唾液分泌過剰が起こることがある。これは、アトロピンによって軽減することができる。
- 導入中に筋収縮の痛みが起こるので、投与までに患者に麻酔を行うべきである。
- 筋肉から血漿中へカリウムが移行するため、高カリウム血症が起こることがある。通常、重要ではないが、外傷および火傷の場合、心室リズム障害、さらに心停止にまでなることがある。
- 2000人に1人の割合で、麻痺が長期に及ぶことがあるが、それは、薬物を分解するために必要なコリンエステラーゼの遺伝学的異常に起因する。重症の欠乏症の場合は、作用が2時間も持続することがある。この酵素がまったく存在しなければ、麻痺は何時間も続く。

スキサメトニウムによる悪性高熱症

これは、まれな遺伝的疾患で、ある薬物を投与したときに、強い筋収縮と劇的な体温上昇が発現する。この症状の死亡率は65%である。スキサメトニウムおよびハロタンの2剤が、最も頻繁に関与している。

その場合、ダントロレンを投与する。ダントロレンは、カルシウム放出を阻害し筋収縮を抑制する。

ニコチン拮抗薬—非脱分極性薬

クラーレは、南米のインディアンが矢じりの毒に使用したニコチン拮抗薬である。クラーレは、様々な南米の植物からみつかっている。そのなかで、ツボクラリンが、医療に用いられる最初の麻痺薬となった。

これは、今ではあまり用いられないが、同様の作用を持ついくつかの合成薬物が開発された。

- すべて、終板のニコチン性受容体で、**競合的拮抗薬**として作用する。
- 伝達を阻止するためには、受容体の70−80%を遮断することが必要である。
- 筋肉は、受容体が刺激を受けなければ収縮することはできない。その結果、麻痺が起こる。
- 最初に眼の筋肉が影響を受け、複視を引き起こし、その後、顔面、四肢、咽頭筋が影響を受ける。呼吸筋は最後に影響を受け、最初に回復する。
- これらの薬物は競合拮抗薬なので、その作用を打ち消すことができる。それは、すなわち、AChを分解するコリンエステラーゼを阻害する薬物(抗コリンエステラーゼ)を投与すると、AChが増加し、拮抗薬を凌ぐからである。ネオスチグミンを用いるとき、静脈内投与の1分間以内に作用が発現する。作用は、20−30分間継続する。

競合拮抗薬

薬物によって発現速度と回復速度が異なる。**静脈内投与**を行うが、たいていの薬物はスキサメトニウムよりも薬効の発現が遅い。

ロクロニウムは新規薬物で、その薬効発現までの時間はスキサメトニウムと同じであるが、副作用は少ない。

たいていの薬物は肝臓で代謝を受け、尿に排泄される。作用時間は、約5分から1−2時間まで様々である。患者はその後自発呼吸と咳もできるが、かなり長期間脱力感の残る筋肉もある(表2.4)。

表2.4　神経筋遮断薬

薬物	薬効発現	薬効持続時間	特記事項
ツボクラリン	遅い(5分未満)	長い(1－2時間)	植物アルカロイド。ほとんど使われない。 ヒスタミンの放出に起因して、気管支収縮および血圧低下が起こることがある。
ガラミン	遅い	長い	頻脈。現在、ほとんど使われない。 100%尿から排泄されるので、腎機能の低下している患者への使用は避けること。
パンクロニウム	中間(2－3分)	長い	わずかな頻脈。血圧は低下しない。 長時間の手術に使用する
ベクロニウム	中間	中間(30－40分)	広く使用されている。ヒスタミンを放出しない。 作用時間が長くなるときがある
アトラクリウム	中間	中間(30分未満)	ヒスタミン放出に起因する一過性の血圧低下。 血漿中で自然に分解。これは、肝および腎機能に依存しない。広く使用されている。
シサトラクリウム	中間	中間	アトラクリウムよりも心血管の安定性が高い。 広く使用されている。
ミバクリウム	速い(2分以下)	短い(15分以下)	新薬。血漿コリンエステラーゼによって代謝。
ロクロニウム	速い	短い(10分未満)	ベクロニウムに類似しているが薬効の発現は速い。 スキサメトニウムの代わりに、迅速な効果が必要な場合に使用することができる。副作用は少ない。

神経節遮断薬

これらは、交感神経および副交感神経の神経節での伝達を遮断する。すなわち、これらの薬物の作用は、数多くて複雑である。例えば、下記のとおりである

- 交感神経の神経節の遮断による血圧の低下。
- 起立性低血圧および失神。

ヘキサメトニウムは、最初の降圧薬であるが、副作用が多いためにもはや使用されていない。**トリメタファン**だけが、今も手術中の血圧低下を管理するために使用されることもある。その場合、点滴投与する。

アセチルコリンの合成および放出に影響を与える薬物

- **AChの合成を阻害**する薬物は実験的にのみ使用されている。
- **AChの放出を阻害**する薬物は、コブラ科のヘビの毒の中から発見された**β−ブンガロトキシン**などである。この毒は、**α−ブンガロトキシン**も含んでいるが、このα−ブンガロトキシンはACh受容体を遮断するので、犠牲者の麻痺は決定的になる。
- 嫌気性細菌**Clostridium botulinum**に由来する**ボツリヌス毒素**もAChの放出を阻害する。保存された食物の中で微生物が繁殖すると、その毒素は極めて強力で、致死的な食物中毒症であるボツリヌス中毒症を引き起こす。副交感神経および運動の麻痺が徐々に起こり—口の渇き、視力障害、嚥下障害が起こり、最終的に呼吸麻痺が起こる。

死亡率が高く、抗コリンエステラーゼは有効ではない。

- この毒素は、ある種の筋痙縮の治療に用いられている。
- *Botox*®は、ボツリヌス毒素で、皮膚にしわを寄せる原因となる小さな筋肉に注入する。ボツリヌス毒素は筋肉を麻痺させて、額などからしわを取り除くために使用される。

アセチルコリン伝達を増強する薬物

このタイプの薬物の作用は、概して、アセチルコリンエステラーゼ(AChE)を阻害し、AChの分解を妨げて、シナプスにAChを蓄積させることによって、発現する。CNSで、このタイプの薬物は、アルツハイマー病などの認知症の治療に用いられる(4.7節参照)。

このタイプの薬物は、末梢および中枢のシナプスに作用する。

- 副交感神経系のAChの活動を増強し、その結果、唾液腺、涙腺、気管支、消化管の分泌腺からの分泌が増加し、蠕動運動が促進され、気管支収縮、徐脈、血圧低下、瞳孔収縮、視力障害が起こる。
- 神経筋接合部への作用の結果、筋線維の反復性発火が起こる。これは、クラーレのような遮断薬と拮抗することができ、運動を回復し、重症筋無力症の伝達を増強するために有用である(後述参照)。しかし、有機リン中毒のような過剰刺激は、麻痺を引き起こすことがある。
- 薬物が脂溶性であれば、CNSに作用する。これは、ひとつには、ムスカリン性受容体の刺激に起因するので、アトロピンで阻止することができる。最初に興奮が起こり、痙攣が起こることもあるが、その後、CNSが抑制されて、意識消失と呼吸不全が起こると思われる。

アセチルコリンエステラーゼを阻害する薬物

作用機序

シナプスでAChを分解する酵素であるアセチルコリンエステラーゼの作用を妨げる。その結果、シナプスにAChが蓄積される。

臨床適用

1. 重症筋無力症の治療

- 重症筋無力症は、自己免疫性疾患で、骨格筋のACh受容体が破壊され、その結果、脱力と極度の筋肉の疲労が徐々に増す。特定の筋肉が一時的に麻痺する。上眼瞼の下垂(眼瞼下垂)、複視、構音障害(話しにくい)が起こることもある。
- 抗コリンエステラーゼは、神経筋接合部にAChを蓄積させ、筋線維の発火速度を増進し、運動を回復する。

2. アルツハイマー病(AD)の記憶の改善

- ADは、よくみられる年齢に起因する認知症で、脳内に、アミロイド斑、神経原線維変化、コリン作動性ニューロンの消失が認められる。
- コリン作動性ニューロンの消失により、認知機能障害と記憶喪失が起こると考えられている。
- コリンエステラーゼ阻害薬は、患者の約40%に認知機能の改善をもたらした。
- このタイプの薬物は、**ドネペジル、リバスティグミン、ガランタミン**などである。これらはかなりの改善をもたらす。

抗コリンエステラーゼ薬は、この酵素の活性部位とどのように相互作用し合うかによって3つのタイプに分けられる。

抗コリンエステラーゼ薬の分類

1. 短時間作用型

可逆的反応は、極めて短い。

エドロホニウムは、重症筋無力症の**診断**に使用する。1回の検査で、通常、実質的な改善が得られ、それは約5分間持続する。

2. 中間作用型

ネオスチグミンは、筋無力症患者に約4時間持続する効果をもたらす。重症の場合、2時間おきに投与することもある。また、ネオスチグミンは、ムスカリン性受容体に対するAChの作用に起因する副作用をもたらす。この副作用は、発汗増加、唾液分泌増加、蠕動運動の亢進、下痢、徐脈などである。

競合性神経筋遮断薬の**拮抗薬**として使用することもある。

禁忌と注意事項

- 気管支収縮を引き起こすことがあるので、喘息患者に投与すべきではない。
- 腸閉塞または尿路閉塞に使用してはいけない。
- 徐脈、血圧低下、てんかん、パーキンソン病の患者または心筋梗塞が最近起こった患者の場合は注意が必要である。
- このような薬物の**ムスカリン性作用の解毒薬**は**アトロピン**である。

ピリドスチグミンは、ネオスチグミンよりも効果は弱いが、作用の持続時間は長く、筋無力症の推奨される治療薬である。

3. 不可逆的抗コリンエステラーゼ

このタイプの薬物は、アセチルコリンエステラーゼの作用を阻害し、その阻害作用はこの酵素の寿命が尽きるまで持続することが多い。たいていの**有機リン酸化合物**は、**殺虫剤および毒ガ**

スとして使用するために開発された。これらの薬物の効果は、例えば、dyflosのように、新しく酵素を合成するまで回復しないほど何週間も持続する場合もある。また、ethociopateのように、効果の持続時間が短い薬物もあり、酵素は数日間かけて復活するので、これらの薬物の阻害反応は完全な不可逆反応ではない。

このタイプの薬物は、**脂溶性が高く**、粘膜を通じて**速やかに吸収**される。**昆虫の表皮および無傷の皮膚**さえも通過する。この性質のために、**毒ガスおよび殺虫剤**として使用される。

有機リン中毒の影響

中枢神経系および末梢神経系のシナプスにAChが蓄積する。その結果、神経筋および自律神経節シナプスに過剰な刺激が起こる。

ムスカリン性受容体の刺激によって引き起こされる臨床像は、下記の8項目が顕著である(Chomchai 2001年):

- 下痢
- 尿失禁
- 縮瞳
- 徐脈
- 気管支痙攣および気管支漏(気管支での粘液過剰分泌)
- 嘔吐
- 流涙
- 唾液分泌

神経筋接合部のニコチン性受容体の刺激が、筋力低下、線維束攣縮、麻痺を引き起こす。

初期症状は、神経節のニコチン性受容体への刺激に起因し、発汗、頻脈(しかし、後に徐脈になる)、高血圧などである。

CNSへの作用は、精神錯乱、不穏、不安症、発作などである。

呼吸不全および心血管虚脱後に、死亡することもある。

有機リン中毒の治療

- 患者の汚染が除去されるまで、接触する人は全員防御具を身に着けるべきである。その際、ラテックスまたはビニール製の手袋では不十分で、ネオプレンまたはニトリル製の手袋を使用しなければならない。
- 汚染された衣服はすべて毒性廃棄物とみなすべきである。皮膚は、大量の石鹸と水で洗浄すべきである。消化管の汚染除去には、活性炭(9.5節参照)を投与すること。
- ムスカリン性拮抗薬としてアトロピンを投与する。アトロピンは、分泌を抑制し、徐脈の場合は心拍数を増加する。患者が頻脈の場合も、アトロピンを投与すべきである。成人の静脈内初回投与量は1−2mgとすること。この投与量を、症状が緩和するまで、5−10分毎に2倍に増やす必要がある。その後、さらに、ボーラス投与*1または静注点滴を24時間以上継続する必要がある(Chomchai 2001年)。アトロピンは、ムスカリン性ではなくニコチン性受容体の神経筋接合部には何ら作用を及ぼさない。
- プラリドキシムは、有機リン中毒の唯一の解毒薬なので、できるだけ速く投与しなければならない。「劣化」が起こらない限り、AChEを再生することができる。「劣化」とは、酵素が化学基を失い、もはや再生できなくなる過程のことである。劣化は24—48時間で起こり、その後は、新しい酵素分子を産生しなければAChを分解することはできない。

遅発合併症

曝露後約1−3週間で、合併症を発現し始める

＊1　点滴のように持続的に投与するのではなくて1回ごとの注射による投与。

ことがある。このような合併症は、ミエリン形成に関与する神経酵素の阻害に起因すると思われる。脚の痙攣、しびれ、足のうずきから始まることが多く、徐々に感覚消失および筋力低下が発現する。

本節で取り上げた薬物の作用の要約を表2.5に示す。

表2.5　コリン作動性薬と抗コリン作動性薬

コリン作動性	抗コリン作動性
ムスカリン性作動薬 ピロカルピン	**ムスカリン性拮抗薬** アトロピン、イプラトロピロカルピン、ヒヨスチン
ニコチン性作動薬 スキサメトニウム	**ニコチン性拮抗薬** アトラクリウム、パンクロニウム
AChを分解するアセチルコリンエステラーゼを阻害 認知症の治療薬のドネペジル 筋無力症に用いるネオスチグミン ニコチン性拮抗薬と競合する解毒薬 有機リン酸化合物—毒ガスおよび殺虫剤	**神経節遮断** トリメタファン **AChの放出を阻害** ボツリヌス毒素—Botox®

第3部

疼痛、鎮痛、麻酔

3.1 疼痛、鎮痛、麻酔 ——概論

疼痛は、極めて多くの状況で感じられる複雑な感覚であり、患者にとって疾病の最も苦痛な面である。疼痛は、医療を求める主な理由になっていることが多いが、逆に手術のように医療によって誘発される場合も多い。疼痛は恐れられており治癒の過程を妨げることもある。近年、疼痛管理は著しく改善されたが、患者が適切な疼痛緩和を確実に得ることは、未だ困難である。

疼痛緩和を与える薬物は、鎮痛薬と呼ばれている。理想的な鎮痛薬とは、他の感覚または意識に影響を与えずに疼痛を緩和する薬物である。鎮痛薬を投与した後に患者が感じる疼痛を再評価し、薬物の効果を評価することが重要である。

麻酔は、体の一部またはすべての感覚を喪失させることである。薬物療法を行うことで、医療処置に伴う疼痛を軽減し、その医療処置を行うことができるようになる。全身麻酔は患者を無意識状態にするが、局所麻酔はひとつの領域の知覚神経の伝達を遮断する。

疼　痛

疼痛は、不快な感覚的な、情動的な経験であるが、損傷または疾病の存在を警告する防御メカニズムでもある。

- 疼痛は、我々の体の中および周辺に損傷を与える力が存在することを、我々に警告している。
- 疼痛の感覚は、脳内の神経細胞の興奮によって引き起こされるが、疼痛の強さを客観的に測定することは困難である。
- 疼痛の感覚は、その他の多くの感覚に比べ、不安、恐れ、驚きのような情動との関わりが深い。
- **急性疼痛**は、よくみられる症状で、急性虫垂炎または心筋梗塞のような疾患の診断に役立つことが多い。通常、鎮痛薬による治療が効果的であり、原因を究明し治療することができる。
- **慢性疼痛**は、多くの苦痛を引き起こし、その意味がわからないことが多い。さらに、患者が衰弱する原因であり、最も治療の困難なタイプの疼痛で、標準的な鎮痛薬が効かないことが多い。
- **慢性疼痛症候群**は、疾患は消失したようにみえるが疼痛は持続している状況を指して使用される用語である。
- 疼痛は、不快な感覚的な経験であり、感覚を解釈する脳にインパルスを伝える神経系に依存している。万一脊髄の損傷のように、何かがこの経路を妨げれば、体にどんなに損傷が起こっても疼痛を感じることはないと思われる。
- 神経障害性疼痛は、神経組織自体の損傷または疾病の結果として起こることがある。これは、感覚神経が正しい情報を脳に伝達する能力を妨害する。そのため、脳は、既知の疼痛の明確な生理的原因がなくても、疼痛刺激があると解釈することがある。神経障害性疼痛は、治療が困難で、オピオイド類または非ステロイド系抗炎症薬（NSAID）による効果があまり得られない。
- 神経障害のように、末梢感覚神経への損傷は強烈な疼痛を引き起こすことがある。

- 疼痛は、切断された手足がかつてあった部位から起こることもある。これは、**幻肢痛**として知られており、極度に不快な痛みで、治療が困難である。
- 疼痛の感じ方は、疼痛刺激の強さによってのみ決定されるわけではない。それは強烈な中枢性および情動的な要素を伴う主観的な経験でもある。すなわち、害のない刺激を脳が誤って解釈すると強烈な疼痛を感じるときもある。例えば、わずかな機械的刺激が顔面に加わると、顔面の三叉神経枝のひとつに、短時間ではあるが激しい疼痛が引き起こされる三叉神経痛などである。
- 恐れ、不安、抑うつのような情動は、疼痛と密接な関係があり、疼痛の強さおよび反応を変えることがある。

疼痛緩和

疼痛を緩和する薬物は、疼痛の原因および強さによって選ばれる。そのような薬物は下記のように分類できる：

- **モルヒネ**のような麻薬性またはオピオイド鎮痛薬。これらの薬物は中枢神経系(CNS)に作用し、疼痛の感知能を低下させるが、眠気を引き起こすこともある。
- **パラセタモール**と、末梢に作用し、特に、筋骨格系由来の痛みなどの疼痛および炎症を緩和する**アスピリン**のようなNSAID。中枢作用を持つ薬物もある。
- **リドカイン**のような局所麻酔薬。これらの薬物は、疼痛領域からの感覚神経線維の伝達を抑制する。
- 疼痛管理に、鎮痛薬と併用して用いる**補助薬**。これらの薬物には、様々な中枢作用性の非オピオイド薬があり、例えば、抗うつ薬の**アミトリプチリン**および抗てんかん薬の**ガバペンチン**などである。
- 特定の症状の治療薬。すなわち、三叉神経痛には**カルバマゼピン**、片頭痛には**エルゴタミン**。

世界保健機関(WHO)は、疼痛緩和薬を処方するための鎮痛薬の段階的分類ガイドを作成した。この段階的分類ガイドは、鎮痛薬の多くの使用方法の基盤を成すガイドであり、薬物を基本的に3つの段階に分けている。第1段階で患者の疼痛が緩和されない場合は、次の段階へ移行すべきである。

第1段階：非オピオイド類——**パラセタモール**およびNSAID。

第2段階：緩和なオピオイド類——**コデイン**、**ジヒドロコデイン**——パラセタモールまたはNSAIDと併用する場合もある。

第3段階：強力なオピオイド類——例えば、**モルヒネ**——投与量が多いほど疼痛緩和効果は大きくなる——天井効果はみられない。

このような鎮痛および麻酔に用いる薬物を、この第3部に記載している。

3.2 オピオイド鎮痛薬

アヘンは、ケシ*Papaver somniferum*の種頭の乳汁の乾燥品に由来する天然抽出物である。アヘンは有史以前から使用されており、ケシ由来の誘導体は未だに疼痛緩和に大きな役割を果たしている。

アヘンは、20種以上の異なるアルカロイドを含有しているが、最も重要なアルカロイドはモルヒネとコデインである。

- オピオイド類は、特に、元来粘性の高いものは、中等度から重度の疼痛の緩和に用いられている。
- ほとんどすべてのオピオイド類は依存性薬物になる可能性がある。
- 副作用は、吐き気、嘔吐、便秘、眠気などである。投与量が多くなると、呼吸抑制および血圧低下が起こることもある。

1975年に、オピオイド・ペプチドが実際に我々の体で作られることがわかった。オピオイド・ペプチドには、エンドルフィン、エンケファリン、ダイノルフィンなどがあり、「脳内モルヒネ」と呼ばれることもある。これらの内因性オピオイド類は、疼痛抑制経路の神経伝達物質で、CNSのオピオイド受容体に結合する。これらの存在によって、なぜ脳内に実際にオピオイド受容体が存在するかが明らかになった。

オピオイド受容体

あらゆるオピオイド類は、我々の体内で産生された物質であっても、ケシ由来の天然物質であっても、化学合成物質であっても、特定のオピオイド受容体と相互作用し、それぞれの効果を発揮する。

- ミュー(μ)、カッパ(κ)、デルタ(δ)という名前の3つの主要なサブタイプのオピオイド受容体がある。モルヒネは、3つのタイプの受容体すべての作動薬である。
- μ受容体は、オピオイド類のほとんどの鎮痛効果と、主な副作用、例えば、呼吸抑制、多幸感、依存性などに関与している。
- κ受容体は、脊髄レベルでの鎮痛作用に関わっているが、副作用の発現が少なく、依存性を引き起こさない。
- δ受容体は、末梢部位での方が重要であるが、鎮痛作用に関与している。
- オピオイド受容体に対して、薬物は、作動薬、拮抗薬、部分作動薬、作動—拮抗の混合薬として作用する。
- 純粋な作動薬は、μ受容体に対する親和性の高いフェンタニルのような典型的モルヒネ様薬物であるが、コデインのような弱い作動薬もある。
- コデインのような弱い鎮痛薬は、モルヒネのような強力な薬物と、受容体との結合を競合するので、強力な薬物の有効性を低下させる。
- オピオイド類には、あるタイプの受容体に対しては作動薬として作用するが、別のタイプの受容体に対しては拮抗薬として作用する薬物もある。
- オピオイド類の作用は、オピオイド類の解毒薬であるナロキソンなどの拮抗薬によって抑制される。

オピオイドは、モルヒネ作用をもたらし、その作用がナロキソンと拮抗する物質である。

モルヒネ

モルヒネは省略せずにすべて解説するが、その他のオピオイド類については簡潔に述べる。

作用機序

すべてのオピオイド受容体と作用するが、μ受容体に対する親和性は、他の受容体に対する親和性よりも高い。

疼痛の脊髄から脳への伝達を遮断する。

臨床効果

- モルヒネは、未だに重度の疼痛の治療に最も有用なオピオイドであり、その他のあらゆるオピオイド類を比較するときの基準である。モルヒネは、鎮痛薬であるだけでなく、不安を緩和し、離脱感および多幸感をもたらす。
- **モルヒネ**は、CNSの抑制と興奮を引き起こし、その中枢作用の耐性および依存性の発現を引き起こす(コラム3.1)。
- 末梢神経系への作用は、便秘、ヒスタミン放出、尿閉、平滑筋の緊張などである。

中枢作用

鎮痛作用

- 疼痛を取り除く作用と、疼痛に耐えられるようにする作用がある。
- 疼痛があっても、不快ではなくなる。
- たいていの種類の急性および慢性の疼痛に有効である。
- 癌の終末医療に最適な薬でもある。

多幸感

- 緊張が緩和し、静穏状態になり、離脱感と幸福感を引き起こす。このような状態を多幸感と呼ぶ。これは、モルヒネの鎮痛作用の重要な要素である。
- 情動不安(不快感)を引き起こすこともある。
- オピオイドによって、引き起こされる多幸感の程度は異なる。これは、μ受容体によって媒介され、コデインでは起こらない。
- 多幸感は、状況しだいである。すなわち、苦痛のある患者には顕著に現れるが、慢性疼痛に慣れている患者には、疼痛は緩和されても多幸感は現れない。
- 多幸感は、眠気、けん怠感、集中力の低下も引き起こすが、吐き気および嘔吐によって損なわれることもある。

コラム3.1　モルヒネのCNS抑制作用と刺激作用

CNS抑制作用	CNS刺激作用
鎮痛	CTZ—嘔吐
呼吸抑制	瞳孔収縮
咳反射の抑制	脊髄反射の亢進
眠気および睡眠	迷走神経を刺激
	痙攣することもある

呼吸抑制

- 用量に関連している。
- 血中の二酸化炭素分圧上昇に対する呼吸中枢の感度を低下させる。
- これにより、モルヒネの通常の鎮痛用量で、動脈血中の二酸化炭素分圧（pCO_2）が増加する。
- 末梢性化学受容体によって媒介される低酸素傾向は、影響を受けない。
- 通常の用量を投与後、測定可能な程度まで、呼吸が低下する。
- これは、重度の疼痛では侵害受容器への侵害刺激作用によって、ある程度抑制される。
- たいていの場合、呼吸停止が、過剰摂取後の死亡原因である。

咳反射の抑制

- これは、鎮痛作用および呼吸抑制作用とは、あまり密接な関連はない。異なる受容体が関与していると思われる。
- **コデイン**は、鎮痛薬としての用量よりも少ない用量で、咳を抑制する。

瞳孔収縮

- 第3脳神経の核に対する刺激作用に起因する。
- 過量投与の診断時に、有用である。

吐き気と嘔吐

- 嘔吐中枢の化学受容器引き金帯（CTZ）が刺激を受け、モルヒネの投与を受けた患者の約40%に吐き気が起こり、約15%に嘔吐が起こる。
- 外来患者のほうが悪化することが多い。
- 鎮痛作用とは分離できないと思われる。
- 長期使用により、このような悪影響に対する耐性が起こる。
- シクリジンのような制吐薬の投与によって軽減される。

迷走神経の刺激

- 迷走神経の刺激により、徐脈および血圧低下が起こることがある。これは、急性心筋梗塞の患者に鎮痛薬として使用する場合、重要である。
- 視床下部から交感神経系への出力が低下し、そのため血管拡張と血圧低下が起こる。

末梢効果

消化管

- 緊張が高まり運動性が低下するため便秘が起こる。便秘は重症になる場合もある。
- 胃内容物の排出が遅延し、そのため他の薬物の吸収も遅延する。
- 胆管の緊張を高めることもある。つまり、モルヒネは、胆石疝痛の疼痛を実際に増悪する。
- 膀胱の機能を阻害し、尿閉を起こさせる場合もある。特に、手術後尿閉が起こる。

その他の作用

- マスト（肥満）細胞からヒスタミンを放出させるので、その結果じんま疹とそう痒が起こり、さらに気管支収縮および血圧低下が起こることもある。喘息患者では重篤になる場合がある。
- 長期使用は免疫系を抑制する。
- モルヒネは、胎盤を通過し、出産時の新生児の呼吸を抑制する。

モルヒネの耐性

- 耐性が現れると、同じ効果を得るために投与量を増やす必要がある。
- 耐性は、急速に発生し、投与開始の12−24

時間以内に認められることが多い。

- 投与中止後の耐性期間は数日から数週間まで様々である。

依存性

- 身体依存と精神依存がある。
- 身体依存は、通常の投与の24時間以内に認められる。
- 娯楽のために摂取されるときに比べて、鎮痛薬として投与されるときの方が、依存の発現は少ないと思われる。
- 身体依存が起こると、投与中止時に明らかな離脱症状が現れる。

適　応

中等度から重度の疼痛、特に、内臓由来の疼痛：

- 急性疼痛
- 外傷後の疼痛
- 周術期鎮痛
- 術後痛
- 心筋梗塞
- 肺水腫による急性左室不全
- 末期癌の反復性疼痛

投与経路

経口投与

- 経口吸収は不完全で、投与量の70％は、初回通過代謝により排泄されるので、この経路による投与に必要な用量は、高用量になる。
- 即時放出錠剤は、4時間毎に投与する。
- 放出制御型製剤は、長期的な疼痛管理のために2回/日投与する。
- 経口モルヒネ溶液も利用できる。

直腸内投与

- モルヒネ10mgの坐薬。

注入投与

- 急性疼痛には、皮下投与または筋肉内投与を行い、必要ならば、4時間毎に10-15mgを投与する。
- 鎮痛効果は、皮下注射の場合は20分以内に発現し始め、静脈内注射の場合は10分以内に発現し始める。この効果のピークは、注射の約1時間後であり、4時間まで持続する。
- 静脈内点滴投与の場合は、筋肉内注射の場合の投与量の1/4から1/2の用量を投与する。
- この投与経路による鎮痛効果の発現は速く、約1時間ピーク値が持続する。
- 病院のプロトコール次第で、自己調節鎮痛法（PCA）薬として投与することもある。

禁　忌

- 急性呼吸抑制。
- 褐色細胞腫。
- 喘息発作。
- 急性アルコール依存症。
- 麻痺性イレウス。
- 頭部外傷（コラム3.2）。

使用上の注意

- 低血圧。
- 喘息（発作時はさけること）。
- 前立腺肥大。
- 妊娠期間および授乳期間。オピオイド類は、胎盤関門を通過し、新生児の呼吸抑制を引き起こすことがある。
- 肝臓不全に注意すること。しかし、良好な忍容性を示すこともある。

コラム3.2　頭部の外傷

モルヒネを頭部に外傷のある患者に投与してはいけない

- モルヒネは**瞳孔反応**を妨げる
- **呼吸抑制**によって引き起こされる二酸化炭素の残留の結果、脳の血管が拡張し、**頭蓋内圧亢進**患者では、脳の機能の変化が起こる。

■ 腎機能障害の患者には投与量を減らすこと。また、作用の持続を引き起こす蓄積が起こらないようにすること。モルヒネは、尿中に代謝物として排泄される。

緩和ケアでは、これらの注意事項は必ずしも考慮する必要はない。

副作用

副作用の多くは、以前から臨床的な影響を考慮して、検討されてきた。副作用によって、投与の用量サイズを制限することも多い。最も重篤な副作用は呼吸抑制である。

■ 吐き気および嘔吐
■ 便秘
■ 眠気
■ 耐性および依存性

過量投与によって起こる副作用：

■ 呼吸抑制、血圧低下、筋肉硬直

その他の副作用：

■ 排尿困難
■ 口の渇き、発汗、頭痛、顔面紅潮、めまい
■ 徐脈、頻脈、起立性低血圧、動悸
■ 幻覚、情緒の変化
■ 性欲減退
■ 発疹

! モルヒネを疼痛の治療に用いる場合は、モルヒネに対する依存症はめったに見られない。

相互作用

■ アルコールは、モルヒネの鎮静作用および血圧低下作用を促進する。
■ 睡眠薬も、モルヒネの鎮静作用および血圧低下作用を促進する。
■ 抗うつ薬モノアミンオキシダーゼ阻害薬（MAOI）と併用投与すると、血圧低下または血圧上昇が起こる可能性がある。

Cyclimorphは、制吐薬**シクリジン**との併用モルヒネ製剤である。この製剤は、中等度から重度の疼痛に用いられるが、心不全を悪化させることもあるため、心筋梗塞の場合の使用は避けたほうがよい。

過量投与の影響

■ 呼吸抑制が主なリスクである。
■ 患者は眠気を催すかまたは意識を失うことがあり、瞳孔は点状になる。
■ チアノーゼが現れることもある。
■ 解毒薬は、オピオイド拮抗薬のナロキソンで

ある。静脈内投与を行うこと。

オピオイド依存者の急性離脱症状

不安が関与している。1回注射を受け損なっただけで、オピオイド中毒者は、わずかながら離脱の苦痛を感じる。

- 最初の8−16時間は、徐々に神経質になり、落ち着かず、不安になる。
- 14時間以内に、欠伸、過度の発汗、涙と鼻水が出ることが多い。
- 緊張が高まり、鳥肌が立ち、瞳孔が散大する。
- 36時間以内に全身の筋肉の重度の単収縮が起こり、両脚部と腹部に疼痛を伴う痙攣が起こる。
- あらゆる体液が大量に放出され、急性の嘔吐と下痢が起こる。
- 食欲はほとんどなくなる。
- 不眠症状が現れる。
- 呼吸数が増加する。
- 血圧はやや増加する。
- 体温は平均して約0.5度上昇し3日後低下する。
- 基礎代謝率は、最初の48時間で急激に上昇する。
- 最終の薬物注射後48−72時間以内にピークを記録し、5−10日かけて低下する。

中毒者が薬物から即座に離脱しようとする場合、これは「荒療治」として知られており、可能であるが、無用な辛さを伴う。

- このような状況では、**メタドン**が極めて有用である(**100ページ参照**)。メタドンは経口投与すると、その半減期は長く、48時間である。
- **クロルプロマジンおよびベンゾジアゼピン類**の投与も有用である。

オピオイド拮抗薬

- それ自体の作用はほとんどないが、オピオイド類の作用を阻害する。
- **ナロキソン**は、モルヒネの完全な拮抗薬である。受容体の3つのサブタイプすべてで、オピオイド類の作用と拮抗するが、μ受容体との親和性が最も高い。
- 鎮静効果、呼吸抑制、心血管系副作用は、1−2分以内に阻害される。
- 拮抗作用の有効期間は、用量依存性であるが、モルヒネよりも短いので、1回の投与では不十分であり、点滴投与が必要な場合が多い。
- オピオイド中毒者に投与すると、急性離脱症状が起こる。
- 高血圧、肺水腫、心性不整脈を引き起こすこともある。

ジアセチルモルヒネ(ヘロイン)

ジアセチルモルヒネは、モルヒネの化学修飾によって得られる。

作用機序

- モルヒネと同様で、代謝されてモルヒネになる。
- 脂溶性が高くモルヒネよりも速く脳内に到達するため、薬効の発現はモルヒネよりも少し速い。
- モルヒネの2倍強力であるが、速やかに代謝されてモルヒネになる。
- モルヒネよりも溶解度が高いため、注射液の量は少なくてよいので、衰弱している患者の緩和ケアに重要な薬物である。

臨床効果

多幸感はモルヒネよりも強いが、吐き気、便秘、血圧低下の副作用は比較的弱い。

- 麻薬中毒者が使用することが最も多いオピオイドである。

> 中毒者は、1回300mgのヘロインを1日数回摂取し、中には1回600mgも摂取する中毒者もいる。中毒者でなければ、そのように大量に摂取すると呼吸抑制により死亡すると思われる。長期の中断後、依存習慣に戻る中毒者が、耐性が消失しているにもかかわらず、うっかりと過剰摂取してしまうことがある。

適　応

- 急性疼痛、特に心筋梗塞の場合。
- 急性肺水腫。
- 緩和ケアの慢性疼痛。

投与経路

- 注入投与による。
- 5mgを筋肉内投与する。重症患者には投与量を10mgまで増加する。
- 静脈内投与の場合は、点滴投与で筋肉内投与の投与量の1/4から1/2の量を投与する。
- 経口投与を行うと、初回通過代謝を受けやすく、直ちに肝臓でモルヒネに変換される。

ペチジン

ペチジンは、モルヒネの作用に類似した作用を有する合成麻薬である。脂溶性が高いために薬効の発現までの時間が短く(15分)、作用時間もモルヒネよりも短い(2–4時間)。

作用機序

- μおよびκ受容体と結合する。
- 高用量であっても、鎮痛作用はモルヒネよりも弱い。

薬物動態

- 消化管から吸収されるが、利用率は、非経口的投与よりも経口投与の方が低い。
- 肝臓で代謝されノルペチジン(活性および毒性)になる。
- 尿中に排泄。
- 胎盤を通過し母乳に移行する。
- 半減期は、2.4–4時間。

臨床効果

- 睡眠作用はほとんどなく、鎮静作用よりむしろ不穏を引き起こす。
- モルヒネと同様に多幸感をもたらし、依存性を高める。
- モルヒネよりも薬効持続時間は短く、新生児では特にそうである。これは、新生児ではモルヒネが容易に代謝されないからである。
- モルヒネおよびペチジンの等鎮痛量(同等の鎮痛効果を示す投与量)は、等しく呼吸を抑制する(10mgのモルヒネの鎮痛作用は、100mgのペチジンの鎮痛作用とほぼ等しい)。

- 小腸、胆管、尿管の平滑筋の緊張増加を抑制する。抗痙攣作用があり、疝痛に有用性を示す場合もある。

適　応

- 中等度から重度の疼痛、特に、腎疝痛、胆石疝痛、急性膵炎。
- 産科の鎮痛。
- 周術期鎮痛。
- 重症および慢性の疼痛治療には適さない。

> ペチジンは、薬効持続時間が短く、新生児に対する顕著な副作用が少なく、子宮の収縮を阻害しないために、分娩時に使用される。分娩後期に投与すると、新生児に呼吸抑制を引き起こすこともある。

投与法

- 4時間以上間隔をあけて、50−150mgを経口投与する。
- 25−100mgを皮下または筋肉内注射する。投与間隔は4時間とする。
- 25−50mgを点滴静注する。投与間隔は4時間とする。

禁　忌

- 重症の腎機能障害。
- 呼吸不全。
- 急性アルコール中毒。
- MAOIとの併用療法または投与中止の14日以内。
- 重症の肝疾患。
- 頭蓋内圧亢進。
- 痙攣状態。
- 上室性頻脈。

副作用は、モルヒネと同様であるが、過量投与の場合、痙攣が起こることもある。

薬物相互作用

- ペチジンは、MAOIと重篤な相互作用を引き起こし、そのために重症になった結果が、報告されている。
- 興奮、せん妄、高体温(異常高熱)、痙攣が起こることもある。これは、ペチジンの代謝物であるノルペチジンの蓄積に起因する。

急性毒性

- 呼吸抑制が起こることもある。
- 代謝は、モルヒネとは異なっている。ペチジンはノルペチジンに変換され、このノルペチジンは幻覚誘発作用を有し、痙攣を起こすこともある。
- ペチジンは、瞳孔収縮を引き起こすことはない。
- 拮抗薬はナロキソンである。

トラマドール

2つのメカニズムにより鎮痛作用を発揮する。トラマドールは、オピオイド受容体を刺激するが、セロトニン作動性経路およびアドレナリン作動性経路も刺激する。トラマドールの使用に対する禁忌は、モルヒネと同じである。

- 呼吸抑制および便秘のようなオピオイドの副作用は少なく、中毒に陥る可能性は低い(が、依存をもたらすことに留意すること)。

- 中等度から重度の疼痛の治療に用いる。
- 投与経路は、経口または筋肉内注射または静注点滴である。
- 使用後、精神錯乱および幻覚が起こったという報告がある。
- 使用中止後に不安および興奮という離脱症状が起こったという報告がある。

メタドン

メタドンは、モルヒネよりもかなり長い半減期の合成医薬品である。モルヒネと同等の多幸感をもたらすことはないが、強力な鎮痛作用を発揮する。

- 蓄積および過量投与が起こるので、投与回数は1日に2回までにすべきである。
- ヘロイン依存症の患者のオピオイド離脱を促進するために、連日維持量を経口投与する。このメタドンがオピオイド受容体と結合するため、ヘロインへの希求が低下する。万一ヘロインを摂取しても、静脈内のヘロインによる興奮はあまり起こらない。
- 依存症が起こるが、ヘロインよりも軽症である。
- また、終末期疾患の鎮咳薬としても使用する。
- 鎮静作用はモルヒネよりも弱い。

フェンタニル

μ受容体で作動薬として作用する強力な合成オピオイドで、モルヒネに類似した作用を有しているが、脂溶性が高いために薬効の発現が速く(脂溶性はモルヒネの600倍である)、ヒスタミンの放出を引き起こす可能性は低い。

- 麻酔を強化する術中鎮痛薬として広く使用されている。また、補助呼吸法を行うときの呼吸抑制薬としても使用されている。静脈内注射または点滴によって投与する。
- 経皮粘着パッチが利用できるが、72時間毎に貼り替え、慢性疼痛の治療に用いる。最初のパッチを貼ってから、十分効果を発揮するまでに12時間かかる。
- 慢性癌性疼痛の治療のためにオピオイドを摂取している患者の突発痛の治療のために、トローチ剤として投与する。
- 鎮痛・鎮静作用の必要な量と期間、使用法によってフェンタニルの投与量は異なる。

レミフェンタニルは、薬効持続時間の短いμ作動薬である。周術期鎮痛のために麻酔時に静注点滴によって投与する。

アルフェンタニルも麻酔時に使用するμ作動薬である。薬効発現までの時間がフェンタニルよりも短い。

メプタジノール

- 呼吸抑制の発生率が低いと言われている。
- 薬効発現は15分以内に起こり、薬効持続時間は2−7時間である。
- 吐き気と嘔吐が起こることもある。
- 投与経路は、経口または筋肉内注射または静注点滴である。

オキシコドン

- ほとんどの場合緩和ケアの疼痛緩和に用いられる。
- 直腸内投与の坐薬として用いられるが、経口投与、皮下注射、静脈内投与も行われる。

オピオイド部分作動薬

ブプレノルフィンは、μ受容体で作用する部分作動薬であるが、その他の薬物は3つのオピオイド受容体で作用する作動薬/拮抗薬の混合タイプである。

ブプレノルフィン

薬効持続時間が長く、舌下投与により6−8時間の疼痛緩和が得られる。

- 作動薬と拮抗薬との両方の作用を有している。μ受容体に対する親和性が高い部分作動薬として、他のオピオイド類に依存している患者に投与すると離脱症状を助長することがある。また、以前に投与されたオピオイド類の鎮痛作用と拮抗することもある。
- 中等度から重度の疼痛の治療および周術期の鎮痛に使用し、オピオイド依存症の離脱症状を軽減するためにも使用する。
- 長期にわたる嘔吐を引き起こすことがある。
- 呼吸抑制が起こると、ブプレノルフィンはμ受容体に対する親和性が高く、解離が速やかに進まないので、ナロキソンによる拮抗作用が得にくい。

投　与

- 8時間毎に200−400μgを舌下投与する。
- 6−8時間毎に、300−600μgを筋肉内または静注点滴投与する。
- 5μg/時、10μg/時、20μg/時放出のパッチを7日間貼るか、あるいは35μg/時放出のパッチを72時間貼る。

ペンタゾシンは、オピオイド受容体に作用する作動薬と拮抗薬との両方の作用を有しているので、他のオピオイド類を摂取している患者に投与すると離脱症状を助長することがある。ペンタゾシンは、鎮痛作用を発揮するとき、呼吸抑制を伴うことはあまりないが、幻覚および思考障害などの不快な副作用を伴うので、あまり使用しない。

弱いオピオイド類

コデイン、リン酸コデイン、ジヒドロコデイン

- 軽度から中等度の疼痛の緩和に有効である。鎮痛作用の強さはモルヒネの鎮痛作用の約1/12である。
- 長期使用により便秘になる。
- **リン酸コデイン**は、止瀉薬として用いられる。
- コデインは、鎮痛薬として作用する前に肝臓で代謝される必要がある。コデインの鎮痛効果が認められない人々が人口の約10%いるが、それは、その人々には、肝臓での代謝に必要な酵素が欠如しているからである。

パラセタモール(アセトアミノフェン)と併用投与する(鎮痛薬合剤)

- *co-codamol*——リン酸コデインとパラセタモ

ールの合剤

- *co-dydramol*——ジヒドロコデインとパラセタモールの合剤。

デキストロプロポキシフェン

単独では、この薬物はコデインよりも弱い鎮痛薬であるが、パラセタモール（アセトアミノフェン）との合剤である*co-proxamol*として使用する。

過量投与により、呼吸抑制と急性心不全、またパラセタモールに起因する肝毒性を併発する。

過剰摂取に起因する呼吸抑制の結果、救命治療が行われる前に死に至ることもある。デキストロプロポキシフェンは、消化管から速やかに吸収されるので、摂取の1-2時間以内に死に至ることもある。

2005年に、英国医薬品庁（MHRA）は、毎年、過剰投与による意図的/偶発的な致死例300-400件の科学的根拠が得られたことから、英国では段階的にco-proxamolの使用中止を行うことを発表した。これは、段階的な使用中止なので、定期的にデキストロプロポキシフェンを服用している患者は担当医と代替薬について話し合うことができる。このような患者以外、*Co-proxamol*は処方すべきではない。

3.3 非ステロイド系抗炎症薬とパラセタモール（アセトアミノフェン）

英国の一般医を訪れる患者のほぼ1/4の患者は、リウマチ様の病状を訴える。非ステロイド系抗炎症薬（NSAID）は、様々な程度の鎮痛、解熱、抗炎症作用を有しており、リウマチ性および変形性関節炎に見られるような骨と関節の疼痛に広く使用されている。さらに、頭痛、歯科疾患、筋骨格系疾患などの自己治療用の弱い鎮痛薬として薬局の店頭で販売されている製品も多い。

NSAIDは、プレドニゾロンのようなステロイド類と区別するために非ステロイド類と呼ばれている。ステロイド類も抗炎症作用を有しているが、全く異なる化学構造の物質である。

単回投与で、NSAIDは、パラセタモールと同等の鎮痛作用を表すが、定期的に投与すると、抗炎症作用も発現する。

50種類を超す様々なNSAIDが売られているが、いずれも理想的な薬物というわけではなく、すべて副作用がある。NSAIDの種類によって、それぞれ浸透しやすい体の器官がある。例えば、関節に浸透しやすい薬物などである。

作用機序

NSAIDは、化学的に様々な薬物群に分類できるが、その作用機序はすべて等しく、アラキドン酸と呼ばれる化学物質からプロスタグランジン（PG）を合成するために必要なシクロオキシゲナーゼ（COX）という酵素を阻害することによって、PGの合成を減少させる。

PGの阻害によって、NSAIDの治療作用が発現する。

多数の様々なPGがあり、——そのすべてにそれぞれの記号と番号が与えられている——しかし、そのすべてについて必ずしもすべての作用がわかっているわけではないが、作用のいくつかを下記に挙げる：

- 炎症メディエーター――PGE_2
- 胃酸の分泌阻害－胃の内側を覆う厚い粘膜の産生にも必要である(PGE_2)
- 感染時に視床下部の体の体温調節機構をリセットして、発熱を起こす。
- 血管拡張――特に、腎動脈では重要である――PGI_2(プロスタサイクリン)
- 血小板凝集の阻害――PGI_2
- 妊娠子宮の収縮と正期産の開始に関与している(PGE_2と$PGF_{2}\alpha$)
- トロンボキサンA_2の合成、血小板凝集を刺激する血管収縮物質。

シクロオキシゲナーゼ(COX)(酵素)

COX−1、COX−2、COX−3の3つのサブタイプのシクロオキシゲナーゼ(酵素)がある。

- COX−1は、血小板などのたいていの器官に存在している。
- COX−2は、炎症細胞が活性化されると誘発される。
- たいていのNSAIDは、この2つのイソ酵素を阻害するが、阻害の程度は様々である。
- 抗炎症作用、解熱作用、鎮痛作用は、COX−2と病原性PG産生の阻害に関連している。
- **副作用**の大部分は、COX−1の阻害に起因している。
- また別のイソ酵素であるCOX−3が最近確認された。
- COX−2に対する選択性の高いNSAIDがあり、コキシブまたはCOX−2阻害薬と呼ばれている。これらのコキシブは、抗炎症作用を有し疼痛を緩和し消化管に副作用を及ぼすことはないが、心血管疾患の発症率を低下させる抗血小板薬としての効果は発揮しない。ある患者群で、実際に心血管疾患の発症率を増加させたことを示す調査結果もある。

NSAIDの副作用

英国の薬の副作用のほぼ1/4は、元来のNSAIDに起因するが、それはひとつにはNSAIDが高齢者に処方されることが多いからである。

全てのNSAIDは、その全身作用および局所作用によって、胃の障害――消化管の潰瘍と不耐性――を引き起こすことがある。

- PGは胃の粘液産生に必要なので、PGが阻害されると胃の内側の膜が薄くなり潰瘍を生じやすくなる。塩酸とペプシンの分泌も増加させる。
- また、たいていのNSAIDは、本来酸性なので局所刺激を引き起こす。他のNSAIDよりも重度の胃潰瘍を引き起こすNSAIDもある。
- 大量の吐血を引き起こすこともある。このような薬物使用による出血または穿孔に起因する推定死亡例数は英国では毎年700−2000件である。
- 腎臓への影響もみられ、糸球体ろ過率が低下することがある。これは、PGが媒介する血管拡張の阻害に起因し、その結果、塩分と水分の滞留および高血圧が起こることがある。まれに、腎不全も起こる。これは、ノルアドレナリン(ノルエピネフリン)およびアンジオテンシンIIによって媒介される血管収縮の代償性メカニズムによって、PGの効果が拮抗し阻害されるので、心拍出量の低下している患者には注意が必要である。

- NSAIDは、正常な心拍出量の人の腎灌流にはあまり影響しない。
- NSAIDは、腎疾患を有する患者には投与すべきではない。
- NSAIDは、子宮の運動性を阻害するので、妊娠期間を長引かせることもある。この作用は、早産開始に対して短期間の方策として有用なこともある。

過敏性反応が起こることもある。

> 喘息患者の約20%はアスピリン感受性であり、NSAIDの投与によって、喘息発作を引き起こすこともある。

禁忌と注意事項

- アスピリンまたはその他のNSAIDに対する過敏症。
- 血液凝固障害。
- 重症の心不全。
- 活動性消化性潰瘍または、その既往症。
- 腎臓、肝臓、心臓の障害のある場合は注意が必要である。

副作用のリスクが高く、特に、消化性潰瘍後の吐血により死亡の可能性がある高齢者には、**パラセタモール(アセトアミノフェン)**を投与する方がよい。

NSAIDのうち特に有効性が高いものはなく、NSAIDはどれも投与患者の約60%に有効である。

- 患者によって、NSAIDの効果は様々なので、2週間後に症状の緩和が得られない場合は、別の薬物を試すべきであるが、この種のタイプの薬物の2剤併用は有用ではない。
- 満足な効果が得られる場合はできるだけ最低用量を使用すること。
- いずれの場合も胃潰瘍を起こす可能性があるので食後に服用すべきである。

NSAIDの分類

NSAIDは、化学的性質にしたがって分類されている。

サリチル酸塩

アスピリン――アセチルサリチル酸(ASA)

アスピリンは、ヤナギの木の樹皮由来の最も古い抗炎症薬で、優れた抗炎症作用と解熱作用を有している。

- アスピリンは、現在でも、多くの種類の軽度の疼痛および骨の疼痛に最適な薬物である。
- 内臓由来の疼痛(心筋梗塞、腎疝痛、急性腹痛など)の治療には適していない。
- 炎症性関節疾患には有効であるが、投与した患者のうち、副作用に対して耐性のない患者が半数にも上る。
- 血小板の凝集性を低下させ、その結果、血栓症を起しやすい患者の心筋梗塞と脳血管発作の発生を抑制する(5.7節参照)。
- 単回投与により、健常者の出血時間をおよそ2倍にし、それは4−7日間続く。

薬物動態

- 胃および小腸から速やかに吸収され、その結果サリチル酸の血漿中濃度は、1−2時間でピーク値になる。酸性環境の胃内ではサリチル酸の大部分は非イオン状態なので、吸収が促進される。

- 高濃度の薬物が粘液細胞に滲入すると、粘膜関門に損傷を与えることがある。
- アスピリンはこのようにして吸収され、組織中と血中で、エステラーゼによって、酢酸とサリチル酸に加水分解される。
- 血漿アルブミンに結合する。
- 未変化体のサリチル酸として排泄されることもあるが、たいていは水溶性複合体に変換され、腎臓で速やかに除去される。
- アスピリンの排泄は、尿をアルカリ性にすることによって増加する。尿がアルカリ性になると、腎臓尿細管中のサリチル酸のイオン化が増加し、その結果尿細管からの再吸収が妨げられ、排泄が増加する。

製　剤

多くの剤形が利用できる。即効性の速放性可溶性アスピリン製剤と、胃の合併症を軽減する腸溶性コーティング製剤および徐放性製剤などがある。

リニメント剤は皮膚に擦り込んで使用し、スポーツの外傷に有用である。

副作用

- 耳鳴、吐き気、嘔吐、上腹部疼痛など。
- 高用量ほど副作用も増加する。
- アスピリンを服用している患者の70%に出血が認められるが、これは隠れている場合がある(潜血)。
- 長期使用の結果、特に、高用量を用いた場合腎臓障害が起こることがある。これは、鎮痛薬性腎症として知られており、その結果末期腎不全になることもある。
- アスピリンはライ症候群の発症率増加と関連性があるため、12歳未満の小児に投与してはいけない。ライ症候群は、珍しいタイプの脳症で肝臓障害を伴う。
- 現在、アスピリンの使用と結腸直腸癌のリスクとの間に、逆相関の傾向を指摘する確かな疫学調査による科学的根拠がある。
- アルツハイマー病の、予防または症状の緩和と関連している可能性もある。

> **!** アスピリンは、胃が空の状態で服用してはいけない。空の状態の胃に対する副作用のリスクは高い。

解熱作用

- 正常体温または視床下部の機能不全に起因する心臓発作で上昇した体温を低下させることはない。
- 発熱時、内因性発熱物質が白血球から放出され、高レベルに視床下部をセットし直す。
- これらはPGであり、アスピリンは、このPGを阻害し、血管拡張と発汗も引き起こす。

投　与

経口投与　投与量は、300−600mgである。

速やかに排泄されるので、疼痛管理には4時間毎に反復投与する必要がある。

炎症を抑制するためには、4時間毎に900mgという高用量が必要になる場合もある。

致死量は10−30gで、その結果、血漿中濃度が450μg/mlを超える。

血栓症のリスクを低下させる投与量は、75−150mg/日である。通常、腸溶性コーティング錠として摂取する。

可溶性アスピリン——炭酸カルシウムとクエン酸塩との混合製剤——は、胃への刺激が少ないが、依然として出血を引き起こすことはある。

> 喘息を起しやすい患者には、NSAID投与により発作を誘発する可能性がある。このような患者にはNSAID投与は避けるべきである。
>
> これは、プロスタグランジン合成が阻害されると、ロイコトリエンの産生が増加することに起因すると考えられる。
>
> ロイコトリエンは、喘息の重要なメディエーターで、気管支収縮を引き起こす。

プロピオン酸誘導体

イブプロフェン、フルビプロフェン、フェンブフェン、フェノプロフェン、フルルビプロフェン、ケトプロフェン、デクスケトプロフェン、ナプロキセン、チアプロフェン酸

イブプロフェンは、胃の合併症の発症率が最も低く、アスピリンと同等の有効性を有している。

イブプロフェンは薬局の店頭販売品で、月経困難症にも有用である。

イブプロフェンはライ症候群との関連性がないので、小児用経口懸濁剤として使用できる。

ナプロキセンは、半減期が長いので有用である。徐放性製剤として使用することもある。

インドール酢酸

インドメタシン、スリンダク、ケトロラク、トロメタモール

- 抗炎症薬として極めて有効である。アスピリンよりも有効性は高いが、忍容性は劣っており、消化管の出血および炎症、頭痛、めまいなどの副作用の発生率が高い。
- 薬効持続時間を延長するため坐薬として使用し、夜間に投与することもある。
- 必ず、食物と共に服用すること。
- ケトロラクは、有効な術後鎮痛薬で、筋肉内投与を行う。急性腎不全を引き起こすこともある。

フェナム酸

ジクロフェナク、メフェナム酸

ジクロフェナクは、筋肉および関節に関連する疼痛と、腎疝痛のような急性疼痛の治療のために、救命救急部隊で広く使用されている。さらに、急性痛風および術後痛にも使用されている。

- 消化管合併症の中等度のリスク。
- 投与経路は、経口、坐薬、深部筋肉内注射、静脈内投与である。
- プロスタグランジン類似体のミソプロストールと併用投与されている。これは、胃疾患の既往症のある患者の消化性潰瘍発症率の低下に有用である。

メフェナム酸は、歯痛および月経困難症に極めて有効である。長期使用によって、ヘモグロビン値の低下が起こることがある。

- たいていのNSAIDは、便秘を引き起こすことがあるが、メフェナム酸は下痢を引き起こすことがあり、そのため長期使用は制限されている。

オキシカム系

ピロキシカム、テノキシカム

- 強力な抗炎症薬で、主要な利点は半減期が長いことであり、1日1回の投与で十分である。
- 消化管の副作用は、特に高齢者ではブルフェン(訳者注:商品名であり、成分はイブプロフェン)よりも重症である。

COX–2阻害薬(コキシブ)

セレコキシブ(セレブレックス®)、エトリコキシブ(Arcoxia®)

これらの薬物は、炎症に関与するCOX−2を選択的に阻害するので、副作用が少なく有効性の高い抗炎症薬になるであろうという期待の下に開発された。

- 疼痛と炎症の緩和作用の有効性は、他のNSAIDと同程度であると思われる。
- 短期間(2年)の試験結果によると、消化管潰瘍はやや少なかった。
- 抗血栓作用はみられない。
- 出血時間を延長しない。
- 他のNSAIDに対してアレルギー反応を起す患者は、コキシブにもアレルギー反応を起すことがある。
- 心筋梗塞および脳卒中のリスク増加の可能性。
- コキシブ投与によって心筋梗塞のリスクが増大した後、投与を中止した例が数件あった。

> **!** 英国国立医療技術評価機構は、重篤な消化管の副作用を発現するリスクの高い患者にのみCOX-2阻害薬を推奨しているが、心血管疾患がある場合は推奨していない。現在のところ、コキシブの明らかに適応となる状態は、あったとしても、わずかである。

パラセタモール(米国ではアセトアミノフェン) *1

有用な鎮痛解熱薬であるが、抗炎症作用はない。末梢神経系よりむしろ中枢神経系のシクロオキシゲナーゼを阻害すると考えられているが、その作用機序は未だ完全に解明されていない。アセトアミノフェンは、末梢神経系よりもむしろ中枢神経系のPG阻害薬として作用する。最近、アセトアミノフェンがカンナビノイド(CB1)受容体を活性化することが明らかになり、そのカンナビノイド受容体が拮抗薬で阻害されると、アセトアミノフェンの鎮痛作用は消失する。

- 消化管から速やかに吸収され、血漿中濃度は、30−60分でピーク値に達する。
- 作用が速く発現するためには、胃が空の状態で服用するのが最も良い。
- 半減期は約2時間。
- 血小板の粘着性を低下させない。
- 胃の合併症は引き起こさない。
- ライ症候群との関連性はないので、広く小児科で、鎮痛解熱薬として使用されている。
- 呼吸抑制作用はない。
- 高齢者に最適な鎮痛薬である。

成人用量:500mg−1gの用量を1日4回まで経口投与する。

副作用

- 治療用量で、副作用が発現することは稀である。
- 長期使用によって、腎臓が損傷を受けるリス

*1 本邦では両方使用されるが、アセトアミノフェンの方が一般的。

クが高まることがある。

- 過量投与(10−15g)によって、代謝後活性の高い中間体が形成されるため、急性肝不全が起こることがある(392ページ参照)。これは、パラセタモールの毒性に対する解毒薬であるN−アセチルシステイン(Parvolex®)によって抑制される。

> パラセタモール(アセトアミノフェン)は、多くの店頭販売製剤に含まれているので、十分注意してこのような医薬品の含有成分と、パラセタモールの用量を調べることが必要である。

3.4 麻　酔　薬

本節では、手術のような不快な処置を行うときに、疼痛を取り除き感覚を抑制するために使用する薬物について説明する。これらの薬物の中には、疼痛緩和、特に局所麻酔のために使用する薬物もある。それらは、例えば、出産時に硬膜外注射によって使用される。

局所麻酔薬

局所麻酔薬(LA)は、意識に影響を与えることなく、体の一部の感覚を遮断するため用いられる。コカインは、1884年に手術に最初に使用された局所麻酔薬であるが、乱用の可能性があるため、現在では外用でのみ使用されている。リドカインとブピバカインは、現在英国で最も広く使用されている局所麻酔薬(LA)である。

作用機序

LAは、神経伝導を阻害する。疼痛と体温を伝達する細い無髄神経線維の方が、筋肉に伝達する太い有髄運動線維よりも簡単に遮断されるが、十分な局所麻酔薬を投与すれば、全ての感覚および運動線維が拮抗的に阻害される。

神経線維の電気伝導は、イオン、特に、ナトリウムイオンの動きに依存している。LAは、ナトリウム・チャネルを遮断し、神経の伝導を阻害する。

ナトリウム・チャネルを遮断する薬物は、抗痙攣薬(例えば、フェニトイン)および抗不整脈薬(例えば、リドカイン)としても用いられるものもある。

効力、脂溶性、効果発現時間、毒性は薬物によって異なる(表3.1)。これらの因子によって、それぞれの薬物に最適な投与経路が決まる。

体の標的部位以外の部位への薬物の影響が最小限に留まるように投与することが重要である。

投与経路

- **外用**――局部を麻痺させるために皮膚に直接塗布する。粘膜に塗布することもある。
- **組織の局所浸潤**――例えば、裂傷縫合の前に行う麻酔である。皮下組織および筋肉を含む軟部組織に浸潤させる。LAは、炎症部位または感染部位に注射してはいけない。
- 歯科のように、感覚の欠如している部位をつくるための**局所神経の周囲への浸潤**。
- **硬膜外注射**――分娩時の硬膜外麻酔または手術時、特に小児の疼痛緩和に使用する仙骨麻酔(硬膜外系の最下部)。

- **脊髄**——くも膜下腔に注射する。
- **領域麻酔**——駆血帯を使って静脈内に注入する。これは、通常骨折を整復する必要がある腕に用いる麻酔法で、「Bier's block」と呼ばれている。この局所麻酔薬が循環血中に入り心臓または脳に到達しないように、駆血帯を20分以上適切な位置に装着しておかなければならない。

これらの薬物は、ほとんど血管拡張薬である。局所麻酔薬の吸収速度を遅くし、周囲の組織への薬効時間を延長するために、アドレナリン(エピネフリン)のような血管収縮物質を併用投与することもある。このアドレナリン(エピネフリン)は極めて低濃度で通常歯科で使用されるが、指には決して使用してはならない。というのも、虚血による壊死の結果、指が失われる可能性もある。

コカインは、ノルアドレナリン(ノルエピネフリン)の分解を阻止するので、血管拡張作用がなく、いずれの濃度でも血管を収縮する。このため、耳、鼻、喉の手術に有用で、麻酔薬スプレーとして使用する。

局所麻酔薬の副作用

- たいていの副作用は、薬物の全身性循環血への吸収の結果起こる。
- 局所浸潤後の副作用は、通常投与の10−25分後までに発現するので、投与後30分間患者の副作用発現を観察すべきである。
- 局所麻酔薬の種類、投与部位、血管収縮物質の有無によって、循環血への吸収は様々である。
- 毒性が発現する場合は、薬物がCNSを刺激した結果、口周囲のしびれとヒリヒリ感、不穏、振戦、精神錯乱が起こる。酩酊感と浮遊感が起こり、その後鎮静状態になりひきつけが起こる。これは、徐々に全身性痙攣に進んでいく。さらに用量を増加すると、呼吸抑制を含むCNS抑制が起こり、死に到ることもある。
- 心血管系への影響は、心筋抑制および血管拡張に起因する。これらにより、徐脈、血圧低下、さらに心停止が起こる。

表3.1　局所麻酔薬の特徴

薬物	薬効発現	薬効持続時間	組織浸透性
コカイン	速い	中程度	良好
リドカイン	速い	中程度	良好
ブピバカイン	遅い	長い	中等度
プリロカイン	中程度	中程度	中等度
ロピバカイン	遅い	長い	運動遮断があまり起こらない
テトラカイン	極めて遅い	長い	中等度

- 過敏性反応が起こることもあり、それは、アレルギー性皮膚炎として発現し、稀にアナフィラキシーも起こる。
- **コカイン**は、ノルアドレナリン(ノルエピネフリン)を分解する酵素のMAOを阻害するので、他の局所麻酔薬に比べて、極めて低用量でも多幸感を引き起こす。

> 誤って血管に局所麻酔薬を注入しないように十分に注意しなければならない。万一薬物を静脈内投与すると、痙攣および心血管虚脱が起こる。

リドカイン(塩酸リグノカイン),(キシロカイン®)

- 利用できる剤形は、様々な濃度(0.5−2.0%)の注射用溶液、局所塗布用のゲルまたは軟膏剤、粘膜用の外用スプレーがあり、またステロイドとの併用薬として痔核治療用坐薬に含有されている。
- 即効性で、アドレナリン(エピネフリン)と共に投与すると薬効持続時間は約90分である。
- 心室性不整脈の管理にも使用する(節5.5)。

EMLA®は、リドカインとプリロカインを含有する油性のクリーム剤である。静脈カニューレ挿入または移植のための皮膚を取り除く前、その皮膚を麻酔するために使用する。粘膜に使用してはいけない。なぜなら、急速な全身性吸収が起こるからである。

ブピバカイン(Marcain®) and レボブピバカイン(Chirocaine®)

- 長期の薬効持続時間が必要な場合に使用する。十分な効果が得られるまでに30分かかる。
- 特に、分娩時の継続的な硬膜外ブロックおよび脊椎麻酔に使用する。
- 心毒性および心筋抑制は、リドカインよりも重度である。
- レボブピバカインは、副作用が少ないと思われる異性体である。

プリロカイン

- リドカインと類似しているが、静脈内の局所麻酔に使用することが多い。プリロカインは迅速に代謝される。
- メトヘモグロビン血症(ヘモグロビン中の鉄が酸化されて酸素と結合できなくなる)を誘発することがある。その場合は、アスコルビン酸または塩化メチルチオニニウム(メチレンブルー)による治療が必要である。

テトラカイン(amethocaine)

- 局所麻酔用の点眼薬として使用する。初めて点眼するときに灼熱感を引き起こすことがある。白内障摘出のために眼を麻酔するときに使用する。
- 皮膚に塗布するクリーム剤としても使用する。EMLA®クリーム剤よりも即効性である。効果発現までに30分かかり、麻酔効果は4−6時間持続する。局所の血管拡張を起こすため、カニューレを挿入する場合有用である。
- 粘膜から急速に吸収されるので、炎症または外傷のある表皮に塗布してはいけない。

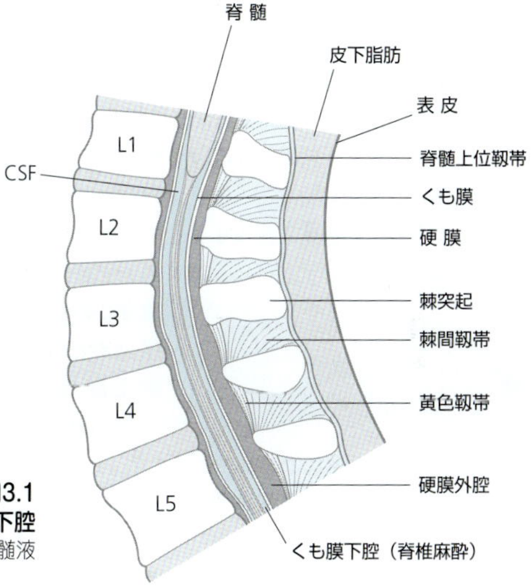

図3.1
脊柱の硬膜外腔とくも膜下腔
CSF＝脳脊髄液

コカイン

- 乱用される可能性が高い。
- 血管収縮性が高い。
- 毒性があるため、注射による投与を行ってはいけない。
- 耳、鼻、喉の処置を行うときに、粘膜にスプレーとして使用する以外は、めったに使用しない。
- 局所に使用するときも、全身からの吸収により不整脈が起こるリスクがあるので、投与は必ず熟達した専門医が行う。

手術時の硬膜外麻酔

硬膜外麻酔は、腸の大手術後または大動脈瘤手術後のようなときに必要になる優れた術後疼痛緩和のために、全身麻酔薬と併用して用いられることの多い局所麻酔の方法である。

硬膜外腔は、脊柱管の内側で硬膜の外側の体腔を指す(図3.1を参照)。

分娩時には麻酔薬の低用量投与を行い、運動神経は遮断しないで、すなわち運動は損なわずに感覚のみを遮断する。緊急の帝王切開が必要な場合は、硬膜外の麻酔薬の用量を高用量にまで引き上げて、運動も遮断する。

脊椎麻酔

局所麻酔薬を、くも膜下腔の脳脊髄液中に注入する(図3.1を参照)。脊椎麻酔は、選択的帝王切開、泌尿器の手術、腰部または下肢の手術に使用するが、腹部の手術には使用しない。硬膜外麻酔よりも低用量の麻酔薬を投与するが、薬効の発現は速い。麻酔は、約2時間持続する。

- 薬効持続時間を延長するためにフェンタニルを加えることが多い。
- 主なリスクは、交感神経遮断に起因する血圧低下である。高用量では遮断作用が高まり、横隔神経と呼吸中枢に影響し、徐脈と呼吸抑制が起こることもある。
- 骨盤内の自律神経の遮断に起因する術後尿閉が起こることもある。

全身麻酔薬

全身麻酔薬は、脳に作用し可逆的な意識喪失を引き起こす。これにより、患者が気付かないうちに、手術などの痛みを伴う処置を行うことができる。

亜酸化窒素が、抜歯のために1844年に初めて使用され、エーテルとクロロホルムのような気体が全身麻酔に使用されたが、意識を失うまでに時間がかかり、回復は遅かった。

心毒性および肝毒性があるため、クロロホルムの使用は限定され、また、これらの薬物は爆発のリスクもあった。

20世紀になり、新しい機器と臨床の専門的知識が増大すると共に筋弛緩薬が開発され、長期的な麻酔を患者にかなり安全に行えるようになった。

腹部および胸部の手術中、骨格筋を麻痺させるために、筋弛緩薬を使用する。その間、患者は自力では呼吸できないので、挿管を受け、人工呼吸器を装着しなければならない。

麻酔の段階

麻酔は通常CNSの抑制が増すに従って、4つの段階に分けられるが、これは揮発性薬物投与の場合のみ当てはまる。これらの段階は、プレメディケイション*1 なしの患者がエーテル麻酔を受けたときに最初に記載された。これらの麻酔薬は、現在ではあまり使用されないが、参考のためにここに挙げる。

第1段階——鎮痛

- 第2段階までは部分的鎮痛のみ。
- 意識と触覚は保たれている。
- 最初、健忘症状はみられないが、後に第1段階の健忘症状がみられ、鎮痛が起こる。

第2段階——せん妄

健忘症状がみられるが興奮状態でもある。支離滅裂に叫び暴力的になることもある。呼吸は不規則になり、嘔吐が起こることもある。この段階はできるだけ短縮すべきである。規則的な呼吸が再び確立されるとこの段階は終了する。

第3段階——手術麻酔

規則的な呼吸が再び確立されると第3段階が始まり、呼吸停止段階まで進む。次に行う処置によって、必要な麻酔の深さが決まるが、この麻酔の深さは、呼吸、瞳孔、自発的な眼の運動、反射、筋肉緊張の特徴的な変化によって測定される。

第4段階——延髄麻酔

この段階まで到達する要因に、過剰摂取がある。延髄の血管運動中枢と呼吸中枢の重度の抑制が起こる。第4段階は呼吸不全から始まり、循環虚脱まで至ることもある。

- 現在の麻酔導入では、これらの段階は迅速

*1 プレメディケイション　麻酔前投薬のこと。

に進み互いに交じり合っているので、各段階が明らかではない。

- 意識消失、鎮痛、筋肉弛緩は、別々の薬物によって引き起こされる。
- 麻酔薬はすべて静脈内投与または吸入投与されるが、それは、薬物の血中濃度と脳内濃度を、最も厳密に管理できるからである。

現在の麻酔の方法

麻酔薬の静脈内投与は、麻酔の導入に劇的な変化をもたらした。薬効発現の速度は極めて速くなり、患者が意識の消失に気付かないうちに10秒で麻酔に導入できるようになった。

現在の麻酔の方法は下記のとおりである：

- 麻酔前投薬は、心臓の手術、小児、患者の要求のような特別な条件の場合のみ行う。
- 即効性の静脈導入薬、例えば、**チオペンタール**、**プロポフォール**に、*afentanyl*のような即効性のオピオイドを加えて導入する。注入直後に筋肉の緊張が消失し、換気が低下した後、すぐに無呼吸に陥ることもある。人工呼吸と酸素投与ができる装置をそばに置いておかなければならない。
- 競合的ニコチン性受容体拮抗薬または**スキサメトニウム**を使用し、筋肉を弛緩し挿管を行う。これらの薬物は、呼吸筋の麻痺も引き起こす。
- 吸入麻酔薬、例えば、**セボフルラン**によって麻酔を維持する。完全静脈麻酔薬、例えば、**プロポフォール**または**ケタミン**を使用することもある。
- 鎮痛には、例えば、**レミフェンタニル**または**モルヒネ**を使用する。
- 「覚醒」。筋弛緩から回復させる。維持麻酔薬を中止すると、薬効が消失するにつれて患者は覚醒する。

麻酔薬の作用機序

全身麻酔薬は、脳の、主に中脳網様体賦活系と皮質に作用するが、その作用機序は未だ完全に解明されているわけではない。興奮性神経伝達物質のグルタミン酸を阻害する薬物もあれば、抑制性神経伝達物質GABAを刺激する薬物もある(節6.3)。

麻酔薬は、脂溶性なので迅速に脳に入る。脂溶性と麻酔薬の効力との間には正の相関関係がある。

神経系は、部位によって感受性が異なり、幸運なことに呼吸中枢の感受性は低い。

Peckら(2004年)によると、理想的な麻酔薬に必要な特徴は下記のとおりである：

- 即効性
- 高脂溶性
- 回復が速く、麻酔時間が長期になっても蓄積しない。
- 麻酔域以下の濃度で鎮痛作用を発現する。
- 心血管系抑制および呼吸抑制が軽度であること。
- 嘔吐を引き起こさない。
- 注入時に疼痛がない。
- 興奮または覚醒現象を起さない。
- 他の薬物と相互作用を起さない。
- 毒性がなく、ヒスタミンを放出せず、過敏性反応を起さない。
- 不注意に、動脈に注入しても安全であること。
- 水溶性製剤で、室温で長期保存できること。

このような全ての条件を満たす理想的な薬物は、今のところ未だない。

麻酔導入薬

これらの導入薬は静脈内投与薬である。通常導入薬を使用して、麻酔を開始するが、特に小児の場合、ガス性導入薬が使われることもある。

チオペンタールのようなバルビツール酸系の薬物を使用する。他に、**プロポフォール**および**エトミデート**なども使用する。

導入薬は、短時間作用型なので、吸入麻酔薬を使用して麻酔を継続する。完全静脈麻酔には、例えば、**プロポフォール**などを使用する。

バルビツール酸系睡眠薬——チオペンタール

1934年に最初に使用され、未だに広く使用されている。**チオペンタール**は、γアミノ酪酸(GABA)が媒介するクロライド・チャネルの開口を促進し、過分極および神経抑制を誘発する。

注入の約20秒後に意識喪失が起こり、5−10分間継続する。薬物が脳から他の器官、特に筋肉または脂肪に再分布されると、この作用は消失する。

- 血漿中の半減期は、2−3分であるが、器官内に再分布するため、残留効果が長引き、その器官から血液中に時間をかけて再び流入し、患者に眠気を起させることがある。
- 平衡状態に到達した後の半減期は約8時間である。
- すなわち、数時間かけてゆっくり代謝されるので蓄積され、投与中止時に眠気または意識喪失が長く持続するため、持続的な静注点滴薬として用いることはできない。
- 主に末梢抵抗の低下に起因する僅かな血圧低下を引き起こすが、導入速度が速すぎるかまたは過用量の場合は著しい血圧低下が起こる。
- 溢出により、真皮および表皮の腐肉の形成が起こる。

非バルビタール酸系薬物

プロポフォール(Diprivan®)

1977年に最初に使用されたが、一般に使用されるようになったのは1986年になってからである。集中治療を受けている人工呼吸器をつけている患者の麻酔の導入と維持と鎮静作用のために、使用されている。単回投与による導入が迅速で(20−30秒)、回復も速い(4分)ことは、注目に値する。

- 作用機序は、ナトリウム・チャネルの開口時間の短縮と、チャンネル閉鎖時間の遅延によるGABA−A受容体の増強であると考えられている。カンナビノイド受容体も、この作用に関与していると思われる。
- 末梢組織に極めて迅速に再分布され、数分で、この効果は消失する。
- 長時間の麻酔を施すために、または集中治療を何時間もまたは何日も受けている患者を鎮静させるために、継続的な低用量の点滴静注として使用する。
- 回復は、他のどの導入薬よりも速く完全である。したがって、短い処置および日帰り手術で使用する。
- 制吐作用があり、ドーパミン(D2)受容体拮抗作用も有している。
- 鎮痛作用はない。
- 注入時に疼痛を引き起こすが、リドカインを併用すると軽減できる。
- 他の導入薬に比べて、特に急速に注入すると、換気低下、無呼吸、血圧低下を引き起こすことが多い。

副作用

- 血圧低下および徐脈。
- 重度の徐脈が起こることがあり、予防のためにムスカリン性拮抗薬の投与が必要な場合もある。
- 呼吸抑制が起こり、その結果無呼吸もよくみられる。
- 投与患者の約10%に、ジストニー運動を伴うCNSの興奮作用が認められる。

死に至る可能性のある徐脈および代謝性アシドーシスとの関連性があるため、17歳未満の小児の鎮静効果のために使用することは避けたほうが良い。

エトミデート

チオペンタールまたは**メトヘキシトン**よりも速く代謝されるイミダゾール誘導体である。注入時の疼痛および不随意運動を引き起こすこともない。

血圧に対する影響が少ないので、心臓病の患者に使用する。それ以外の場合は、グルココルチコイドの産生を阻害し、集中治療を受けている敗血症患者の死亡率の増加との関連性が認められたので、一般にはあまり使用しない。

ケタミン

心血管系および呼吸器系を抑制するのではなく刺激するので、導入薬の中でも独特な薬物である。また、麻酔域下の用量で、強い鎮痛作用を引き起こす。娯楽のための麻薬として使用され、夢遊状態と幻覚を伴う解離性麻酔状態をもたらす。

作用機序

CNSの興奮性N−メチル−D−アスパラギン酸(NMDA)受容体に拮抗作用を及ぼし、GABA受容体に対する作用は有していないと思われる。

オピオイド類と相互作用を起こし、μ受容体を遮断するが、κおよびδ受容体の作動薬として作用する。

作　用

- 心血管系──交感神経系を刺激し、血流中のアドレナリン(エピネフリン)とノルアドレナリン(ノルエピネフリン)の濃度を増加させる。心拍数、心拍出量、血圧は全て増加させるが、不整脈を増悪させることはない。
- 呼吸器──呼吸数は増加することがあり、筋肉の緊張は維持される。意識を失っても気道を維持できることも多いが、顎の筋肉の緊張が高まり、気道の閉鎖が起こることがある。喘息患者には有用な気管支拡張薬でもある。
- CNS──強力な鎮痛作用を有し解離麻酔作用を及ぼす。健忘も誘発する。患者は、夢見心地で、半分目覚めているが、周囲の状況に気付かず疼痛を感じない。
- 回復期間に、覚醒現象といわれる悪夢と幻覚がよくみられる。これらの現象があるため、その使用は限られるが、小児、高齢者、回復の速い患者には、この現象はあまり起こらない。
- **プロポフォール**または**チオペンタール**に比べて、吐き気と嘔吐がよくみられる。
- 静脈内投与のみならず筋肉内投与も行われている。

吸入麻酔

亜酸化窒素、ハロタン、イソフルレン、セボフルラン、デスフルラン、エンフルラン

これらは、ガス状または揮発性液体で、麻酔中の低酸素状態を防ぐために酸素と共に投与する。麻酔の導入と維持に使用することができる。

亜酸化窒素の薬効は、導入後単独で使用できるほど強くないので、併用投与するが、それは亜酸化窒素には鎮痛作用があり、併用することによって他の薬物の用量を低用量にできるからである。

作用機序

吸入麻酔法は150年以上も用いられているが、その作用機序の解明は、未だに部分的にしか進んでいない。

- 一世紀以上前に効力と脂溶性との関係が示され、神経細胞膜中の薬物の溶解性と麻酔との間に関連性があると思われる。
- この薬物作用とイオン・チャネル(恐らくナトリウムまたはカリウム・チャネル)への影響が理論的に関連付けられた。
- 最近の研究結果から、麻酔薬と、グルタミン酸およびGABAのような神経伝達物質との相互作用(その結果、興奮性の伝達が低下するかまたは抑制性の伝達が増大する)との関連が示されている。

Entonox®

成分は、亜酸化窒素:酸素＝50:50の混合物である。入院前の治療、疼痛を伴う処置、分娩中の鎮痛に使用する。

デマンド・バルブを用いて患者が調節することができる。

気胸が存在すると、気胸腔内に拡散し、気胸が増大し呼吸障害を来すため、危険である。

理想的な吸入麻酔薬

理想的な吸入麻酔薬の条件は、熱と光に対して安定で、麻酔の機械の中で不活性で、爆発性または引火性がなく、心地良い香りがあることである。さらに、毒性がなく、CNSにのみ作用し、発作を起さず、鎮痛作用を有していることである。現在の吸入麻酔薬は、これらの性質の多くを有しているが、全てを有している麻酔薬はない。

筋弛緩薬

神経筋遮断薬で、神経筋接合部でアセチルコリンの作用を遮断する。骨格筋の麻痺を引き起こし、患者の腹部の筋肉と横隔膜を弛緩するため、麻酔薬の用量を減らすことができる。

- 声帯を弛緩させるので、気管内チューブを通すことができる。
- 呼吸筋も麻痺するので、補助呼吸が必要である。
- 患者は麻酔にかかり、進行中の手術に気付かないので、十分に注意しなければならない。患者はたとえ目覚めて疼痛を感じることができたとしても動くことも伝えることもできない。
- 競合性非脱分極性筋弛緩薬の作用は、自然に消滅するが、ネオスチグミンのような抗コリンエステラーゼを使用すると、さらに速く消滅する。ネオスチグミンの併用薬として、徐脈を防ぐために臭化グリコピロニウムを使用する。

- 脱分極性筋弛緩薬(スキサメトニウム)の解毒薬はない。

個々の薬物の作用機序は、2.3節で考察している。

術前または周術期に使用する鎮静薬

術前の不安を和らげるために、また術前の記憶を喪失させるために薬物を使用することもある。**ベンゾジアゼピン類**は、通常これらの目的のために使用するが、ベンゾジアゼピン類は、鎮痛薬ではないので、疼痛緩和のためにはオピオイド鎮痛薬が必要であることを忘れてはならない。

ベンゾジアゼピン類、特に**ミダゾラム**は、集中治療の鎮静作用のためにも使用する。

ロラゼパムまたは**ジアゼパム**は、手術に先立つ前投薬として使用される。

オピオイド鎮痛薬

麻酔の導入時に投与することが多く、処置の間中低用量で投与する。薬物については3.2節に記載している。

アンフェンタニル、フェンタニル、レミフェンタニルは1–2分以内に薬効が発現し、薬効持続時間は短い。

第4部

中枢神経系

4.1 中枢神経系——概論

第4部は、複雑であるが本書の重要な部分であり、下記に関する節を含む：

- 脳内化学伝達
- てんかん
- パーキンソン病およびアルツハイマー病
- 抗不安薬および睡眠薬
- 抗うつ薬
- 抗精神病薬——統合失調症および躁病

地球上の他の生物種と人間の違いは、複雑な神経系にある。中枢神経系(CNS)に影響する薬物は、治療上重要であるばかりでなく、医療以外の目的でよく摂取されるので重要である。そのような薬物は、例えば、カフェイン、アルコール、大麻、ニコチン、アヘン類などである。どのように脳が機能するかを解明することは、体の他の器官の機能を解明するよりも難しく、容易に調べることはできない。多くの薬物の薬効が利用されているが、実際にどのようにして薬効が発現されているかは解明されていない。細胞レベルの作用が、どのように脳全体の機能に影響を与えるかを解明することは難しく予測できないことが多い。脳に影響を及ぼす疾病の生化学的原因については、未だ解明されていない場合が多い。心に影響を及ぼす疾病の場合は診断が難しい。その1例である、うつ病は原因となる要因または臨床検査値よりもむしろ症状に基づいて診断される。

最初の節では、CNSに影響するあらゆる薬物作用の理解を深める基礎情報を提供する。

4.2 脳内の化学伝達

脳内に放出される化学物質によって、多数の様々な作用が生じる。

- 神経伝達物質には活動を促進する興奮性神経伝達物質と、抑制する抑制性神経伝達物質がある。
- 作用は即効性または遅効性変化および神経変調を引き起こす。
- 脳の回路は極めて複雑なので、ある神経伝達物質を増加させる作用かあるいは減少させる作用かは予測不可能である。
- 神経伝達物質の濃度が増加すると、その神経伝達物質の合成が減少するかまたはその神経伝達物質の受容体が減少することが多いが、これには時間がかかる。
- 抗うつ薬の薬効が完全に発現するためには何週間もかかるが、これはある種の適応反応を引き起こしている可能性がある。しかし、すぐに副作用が起こることも多い。これは、薬物に対する一次応答と、時間のかかる二次応答があることを示している。治療効果は二次応答であることが多い。
- アヘン類またはアルコールへの依存性も、段階的な過程を辿る。

向精神薬

向精神薬は、気分と行動に影響を与える薬物である。向精神薬には、本書の他の箇所で取り上げている薬物もあり、それらは、下記のような多数の別の方法で分類されている。

- 麻酔薬(3.4節)。
- 睡眠薬とマイナートランキライザー類を含む抗不安薬および鎮静薬。睡眠を引き起こし、不安を軽減する。例えば、**ジアゼパム**など。
- 抗精神病薬は、神経遮断薬またはメジャートランキライザー類と呼ばれたこともある。統合失調症の症状緩和のために用いられる。例えば、**クロルプロマジン**などである。
- うつ病の症状を緩和する抗うつ薬。例えば、**フルオキセチン**などである。
- 疼痛緩和に用いる鎮痛薬。例えば、**モルヒネ**などである(3.2節)。
- 覚醒状態および陶酔感を引き起こす覚醒剤。例えば、**アンフェタミン**などである。
- 知覚障害(幻視が多い)および行動障害を引き起こす幻覚薬(精神異常発現薬)。例えば、**リセルグ酸ジエチルアミド(LSD)**などである。
- 記憶力を改善する認知機能改善薬。例えば、**リバスティグミン**などである。

CNSの神経伝達物質

伝達物質の結合は、シナプス後膜における変化を活性化する。伝達物質の結合により、シナプス後軸索のインパルス産生が促進される場合が興奮である。また、この結合によりインパルス産生が抑制される場合が抑制である。

- グルタミン酸は、主要な興奮性アミノ酸(EAA)伝達物質で、CNSの中の濃度の方が他の組織の中の濃度よりも高いことが認められている。
- γ-アミノ酪酸(GABA)およびグリシンは、主要な抑制性神経伝達物質である。
- 神経伝達物質はすべて、連結された経路を用いてクレブス回路で、グルコースから合成される。

グルタミン酸およびNMDA受容体

EAAは、1970年代に発見されたばかりで、EAAの解明は未だ完全ではない。

EAA受容体の主要なサブタイプは、N-メチル-D-アスパラギン酸(NMDA)受容体、α-アミノ-3-ヒドロキシ-5-メチル-4-イソキサゾールプロピオン酸(AMPA)受容体、カイニン酸受容体、代謝型受容体の4つの受容体である。

NMDA受容体が、最も詳細に解明され、NMDA受容体を刺激するためにはグルタミン酸のみならずグリシンも必要であることがわかっている。

- 刺激はCa^{2+}の流入を促進する。
- 受容体はMg^{2+}によって遮断される。
- 麻酔薬および幻覚発現性物質、例えば、**ケタミン**はNMDA受容体のイオン・チャネルを遮断する。

臨床使用の可能性

- **ケタミン**(3.4節)が鎮痛薬および麻酔薬として、**メマンチン**がアルツハイマー病の治療に使用されているだけである。
- グルタミン酸受容体の遮断によって脳卒中および頭部外傷後の脳の損傷を緩和できると考えられていたが、今までのところ期待はずれで、薬物は幻覚症状を引き起こす傾向がある。
- てんかんの管理。
- 薬物依存症および統合失調症の治療薬として研究されている。

抑制性神経伝達

GABAは、主要な脳内抑制性神経伝達物質である。グリシンは、脳幹および脊髄内で重要な物質である。

- GABAは、脳内ではみつかるが、他の組織ではみつからない。
- 酵素の作用によってグルタミン酸から合成される。
- GABAトランスアミナーゼという酵素を用いた化学分解によって分解される。この酵素がビガバトリン(てんかんに使用する)によって阻害されると、抑制性のGABAが蓄積される。
- 2つのタイプの受容体に作用する――$GABA_A$と$GABA_B$。
- $GABA_A$は、Cl^-の透過性を高めて、細胞を過分極にし、興奮性を低下させる。
- $GABA_B$は、カルシウムチャネルを阻害しカリウムチャネルを開口させ興奮性を低下させる。
- バクロフェンは、$GABA_B$受容体に作用する選択的阻害薬で、筋痙縮を抑制する筋肉弛緩薬である。
- ストリキニーネは痙攣誘発薬で、グリシンの拮抗薬である。
- 破傷風毒素は、グリシン放出を阻害することによって神経系の興奮性亢進を引き起こす。

$GABA_A$受容体

薬物は、GABA結合部位、イオン・チャネル、いくつかの調節部位などの複数の部位に作用すると思われる。

この受容体に作用する薬物は、ベンゾジアゼピン類、バルビツール酸系睡眠薬、アルコール、いくつかの麻酔薬などである。

ベンゾジアゼピン類、例えば、ジアゼパムは、受容体のひとつの部位に結合しGABAが結合しやすくすることによって、GABAの作用を増強する。ベンゾジアゼピン類は強力な抗不安作用および鎮静作用を有している。

アミン伝達物質

ノルアドレナリン(ノルエピネフリン)、ドーパミン、5-ヒドロキシトリプタミン(5-HT,セロトニン)、アセチルコリン(ACh)などである。

ノルアドレナリン(ノルエピネフリン)

- ほとんどの場合、青斑核(LC)と呼ばれる脳橋(脳幹の一部)の領域から放出される。
- この神経は、睡眠中は静止しており、覚醒と共に活性が増加する。
- 脳内のノルアドレナリン(ノルエピネフリン)の放出を促進する薬物、例えば、アンフェタミンは、覚醒および意識レベルを高める。
- 気分と覚醒状態は関連性がある。うつ病の場合、通常、環境への反応性が低下する。
- 以前の理論では、うつ病はアドレナリン作動活性の低下に起因すると考えられていたが、現在では気分の支配にはセロトニンレベルの方が重要であると考えられている。
- 多くの抗うつ薬は、ノルアドレナリン(ノルエピネフリン)の再取り込みを妨げるか(三環系抗うつ薬)あるいは分解を妨げる (モノアミンオキシダーゼ阻害薬(MAOI))。

ドーパミン

- パーキンソン病、統合失調症、薬物依存症、注意欠陥障害(ADD)などの重要な疾患に関与する重要な脳内神経伝達物質である。ノルアドレナリン(ノルエピネフリン)のように、アミノ酸チロシンから合成され、酵素によって代謝される。

- たいていの場合、脳内の線条体、脳幹神経節の一部にみられ、運動の協調に関与している。また、辺縁系および視床下部にもみられる。
- ドーパミン経路は、運動制御(黒質線条体路)、行動(中脳辺縁系)、内分泌制御(視床下部)に関与している。
- 既知の5つの受容体亜群がある——D_1、D_2、D_3、D_4、D_5。
- 異なる領域に異なるサブタイプが存在する。例えば、D_3とD_4は辺縁系に存在し、活動の亢進が統合失調症の場合重要である；線条体に存在するD_1とD_2の活動が低下しその結果パーキンソン病が発症する。
- 受容体亜群に対する薬物の効果を分けることができない場合が多いので、統合失調症の場合、ドーパミン受容体に拮抗するために使用する薬物がパーキンソン病様の副作用をもたらす。
- 行動に対するドーパミン過剰の影響は、型通りの行動パターンである。アポモルヒネのようなドーパミン作動薬と、アンフェタミンのようなドーパミン放出を引き起こす薬物によって誘発される。
- ドーパミン化学受容器引き金帯(CTZ)に作用し、吐き気および嘔吐を引き起こす。

セロトニン(5-HT)

1953年に、強力な幻覚薬であるLSDが、末梢で5-HTの拮抗薬であることが発見され、数年後、5-HTは脳内でも発見された。

- セロトニンの合成、放出、代謝は、ノルアドレナリン(ノルエピネフリン)と類似している。セロトニンは、食物中のアミノ酸のトリプトファンから作られ、放出後、再取り込みによってニューロンに取り込まれる。また、モノアミンオキシダーゼによって代謝される。
- 再取り込みは、例えば三環系抗うつ薬のようなノルアドレナリン(ノルエピネフリン)の再取り込みを阻害する薬物によって阻害されると思われる。
- また、選択的セロトニン再取り込み阻害薬(SSRI)もあるが、それは、例えば、フルオキセチンのように、セロトニンの再取り込みのみを阻害し、ノルアドレナリン(ノルエピネフリン)の再取り込みを阻害しない抗うつ薬である。
- 5-HT受容体は15のサブタイプが確認されているので(Kroezeら2002年)、これは極めて複雑なシステムである。
- 5-HTを含むニューロンは、脳内のノルアドレナリン作動性神経と同じように分布している。

5-HTに関連する機能は下記のとおりである:

- 行動の変化と幻覚——幻覚薬は作動薬であり、多くの抗精神病薬は拮抗薬である。
- 気分。
- 睡眠と覚醒。実験動物の5-HTを枯渇させると、睡眠が妨げられ、脳幹に注入すると睡眠が誘発される。
- 摂食行動——SSRIは食欲を低下させるが、受容体拮抗作用を有する抗精神病薬は食欲を増大させ体重を増加させる。しかし、動物の5-HT受容体を刺激すると食欲増大と体重増加が起こることもある。
- 感覚伝達の抑制、特に疼痛経路を抑制する。重要でない感覚入力を無視する能力は、脳内の5-HT経路に依存していると思われる。幻覚薬は、これを阻害するので、知覚が高まる。また、5-HTは疼痛伝達を阻害すると思われるので、疼痛管理に他の鎮痛薬と併用して、再取り込みを阻害する薬物を使用する。

■ 血圧、体温、性機能の調節に役割を果たしている可能性がある。

臨床用途

■ セロトニン再取り込み阻害薬、例えば、**フルオキセチン**などは、うつ病の治療に用いる。
■ 5-HT_3受容体の拮抗薬は制吐薬である、例えば、**オンダンセトロン**などである。
■ ブスピロンは、5-HT_{1A}受容体の作動薬で、不安の治療に用いる。
■ 片頭痛の治療薬の**スマトリプタン**は、5-HT_{1D}作動薬であり、5-HT_2拮抗薬、例えば、ケタンセリンなどは片頭痛予防薬として用いられる。
■ ドーパミン受容体ばかりでなく5-HTにも作用する抗精神病薬もある。例えば、クロザピンである。

アセチルコリン

ニコチン性およびムスカリン性受容体によって媒介されるCNSの主な興奮作用(2.3節)。

コリン作動性経路の機能は、記憶、学習、覚醒、運動制御と関連している。ムスカリン性拮抗薬、例えば、スコポラミンなどは健忘を引き起こす。

認知症およびパーキンソン病は、コリン作動性伝達の異常に起因している。

CNSのその他の伝達物質

アデノシン、アデノシン三リン酸(ATP)、ヒスタミンなど。

アデノシンは主に阻害物質として作用し、眠気を引き起こす。カフェインは、アデノシン(A2)受容体の拮抗物質でCNS刺激物質である。

将来、アデノシン作動薬は、てんかん、睡眠障害、疼痛の治療に有用であると思われる。アデノシン作動薬は、ニューロンの興奮を阻害し、脳内の虚血性損傷を軽減すると思われる。

抗ヒスタミン薬(H_1受容体拮抗薬)には、血液脳関門を通過し、眠気を引き起こすものもある。例えば、クロルフェニラミンなどである。

4.3 てんかん

てんかんは、それ自体疾患ではないが、誘発されることがほとんどまたは全くなくても発作を繰り返す傾向がある。現在の我々の科学の進歩を総動員しても、てんかんはまだ完全には解明されていない。

■ 発作は、ニューロンの異常な放電に起因する脳の過剰な電気的活動の高まりによって引き起こされる。発作は突然起こり、僅かな意識の喪失から数分間続く本格的な痙攣発作まで様々である。
■ 最初のニューロンの放電部位と、脳内に広がる範囲によって発現する症状が決定される。
■ 異常な電気的活動は、脳波(EEG)によって検出できる。
■ てんかんは、英国の350000人以上の人々にみられるが、はっきりとした原因がないことが多く、元となる起源も複雑である。

発作の原因

■ 頭部の外傷。
■ CNSの感染症、例えば、髄膜炎、脳炎。
■ 脳腫瘍。

- 脳損傷——恐らく分娩時外傷または低酸素による。
- 脳性麻痺。
- 脳卒中。
- 薬物およびアルコール。
- 代謝障害、例えば、低血糖。
- ホルモンの変動。
- てんかん症例の約50%の原因は不明である。遺伝的要素が関与している場合が多いと思われる。

発作のタイプ

- 部分(局所)発作または全般発作がある。
- 部分発作は、脳のある領域で始まり、恐らくそのまま留まるかあるいは脳全体に広がり全般発作になると思われる。
- 全般発作は脳全体に影響し、その結果意識の喪失が起こる。
- 発熱した小児に熱性痙攣が起こることがある。
- 偽発作は、行動性または心理的な起源に基づく発作である。

表4.1　よくみられる発作のタイプ

発作のタイプ	特　徴
部分(局所) 単純	意識障害はない。恐らく運動または感覚障害もない。
複雑	側頭葉、精神運動。意識障害が起こることもある。
二次性全般発作	部分発作から始まり広がる
全般	意識喪失を伴い脳全体に影響する。
強直間代性(大発作)	強直期——筋肉の突発性強直伸展性痙攣、 呼吸停止(チアノーゼが起こる)、 尿失禁および唾液分泌を伴い、床に倒れる。 その後、激烈な痙攣を伴う間代期が続く。
脱力発作	筋力が無くなり床に倒れる。
間代性筋痙攣	四肢の突発性痙攣
欠神発作(小発作)	主に小児にみられる。 数秒間虚ろな表情で凝視するが、運動障害は起こらない。 1日に何回も起こる。

- てんかん重積は、意識が回復せずに発作が長引き繰り返される医学的緊急事態である(表4.1)。

てんかん患者が個々の発作を起す原因は下記のとおりである：

- 薬物の服用を忘れるかまたは服用を間違える
- 睡眠不足
- ストレスまたは興奮
- 倦怠
- アルコール
- 点滅光(光過敏症患者はてんかん患者のわずか3−5%である)
- 薬物

てんかんに対する薬物療法の目標

- 患者に発作を起させない。
- できるだけ副作用のない薬物を投与する。
- 可能であれば、単剤の抗てんかん薬のみ投与する。しかし、単剤投与した患者の約30%に依然として発作が認められる。
- 可能であれば、1日1回服用の薬物を投与し、服薬順守を促すこと。

てんかんに対する薬物療法は特異性が高く、発作のタイプが異なれば有効な薬物も異なる。ひとつのタイプの発作を抑制するために使用する薬物が他のタイプの発作を促すこともある。例えば、全般発作時に使用する**カルバマゼピン**は欠神発作を悪化させることがある。

抗痙攣薬はすべて治療係数が小さいため、投与量は患者の発作が起こらない最低用量にすべきである。通常、低用量投与から初めて必要であれば用量を増加する。

抗てんかん薬(抗痙攣薬)の作用機序

抗痙攣薬の作用機序は必ずしも明らかになっていないが、発作の原因は、興奮性神経伝達物質の増加または抑制性伝達物質の低下である可能性が高い(4.2節参照)。抑制性神経伝達物質GABAを阻害する薬物を実験的に使用した場合、痙攣が起こった。興奮性アミノ酸のグルタミン酸の拮抗薬は、発作活動の広がりを抑制する。

現在使用されている薬物の主な作用機序は3つある。その3つのタイプの作用機序を下記に示す。

GABA作用の増強

- GABA受容体との結合。例えば、ベンゾジアゼピン類およびバルビツール酸系睡眠薬。これにより、クロールイオン・チャネルの開口が促進され、膜が過分極化しニューロンの興奮性が抑制される。緊急時に**ジアゼパム**を、静脈内投与により使用することがある。
- GABA放出を促進またはGABA排泄を抑制(**ガバペンチン**)。
- GABAトランスアミナーゼという酵素によるGABA分解の阻害(**ビガバトリン**)。

ナトリウム・チャネルの遮断

- 活動電位が発生するためには、ナトリウムの流入が必要である。
- 薬物は、発火を頻繁に起す細胞のナトリウム・チャネルを遮断するが、正常な細胞には影響しない。
- 多数の従来の薬物および新しい薬物の中に、

ナトリウムの流入を阻害する薬物もある。例えば、カルバマゼピン、ナトリウムバルプロエート、フェニトイン、ラモトリジンなどである。

カルシウム・チャネルの遮断

- カルシウムも、ニューロンの興奮性を高めるので、カルシウムチャネル遮断によってニューロン発射が低減すると思われる。
- この方法で作用する唯一の薬物が欠神発作に用いられる**エトスクシミド**である。

現在、英国でてんかん治療薬として承認されている薬物は、20を超える(表4.2)。これらの薬物は、第一世代薬(例えば、**フェニトイン**、**カルバマゼピン**、**フェノバルビタール**、**バルプロエート**)と、第二世代薬(**ラモトリジン**、**ビガバトリン**、**フェルバメート**、**トピラマート**)に分類される。

薬物相互作用

抗てんかん薬は、他の薬物を代謝する肝臓の酵素に影響を及ぼすことが多く、酵素活動を亢進させる場合はその薬物の代謝が促進され、酵素活動を阻害する場合はその薬物の作用が増強される。抗てんかん薬は他の抗てんかん薬とも相互作用を示すことがある。そのような相互作用は予想不可能であることが多く、患者によって様々である。これらの相互作用の詳細は、英国処方集(BNF)に記載されている。

薬物の投与中止に関する注意

抗てんかん薬は突然投与中止をしてはいけない。そうでなければ、反跳性発作が起こることがある。投与量を徐々に減少する必要がある。

表4.2　てんかん治療薬としてよく用いられる薬物

発作のタイプ	第一選択薬
強直間代性発作	カルバマゼピン ラモトリジン ナトリウムバルプロエート トピラマート
欠神発作	エトスクシミド ナトリウムバルプロエート ラモトリジン
間代性筋痙攣	ナトリウムバルプロエート
脱力発作	ラモトリジン ナトリウムバルプロエート

新しく別の薬物の投与開始を予定している場合は、まず新しい投与方法を確立してから、今まで投与していた薬物の投与を中止すべきである。

薬物投与中止が成功し発作が起こらないままの患者もいるが、数種類の薬物を摂取している患者の場合は、一度に1剤ずつ投与中止すべきである。

車を運転するためには1年間発作が起こらなかったことが条件なので、患者が車の運転を望んだ場合、投与中止の決定を行うことは難しい。具体的な指針は運転者・車両免許局(DVLA)から入手できる。

妊　娠

抗痙攣薬の多剤併用によって先天性奇形のリスクが増大する。

- 単剤投与の場合、リスクは少ない。
- 薬物療法によるリスクの可能性よりも、痙攣のリスクの方が大きいかどうかは医師が決定する。
- 妊婦には何らかのリスクが増加することと、追加の出産前スクリーニングを受けることを知らせるべきである。

てんかんの診断と管理に関する指針が2004年に英国国立臨床研究所(NICE)から発表されている。この指針はNICEのウエブサイト(www.nice.org.uk)から入手可能である。

各薬物

カルバマゼピン(テグレトール®)

三環系抗うつ薬由来の薬物で、痙攣を軽減するための日常的なスクリーニングで発見された。

- 作用はフェニトインに類似している。ナトリウム・チャネルを遮断し、ニューロンの興奮性を低下させる。特に、複雑部分発作、例えば、精神運動性のてんかんに有効である。
- 部分発作および全般発作に使用する(欠神発作以外)。
- 三叉神経痛とその他の神経障害性疼痛にも使用する。
- リチウム投与で効果のない双極性障害の気分動揺を抑制するために使用することもある。

副作用

- 患者の約50%に眠気、めまい、運動失調が起こる。
- 体液うっ滞が生じることがあり、さらに様々な消化管および心血管系への影響が現れることもある。
- 重症の過敏症が起こることもある——骨髄抑制。
- その他の多くの薬物の代謝を促進する。

エトスクシミド(Emeside®,ザロンチン®)

- 欠神発作に使用するが、その他の大部分のタイプのてんかんにはほとんどまたは全く効果がなく、感受性の高い人の場合強直間代性発作が誘発されることもある。
- カルシウム・チャネルを遮断し、欠神発作のニューロン発射を阻害する。

- シロップ剤として用いる。
- 副作用は、吐き気、嘔吐、食欲不振、眠気などである。

ガバペンチン（Neurontin®）

- 構造的にGABAに関連しているが、GABA受容体に作用することで薬効を発揮するわけではない。カルシウム・チャネルを阻害すると思われる。
- 追加療法として使用する。本剤自体の効果はあまりない。
- 神経障害性の疼痛にも使用する。
- 重篤な副作用がないことが大きな利点である。
- 血漿タンパク質に結合せず、肝臓の酵素も誘導しない。
- 他の抗てんかん薬との相互作用は起さず、経口避妊薬の有効性を低下させない。
- 動物実験で催奇形性は認められない。
- 眠気、めまい、疲労、振戦を引き起こすことがある。

1日に3回投与する必要があり、これがこの薬物の短所である。

ラモトリジン（Lamictal®）

ナトリウム・チャネルを阻害することによって、グルタミン酸および興奮性アミノ酸の放出を阻害する。

- 有効な発作のスペクトラムが広く、部分発作および強直間代性発作に有効である。
- 英国で単独療法として認可されている。
- 動物実験で催奇形性は認められず、経口避妊薬と相互作用を起さない。

副作用

- 視力障害、吐き気、めまい、運動失調が起こることがある。
- 重症の皮膚反応および過敏性症候群に関連している。通常、最初の8週間に起こる。発疹を発現した患者は医師の診断を受けるように警告すべきである。
- 骨髄不全の報告もある。
- バルプロエート、フェニトイン、カルバマゼピンなどの他の抗痙攣薬と相互作用を起す。

レベチラセタム（Keppra®）

部分発作の補助的療法として用いる。作用機序は確かではないが、GABAの作用を増強し、NMDA受容体がグルタミン酸に反応して発火を起すことを阻害する。

副作用は、吐き気、下痢、眠気、疲労、めまいなどである。

フェノバルビタール（phenobarbitone）

フェノバルビタールは、他のバルビツール酸系薬物よりも強い抗痙攣作用を有し、眠気はあまり引き起こさないバルビツレート系薬物である。1912年に初めて抗痙攣薬として使用されたが、現在でもその作用機序は完全に解明されているわけではない。

- GABA受容体チャネルのある部位に結合することによってGABAの作用を増強する。この部位は、GABA自体が結合する部位とも、またベンゾジアゼピンが結合する部位とも異なっている。
- 発作を抑制するために必要なレベルで眠気を引き起こす。これは大きな短所であり、そのため抑制することが難しい発作の場合を除いて、めったに使用されることはない。

- 欠神発作以外のあらゆる型のてんかんに使用できる。てんかん重積の場合に注入投与により使用可能である。
- プリミドン(Mysoline®)は、体内でフェノバルビタールに変換される薬物である。

フェニトイン(Epanutin®)

1935年に初めて使用され、細胞膜を安定させ、過剰な伝達を抑制しニューロンの興奮を低下させる。最も広く使用されている薬物であるが、副作用と予測できない代謝のために、現在ではもっと新しい薬物の使用が推奨されている。

- ナトリウム・チャネルを遮断し、局所麻酔作用と抗不整脈作用も有している。
- 細胞へのカルシウムの流入を阻害し、ナトリウムポンプに作用する。
- 部分痙攣および全身性痙攣に適しているが、欠神発作には適さない。
- 抗血液凝固薬のような他の薬物の代謝率を増加させる。
- 代謝は予測不能で、同じ用量を投与した患者間で、それぞれの血漿中濃度に大きなばらつきがみられる。投与量の適切な調節をするために血漿中濃度をモニターする。
- 他の薬物の投与により影響を受ける可能性があるが、その予測は不可能である。80-90%は血漿アルブミンと結合するが、このタンパク結合部位で他の薬物と競合が起こる。これにより、遊離型の薬物が増加すると思われる。

副作用

血漿中濃度に起因する。

軽度――めまい、運動失調、頭痛、眼振。鎮静作用はない。

過剰用量――著しい精神錯乱および知的機能の低下が起こる。

- 歯肉肥厚、痤瘡、多毛が徐々に起こる。恐らくアンドロゲン分泌増加に起因していると思われる。
- 葉酸欠乏による巨赤芽球性貧血が起こることがある。
- 過敏性反応、特に、皮膚の発疹がよくみられる。
- 胎児の奇形の増加、特に、口蓋裂に関連する奇形が増加することがある。

チアガビン(Gabitril®)

脳内の神経細胞のGABAの取り込みを阻害し、作用時間を延長する新規薬物である。部分発作に使用する。

トピラマート(Topamax®)

また別の新規薬物であるが、その作用機序はまだ十分に分かっていない。部分発作および全般発作の単独療法薬として認可されている(欠神発作は除外)。

副作用は、通常、投与開始1ヵ月以内の急性緑内障の発症と関連している。

ナトリウムバルプロエート(Epilim®)

他のどの抗てんかん薬とも化学的に類似していない。1963年に、マウスを対象にした実験で、偶然抗痙攣作用があることが発見された。あらゆる種類のてんかんに有効で、あらゆる型のてんかんの使用に対して認可されている。多数の作用を有しているが、各々の作用が抗痙攣作用に寄与しているかどうかはわかっていない。

- ナトリウムチャネル遮断により、ニューロン膜を安定させる。これが、最も重要な作用であると思われる。

- 脳内のGABAの量も増加させる。GABAを分解する2つの酵素系の弱い阻害剤であるが、合成と放出も促進させる。
- グルタミン酸の興奮作用を低下させる。
- カルシウムチャネルを阻害する。

経口投与によって十分吸収され、半減期は15時間である。この治療法の十分な効果が得られるのには数週間かかると思われる。

双極性うつ病の気分安定薬としても、神経障害性の疼痛緩和にも、片頭痛の予防にも使用される。

副作用

- 多数の抗てんかん薬に比べて、副作用が少ない。副作用は、吐き気、嘔吐、腹部疼痛、腸管障害などである。この錠剤は、食物と共に服用すべきである。
- 服用した患者の約10%の患者の毛髪が薄くなった。
- 食欲を増進させるために、体重増加を引き起こすこともある。
- 振戦、精神錯乱、運動失調。
- 最も重篤な副作用は、通常は最初の6ヵ月でみられる肝毒性(まれ)で、小児で多い。死に到った症例も数件あったので、投与前と最初の6ヵ月間に肝機能検査を行うべきである。
- 催奇形性――神経管欠損症を引き起こすことがある――妊娠中には投与してはいけない。
- 肝臓の代謝酵素を阻害するので、他の抗てんかん薬と相互作用を引き起こすことがある。

ビガバトリン(Sabril®)

- 酵素GABAトランスアミナーゼを不可逆的に阻害することによって、脳内のGABAの分解を阻害する。これは、作用時間が長いことを意味するので、1日に1回の投与でよい。
- てんかんに対して他の治療薬による効果が得られない場合に、専門医によって、投与を開始する。

副作用

- 眠気、疲労、胃のむかつき、運動失調、振戦。
- 精神病およびうつ病が起こる。
- 視野欠損を伴う。

ゾニサミド(Zonegran®)は、難治性部分発作の補助的療法として使用する新薬である。

ベンゾジアゼピン類

これらの薬物は、GABAチャネルに結合することによってGABA作動薬として作用する。ジアゼパムは、極めて即効性なので、てんかん重積の治療に最適な薬物であるが、著しい眠気を引き起こすので、通常抗痙攣薬として使用される。ロラゼパムも使用される。

クロナゼパムとクロバザムも使用されることがあるが、眠気を引き起こす。これらの薬物の有効性は数週間の持続投与後、衰退することもある。

てんかん重積

てんかん重積は、30分以上発作が持続するか、または発作と発作の間で完全に回復しないまま2回以上連続発作が起こる場合と定義されている。これは、迅速な治療と早急に入院する必要がある医学的緊急事態である。

- ベンゾジアゼピン類の静脈内投与が最適な治療法である。特に、ロラゼパムは、ジアゼパムよりも作用時間が長いので、最良の治療薬である。Diazemulsは、ジアゼパムの静脈投与に起因する静脈血栓塞栓症のリスクを低下させる乳剤である。てんかん重積の治療には坐薬からの吸収では遅すぎる。
- 口腔内投与または静脈内投与によるミダゾラム(無認可使用)の単回投与が行われることもある。
- 30分間で発作に効果が現れないときは、フェニトインを点滴静注によって投与することもある。
- パラアルデヒドも未だに重要な薬物である。これは鎮静薬としてはめったに使用しないが、呼吸抑制を避けるために、通常経直腸投与する。
- これらの薬物投与の効果がみられないときは、チオペンタールにより麻酔するか、または成人にはプロポフォールを使用し、患者を集中治療室に移す。
- アルコール中毒が疑われる場合、欠乏症が認められるときはチアミンを投与し、ピリドキシンも投与する。

4.4 抗精神病薬

これらは、統合失調症の治療に用いられる薬物である。我々がすでにみてきたように、脳とその機能は複雑なので、CNSに作用する薬物の作用機序を理解することは、その他のいずれの系に作用する薬物の作用機序よりも複雑である。脳の機能障害は、通常神経伝達過程の障害に起因するが、これは、統合失調症にも当てはまる。

統合失調症の患者の脳の性化学的変化は未だ解明されていない。

- アンフェタミンは、脳内のドーパミンを放出し、急性の統合失調症と識別不能な行動が現れる。
- 統合失調症の治療に使用する薬物は全てドーパミン拮抗薬である。
- これらの事実から、統合失調症のドーパミン理論が導き出された。
- 現在、グルタミン酸は、調査検討中のもうひとつの神経伝達物質である。
- ケタミンのようなNMDA(グルタミン酸)受容体の拮抗薬は、精神病的症状をもたらす。

統合失調症

統合失調症は、妄想、幻覚、病識の欠如を特徴とする精神病である。人生を通じて約1%の人々が発症し、男性と女性とに等しく発症する。通常、青年期または成人早期に発病し、ストレスによって引き起こされると思われる最初の精神病エピソード後完全に回復する人は全体の20%未満である。その原因には遺伝的要素があり、多数の遺伝子が僅かながら関わっている。

統合失調症は、寛解再発の経過を辿るか、または晩期発症型の場合は特に慢性進行性の経過を辿る。

薬物療法および家族療法または認知療法が再発を防ぐ主な方法であり、抗精神病薬を長い間または生涯にわたって服用する必要がある。

たいていの慢性疾患は、薬物によって治すというよりむしろ管理するが、統合失調症も精神科の慢性疾患にあたる。精神疾患の薬物は、脳内の化学的な異常を補うことができるが、治すことはできない。

統合失調症の症状

症状は、陽性症状と陰性症状に分類される:

1. 陽性症状:

- 妄想、本来偏執症であることが多い。
- 幻覚、通常、頭の外側から、人の行動を指示する声として聞こえる幻聴。
- 思考障害――理屈に合わない結論を伴う狂気じみた一連の考えの流れ、考えが他人によって挿入されたりまたは奪取されたりするという感情を伴うことも多い。

2. 陰性症状は、慢性の統合失調症に起こる:

- 社会との接触からの引きこもり
- 感情の平板化

急性統合失調症の患者は、たいていの場合、病気であるという自覚がなく投薬を拒むと思われるので、入院する必要がある。患者は、自分自身に対しても他人に対しても危険な存在になる可能性がある。

行動の変化は、脳内の化学的変化の表れであり、人がうまく適合していく能力に影響を与えるような化学的変化が脳内で起こると、精神疾患が発症する。

- 薬物療法の目標は、健康を生み出すように脳内の化学反応を修正することである。
- 薬物が脳に到達すると、薬物はそこで起こっている化学反応を修正する。

統合失調症の治療薬は全て、神経伝達物質であるドーパミンの拮抗薬である。

統合失調症の治療薬

統合失調症の治療薬は、抗精神病薬といわれ、神経遮断薬またはメジャートランキライザーと呼ばれることもある。また、急性不安の緩和および急性行動障害の調整のために短期間使用されることもある。

- 1950年代以前には、統合失調症を治療するための薬物療法は行われていなかった。たいていの患者は長期間入院したままであった。1956年のクロルプロマジンの使用が最初の薬物療法であり、それが精神科に大変革をもたらした。
- たいていの場合、急性の統合失調症の方が、慢性の統合失調症よりも薬物の効果が認められる。感情が鈍麻した引きこもりの患者の陰性症状には、薬物療法の効果はあまり認められない。
- 長期的な治療が必要な場合が多く、薬物の投与中止は十分に注意して行わなければならない。薬物投与中はよくなったように見える患者であっても、投与を中止すると再発し悲惨な症状が現れることがある。また、このような状況は、投薬中止後数週間経て現れることもある。
- 従来の薬物は運動に影響する副作用(錐体外路性またはパーキンソン病様の症状)の発生率が高いので、その使用を制限する主な要因は忍容性である。
- 有効性に優れ、副作用の少ない新規薬物の探索が常に行われている。このような新規薬物は、非定型抗精神病薬と呼ばれる。

- NICEは、統合失調症の治療指針を発表しているが、それはNICEのウェブサイトで入手できる。

作用機序

統合失調症の治療薬は、すべて脳内のドーパミンの作用を遮断することによって薬効を発揮する。これらはドーパミン拮抗薬であるが、ドーパミン受容体を直ちに遮断する場合でも、その有効性がピーク値に達するまでに2–3週間かかる。

- 従来の抗精神病薬は主としてD_2受容体を遮断する作用をもち、受容体に対する親和性は、有効性とよく相関している。
- そのため、パーキンソン病様の症候群を引き起こし、プロラクチンの分泌を亢進させ、薬物および熱誘発性の嘔吐を軽減する。制吐薬として用いられる場合もある。
- 抗ヒスタミン作用および鎮静作用も有しており、セロトニン作動性受容体、α–アドレナリン受容体、ムスカリン性受容体などの受容体も遮断する。そのため、これらに起因する副作用を引き起こすこともある。
- 長い間、ドーパミン受容体にはD_1とD_2の2つのタイプしかないと考えられていた。ドーパミンはどちらの受容体とも結合する。従来の抗精神病薬が遮断する受容体はD_2受容体である。抗精神病効果を得るためには、これらの受容体の約80%を遮断する必要がある。
- 今では、もっと多くのタイプの受容体があることが分かっている。クロザピン(非定型)のような新規薬物は、D_1受容体とD_2受容体に対する親和性はあまり差がないが、D_4受容体に対する親和性が高い。

抗精神病薬の分類

20種類以上の薬物が入手できる(コラム4.1)。これらの間の差は小さいと思われる。

従来の第一世代の定型の薬物と、非定型の新規薬物との区別は重要である。新規薬物は錐体外路系副作用の発現が少ないので、非定型と呼ばれる。

コラム4.1　統合失調症に用いる薬物

第一世代	第二世代(非定型)
クロルプロマジン	クロザピン
フルフェナジン	リスペリドン
ハロペリドール(セレネース®)	セルチンドール
フルペンチキソール	クエチアピン
スルピリド(Dolmatil®)	アリピプラゾール
トリフロペラジン(Stelazine®)	ゾテピン

抗精神病薬の行動への効果

- 抗精神病薬は、情動反応を抑制し、外部からの刺激に対する反応を緩やかにするので、思考障害および妄想的信念を有する患者には有用な薬物である。
- 鎮静作用があるため、不穏および精神錯乱の抑制に有用である。患者は容易に覚醒し、知的機能の喪失なしに正常に質問に答えることができる。
- 攻撃的傾向は強く抑制され、薬物による無気力状態となり自発性が低下する。

その他の臨床的に有用な作用としては制吐作用があるため、アレルギー反応時に抗ヒスタミン薬として用いることもある。

抗精神病薬の副作用

錐体外路系症状

これらの症状は、ひとつには薬物の種類によるものであり、またもうひとつには用量によるものである。非定型の薬物で引き起こされることは極めて少なく、クロザピンによって引き起こされることはない。従来の薬物、特に、フルフェナジン、ハロペリドール、トリフロペラジンによって引き起こされることが多い。

錐体外路は、脳の基底核を含む運動神経経路の複雑なシステムであり、基底核のドーパミンが欠乏するパーキンソン病で影響を受ける神経経路である。

不都合なことに、D_2受容体を遮断すると、基底核のドーパミン受容体も遮断されるので、下記のような悲惨な運動障害が起こる。

- パーキンソン病に似た症状
- 急性ジストニア
- アカシジア(静座不能)
- 遅発性ジスキネジー

これらの運動障害は全て脳内のドーパミン作動性の黒質線条体路の遮断に伴って起こる。

パーキンソン症状

これは、振戦、小股歩行、無表情な顔つき、動作緩慢などの症状で、長期投与を受けている患者の50%以上にみられる。

症状は、通常徐々に起こり、プロシクリジンのようなムスカリン拮抗薬の投与によって緩和されるが、ムスカリン拮抗薬もそれ自体の副作用があるため、その副作用が発現するまでに投与を止めるべきである。

急性ジストニア

この症状は、異常な体と顔面の動きで、はじめの数回の投薬後に起こり、時間の経過と共に弱まる傾向があり、若い患者に見られることが多い。筋攣縮や突き出した舌などの症状で、眼球が制御できずに廻るという**注視発作**が起こることもある。これらの症状は可逆的で、投薬中止によって治まる。

アカシジア(静座不能)

これは、不穏のためじっと座っていることができない感情のことである。高用量を初回投与すると起こることが最も多い。

遅発性ジスキネジー(TD)

その他の副作用と違って、通常、何ヵ月間または何年間も投与して初めて発現する。これは、口と舌および躯幹の異常な動きで、投薬中止によって悪化することがある。これは、薬物によって感度が増大するかまたはドーパミン受容体の過剰産生が引き起こされることに起因していると思われる。

- 長期投与により患者の約20−40%に発現する。
- 舌と顔面のチックのようなピクピクした動きから始まる。
- 最終的に、体全体にチック様の動きかまたは身もだえするような動きが現れる。患者は30秒間に20回も舌を出し入れすることがある。
- これらの薬物を投与した患者がすべてTD症状を発現するわけではない。高齢者と女性が最もリスクが高い。
- すべての抗精神病薬はTDを引き起こす可能性があるが、クロザピンはTDを引き起こさないという科学的根拠がある。
- 突然の投薬中止または患者がL−ドーパの投薬を受けている場合は、悪化する。
- TDの治療に十分な成果をあげる薬物はない。できれば投薬を中止するのが一番よい。そうすれば、特に若年者の場合は症状が軽減する。また、統合失調症を抑制できる最低用量まで投薬量を減らすことも、良い考えである。

その他の副作用

これは、使用薬物またはその用量によって様々である。

- プロラクチン濃度の増加の結果、乳房での母乳の産生、女性化乳房、無月経、インポテンスが起こる。非定型薬物ではあまり起こらない。
- ムスカリン拮抗作用による副作用には、口の渇き、便秘、視力障害などがある。
- α−アドレナリン受容体阻害に起因する起立性低血圧。**クロルプロマジン、クロザピン、チオリダジン**の投与時によく起こる。
- 過敏性反応には、骨髄抑制、黄疸(**クロルプロマジン**のリスクが最も高い)、皮膚発疹、光過敏症などがある。
- 無顆粒球症は、**クロザピン**投与によって起こる特殊な副作用である(リスクは1−2%)。
- 低体温は、特に高齢者に認められる。70歳を超える高齢者に抗精神病薬を投与する場合は視床下部機能の低下がみられるため、十分な注意が必要である。
- 眠気と認知機能障害が起こるが、**リスペリドン**は不眠と激越を引き起こす。
- 非定型薬物により体重増加が起こる。インスリン抵抗性と耐糖能障害のリスクがある。
- 心電図(ECG)のQT間隔延長を引き起こす薬物もあるが、これは心室性不整脈発症の原因となる(節5.5)。**ピモジド**は、英国の医薬品安全性委員会(CSM)の警告を受けている。

神経遮断薬性悪性症候群

これは、抗精神病薬を投薬された患者の0.5−1%に起こる稀な遺伝性疾患である。これは、異常なD_2受容体に起因しており、その結果、視床下部でドーパミンの遮断が起こる。

症状は、高熱、筋肉硬直、高血圧、皮膚の蒼白、尿失禁、発汗、意識の変動などである。

投薬の最初の時期に起こる場合は、直ちに投薬を中止しなければならない。致死的な場合もあり筋弛緩薬の**ダントロレン**の投与により救命されることもある。ドーパミン作動薬を投与することもある。症状はおよそ5−7日で鎮静することもあるが、デポ製剤を使用していた場合は長引くこともある。

個々の薬物

フェノチアジン類

統合失調症の治療薬として使用された薬物の中で最初に有効性を示した薬物は**クロルプロマジン**(*Largactil*®)であった。これは、統合失調症の治療薬としてデザインされた薬物ではなく、親化合物は染料工業で合成された化合物であった。今日使用されているフェノチアジン類はすべてこの親化合物の化学的な修飾化合物である。1944年に、抗マラリア薬としての試験が行われ、マラリアには効果がないが鎮静作用と抗ヒスタミン作用があることがわかった。

当初、手術前の不安を軽減するためと精神科での鎮静のために使用されたが、そこで、精神病的な思考と行動を抑制する効果があることがわかった。

1−2週間後、統合失調症の症状が改善され始めた。患者は自身の声と会話することを止め、外部の力の指図をうけなくなる。患者の話はまとまったものになり、患者は感情的な反応を示すようになる。

クロルプロマジンは、優れた鎮静効果を有し、錐体外路系およびムスカリン拮抗作用による副作用は中等度である。今でも広く使用されており、特に暴力的な患者には有用である。

これは、精神錯乱のない高齢者の激越状態も抑制する(BNF 2008)。この薬物群には他に**プロマジン**(*Sparine*®)もあるが、これはたいてい制吐薬として使用される。

プロクロルペラジン(*Stemetil*®)と**トリフロペラジン**(*Stelazine*®)は軽度の鎮静作用とムスカリン拮抗作用を有しているが、重度の錐体外路系副作用を引き起こす。**プロクロルペラジン**は、たいてい制吐薬として使用する。

チオキサンチン類

これらは、フェノチアジン類に類似し抗精神病作用と制吐作用を有している。

フルペンチキソール(**Depixol**®)は、デポ製剤として使用され、2−3週間毎に投与される。クロルプロマジンより鎮静効果は低い。

ブチロフェノン系化合物

これらの鎮静効果はフェノチアジン類よりも低い。

ハロペリドール(**セレネース**®)は、特に躁病または錯乱している患者に使用されるが、錐体外路系副作用の発現率が高い。

その他の薬物群に、ジフェニルブチルピペリジン類(ピモジド)と置換ベンズアミド類(スルピリド)がある。

抗精神病薬の用法用量に関する情報はコラム4.2を参照せよ。

非定型抗精神病薬

アミスルプリド、アリピプラゾール、クロザピン、オランザピン、クエチアピン、リスペリドン、セルチンドール、ゾテピン

これらは、錐体外路系副作用の発現が少なく、プロラクチン分泌に対する作用も最も少ない。しかし、これらの薬物には独自の副作用があり、重症になる場合もあるが、難治性統合失調症および陰性症状の治療に有効である。

副作用

- 体重増加、めまい、起立性低血圧、軽度の錐体外路系副作用などである。
- 特に、**クロザピン**および**オランザピン**では、高血糖症および糖尿病が起こることもある。

NICEは、新しく統合失調症と診断された場合および従来の薬物では症状が抑制されないかまたは副作用が発現する統合失調症の場合の、治療の第一選択肢として非定型薬物を推奨している。NICEは、統合失調症が、すでに抑制され、許容できないほどの副作用の発現もない場合は、投与薬物を非定型薬物に変更することを推奨していない。

クロザピン
(Clozaril®、Denzapine®、Zaponex®)

クロザピンは、従来の薬物投与で有用性の得られない患者に有効な薬物で、他の薬物で効果が得られないか耐性のない患者にのみ認可されている。クロザピンを処方する前に、2剤以上の薬物を試すべきである。そのときそれらの薬物のうちの1つは、非定型薬物でなければならない(NICE 2002年a)。

従来の薬物の抗精神病作用とその錐体外路系副作用は、ドーパミンD_2受容体との高い親和性に起因している。クロザピンは、D_2受容体に対する親和性が低いので、臨床的有効用量での錐体外路系副作用の発現は少ない。

- 無顆粒球症のために、その使用は限定され、患者はクロザピン患者モニタサービスに登録しなければならない。白血球数を投与期間中厳密にモニタしなければならない。
- 致死性心筋炎と心筋症の報告がある。
- 便秘している場合は腸閉塞を起すこともある。
- 投与開始時に血圧低下に起因する虚脱状態に陥ることがあるので、医師の厳密な管理が必要である。

コラム4.2　あらゆる抗精神病薬の用量

- 最小有効用量が閾値用量である。
- 閾値未満の用量しか投与されていない患者には、その薬物の有用性は得られない。
- 閾値よりも遥かに高い用量の投与からも有用性は得られない。副作用が増大し、遅発性ジスキネジーのリスクも増加すると思われる。
- したがって、最適用量は閾値用量よりほんの僅かに高い用量である。

■ その他の副作用には、発作、唾液分泌過剰、鎮静などがある。

その他の非定型薬物

リスペリドンは、起立性低血圧のリスクを最小限に抑えるために、用量を徐々に増加していかなければならないので、重症の混乱状態の患者の第一選択治療薬には適さない。その他の薬物があまり効かない陰性症状を有する患者の治療に使用する。

鎮静効果は投与患者の25%に認められ、頭痛は20%に起こり、吐き気は9%に起こる。

血漿プロラクチン濃度は、女性では2倍になり、男性では50%まで増加する。

リスペリドンと**オランザピン**は、認知症の高齢患者の脳卒中リスクの増加と関連性があると思われるので、CSMは、これら2剤は、認知症の高齢患者または心血管疾患のリスクの高い患者には使用すべきではないと勧告している。

デポ注射製剤

フルペンチキソール(Depixol®)、フルフェナジン(Modecate®)、ハロペリドール(Haldol Decanoate®)、ピポチアジン(Piportil®)、リスペリドン(Risperdal Consta®)、ズクロペンチキソール(Clopixol®)

これらのデポ注射製剤は、経口投与の信頼性がない場合に、長期投与のために使用される。

これらのデポ注射製剤は錐体外路系副作用の発生率を高めるが、リスペリドンのような非定型薬物ではその可能性は低い。

ズクロペンチキソールは、激越状態の患者または攻撃的な患者に用いる。フルペンチキソールはこのような激越状態の患者に過剰な興奮を引き起こすこともある。

副作用が長引くことがあるので、従来薬物の初回投与量は低用量で試す。

1−4週間毎に深部筋肉内注射によって投与する。

同じ部位に注射する投与量は油性溶液では2−3mlまでにすべきであり、注射部位は変えていかなければならない。

副作用を軽減するために用量を減らす必要がある場合も、薬物の血液濃度が低下するまでにはしばらく時間がかかり、副作用が軽減するまでに1ヵ月かかることもある。

各個人によって反応が異なり、患者の反応に合わせて薬物の用量を漸増することに留意しなければいけない。

4.5 抗うつ薬および気分安定剤

気分の変化には、うつ病と躁病が含まれる。うつ病とは、気分の低下状態で、軽症から重症まであり、単極性または双極性がある。双極性障害では、患者はうつ状態と躁状態との間を揺れ動く。躁状態は、うつ状態の反対で、衝動行為とともに気分が高揚し、過剰な自信が現れる熱狂的な状態である。

うつ病の生涯罹患率は15−20%で、いずれの年齢でも罹患するが、高齢になるほど罹患傾向は高まる。不安状態と激越状態が混合している場合が多い。特定できる原因がない場合は内因性うつ病であり、慢性疾患またはストレスの多い生活上の出来事などのように特定できる原因がある場合は反応性うつ病であると思われる。

軽症のうつ病には薬物療法は必要ないと思われるが、重症のうつ病は、下記のような生物学的障害および感情障害を伴っている：

- 食欲の障害または異常な体重変動
- 睡眠障害
- 無気力および無関心
- 低い自己評価
- 集中力のなさまたは優柔不断
- 罪悪感または悔恨の情
- 覚醒時の気分の落ち込み
- 自殺または死に関する病的思考

うつ病患者の自殺のリスクは高い。

うつ病の生化学的な原因は未だ解明されていないが、脳内シナプスにおいてある神経伝達物質の濃度が低くなっていると考えられている。

うつ病のモノアミン療法

この理論は、下記の観察結果から生まれた。

- 血圧降下薬のレセルピンを摂取している患者は、うつ病になることが多く自殺のリスクが高くなった。レセルピンは、ノルアドレナリン（ノルエピネフリン）のようなアミン類の利用能を低下させるので、うつ病は脳内のこのような化学物質の低下に起因するという理論が生まれた。
- 結核の治療のためにイプロニアジドを摂取している患者は、極めて重篤な症状を呈しながらも、気分は高揚する場合が多かった。そこで、これが最初の抗うつ薬となったが、精神科で試したところ毒性が強すぎるためうつ病の治療薬としては使用できなかった。科学者たちは、この薬物がモノアミンオキシダーゼという酵素を阻害することによって、アミン類の分解を妨げることを発見し、うつ病の治療薬としてモノアミンオキシダーゼ阻害薬（MAOI）の開発を続けた。

この開発の理論は、うつ病は脳内のある部位のモノアミン伝達物質の欠乏によって引き起こされ、躁病は逆に機能的な過剰の結果引き起こされるということである。当初はノルアドレナリン（ノルエピネフリン）を中心に考えられていたが、現在では、セロトニンも重要な物質であり、恐らくドーパミンのような他の伝達物質も重要であることがわかってきた。

抗うつ薬の臨床効果が発現するためには何週間もかかるが、これは、脳内の適応反応が改善を引き起こしていることを意味している。この改善は、恐らく受容体の数の変化であると思われる。

薬物の臨床試験では、通常約30%の患者がプラセボに反応する。これは恐らくうつ病の多くの原因が自然に治癒するエピソードだからである。

うつ病治療に用いる薬物群

- 三環系抗うつ薬（TCA）、例えば、アミトリプチリン。
- MAOI、例えば、モクロベミド。
- 選択的セロトニン再取り込み阻害薬（SSRI）、

例えば、フルオキセチン。
- その他の薬物。

三環系抗うつ薬（TCA）

アミトリプチリン、アモキサピン、クロミプラミン、デシプラミン、ドキセピン、イミプラミン、ロフェプラミン、ノルトリプチリン、トリミプラミン

その他の関連薬物はマプロチリン、ミアンセリン、トラゾドンである。

これらの薬物は、神経終末で、ノルアドレナリン（ノルエピネフリン）およびセロトニンの再取り込みを阻害するので、脳内のこれらの物質の濃度が増加する。

- アミン取り込みに対する作用に加えて、ムスカリン性アセチルコリン受容体、ヒスタミン受容体、α-アドレナリン受容体などの他の受容体も阻害する。
- これらの薬物の抗コリン作用は、抗うつ作用に役立っているのではなく、これらの薬物の多数の副作用の原因になっている。
- 抗不安作用があり、眠気をもたらす薬物もある。これらの薬物は激越状態の患者および不眠症の患者に有用である。例えば、アミトリプチリンがある。イミプラミンは鎮静作用が弱い。

用　途

- 中等度から重度のうつ病。
- パニック発作、強迫状態、恐怖状態。例えば、クロミプラミン。
- 神経障害性の疼痛の場合は、うつ病の治療に必要な用量よりも低用量が適している。恐らくセロトニン経路によってオピオイド受容体に影響する。
- 片頭痛予防。

副作用

これらの副作用が、薬物投与中止の最もよくみられる理由である。

- 抗コリン作用は、アミトリプチリンは強く、デシプラミンは弱い。このような副作用には、口の渇き、視力障害、便秘、尿閉などがある。
- α-アドレナリン抑制による起立性低血圧。
- ヒスタミンおよびα-アドレナリン受容体遮断に起因する集中力低下と鎮静状態。
- 心室リズム障害。特に、QT間隔の延長が認められる患者に起こることが多い。
- 過量投与の場合心毒性により、心収縮力の低下または重症の不整脈が起こる。ムスカリン拮抗作用およびノルアドレナリンの刺激が心毒性の一因である（p.397参照）。
- 最近心筋梗塞を起した患者には禁忌である。
- 発作が起こる人もいる。
- 過剰な発汗と振戦。
- 薬物が食欲を刺激するので体重が増加する。
- 通常高齢者では、抗利尿ホルモン（ADH）の分泌異常に起因するナトリウム濃度の低下が起こることがある（低ナトリウム血症）。この結果、眠気、精神錯乱、痙攣が起こる。

投薬を突然中止すべきではないが、長期的なムスカリン性受容体の阻害によって起こる過剰なコリン作動性作用に起因すると思われる頭痛、激越、不快感、発汗、消化管の不調を伴う

> **!** 最近心筋梗塞が起こったかまたは心性不整脈のリスクのある患者には、TCAを処方すべきではない（ロフェプラミンまたはベンラファキシンを除く）。

離脱症候群を避けるために、約4週間の期間をかけて用量を減らしていくべきである。

薬物相互作用

- アルコールの作用を強く増強するので、1回の飲酒後呼吸抑制が起こることもある。
- 他の中枢作用薬の作用を増強する。例えば、麻酔薬など。
- 他の抗うつ薬と併用投与してはいけない。MAOIは最も危険である。MAOIの投薬中止2週間後まで、相互反応が起こることがある。5-HT受容体の過剰の刺激は、異常高熱、痙攣、昏睡を引き起こし、死に到る可能性もある。これは、セロトニン症候群と呼ばれている。
- QT間隔を延長するその他の薬物と併用投与すると、不整脈のリスクが増加する(5.5節参照)。

過量投与の危険

過量投与の結果、死亡する場合が多く、過剰摂取後の毒性(9.5節参照)があるため、安全な薬物の探索が促進された。

- 主要な影響は、CNSおよび心臓に対する影響である。
- 興奮とせん妄は痙攣を伴うことが多い。
- その後、昏睡と呼吸抑制が起こる。
- 不整脈は、通常期外収縮を伴い、心室細動によって死に至ることもある。
- 過剰摂取後1時間以内に極めて急激に悪化することがある。

モノアミンオキシダーゼ阻害薬(MAOI)

フェネルジン(Nardil®)、イソカルボキサジド、トラニルシプロミン

これらは、最初に使用された抗うつ薬であった。これらは、モノアミンオキシダーゼ酵素による分解を阻害することによって、ノルアドレナリン(ノルエピネフリン)およびセロトニンの蓄積量を増加する。

薬物の効果が発現するまで通常約3週間かかり、さらにその後1−2週間はその効果は最高値まで達しない。

これらの薬物は不可逆的酵素阻害薬なので、その作用は長期にわたって継続する。新規酵素が合成されるまで2週間かかるので、投薬中止後その作用が継続することになる。

危険な食物と薬物の相互作用があるため、ほとんど使用されず、通常他の抗うつ薬の効果が見られない患者にのみ使用する。

薬物と食物との相互作用

- チラミンは、熟成チーズ、酵母エキス(例えば、Marmite, Bovril and Oxo)、発酵大豆製品、ソラマメの鞘、ニシンの酢漬、キャンティワインのようなある種の食物に含まれているアミンである。チラミンは、昇圧作用(血圧を上げる)を有しているので、チラミンを分解する酵素を阻害するMAOIを同時に摂取すると、チラミンの昇圧作用が大幅に増強される。すなわち、ノルアドレナリン(ノルエピネフリン)および血圧が危険なレベルまで上昇し、早期の警告として拍動性頭痛を伴う。
- このような相互作用の危険性はMAOI錠剤の摂取中止後2週間まで持続する。
- MAOIを投与する患者には、必ずこの情報を記載した警告カードを渡すべきである。
- MAOIを摂取している間は飲酒を避けるべきである。
- 咳止めおよび風邪薬は、交感神経作動薬を含有していることが多いので、避けるべきである。

- 三環系抗うつ薬(TCA)の投薬中止の7-14日後まではMAOIの投与を開始してはいけない。さらに詳細な情報については英国処方集(BNF)を参照すること。MAOIの投薬中止後少なくとも2週間経つまでは、他の抗うつ薬の投薬を開始すべきではない。
- ペチジンまたはトラマドールを投与するとセロトニン症候群が発現することがある。MAOIの投薬中止後2週間は、ペチジンまたはトラマドールの投薬を避けるべきである。
- 肝臓でのオピオイド鎮痛薬の代謝機能が損なわれているため、オピオイド鎮痛薬の投与は避けるべきである。
- 英国処方集(BNF)の補遺1に、さらに多くの薬物相互作用が記載されている。

モノアミンオキシダーゼAの可逆的阻害薬(RIMA)

モクロベミド(Manerix®)

モノアミンオキシダーゼ酵素には2つの型(AとB)がある。抗うつ作用に関しては、MAOAを阻害する必要がある。MAOAとMAOBはいずれもチラミンを分解するので、MAOAのみを阻害すると、食物との相互作用は軽減される。

- また、RIMAは可逆的阻害薬で、その薬効発現時間は24時間未満である。
- 尚、チラミンの含有量の多い食物を大量に摂取することは避けるべきである。
- 薬物相互作用のリスクは、あまり公表されていない。

選択的セロトニン再取り込み阻害薬(SSRI)

シタロプラム(シプラミル®)、エスシタロプラム(シプラレックス®)、フルオキセチン(プロザック®)、フルボキサミン(Faverin®)、パロキセチン(Seroxat®)、セルトラリン(Lustral®)

三環系抗うつ薬の副作用の多くは、SSRIにはみられない。したがって、SSRIの方が、過量投与の際もリスクが少なく、眠気および抗コリン作動性の副作用の発現も少ない。

SSRIは、最も処方されることの多い抗うつ薬であり、1970年代に初めて使用されて以来、その使用は年々増えている。しかし、問題がないわけでなく、特に小児の場合、自傷行為および自殺行動のリスクを増加させる薬物もある。このような理由から、英国医薬品庁(MHRA)はSSRIを見直し、2004年に報告を発表した。この報告書は、オンライン(www.mhra.gov.uk)で入手できる。

作用機序

5-HT(セロトニン)の受容体には少なくとも15の受容体サブタイプがあるので、5-HT系の機能は複雑である(4.2節参照)。TCA、MAOI、SSRI、電気ショック療法、リチウムは、すべて複雑な方法で脳の5-HT機能に影響を及ぼす。

5-HTは神経細胞体で合成され、小胞に蓄積される。インパルスが軸索下部まで来ると、5-HTはシナプス間隙に放出される。

ニューロンには高親和性再取り込みシステムがあり、5-HTを積極的に取り込み、シナプス間隙の5-HTの濃度を低下させる。SSRIの標的はこの部位である。

- パロキセチンは、脳内にあるM3コリン作動性受容体に対する親和性も有している。
- 半減期は15-24時間であるが、フルオキセチンの半減期はもっと長い。

- 他の抗うつ薬と同様に、臨床上の有効性が発現するまで2–4週間かかる。
- 長期間の投与によって効果の消失が起こることがある。

用　途

SSRIの全ての薬物は抗うつ薬として認可されており、良好な反応性を示す患者の50–70%に同じように有効であると思われる。

その他の用途は薬物によって様々であり、詳細はBNFに記載されている。その他の用途は下記の通りである：

- パニック障害
- 強迫性障害
- 神経性過食症
- 心的外傷後ストレス障害
- 社会恐怖症。

副作用

SSRIは、他の抗うつ薬よりも忍容性に優れているが、副作用も有している。

- 消化管の副作用には、吐き気と嘔吐があり、用量依存性である。**フルボキサミン**の副作用が最も重症である。下痢および腹痛はあまり起こらない。
- 食欲不振および体重低下。
- 口の渇きと便秘というムスカリン拮抗作用による副作用の発現は、パロキセチン以外では少ない。
- 不眠症、不安状態、激越状態が起こることもある。
- 血小板凝集能が低下し、既往歴のある患者では上部消化管の出血が引き起こされることがある。
- てんかんには注意が必要である。
- 特に高齢者では、TCAに比べて、低ナトリウム血症（上記参照）が起こる確率が高い。
- 突然の投与中止によりTCAと同じような離脱症候群（パロキセチンの場合最も重症である）が起こるのを防ぐために、徐々に投与を中止すべきである。
- 妊娠中のSSRI摂取による先天性奇形のリスク増加に関する懸念もある。

パロキセチンにより心臓の奇形のリスクが1–2%から2倍になる。

- 他の薬物に比べて、使用開始数週間の自殺と自傷行為のリスクの増加がみられる。若年層で最も頻繁に起こるが、どの年齢でも起こる可能性がある。フルオキセチンは、若年層を対象にリスクと有用性のバランスが好ましい唯一のSSRIであると、MHRAは提言している。

> 過剰摂取した場合、SSRIの方がTCAよりもはるかに安全である。

薬物相互作用

チトクロムP450酵素による代謝を受けるので、同じ経路で代謝される薬物またはこれらの酵素を阻害する薬物、例えば、エリスロマイシンと相互作用を起す。

ドーパミン作動性薬物およびセロトニン作動性薬物との相互作用を起し、その結果セロトニン症候群を発症する。

その他の抗うつ薬

セロトニンおよびノルアドレナリン（ノルエピネフリン）再取り込み阻害薬（SNRI）

ベンラファキシン（Efexor®）

- 低用量で、セロトニンの再取り込みに対して効果を発揮する。
- ムスカリン性受容体、ヒスタミン受容体、アドレナリン受容体に対する親和性は低い。
- 大うつ病に対してはSSRIよりも有効性が高い。
- 心疾患の患者には使用できないので、投与前にECGをとること。
- NICEは、管理できない高血圧に対しては処方しないように勧告しているので、血圧のモニタを行い、血圧が上昇する場合は投薬を中止すべきである。
- 過剰摂取は、SSRIよりも危険である。
- 他の抗うつ薬よりも、早く症状の改善が認められる。

選択的ノルアドレナリン（ノルエピネフリン）再取り込み阻害薬

レボキセチン（Edronax®）

- ノルアドレナリン作動活性が高まることによって、セロトニン作動性伝達が増大する。
- 不眠症、発汗、起立性低血圧、めまいが起こることがある。

シナプス前α_2−アドレナリン拮抗薬

ミルタザピン（Zispin SolTab®）

- 脳の領域の5−HT放出に対する負のフィードバック制御を低下させる。
- ヒスタミン受容体を遮断するが、ムスカリン性受容体とα_1受容体に対する親和性は低い。
- 眠気および鎮静を引き起こす。
- 食欲を増進し、体重増加が起こることがある。

セント・ジョーンズ・ワート（セイヨウオトギリソウ）

- 軽度のうつ病を治療するための一般的なハーブ療法である。肝臓の酵素代謝を誘発するため、他の薬物と相互作用を引き起こす（9.1節参照）。
- 相互作用の可能性があるので、抗うつ薬はセント・ジョーンズ・ワートと同時に処方してはいけない。

電気ショック療法（ECT）

これは、頭部のいずれかの側に設置した電極を通して脳を刺激する療法である。患者は同意書に署名しなければならない。その後、誘発される発作による外傷を避けるため、患者に筋肉弛緩薬による軽度の麻酔と麻痺を施す。

- 精神錯乱、記憶喪失を引き起こすことがあり、数週間続くこともある。
- 大うつ病に使用する場合の奏功率は60−80%であり、自殺性うつ病に対する最も有効性の高い治療法と思われる。

本書はうつ病治療に用いる薬物を主に扱っているが、運動療法の導入のような簡単な方法が極めて有効である場合もあることを忘れてはならない。いずれの治療法も、精神的な支援を合わせて行わなければならず、再発性うつ病の治療には認知行動療法（CBT）が活用できる。

抗うつ薬の主な要点をコラム4.3に記載している。

双極性障害と躁病

双極性障害では、躁エピソードとうつエピソードが起こる。

躁では、患者の気分は高揚し快活になる。富と名声の誇大妄想を抱き多額の金銭を費やすこともあり、派手な服装をすることも多い。あまり眠らず同時にいくつものことをし、攻撃的な感情がどっと溢れることもある。軽躁病は、躁病の軽度の状態を指し、同時にうつ病が発現していることもあり、その場合患者は一分間笑ったかと思うと次の瞬間には泣いている。

これは、入り混じった感情状態として知られている。

躁状態の患者は、病院に行きたがらず、悪いことは何もなく、これほど気分が良くなったことはないくらいだと感じている。

急性期および長期的な管理のために薬物を使用する。

抗躁薬

ベンゾジアゼピン類、例えば、ロラゼパムを最初に使用する。リチウムがその効果を完全に発現するためには数日かかるため、通常抗精神病薬（4.4節参照）が必要である。オランザピン、quetamine、リスペリドンを、リチウムまたはバルプロ酸のいずれかと併用する。

気分安定作用を有する抗痙攣薬もあり、リチウムの効果が見られない場合はカルバマゼピンを使用する。他の薬物の効果が得られないときはラモトリジンを使用することもある。

気分安定薬も摂取しながら、抗うつ薬が必要

コラム4.3　NICEのQuick Reference Guideによるうつ病の主な特性

- 軽度のうつ病の初回治療に、日常的な抗うつ薬の投与は推奨されていない。
- SSRIは中等症および重症のうつ病の治療薬として推奨されている。
  TCAよりも安全性が高く、副作用のために使用中止する可能性は低い。
- 抗うつ薬の効果とその副作用は投与開始後遅れて発現することを患者に警告すること。
- 2週間は気をつけて観察すること。自殺のリスクが高ければ、さらに留意し監視すること。
- 寛解後少なくとも6ヵ月は継続し、その後再検査すること。
- 4週間、時にはそれ以上長期間をかけて徐々に薬物投与を中止すること。
  通常軽度ではあるが、離脱症状が起こることを患者に警告すること。
- 1ヵ月後何の効果も得られなければ薬物を変えることを考えること。
  いくらか効果が見られる場合は、6週間待つこと。

な患者もいる。

NICEは、双極性障害の管理指針を作成しており、そのウェブサイトで入手可能である。

リチウム

5-HTの機能を増強し、脳内の5-HTとノルアドレナリン(ノルエピネフリン)の代謝回転を促進する。その他の抗うつ薬のように複雑な分子ではなく、単一の金属イオンである。

- 双極性障害の躁病状態を抑制するが、単極性障害にも有効であり、躁病またはうつ病の予防薬として使用する。
- 気分の揺れの抑制が可能なので、躁病状態およびうつ病状態を軽減できる。
- 急性発作時の投与では、躁病を抑制するためにのみ有効である。他の薬物の方が、効果は同じでも安全性は高いので、リチウムは、躁うつ病の長期的な予防的管理に主に使用する。
- 持続的な鎮静効果はなく、思考力は低下させるが感情は抑えない。
- 躁病は防ぐが、幸福感には影響しない。うつ病は軽減するが、悲しみを感じる能力には影響しない。
- 抗痙攣薬のカルバマゼピンは、気分の揺れに対して同様の予防効果を有しているので、リチウムによる効果が認められない患者に使用する。

薬物動態

リチウムは、0.5-1mmol/ℓの血漿中濃度で臨床的有効性を示し、1.5mmol/ℓを超過すると毒性を示すので、治療濃度域はきわめて狭い。血清リチウム濃度はモニタしなくてはいけない。

腎臓により、2段階の様式で排泄される。経口投与量の約半量は、最初の12時間に排泄されるが、後の半量は細胞によって取り込まれ1-2週間かけて排泄される。これは、リチウムが徐々に2週間かけて蓄積し、定常状態に到達することを意味している。

腎臓疾患またはナトリウム枯渇によって排泄率が低下する。利尿薬も同様の作用を有している。

リチウムの主な毒性作用

- 吐き気、嘔吐、下痢。
- 振戦および反射亢進
- 腎臓への影響——多尿症。
- 長期投与により腎尿細管の重篤な損傷が起こる場合があるので、腎機能のモニタは必要である。
- 長期的使用の結果、甲状腺機能低下および軽度の認知障害と記憶障害が起こることがある。

過量投与は危険で、死に至ることもある。急性リチウム中毒の結果、血漿中濃度が3-5mmol/ℓに到達すれば、精神錯乱および運動障害から昏睡、痙攣、死亡に至るまでの神経障害が起こる。

4.6 抗不安薬および睡眠薬

抗不安薬は、文字通り「不安を解消する」ための薬物であり、睡眠薬は睡眠を誘導する薬物である。鎮静薬と睡眠薬はCNS抑制薬である。高用量で意識の喪失を引き起こし、最終的に呼吸抑制を引き起こす。不安の治療薬として、眠気を引き起こさずに脳内の5-HT受容体に作用する新規薬物もある。

不　安

不安は、恐怖を感じるものに対する我々の正常な反応である。このような恐れが尋常ではなく現実の出来事に起因するものでないとき、不安症状が発現する。この恐れは、不快な事象を予期するだけで起こることもあり、日常生活に支障をきたす。不安は、うつ病に起因していることも多いが、不安障害には多くのタイプがある。

症状は、気掛かり、緊張感、心細さ、恐れなどである。通常、夜寝付くことが困難である。生理的症状は、発汗、頻脈、上腹部の不快感である。これらは、交感神経系の刺激に起因する。

不安は、完全に解明されているわけではないが、脳内の特定の領域およびある種の神経伝達物質が関与している。恐らく、セロトニン作動性活性およびアドレナリン作動性活性が過剰な状態であると思われる。GABAによる抑制性伝達が低下し、興奮性のグルタミン酸が増加していると思われる。遺伝的素因と環境的な引き金とのいずれも関与している。

不眠症

睡眠薬の錠剤は、1960年代には、実際には眠るためにすべての入院患者に投与されていた。現在では、特別な事情がない限り、たまにしか処方されていない。

睡眠のパターンは様々であり、必要な睡眠の量は人によって異なり、また一生を通じても様々に変化することがわかっている。寝付くことができないか、または睡眠を維持できない場合は不眠症である。

たいていの場合、カフェインを避けること、日中の定期的な運動、騒音の軽減、昼寝をしないことといった簡単な方法が睡眠には役立つ。しかし、睡眠薬の使用が必要な場合もあるが、それもほんの短期間である。

精神的な支援をせずに、不安症の治療のための薬物を処方すべきではない。

抗不安薬と睡眠薬

不安のために使用される薬物は、夜間に摂取すると、通常睡眠を誘導する。同様に、たいていの睡眠薬もまた抗不安薬である。

ベンゾジアゼピン類

1960年代初頭に、偶然発見された重要な薬物群である。その睡眠作用と抗不安作用は、予想外であった。長期使用によって耐性および依存性が起こることがわかる前に、広く処方されるようになった。現在では、不安症状が重症の場合に短期間だけ使用する。

作用機序

$GABA_A$受容体に作用し、GABA──活性化クロライド・チャネルの開口を促進することによってGABAとの反応を促進する。このGABA受容体は、脳内の抑制性神経伝達を媒介する。

ベンゾジアゼピン類は、GABAの存在下のみで作用し、チャネル自体を開口するわけではない。

$GABA_A$受容体には、アルコール、揮発性麻酔薬、バルビツール酸系睡眠薬、**プロポフォール**、**エトミデート**の結合部位もある。

臨床効果と用途

- 不安および激越状態の軽減。
- 鎮静作用および睡眠導入。
- 前向性健忘。
- 抗痙攣薬。
- 筋肉緊張の軽減。

上記の効果を発揮するためには、同じ薬物でも用量を変えて使用する。

ジアゼパムは、筋肉痙攣の軽減には低用量で使用し、抗不安薬および睡眠薬として、さらにてんかん重積の治療のための静脈内投与の場合には高用量で使用する。

よく使用される薬物を表4.3に挙げる。

- ベンゾジアゼピン類は、離脱作用があるため、短期間投与のみ行う。作用時間が短い薬物の方が、簡単に離脱症状を生じる。作用時間の長い薬物の方が、低用量で使用でき、発現する鎮静作用は弱い。
- 作用時間の短い薬物の方が、睡眠薬として使用するときの次の日の残存効果は弱い。耐性および依存性が生じるので常用は推奨できないが、例えば、シフト労働者がたまに使用する場合などは有効であると思われる。
- 筋肉緊張の軽減は、別の作用なので、鎮静作用に必要な用量よりも低用量で作用を発現する。筋肉の痙攣を軽減するために背部痛に使用する。
- あらゆるベンゾジアゼピン類は作用を発揮する場合に抗痙攣作用も伴うが、クロナゼパムだけは鎮静作用を伴わず、抗痙攣作用のみ発揮する。
- ベンゾジアゼピン類は抗うつ薬または鎮痛薬ではない。
- ジアゼパム、ロラゼパム、ミダゾラムは注射による使用ができ、静脈内投与も用いる。
- ミダゾラムは、大腸内視鏡検査または簡単な手術のような不快な医療処置を行うときに使用する。ミダゾラムは、鎮静作用を及ぼすが、患者の意識は残り協力も得られる。患者に前向性健忘を起すため、医療処置の不快な記憶は消える。
- ジアゼパムまたはロラゼパムの静脈内投与を、てんかん重積を抑制するために用いる。また、ジアゼパムの直腸内投与を発作抑制に用いることもある。

副作用

- 眠気、協調運動障害、反応時間の延長。このような副作用は、車の運転または危険な機械類の運転に影響する。
- 肝臓で代謝され、活性の高まるベンゾジアゼピン類もある。反復投与により体内で増強されることもある。したがって精神錯乱および転倒が増えることもあるので、睡眠薬の錠剤を処方されている高齢者には特に危険な場合もある。
- 立ちくらみおよび記憶障害。
- 他の薬物およびアルコールの作用の抑制が強まる。
- 耐性(同じ効果を得るためには投与量を増やしていく必要がある)が起こることもある。

離脱症候群

- 長期使用により依存性が生じることもある。
- 投薬中止により反跳性不眠が起こり、不安は当初の症状に比べむしろ増悪されるほどになり、薬物処方を促す状態になることもある。このような場合、振戦およびめまいが起こる。

表4.3 ベンゾジアゼピン類の作用時間と用途

作用時間	薬 物	用 途
超短時間	ミダゾラム	静脈内鎮静作用 および軽度の麻酔
短時間(12－18時間)	ロラゼパム オキサゼパム テマゼパム ロルメタゼパム	不安、不眠症、 てんかん重積、 周術期 不安 不眠症、周術期 不眠症
中間(24時間)	アルプラゾラム ニトラゼパム	不安 不眠症
長時間(24－48時間)	ジアゼパム クロルジアゼポキシド フルラゼパム クロナゼパム	不安、不眠症、 アルコール離脱症状、 てんかん重積、 熱性痙攣、筋肉痙攣、 周術期 不安、 アルコール離脱症状 不眠症 抗痙攣薬、 てんかん重積

- 薬物が長時間作用型であれば、投薬中止の3週間後まで離脱症候群発現の可能性がある。短時間作用型の薬物であれば、数時間以内に発現することがある。
- 短時間作用型の薬物の突然の投与中止は、精神錯乱を引き起こす可能性があり、時には痙攣が起こることもある。
- ベンゾジアゼピンの投与量は、徐々に時間をかけて減らすべきである。
- ベンゾジアゼピンは、著しい苦痛を引き起こすのではない場合には、短期間の軽度の不安または不眠症の治療に使用すべきではないと英国の医薬品安全性委員会(CSM)は勧告している。重症の不安に対しても、ベンゾジアゼピンの使用は2-4週間に限定すべきである。

過量投与の影響

他の多くの薬物より危険性は低い。通常、睡眠の延長を引き起こすだけであるが、特に、他の薬物またはアルコールとの併用投与の場合、重症の致死的な呼吸抑制を引き起こすこともある(9.5節参照)。

フルマゼニルは、ベンゾジアゼピン拮抗薬で、簡単な医療処置後ミダゾラムの作用を打ち消すために使用することがある。そうすれば、患者は早く目覚め家に帰ることができる。フルマゼニルは、作用の発現は速いが、効果は僅か約2時間しか持続しないので、再び鎮静作用が現れることもある。患者が他の薬物、特に三環系抗うつ薬と併用して過剰摂取した場合、またはベンゾジアゼピン類に依存性のある患者が過剰摂取した場合に痙攣を起すことがあり、危険な状態になる可能性があるので、フルマゼニルを過量投与するときは専門医の監督下でのみ行う。

GABA受容体に作用するその他の鎮静薬

ゾピクロン、ザレプロン、ゾルピデムは、GABAA受容体上の部位に結合する。この結合部位は、ベンゾジアゼピン部位に近いが異なる部位である。これらの薬物は、不眠症の治療薬として短期間の使用が認可されている(4週間まで)。ザレプロンは極めて短時間作用型なので、ザレプロンの推奨使用期間は僅か2週間までである。依存性が発現したという症例報告がある。

バルビツール酸系薬物

バルビツール酸系薬物は、1960年代までは、不眠症および不安に使用する最大の薬物群であった。CNS抑制作用などこれらの薬物の効果は、不安の軽減から呼吸抑制に起因する意識喪失と死亡まで多岐にわたる。

- それぞれGABAA受容体上の部位に結合する。
- これらの薬物は、1950年代に広く乱用され、耐性と依存を発現した。投与中止により痙攣を引き起こすこともある。
- 薬物代謝酵素(P450系)を誘導するので、薬物相互作用に関わる。
- 今日では稀にしか使用されないが、長時間作用型バルビツレート系薬物のフェノバルビタールは、抗痙攣薬として使用されることもある。
- **チオペンタール**は、バルビツレート系麻酔薬である。

その他の抗不安薬

ブスピロン(Buspar®)

これは、5-HT1A受容体に作用する部分的拮抗薬の抗不安薬である。これも抗うつ作用を有しているが鎮静作用はない。

- 症状緩和のための投与期間は2週間までとするが、最初に不安症状の増悪が生じることもある。
- GABA受容体に対して作用しないため、ベンゾジアゼピン類の離脱症状を緩和しない。
- 恐らく、5-HTの海馬への流入量を低下させ、流入する刺激によって引き起こされる不快感の程度を下げて不安を軽減する。
- パニック発作または重症の不安状態を抑制しない。
- 耐性または依存の報告はない。
- 副作用は、めまい、頭痛、吐き気などである。

選択的セロトニン再取り込み阻害薬(SSRI)

- SSRIは、全般性不安障害に使用する第一選択薬として英国国立臨床研究所(NICE)から推奨されている。全般性不安障害の治療薬として認可されている薬物はSSRIだけである。例えば、パロキセチンである。

- 心的外傷後ストレス障害の治療薬として認可されているSSRIは、例えば、セルトラリンであり、神経性過食症の治療薬として認可されているSSRIは、例えば、フルオキセチンであり、強迫性障害の治療薬として認可されているSSRIは、例えば、セルトラリンである。

β遮断薬

振戦および動悸を抑制するために使用されることもあるが、恐れおよび心配を軽減することはない。そのようなβ遮断薬は、例えば、プロプラノロールである。

> NICEの指針に、不安およびパニック障害の管理についての記載がある。この指針はNICEのウェブサイト(www.nice.org.uk)から入手可能である。
>
> ベンゾジアゼピン類の使用期間は2－4週間を超えてはいけない。
>
> 認知行動療法の効果発現期間が最も長い。
>
> 第一選択薬はSSRIである。

パニック障害

NICEの指針は、ベンゾジアゼピン類の使用を推奨していない。

認知行動療法の効果発現期間が最も長いという科学的根拠がある。

パニック障害の治療薬として認可されているSSRIもある。それは、例えば、**シタロプラム**であり、これらは最適な薬物である。SSRIが有効でない場合、他の抗うつ薬、イミプラミン、クロミプラミン、モクロベミドなどを使用する。

4.7 神経変性疾患

成人の場合、ニューロンが損傷をうけると補うことはできないので、神経細胞の変性がある疾患の治療には限界がある。そのような疾患のうち最もよくみられる疾患は、アルツハイマー病とパーキンソン病で、この2つの慢性神経疾患はいずれも年齢とともに増加し、長生きするほど発症率は上がる。

パーキンソン病

パーキンソン病(PD)は、1817年にジェームス・パーキンソンが初めて報告した。PDは進行性だが、PDのために通常寿命が縮まることはない。

- PDは、運動機能を調節する脳の基底核のドーパミン作動性細胞の喪失に起因して発症する。黒質の細胞のドーパミンをつくる能力が低下する。
- 基底核の2つの伝達物質、ドーパミンとアセチルコリンは通常バランスを保っている。ドーパミンが低下すると、アセチルコリンの活性が過剰になる。

- PDの症状発現は、ドーパミンが低下してアセチルコリンが相対的に過剰になることに起因している。
- 脳で産生されるドーパミンは、症状発現前の60−80%だけ低下する。
- パーキンソン病の約20%にみられる認知症では、細胞質内にレビー小体と呼ばれるタンパク凝集体の沈着が認められる。
- パーキンソン病の2/3では、50歳から60歳にかけて最初に症状が発現する。
- たいていの症例では原因は不明である。遺伝的要素による発症もあれば、アテローム硬化性変化による発症もある。環境中の神経毒が示唆されることもあるが、これらを確認するための研究はまだ継続中である。

兆候および症状

黒質からの細胞の喪失と疾患の進行の程度も速度も様々である。2、3年で急速に身体障害者になる患者もいれば、5、6年間は治療の必要のない程度の軽症の徐々に進行する疾患である場合もある。大部分の症例の進行速度は、このような極端な2つの例の間くらいで、約10年かけて、症状は徐々に悪化し体の能力が奪われていく。

症状の主な特徴

- 静止時振戦。
- 筋肉硬直。
- 運動の開始が困難である。

振戦は最初安静時にのみ現れ、体を動かすことで軽減または取り除かれる。

これは、通常、片手または片腕から始まり、もう一方の片手および片腕に広がる。振戦はリズミカルで、「丸薬製造様運動」と記載されることもある。最終的に、振戦は唇、顔、舌、下肢に広がる。これは、ストレス、疲労、寒さによって増悪する。

硬直は歯車様で、関節の全可動域を通じて起こる。

硬直は、四肢、体幹、頸部で起こり、体と頭を前に曲げた前屈姿勢になる。このため転倒する場合もある。

運動能力が低下または欠如し(動作緩慢)、自発運動が欠如する(寡動)。

- このため、初めに、ボタンをかけるなどの細かい動きが困難になり、書く文字が小さくなる。
- 脚に障害が現れると「小股歩行」になる。患者はゆっくり歩き始めるが、その後歩行速度が速くなり、ついに転倒することが多い。
- 戸口で躊躇し、入りにくい。
- あらゆる動作を始めるために、意図的な努力をする必要がある。
- 自発運動が低下するため、仮面様の表情になる。
- 歩行時に手を振ることはない。
- 眼は瞬きをせず、凝視している表情になる。
- 単調な話し方になり、発語が不明瞭でとぎれがちになり、構音障害が起こる。
- 食べることが困難になり唾液分泌が増加し恥ずかしいので、ひとりで食事をしたがるようになる。
- 同時に2つの動作を行うことが困難になる。例えば、椅子から立ち上がることと握手することなど。

薬物療法

ドーパミン作動性活動を増強する薬ともしくはコリン作動性活動を減少させる薬物のどちらかが使用される。PDの進行を遅らせる薬物はない。

ドーパミン作動薬

薬物は：

- ドーパミンの前駆物質（レボドパ）。
- ドーパミンの分解を妨げる(セレギリン)
- ドーパミン作動薬(例えば、ブロモクリプチン)
- ドーパミンの放出を引き起こす(例えば、アマンタジン)。

レボドパ

Co-beneldopa (Madopar®) はレボドパとベンセラジドである。

Co-careldopa (Sinemet®) はレボドパとカルビドパである。

レボドパはドーパミンの前駆物質である。ドーパミンは、血液脳関門(BBB)を通過することができないので、それ自体を使用することはできない。レボドパは、BBBを通過することができ、脳内でドーパ脱炭酸酵素によってドーパミンに変換される。

薬物動態

小腸から吸収され、能動輸送によってBBBを通過する。

末梢でドーパミンに変換されると、脳内で使用できる量が減少し、副作用も発現する。

- 望ましくない末梢での変換を減らすために、レボドパをドーパ脱炭酸酵素阻害薬(カルビドパまたはベンセラジド)と併用する。ドーパ脱炭酸酵素阻害薬は、BBBを通過することができないので末梢でのドーパミンへの変換のみ妨げる。
- これにより、脳以外での変換の約80%が阻害され、経口用量の5-10%がBBBを通過できる。このような阻害をしなければ、BBBを通過できる量は、経口用量の僅か約1%のみであり、脳内で同じ効果を得るためには10倍の投与量が必要になる。
- レボドパの半減期は短いが、疾患が初期段階であれば、生成されるドーパミンはニューロンに貯蔵できる。

これにより安定した反応が生じる。

- 疾患が進行するにつれて、レボドパの治療効果は低下し、その結果、投薬後のオン期(有効期)と、脱力と動作が制限されるオフ期との運動の周期的変動が起こる。投薬が有用である期間が短くなる。
- 修飾型放出製剤を使用すると、ニューロンへの薬物の持続的供給が可能になる。

副作用

- 末梢でドーパミンへの変換が起こると、嘔吐中枢の化学受容器引き金帯(CTZ)への刺激に起因する吐き気と嘔吐が起こる(6.3節参照)。そのため、ドンペリドンが必要になる。ドンペリドンはドーパミン拮抗薬で、CTZに作用するが、基底核に入ることはできない。
- 末梢血管拡張に起因する起立性低血圧。
- CNS中の過剰なドーパミンにより、不随意の身もだえするような動きが、特に顔面および頸部に起きるジスキネジア(異常な不随意運動)。またアカシジア(静座不能)(不穏)も起こる。
- 幻覚および精神錯乱を伴う統合失調症様症

候群が起こることもある。不眠症および悪夢が起こることもある。

- 突然日中に眠り込むことがある。このような副作用が消滅しない限り車の運転をしてはいけない。
- 消化管出血が起こることがある。

選択的モノアミンオキシダーゼB阻害薬

セレギリン(Eldepryl®)は、ニューロン中のドーパミンの分解を遅らせる特定の酵素阻害薬である。

この薬物にはニューロンの酵素に対する選択性があるので、抗うつ薬であるMAOIとある種の食物とで起こる相互作用は起こらない。

セレギリンは、パーキンソン病の初期に使用できる唯一の薬物で、その目的はニューロンのドーパミンの分解を遅らせることである。

疾患の後期には**セレギリン**は、レボドパの作用を延長し、レボドパの投与必要量を約1/3低下させる。

カテコール-O-メチル基転移酵素——阻害薬

エンタカポン(Comtess®)、トルカポン(Tasmar®)

疾患後期の「投与末期」の運動変動を軽減するために使用する。レボドパの約30%を分解する酵素を阻害する。

- BBBを通過しないがレボドパの半減期を2倍にし、投薬に対する運動反応を増大させる。エンタカポンを投与開始すると、レボドパの用量を減らす必要があると思われる。
- エンタカポンを投与できないときのみトルカポンを使用する。
- エンタカポンは、レボドパとカルビドパ(スタレボ®)と共に3剤併用として使用できる。

ドーパミン受容体作動薬

アポモルヒネ、ブロモクリプチン、カベルゴリン、リスリド、ペルゴリド、プラミペキソール、ロピニロール

CNSのドーパミン受容体に作動薬として直接作用する。レボドパより作用持続時間が長く、オン・オフ現象をあまり引き起こさない傾向があるが、レボドパの効果が時間と共に低下する患者には有効性が認められない。

主な副作用は、吐き気と嘔吐、精神錯乱、妄想、睡眠障害である。

プラミペキソールには神経保護作用があると思われるが、さらに研究を継続する必要がある。

アポモルヒネは、皮下注射または持続点滴によって投与する。アポモルヒネは迅速に作用が発現し、作用持続時間は短く、パーキンソン病後期の重症の運動障害の治療に用いるが、その使用は専門医が行う。高用量によって呼吸抑制が起こる。アポモルヒネはオピオイド誘導体なので、ナロキソンによって拮抗される。

アマンタジン(シンメトレル®)

アマンタジンは、最初抗ウイルス薬として使用されたが、神経終末に貯蔵されているドーパミンの放出を刺激すると思われる。耐性が現れるため使用は限定されるが、ジスキネジア(運動野)を軽減するためにパーキンソン病後期に使用する。

ムスカリン性拮抗薬

トリヘキシフェニジル、ベンザトロピン、オルフェナドリン、プロシクリジン

これらは唯一併用投与できる薬物であったが、ムスカリン性拮抗薬の副作用のために現在滅多に使用されない(2.3節)。これらはドーパミン作動性活動とコリン作動性活動の間のバランスを回復するが、緩慢な動作にはあまり効果がなく、振戦に対する有効性はレボドパよりも低い。

PD初期および重症の振戦の若年患者に使用することもあるが、第一選択薬ではない。

β-アドレナリン拮抗薬

姿勢振戦の症状の治療に用いられることもあるが、第一選択薬ではない。

地域社会での介護

本書は薬理学の本であるが、パーキンソン病(PD)は慢性の変性症状で、患者自身が関わって各個人のための治療計画を作成する必要がある。情報伝達は極めて重要で、知識のある専門医が患者と介護人とに信頼できる情報を提供する必要がある。現在では、PDの専門看護師が在勤している地域が多く、これは大きな前進である。

PD患者は、理学療法、作業療法、言語療法も利用すべきであり、緩和ケアの必要性も考慮すべきである。PD患者は、極めて転倒しやすく、転倒を減らすための援助が必要になると思われる。血中の薬物濃度を維持し、患者の症状を最大限に抑制できるように、投薬は規則正しく1日のうちの同じ時刻に行うことが極めて重要である。

抗精神病薬悪性症候群のリスクがあるので、PDの治療薬の投与を突然中止すべきではない(4.4節参照)。

PDのレビー小体型認知症に対して抗コリンエステラーゼ阻害薬が有効であることもあるが(2.3節参照)、すべてに有用であるわけではなく、さらなる研究を継続中である。

うつ病が発現することもあり、通常SSRIによって治療する(4.5節参照)。

英国国立臨床研究所(NICE)の指針

パーキンソン病に関する指針が2004年に発表され、ウェブ上で入手できる(www.nice.org.uk)。この指針は、前節に記載したのケアの様々な側面に注目し、初期患者のための第一選択の薬物療法を下記のように提示している：

- 良好な機能を維持するために、レボドパはできるだけ低用量で使用すべきである。
- ドーパミン作動薬、できれば非麦角由来の薬物を使用する。
- セレギリンを使用する。

また、この指針には、症状が進行すると、最終的には補助薬を併用しながらレボドパを投与する必要があると記載されている。

アルツハイマー病(AD)

認知症は、器質性脳疾患に起因する行動および知的機能の慢性的な障害である。通常、短期的な記憶喪失および物忘れから始まり、徐々に不慣れな場所での見当識障害へと進行し、情緒の変調、人格変化、不穏、睡眠障害も伴う。認知症が進行するにつれて、社会的行動が損なわれるようになり、自己無視の状態になることもある。攻撃的になることもあるが、意識の障害はみられない。

- ADは、認知症の最もよく見られる原因で、たいていの場合高齢者が罹患するが、もっと若い時期に発症することもある。遺伝的要因が関与している若年性ADもある。
- 脳の大きさは縮小し、脳室は拡大し脳回は萎縮する。これは、コンピュータ断層撮影または磁気共鳴画像によって認められる。
- 顕微鏡検査により、脳の組織の変化が認められ、神経原線維のもつれを形成する異常なタンパク質とともに、アミロイド沈着の老人斑が認められる。臨床症状は、神経原線維のもつれに応じて現れる。最も影響を受ける脳の領域は、記憶および言語の領域である。
- 脳のいくつかの部分で、ニコチン性アセチルコリン受容体とある種のムスカリン性アセチルコリン受容体の消失がみられる。
- 最近の研究結果から、ノルアドレナリンおよびセロトニンのような他の神経伝達物質の変化が示唆される。

アルツハイマー病の治療薬

アセチルコリンエステラーゼ

ドネペジル、ガランタミン、リバスティグミン

アセチルコリンを分解する酵素を阻害することによって、アセチルコリンの活動を促進する。

- ドネペジルは、CNSに対して高い選択性を有するアセチルコリンエステラーゼの可逆的阻害薬である。
- ガランタミンは、ニコチン性受容体に同様に作動作用を有する可逆的競合阻害薬である。
- リバスティグミンは、遅効性可逆的阻害薬なので、作用が長期にわたって持続する。

すべて、消化管から吸収されるので、経口投与によって投薬できる。

吐き気と嘔吐、下痢、腹部疼痛を引き起こすことがある。

患者によって不眠症および精神錯乱が起こることもある。

NMDA受容体拮抗薬

メマンチンは、NMDA受容体における興奮性伝達物質グルタミン酸の非競合的拮抗薬である(4.2節参照)。**メマンチン**は、記憶および学習を妨げることなく、ニューロンへのグルタミン酸誘発性毒性を防ぐと思われる。

アルツハイマー病患者に抗コリンエステラーゼと併用して投与することができるが、比較対照臨床試験の一環でなければ、中等症または重症の患者に対しては投与すべきではない。

副作用には、下痢、不眠症、めまい、幻覚、頭痛などがある。

NICEの指針

NICEの指針は、2006年に発表され、アルツハイマー病患者の医療と介護の担当者の支援に関する指針の記載もある。各患者に合わせたテーラード医療計画と、ケアおよび治療介入の記録も記載されている。認知症——ケアのトレーニングは看護・介護などあらゆるケア・スタッフが受けるべきである。

Mini Mental State Examination (MMSE)と呼ばれる認知能力検査の結果に従って、薬物を使用する。NICEは、抗コリンエステラーゼ薬の投与はMMSEスコアが10−20点の患者のみを対象にして認知症ケアの専門医が開始すべきであると勧告している。

MMSE検査を6ヵ月ごとに行い、そのスコアが10点を超えている場合投薬を続けるべきである。投薬が必要かどうかを決定するために、MMSE検査のスコアだけでは不十分な場合は、専門医が技能を駆使して決定する。

専門医の監視下で、抗うつ薬と抗精神病薬のような他の薬物を処方することもある。

血管性認知症

これは、脳血管疾患の患者に発症すると思われ、85歳以上の患者または脳卒中の後に発症する。

この認知症は、脳内の多発性小梗塞に起因する。

通常、症状の発現はアルツハイマー病よりも急激で、梗塞が起こるにつれて、悪化すると思われる。

治療は、血圧の調節を標的とし、血栓形成を防ぐためにアスピリンを投与する。これらの薬物は何らかの役に立つと思われる。

レビー小体型認知症

これは、パーキンソン病(上記参照)患者に見られることがあり、脳内のレビー小体と呼ばれる異常なタンパク質の沈着に起因する。

この疾患は、アルツハイマー病に似ており、抗コリンエステラーゼが有効である場合もある。

第5部
循環器系

5.1 循環器系—概論

心臓循環器系疾患は、英国の死因第一位である。2004年の英国の216000件の死亡原因は心血管疾患（CVD）であった。これは、死亡件数10件のうち4件の死因がCVDであったことになる。体の大動脈に脂肪プラクが沈着するとアテローム硬化性CVDが起こり、狭心症、心筋梗塞、脳卒中を引き起こすこともある。英国のCVDによる死亡の約半数は心筋梗塞によるもので、約1/4は脳卒中によるものである。英国では、約2分ごとに誰かが心臓発作を起しており、そのような心臓発作を起した患者の約30%が死亡する。冠動脈性心疾患（CHD）は、英国の若年死の最もよくみられる死因で、男性の若年死の32%を引き起こし、女性の若年死の24%を引き起こす。心筋梗塞の発症率は女性よりも男性の方が高く、年齢とともに高くなる。英国心臓財団（BHF）は、心疾患について多くの統計データを公表している。これらのデータは全てウェブ上で見ることができる（www.bhf.org.uk）。CHDによる死亡率は、英国中で一定ではなく、スコットランド、北アイルランド、ウェールズ、イングランドの北部が最も高い。南西部のCHDによる死亡率は最低である。

CVDのリスク要因は特定されている。そのうちのいくつかは年齢、性別、遺伝（人種を含む）のように不変性要因もある。CVDは家族性で、両親に心疾患があれば、その子供も心疾患を発症する可能性が高い。CHDによる若年死亡率は、アジア系男性が50%高く、女性が80%高かった。

可変性リスク要因は下記の通りである：

- 高血圧
- コレステロール値の上昇
- 肥満
- 糖尿病
- 運動不足
- 喫煙。

これらのリスク要因を低減することによって、CVDの発症率を下げることができる。その他の誘因として、ストレスおよびアルコール摂取に対する個々の反応性などがある。適度に飲酒する人の方が（1日に1杯または2杯）、全く呑まない人よりも、心疾患の発症率は低いようであるが、過度の飲酒は高血圧を引き起こす。

英国では、1970年代後半以来CHDによる死亡は減少し、65歳未満の成人では、この10年に45%も低下している。これは、食事がよくなり教育がよくなったことによるが、CVDの治療と予防に新規薬物を使用することが多くなったことにも起因している。

死亡は減少しているが、CVDを予防するために我々ができることは未だ多数残っている。英国の人口の約70%は、推奨されている30分の運動（5回/週）を達成していない。肥満は、成人男女ともに50%増加し、1991年以来、2型糖尿病の発症率は、男性は2倍になり女性は約80%増加した。「予防は治療よりも優れている」ことを忘れてはならない。医療従事者はあらゆる機会をとらえて、健康教育を行いCVDと戦う患者を支援しなければならない。

本書では、CVDの予防と治療に用いる薬物に重点を置いているが、食事を健康志向の食事（動物性脂肪を減らし、1日に少なくとも5つの果物と野菜を食べることなど)に変えること、体重を減らすこと、何か運動を行うことは、CVDの予防と管理に、全て同じくらい重要である。

心血管系リスクの臨床評価

CVDを防ぐためには、すでにアテローム硬化性CVDまたは糖尿病の症状を発現している患者のみならず、アテローム性動脈硬化症を発現するリスクは高い(10年間のCVDのリスクが20%を超えている)が見かけ上健康な健常者も特定し標的にすることが必要である。これら3群の人々は全てライフスタイルとリスク要因の管理を行うことが必要である。

- 理想的には、CVDまたは糖尿病の既往歴がなくまだ高血圧の治療を行っていなくても、40歳を超えた人は全員、プライマリーケアでCVDのリスクの検査を受けるべきである。CVDの家族歴のある人は、40歳未満でもCVDリスクの検査を受けるべきである。
- リスクの評価には、民族性、喫煙歴、CVDの家族歴と、体重、胴囲、血圧、コレステロール値、血糖値の測定が含まれる。
- 今後10年間にCVDを発症するリスクを推定するために、Joint British SocietiesのCVDリスク予測チャート(5.2節、図5.1と5.2を参照)を使用する。
- これは5つのリスク要因、すなわち年齢、性別、喫煙の習慣、収縮期の血圧、高比重リポタンパク質(HDL)コレステロールに対する総コレステロールの比に基づいている(5.3節参照)。これらのチャートは、英国医学会・薬学会共同編集処方集(BNF)の裏表紙の内側にも挿入されている。プライマリケアで使用できるようにコンピューターベースの資料もある。

ライフスタイルの目標

下記の目標を達成するために、患者とその家族との協力を目指す。

- 禁煙
- 健康的な食物の選択
- 有酸素運動の増加
- 最適体重の達成

これらの目標と共に、血圧と血中コレステロールも厳密に調節すべきである。

5.2 高血圧

高血圧は、よく「サイレントキラー」と呼ばれる。高血圧の人は、体は元気であると感じ、自身の心血管系で起こっている損傷に気付かない。世界保健機関(WHO)は、高血圧を、若年死および疾病の予防可能な原因のうち最も重要でよく見られる原因であると見なしている。

至適血圧と高血圧

成人の至適血圧(血圧)は120/80mmHgであり、正常値の上限は140/90mmHgである(表5.1参照)。

表5.1　英国高血圧学会(BHS)による高血圧の分類(複製の許諾あり)

	血圧（mmHg）
至適血圧	<120/80
正常血圧	<130/85
正常高値血圧	130−135/85−89
高血圧	
軽症高血圧（グレード1）	140−159/90−99
中等症高血圧（グレード2）	160−179/100−109
重症高血圧（グレード3）	>180/>110
収縮期高血圧	
グレード1	140−159/<90
グレード2	>160/<90

- 降圧薬の治療により、65−74歳の患者の心臓発作のリスクが約40%、脳卒中のリスクが約30%軽減され、若年死が予防されることが1992年に確認された(英国医学研究審議会(MRC)作業部会1992年)。
- 脳卒中は英国の死亡原因の第3位であり、75−84歳の死因の約11%を占め、85歳以上の死因の14%を占める。
- 軽症の高血圧は無症候性であるが、ライフスタイルの改善および必要ならば薬物投与によって調節する必要がある。
- 生涯薬物療法が必要であると思われる。
- 本態性高血圧は、数週間にわたって血圧計の目盛りを読み取るか、または携帯型24時間血圧モニター(ABPM)を用いて確認しなければならない。
- 若年性高血圧患者も、腎動脈狭窄症、クッシング症候群、コーン症候群のような血圧上昇の二次的要因の可能性に関してスクリーニングすべきである。
- 高血圧管理のガイドラインは、英国高血圧学会(BHS)と英国内科医師会の協力を得て、英国国立臨床研究所(NICE)が作成している。

最新のガイドラインは、2004年に発表されたが、Anglo-Scandinavian Cardiac Outcomes Trial(ASCOT)から得られた新しい科学的根拠を考慮に入れて2006年に改訂された。次回の改訂は2010年に予定されている。このガイドラインの全文は、www.nice.org.uk から入手可能である。

NICEの指針を下記に記載する:

- ライフスタイルの改善に関するアドバイスは、高血圧、境界型高血圧、正常高値血圧の全ての人々に与えるべきである。

- 降圧薬による薬物療法は、持続的に収縮期血圧（SBP）が160mmHgを超過または持続的に拡張期血圧（DBP）が100mmHgを超過している患者に開始すべきである。
- 持続的にSBPが140−159mmHgおよび/または持続的にDBPが90−99mmHgの患者に関しては、CVDなどの標的器官の損傷の有無、あるいはJoint British SocietiesのCVDリスク予測チャートによる今後10年間のCVDの予測リスクが20%を超えているかどうかに従って、治療法を決定する。
- 糖尿病患者については、血圧が140/85mmHgを超過する場合、薬物療法を開始すべきである。これは、糖尿病がCVDのリスクを増大させるからである。
- リスクチャートは補助的に用いるが、臨床診断に取って代わるものではない。既存の疾患がある患者には当てはまらず、血圧が140/90mmHgを超過する場合は治療を開始すべきである。
- 血圧が常に160/100mmHgを超過している場合または血圧上昇によって他の器官にすでに損傷がある場合は、リスクチャートを使用すべきではない。このような場合は、降圧薬を使用すべきである。
- 高血圧は、今後10年間にCVDを発症するリスクを予測するために用いるJoint British SocietiesのCVDリスク予測チャート（図5.1と5.2を参照）のリスク要因のひとつである。

進行性または極めて重症の高血圧症

まれな疾患で、**悪性高血圧**と呼ばれることもある。

網膜出血のような微小血管損傷またはタンパク尿が認められ、拡張期血圧が140mmHgを超過している患者には下記のような症状が見られることもある：

- 頭痛
- 視覚障害—視野のぼやけ
- 混乱。

治療を行わない場合の死亡率は80%なので、緊急の治療が必要である。

血圧は、通常急激には下げない。急激に下げると、脳卒中、失明、心筋梗塞が起こることもある。

治療目標は、数時間かけて徐々に血圧を下げることである。

入院中に、下記のような病状の極めて高い血圧を下げる場合のみ、薬物の非経口投与を行う。

- 高血圧による重症の心室不全
- 発作を伴う高血圧性脳症
- 発作を伴う子癇。

目標血圧

目標血圧を設定すべきである。BHSによって糖尿病のない患者に提言されている目標は140/85mmHg未満である。糖尿病患者の目標血圧は130/80mmHg未満である。

また、血圧調節の推奨最低許容レベルは、糖尿病のない患者は150/90mmHg未満で、糖尿病患者は140/80mmHg未満である。

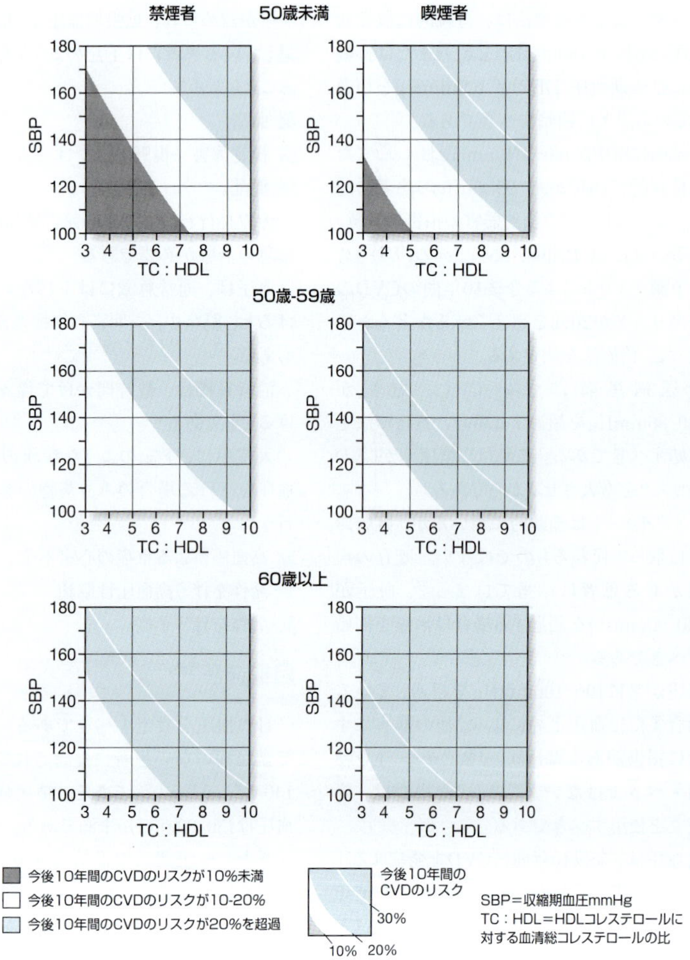

図5.1　Joint British Societiesの心血管疾患リスクの予測チャート：
糖尿病にかかっていない男性。マンチェスター大学からの無料提供。

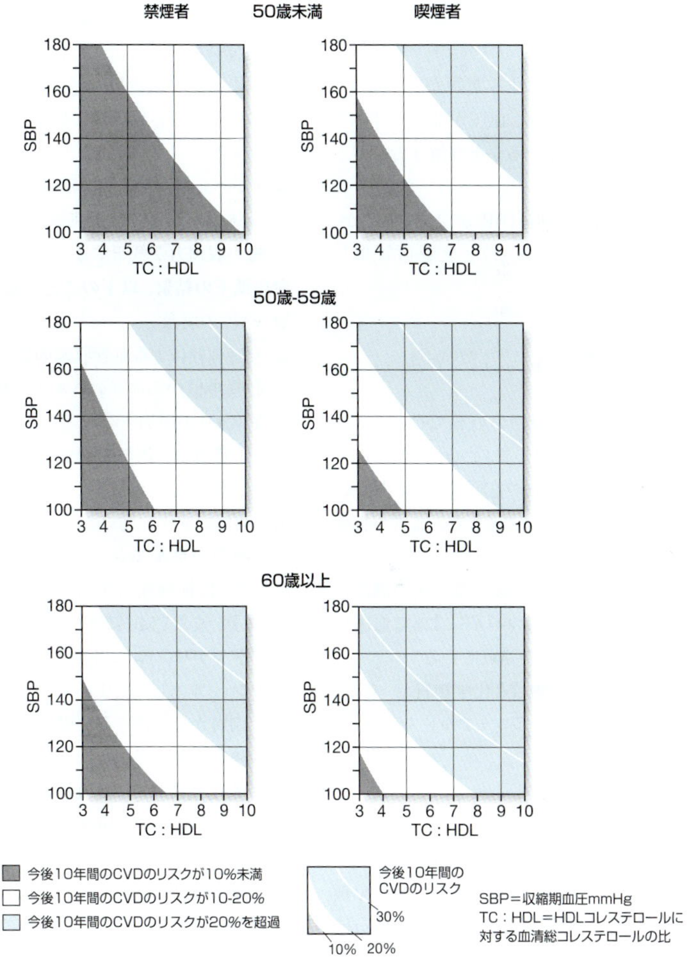

図5.2 Joint British Societiesの心血管疾患リスクの予測チャート：
糖尿病にかかっていない女性。マンチェスター大学からの無料提供。

通常の血圧調節

高血圧の治療に使用する薬物がどのように働くかを理解するために、血圧が健康な体内でどのように調節されているかを理解する必要がある。

2つの因子によって血圧(BP)が決定されるが、その因子は心拍出量(CO)と全身血管抵抗(SVR)である。

$$BP = CO \times SVR$$

COは、1回拍出量(1回の収縮でひとつの心室から放出される血液の量)と心拍数によって決まる。SVRは、細動脈の直径によって決まる。血管が収縮すると血圧は高くなる。血管が拡張すると血圧は低下する。

神経系と内分泌系が、通常の血圧の調節に関与している。主に、2つの系によって血圧は極めて狭い範囲内に維持されている:

- 自律神経系—神経物質と化学物質
- レニン-アンジオテンシン-アルドステロン系(RAAS)。

短時間の血圧調節

大動脈弓と頸動脈に存在する感覚受容器(圧受容器)は、これらの動脈内の圧力の変化を検出し、脳の延髄の血管運動神経中枢(VMC)にインパルスを送る。この圧受容器は、全身の血圧のいかなる突然の変化も検出する。これを、図5.3と図5.4に示す。

血圧上昇の結果、以下のことが起こる

- 圧受容器からVMCへ送るインパルスが増加する。
- この結果、VMCが阻害され、交感神経系(SNS)の刺激が低下し、末梢の細動脈と静脈の血管が拡張し、血圧が下がる。
- 静脈還流と心拍出量の低下も血圧低下に寄与する。
- インパルスは、心臓中枢へも行き、そこで副交感神経系(PNS)が刺激され、心拍数と心臓の収縮力が低下する。

血圧低下の結果、以下のことが起こる

- VMCの刺激
- 交感神経による血管収縮の促進
- 心臓中枢からのインパルスの結果、心拍出量(CO)が増加する。

圧受容器は、体位を変えるとき(例えば、あおむけから立ち上がるとき)に起こるような血圧の突然の変化を防ぐ。

血液中の**ホルモン**も血圧に影響を与える。ホルモンは細動脈の平滑筋に直接作用することもあり、またVMCに作用することもある。

- **アドレナリン**(エピネフリン)と**ノルアドレナリン**(ノルエピネフリン)は、ストレスを受けると副腎から放出され、SNSの作用を増強し、血圧を上昇させる。
- 一酸化窒素(NO)は血管の内皮細胞から分泌され、PNSの刺激により放出される血管拡張物質である。NOの作用が、硝酸塩の効果の根底にある(5.4節参照)。
- **抗利尿ホルモン**(ADH)は水の再吸収を増加させ、血液量を増加させることによって血圧を上昇させる。
- 心房性ナトリウム利尿ペプチド(ANP)およびB-型ナトリウム利尿ペプチド(BNP)の分泌の結果、ナトリウムが増加し、水分が喪失さ

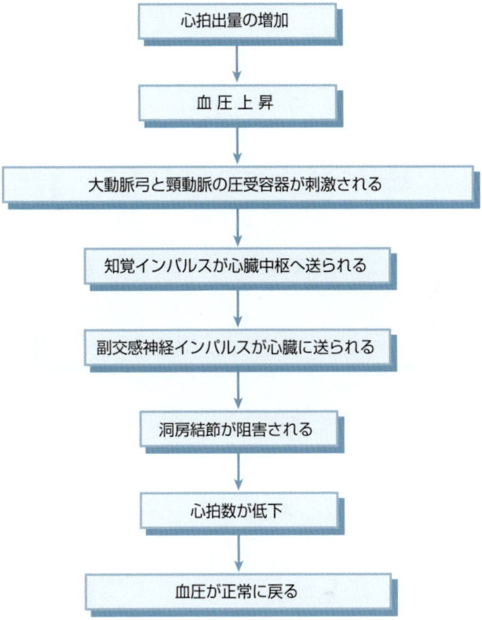
心拍出量の増加
血圧上昇
大動脈弓と頸動脈の圧受容器が刺激される
知覚インパルスが心臓中枢へ送られる
副交感神経インパルスが心臓に送られる
洞房結節が阻害される
心拍数が低下
血圧が正常に戻る

図5.3　心拍出量に対する血圧上昇の影響

れる。これらのペプチドは、心臓の心房(ANP)または心室(BNP)が水分貯留または血圧上昇のために膨張すると分泌される。

- ヒスタミンのような炎症性化学物質は強力な血管拡張物質で、アナフィラキシーが起こると、血圧は低下する。炎症性化学物質は毛細血管の透過性も促進し、その結果、血流中の水分喪失が起こる。
- アルコールは、血圧を低下させる。アルコールはADHを阻害し、VMCを抑制し、特に皮膚では、血管拡張を促進する。

レニン－アンジオテンシン－アルドステロン系(RAAS)

RAASは、腎血流を調節する。腎臓の血圧が低下すると(全身血圧の低下により低下する)、腎細動脈によりレニンの放出が増加する。

ナトリウム枯渇およびSNSによる直接刺激によっても、レニンは放出される。

レニンは、循環血中のアンジオテンシン前駆体に作用し、それをアンジオテンシンIに変換する酵素である。アンジオテンシンIは、アンジオテンシン変換酵素(ACE)によって分解されア

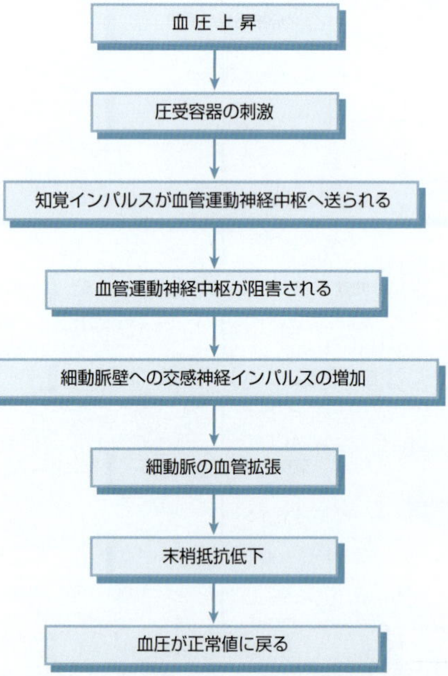
血圧上昇
圧受容器の刺激
知覚インパルスが血管運動神経中枢へ送られる
血管運動神経中枢が阻害される
細動脈壁への交感神経インパルスの増加
細動脈の血管拡張
末梢抵抗低下
血圧が正常値に戻る

図5.4　末梢抵抗に対する血圧上昇の影響

ンジオテンシンIIになる(図5.5参照)。

アンジオテンシンIIは血圧を上昇させる。それは下記の理由による。

- 強力な血管収縮物質である。
- 副腎皮質からのアルドステロンの放出を促進することによって塩分と水分の貯留が増加する。アルドステロンは、ナトリウムを貯蔵するネフロンの遠位尿細管に作用する。水はナトリウムに従って受動的に血液中に流入する。増加したカリウムは尿中に排泄される。血液量の増加により血圧が上昇する。

降圧薬の作用

高血圧の治療薬として使用される薬物は、上記のシステムを妨げることによって作用する。

血圧＝CO×SVRの方程式から、血管抵抗を下げるか、または心拍出量を減らすことによって、血圧を下げることができることがわかる。

- 血管拡張によって全身の血管抵抗が低下する。たいていの降圧薬は血管拡張薬である。
- 血圧調節に関与するメカニズム、例えば、SNS、その神経伝達物質ノルアドレナリン(ノルエピネフリン)またはレニン−アンジオ

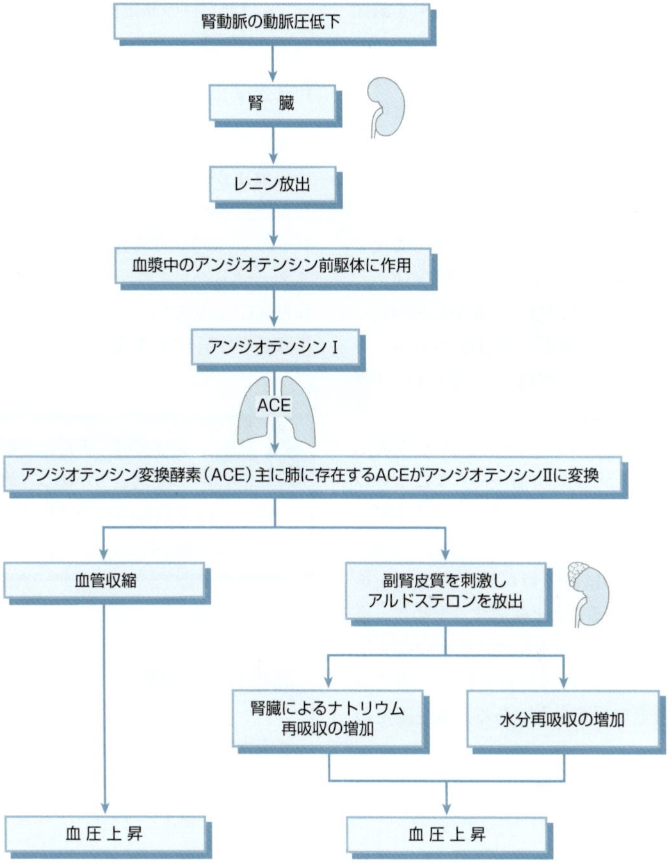
腎動脈の動脈圧低下
腎　臓
レニン放出
血漿中のアンジオテンシン前駆体に作用
アンジオテンシンⅠ
ACE
アンジオテンシン変換酵素（ACE）主に肺に存在するACEがアンジオテンシンⅡに変換
血管収縮
副腎皮質を刺激し
アルドステロンを放出
腎臓によるナトリウム
再吸収の増加
水分再吸収の増加
血圧上昇
血圧上昇

図5.5　RAASによる調節

テンシン-アルドステロン系(RAAS)を調節することによって、血圧を下げる。

- 血管壁に直接作用し、平滑筋を弛緩させる。
- 高血圧は、心拍出量を低下させることによって治療する場合もあるが、稀である。

血圧測定

通常、血圧は24時間サイクルで大きく変化する。収縮期の血圧は運動の後上昇するので、患者は血圧測定の前10分間、静かに座っているべきである。血圧測定にはBHSプロトコールを用いるべきである。BHSプロトコールの詳細は、www.bhsoc.orgで入手できる。

すべての成人は5年間に1回以上血圧を測定すべきである。正常高値血圧の人またはいつも血圧の測定値が高い人は1年に1回は診察を受けるべきである。

高血圧(持続的に血圧値が140/90mmHgを超えている)であることを確認するために、患者は1ヵ月間隔で少なくとも2回(重症の高血圧の場合はもっと頻繁に再検査する)、最善の状態で血圧測定を行うべきである。血圧測定の注意事項:

- 正しく整備された目盛り付き測定装置を使用する。
- 両腕で血圧を測る。
- くつろいだ快適な雰囲気で測定する。
- きつい衣服は緩める。
- 患者は静かに座り、腕を伸ばし支えてもらい、必ず手の力をぬく。
- 体位性高血圧を確認するために、高齢者または糖尿病患者は立位血圧を測る(立位では20mmHg以上血圧が低下する)。
- 少なくとも2回測定してその平均値を算出する。1回だけの測定値に基づいて治療をしてはいけない。

「白衣高血圧」

測定を予想することによって、警告反応のために血圧が上昇する人が多い。このため、約10%の患者の誤診につながることも十分考えられるので、こういう場合は携帯型24時間血圧モニター(ABPM)を使用する。白衣高血圧はそれ自体CVDリスクになることもあるが、試験結果は必ずしも、これを支持しない。

英国では、未だにかなり診断の見落としがあり、治療が不十分で、血圧調節の成功率は低いが、この状況は改善されてきている。

高血圧の管理

本態性高血圧症は原因が不明なので、根本的な治療をすることはできないが、そのリスク要因を対象にライフスタイルを変更することはできる。

ライフスタイルの改善

ライフスタイルの改善は、あらゆる高血圧の患者に極めて重要であり、また、正常高値血圧の人々にも推奨されているが、それは正常高値血圧が年齢と共に高血圧に進展することが多いからである(表5.2)。

血圧が160/100mmHg以上の人は、最初に週

表5.2　血圧を低下させるためのライフスタイルの改善方法

介入方法	推　奨	SBP低下の期待値
体重減少法	体格指数(BMI) 20－25kg/㎡	10kg減量ごとに 5－10mmHg低下
降圧食事療法	果物と野菜の多い食事を 1日に5回以上 飽和脂肪と全脂肪の摂取量を 減らす	8－14mmHg
食事中の塩分制限	ナトリウム2.4g未満/日または 塩化ナトリウム(塩)6g未満/日 (5g＝1tsp)	2－8mmHg
運 動	定期的な有酸素運動 例えば、ほぼ毎日早歩き30分	4－9mmHg
食事量が適度な場合	男性の場合21単位未満/週の アルコール	2－4mmHg
血圧上昇を伴い 食事量が過剰な場合	女性の場合14単位未満/週の アルコール	10mmHgまで
コーヒーの過剰摂取 を減らす	1日に5カップ未満	1－2mmHg

1回血圧を測定しながらライフスタイルの改善を4−12週間試してみる。このようなライフスタイルの改善が有効でなければ、薬物療法を行うべきである。

CVDのリスクを軽減するために役立つライフスタイルの改善法には、他に禁煙および脂肪分の多い魚を多く摂取することなどがある。高血圧患者には禁煙を推奨すべきである。

禁煙によって血圧は低下しないが、ヘビースモーカーのCVDリスクは1年間に50%まで低下する。

ヨガおよびバイオフィードバック療法のようなリラクゼーション療法は血圧を低下させることもあるが、調査結果は様々で食い違いがみられる。患者はこのような療法の継続を望むことがあるが、英国の国民医療サービスでは通常提供されていない。

ライフスタイルを変更することは常に難しく、特に、この変更を長期にわたって維持していくには患者の熱意と決意が必要である。医療チームと家族の支えも必要である。

高血圧の薬物療法

平均して、ひとつの薬物は血圧を7−8%低下させるが、薬物に対する個人の反応は極めて様々である。ある薬物はある人の血圧を大きく低下させるが、別の人にはほとんどまたは全く効果がないこともある。これは、恐らく高血圧の原因に関与している要因が多数あることに起因すると思われる。

高血圧治療に用いる薬物は通常下記のように分類される

- チアジド系利尿薬。例えば、**ベンドロフルメチアジド**
- カルシウムチャネル遮断薬（CCB）。例えば、**フェロジピン**
- ACE阻害薬。例えば、**ラミプリル**
- アンジオテンシンⅡ受容体拮抗薬（ARB）。例えば、**ロサルタン**
- α－アドレナリン受容体拮抗薬。例えば、**ドキサゾシン**
- β－受容体遮断薬。例えば、**アテノロール**
- 以前の薬物；現在ではあまり使用されない―交感神経系（SNS）の活性化を妨げる。例えば、**メチルドーパ**。

利尿薬

利尿薬は、6.2節にさらに詳しく記載している。

チアジド系利尿薬

ベンドロフルメチアジド（ベンドロフルアジド）、ヒドロクロロチアジド

これらは高血圧に処方される最も一般的な利尿薬である。これらは安価で、使用しやすく、1回/日の投与でよい。これらは、消化管からよく吸収され、腎臓から排泄される。

作用機序

- ナトリウムと水の腎臓からの排泄が増加し、そのために血液量と心拍出量（CO）が減少し、末梢抵抗が低下して、血圧が低下するが、そのメカニズムは完全に解明されているわけではない。
- 水分量の低下に起因するレニン産生の反射的増加により、血圧降下作用が弱まることもある。
- 単独で使用するとき降圧作用を発揮し、また併用すれば他の降圧薬の作用を増強させる。
- ナトリウム、マグネシウム、カリウムの排泄量を増加させる。
- カルシウムの排泄が減少し、閉経後の女性の骨量低下が緩和されるという科学的根拠もある。
- 用量反応曲線を描くことはなく、低用量も高用量も高血圧に対する有効性は同じである。副作用はたいてい高用量投与によって起こるので、これは好都合である。
- 高齢者および黒人に特に適している。

用　量

ベンドロフルメチアジド（ベンドロフルアジド）

通常の治療用量は、2.5mg/日である。2.5mgを超す用量を、高血圧患者に投与すべきではない。というのも、このような高用量の有用性はなく代謝性副作用が増大するからである。

- 最大限の効果が得られるまでにかかる時間は4−6時間である。薬効発現時間は8−12時間である。チアジド系利尿薬のその他の臨床用途は、軽度の心不全および浮腫などで、それらの用途では高用量を投与する。

副作用

- 低カリウム血症—これは、用量依存性なので、高血圧治療に推奨されている低用量ではあまり見られない。
- 高血糖症—インスリン抵抗性が高まるために発症する。これは、糖尿病患者には別の薬物を使用する方がよいということである。β遮断薬を併用処方すると、低下しているグルコース耐性がさらに低下する。
- 脂質特性の変化—低比重リポタンパク質(LDL)コレステロールおよびトリグリセリドの僅かな増加。
- 高尿酸血症(尿酸濃度の上昇)の結果、痛風が起こることもある。
- 勃起障害が起こることもある。
- 非ステロイド系抗炎症薬(NSAID)を摂取している場合は有効性が低下する。
- 発疹。
- 血液疾患。

同等の作用を有するチアジド類似利尿薬には、ほかにクロルタリドンおよびインダパミドがある。

使用上の注意

- 痛風患者には禁忌である。腎臓での排泄で尿酸と競合する。
- リチウム毒性のリスクが高まるため、リチウムを摂取している場合は投与してはいけない。
- 糖尿病患者の血糖値に対して僅かな影響が認められる。

チアジド系利尿薬に比べて、**フロセミド(フルセミド)**のような**ループ利尿薬**の方が、利尿作用は強いが、高血圧に対する有効性は低い。進行した腎臓機能障害または体液うっ滞が認められる場合は、**ループ利尿薬**を使用する。

カリウムの排泄を制限する必要がある場合は、チアジド系利尿薬と併用して、**アミロライド**および**スピロノラクトン**のような**カリウム保持性利尿薬**を使用する(通常は使用しない)。カリウム保持性利尿薬は、高血圧の第一選択薬として使用すべきではない。

スピロノラクトンは、アルドステロン拮抗薬なので、アルドステロンが関与している治療抵抗性高血圧に有用である。

腎機能が低下している場合またはACE阻害薬と併用する場合、カリウム保持性利尿薬は高カリウム血症を引き起こすことがある。

アンジオテンシン変換酵素阻害薬(ACE阻害薬)

ACE阻害薬は、アンジオテンシンⅡの産生を抑制することによって、心臓の前負荷および後負荷を軽減するだけでなく、血管を拡張し血圧を下げる。利尿作用もある。臨床的用途は、高血圧および心不全の治療と、糖尿病性腎症の腎臓損傷の予防である。死亡率を低下させるために、心筋梗塞後に投与することもある。

糖尿病に対するACE阻害薬の治療効果は、明確な科学的根拠に基づいている。血圧の調節に使用する場合、腎症の進行を抑制すると思われる。

ACE阻害薬はタンパク尿を軽減し、腎機能を安定させる。ACE阻害薬は、禁忌とされない限り常に糖尿病患者の第一選択降圧薬である。

ASCOT試験(McDougallら2005年)の結果から得た科学的根拠は、β遮断薬に比べ、ACE阻害薬またはカルシウムチャネル遮断薬による高血圧の治療後の心筋梗塞および脳卒中の発症率が著しく低下したことを示している。

これらの薬物は、アフリカまたはカリブ系の患者でなければ、55歳未満の高血圧患者の第一選択治療薬である。その場合は、カルシウムチャネル遮断薬または利尿薬を最初に投与すべきである。これは、アフリカまたはカリブ系の患者にはACE阻害薬があまり有効でないからである。若年および白人患者は、高齢者またはアフリカ系の黒人に比べて、レニン濃度が高い傾向がある。55歳以上の患者には、最初に利尿薬を投与する。カプトプリルが最初の薬であったが、現在では多数に増えている(コラム5.1)。

作用機序

- すべて、アンジオテンシンⅠをアンジオテンシンⅡに変換するアンジオテンシン変換酵素(ACE)を阻害する。その結果、アンジオテンシンⅡの産生を抑制する。このことから、血管拡張を引き起こし、血圧を低下する。
- アンジオテンシン変換酵素(ACE)は、強力な血管拡張性のブラジキニンを不活性化する血漿キニナーゼと同一の酵素である。したがって、ACE阻害薬によりACEが阻害されると、ブラジキニンが増加し、さらに血管が拡張される。
- 静脈系に影響し、血管拡張により心臓の負荷を軽減するので、心不全に有用である(5.6節参照)。
- 心臓の収縮性は低下させない。
- アルドステロンの産生を抑制することによって、ナトリウムの腎臓からの吸収を抑制するので、利尿作用があり、ナトリウムの排泄とカリウム貯留を引き起こす。
- 脱水症、心不全、進行性高血圧症の場合は、特に、これらの薬物の初回投与によって血圧の急性低下が起こる可能性がある。高齢者および利尿薬を摂取している患者に投与するときは注意が必要である。合併症を伴わない高血圧症の治療に使用する場合は、このような血圧の急性低下は滅多にみられない。
- プロドラッグもあるが、その場合肝臓で活性物質に変換される。

コラム5.1 ACE阻害薬

カプトプリル
シラザプリル
エナラプリル
ホシノプリル
イミダプリル
リシノプリル
モエキシプリル
ペリンドプリル
キナプリル
ラミプリル
トランドラプリル

! ACE阻害薬の投与開始前に、腎機能と電解質の検査を行い、投与中モニタリングを行うべきである。

使用上の注意

慢性腎疾患および末梢血管疾患(診断未確定の腎動脈狭窄症がある場合もある)。

禁　忌

- ACE阻害薬は催奇形物質なので、妊娠中の使用は避けるべきである(7.5節参照)。
- ACE阻害薬に対して過敏性を示す患者には投与してはいけない—アナフィラキシーの危険性がある。
- 両側腎動脈狭窄症の患者への使用は避けること—ACE阻害薬は糸球体ろ過率を低下させるので、腎不全を誘発することがある。腎血流はアンジオテンシンⅡの影響を受ける。アンジオテンシンⅡは腎臓の糸球体の輸出細動脈の血管を収縮し、その結果糸球体ろ過量(GFR)が増加する。アンジオテンシンⅡ濃度を低下させることによって、ACE阻害薬はGFRを低下させる。ACE阻害薬は、腎動脈狭窄症の患者に腎機能障害を誘発または悪化させる可能性がある。これは、患者がNSAIDと利尿薬も摂取しているとき、特に問題となる。

> ACE阻害薬は、糸球体ろ過量を低下させ、進行性心不全を引き起こすことがあるので、重症の両側腎動脈狭窄症患者への投与は避けるべきである。

副作用

- 使用者の10−20%に持続性の乾性咳嗽がみられる—これは女性の方によくみられ、何ヵ月も続き治療を要することもある。ACEはブラジキニンの分解にも関与しているので、この分解も阻害されるため、キニンの蓄積が起こり、その結果、咳が出る。
- めまいおよび血圧低下は、特に体液量の減少した患者にみられる。
- 味覚障害(特に、**カプトプリル**の場合)。
- 発疹。
- 血管性浮腫が1%の患者にみられるが、黒人では4%の患者にみられる。
- 胎児の腎尿路の発育不全が起こるため、妊娠可能な年齢の女性の使用は避けるべきである。

アンジオテンシン受容体拮抗薬(ARB)

1995年に導入された。ARBは、アンジオテンシンⅡの産生を抑制しないが、1型アンジオテンシンⅡ(AT1)の細胞受容体を阻害する。その結果、血管が拡張し血圧が低下する。

体内にはACEのみならず他にもアンジオテンシンⅡを合成する酵素があるので、ARBの方がACE阻害薬よりもアンジオテンシンⅡの阻害作用は強力であると思われる。

そのため、最初に導入されたのは**リシノプリル**であったが、現在ではARBが多数使用されている。(コラム5.2参照)。

- ACEの産生を阻害しないので、ブラジキニンなどのキニン類の分解を阻害しない。その結果、咳を生じることはなく、血管性浮腫を引き起こす可能性も低い。
- ACE阻害薬は短所はなく、長所のみ持っていると思われる。
- その他の薬物に対して忍容性のない患者にも優れた忍容性を示す。

コラム5.2　ARB（サルタン類）

カンデサルタン
エプロサルタン
イルベサルタン
ロサルタン
オルメサルタン
テルミサルタン
バルサルタン

- ACE阻害薬に対して忍容性のない高血圧および心不全患者に用いる。心不全の場合、ACE阻害薬に加えて処方されることもある（5.6節参照）。

使用上の注意

ACE阻害薬と同様である—腎動脈狭窄症。

禁　忌

ACE阻害薬を参照すること。妊娠および授乳期は使用を避けること。

副作用

- 通常、副作用は軽度で、ACE阻害薬よりも忍容性は優れている。
- 血圧低下とめまいが起こることもある。
- 高カリウム血症が起こることもある。
- 血管性浮腫が起こることもあるが、ACE阻害薬よりもまれである。

カルシウムチャネル遮断薬（CCB）

CCBは狭心症および高血圧のいずれにも使用する。CCBは末梢細動脈を拡張し血圧を低下させる。

作用機序

細胞膜を通じて行われる動脈平滑筋細胞へのカルシウムイオンの輸送を阻害することによって作用する。心筋に作用することもある。

- カルシウムは筋肉が収縮するために必要である。
- 細動脈の平滑筋が弛緩すると血管が拡張し血圧が下がる。
- CCBは、化学構造に基づいて2つの薬物群に分けられる。
- 薬物群によって、心臓の伝導系組織、心臓の筋肉、血管平滑筋に対する親和性がそれぞれ異なる：
  - ジヒドロピリジン類—ニフェジピン、フェロジピン、その他のたいていの薬物。
  - 非ジヒドロピリジン類は、Ca輸送速度を抑制することも知られている—ベラパミルとジルチアゼム。
- 非ジヒドロピリジン類は心筋の筋細胞にも作用し、心筋の収縮性を低下させる。
- 心臓の特殊伝導系の細胞に作用するので、電気インパルスの伝播が抑制されることがある。
- **ベラパミル**および**ジルチアゼム**は、心臓の収縮を抑制することがあるので、心不全への使用は避けるべきである。
- **ベラパミル**および**ジルチアゼム**は心拍出量を低下させるが、ジヒドロピリジン類は心臓の筋肉にほとんど影響しない強力な血管拡張薬で、穏やかな利尿作用もある。
- **ジルチアゼム**は、**ベラパミル**よりも心臓の収縮性を低下させる可能性が少なく、高血圧の抑制に使用される。β遮断薬と併用してはいけない。

- 長時間作用型ジヒドロピリジン類は、血圧を極めて効果的に低下させ、交感神経を活性化せず、反射性反応（頻脈）を引き起こさないので、短時間作用型ジヒドロピリジン類よりも優れている。
- CCBはすべて消化管からの吸収が良好である。
- CCBは、狭心症、喘息、末梢血管系疾患の治療に適している（コラム5.3）。

副作用

- 頭痛。
- 顔面紅潮。
- 毛細血管の透過性に対する影響のため、用量依存的にくるぶしに浮腫が起こる。
- 歯肉肥厚が起こることもある。
- 非ジヒドロピリジン類（ベラパミルとジルチアゼム）はあまり浮腫を引き起こさないが、陰性変力作用があるので、心不全の患者への投与またはβ遮断薬（陰性変力物質）との併用投与は危険である。
- CCBの過量投与は危険である（9.5節参照）。

コラム5.3　ジヒドロピリジンCCB

アムロジピン
フェロジピン
イスラジピン
ラシジピン
レルカニジピン
ニカルジピン
ニフェジピン
ニモジピン
ニソルジピン

α-アドレナリン受容体遮断薬（α遮断薬）

血管の平滑筋のα_1アドレナリン受容体を遮断する（2.2節参照）。α受容体の刺激は血管収縮をもたらすので、α受容体を遮断すると血管が拡張し血圧が低下する。

- α遮断薬は、短時間作用薬しかなく（プラゾシン）、起立性低血圧の副作用があったので、最近まであまり使用されていなかった。
- 現在では、1日1回投与型の製剤（ドキサゾシンおよびテラゾシン）が導入され、このような問題が軽減されたので、再び使用されるようになってきている。
- 投与の30−90分以内に起立性低血圧が起こることもあるので、初回投与時は、尚、注意が必要である。初回投与は、就寝時に行うこと。
- 前立腺肥大症の症状も軽減するので、この患者群には二重の用途で使用できる。
- 褐色細胞腫（アドレナリン［エピネフリン］を放出する副腎髄質の良性腫瘍）の短期間の管理に使用する。その場合、頻脈は心選択性β遮断薬を使用することによって調節する。

副作用

- 起立性低血圧。
- 眠気、めまい、活力不足。
- 女性のストレス性尿失禁を悪化させることがある。

β－アドレナリン受容体遮断薬（β遮断薬）

β遮断薬は、ノルアドレナリン（ノルエピネフリン）と拮抗して、βアドレナリン受容体を遮断する（2.2節参照）。β遮断薬は、1960年代に抗狭心症薬として開発されたが、血圧低下作用があることがわかった。

アテノロールは高血圧の治療薬として処方されることが最も多いβ遮断薬である。これは、水溶性で心選択性である。

血圧低下作用のメカニズムは複雑で完全に理解されているわけではないが、解明されている事柄は下記の通りである：

- 心臓の収縮力と収縮速度を低下させることによって、心拍出量を低下させる。はじめこの作用は反射性血管収縮によって相殺されるので、血圧に対するはじめの効果は抑制される。血管抵抗が治療前のレベルに回復するにつれて、数日かけて長期的な効果が発現する。
- 腎臓によるレニン分泌の低下。
- 血管運動神経中枢への中枢作用がある薬物もある。

これらは有効性が高く、安全で、消化管からの吸収も良好である。

これらの薬物のβ_1受容体に対する選択性、脂溶性、作用持続時間、部分作動薬としての作用は様々である。

- 例えば、プロプラノロールのように、β_1受容体（心拍数と心収縮力）とβ_2受容体（血管平滑筋と気管支平滑筋）の両方の受容体を阻害する薬物もあるが、例えば、アテノロールのように心選択性で主にβ_1受容体に作用する薬物もある。
- 部分作動薬（例えば、オクスプレノロール）は、徐脈および末梢冷感を引き起こすことが少ない。
- 脂溶性薬物は、脳内に入ることができるので、悪夢をみることがある。アテノロールは水溶性なので、悪夢をみることはない。
- 肝臓で代謝される薬物もある。水溶性で、腎臓によって排泄される薬物もある。腎機能障害のある患者には薬物の蓄積が起こるので治療が必要であり、投与量の低減が必要な場合もある。
- 心選択性薬物が気道抵抗に影響を及ぼす可能性は低く、またコレステロール濃度を上昇させる可能性も低い。アテノロール、ビソプロロール、メトプロロール、ネビボロール、アセブトロールは、心選択性である。これらの薬物は心臓特異的ではなく、β_2受容体に対しても僅かに作用する。
- 狭心症患者または心筋梗塞を起している患者の高血圧の抑制に特に有用である。

> 喘息、心ブロック、末梢血管疾患を有する患者にはβ遮断薬の使用を避けること。

副作用

- 気管支痙攣—喘息患者には禁忌である。
- 徐脈。
- 手足の冷感。
- 疲労—運動による手足の痛み。
- 悪夢。
- 集中力と記憶力の低下。
- 勃起障害。
- 低血糖に対する反応の低下および血糖値の

調節不良。

- 特に、チアジド系利尿薬との併用の場合、糖尿病発症の可能性が高まるという科学的根拠が増加している。
- 脂質代謝異常の悪化—HDLコレステロールを減らし、トリグリセリドを増加させる。

血管拡張薬

血管拡張薬は、通常、高血圧の抑制のために投与することはない。血管拡張薬は、あまりにも急激に血圧を低下させるので、進行した高血圧の場合でさえ、ラベタロールのような経口投与薬が推奨されている。血管拡張薬は、手術室および救命救急診療のような特殊な状況で使用する。

ミノキシジル

- 血管平滑筋細胞のATP感受性カリウム・チャネルを開口し、血管の平滑筋の過分極と弛緩を引き起こす。その結果、血管が拡張する。
- このカリウム・チャネルは通常細胞内に存在するATPによって閉鎖している。ミノキシジルは見かけ上このATPに拮抗的に作用する。
- ミノキシジルは、重症の体液うっ滞および浮腫を引き起こす強力な血管拡張薬である。
- この血管拡張は、心拍出量の増加および頻脈の亢進を伴う。このような理由から、ミノキシジルを投与する場合は、ループ利尿薬およびβ遮断薬を併用投与しなければならない。
- ミノキシジルは、他の併用薬物療法に対して治療抵抗性を示す重症の高血圧の治療に用いる。

ヒドララジン

- 動脈および細動脈に主に作用する強力な血管拡張薬で、血圧低下を引き起こす。
- 反射性頻脈および心拍出量の増加も伴う。
- 体液うっ滞を引き起こすので、単独投与は行わない。
- 治療抵抗性の高血圧の場合は、他の薬物と併用して経口投与することもある。
- 硝酸薬と併用して、心不全に使用することもある。

副作用は、顔面紅潮、頻脈、動悸、頭痛、めまいなどである。

ジアゾキシド

- 腎疾患に起因する重症の高血圧の治療に使用することもある血管拡張薬で、静脈内注射または点滴によって投与する。
- 投薬によって血圧の急激な低下が起こる。
- 恐らく、カリウム・チャネルを開口することによって作用が発現する。

副作用は、頻脈、高血糖症、塩分と水分の貯留などである。

ニトロプルシド・ナトリウム

- 麻酔時の血圧低下を調節するために使用することがある。静脈内点滴で投与する。ごく稀に高血圧性クリーゼにも使用する。
- 心不全に使用することもある。
- 一酸化窒素(NO)を放出し、その結果、血管平滑筋細胞中の環状グアノシン一リン酸(環状GMP)の増加をもたらす。このため、血管が拡張する。

副作用は、血圧の急激な低下に起因して起こる頭痛、めまい、吐き気、腹部疼痛、発汗、動悸、不安感、胸骨後部の不快感などである。

その他の血管拡張薬

血管拡張薬は、いくつかのタイプの肺高血圧症の治療のために専門医の指導の下で使用する。ボセンタン、エポプロステノール、イロプロスト、シルデナフィル、シタクスセンタンなどがある。

中枢作用性の降圧薬

メチルドーパ

メチルドーパは、アドレナリン作動性神経末端で偽伝達物質に変換され、延髄のα_2受容体を刺激し、交感神経の出力を低下させる。

- メチルドーパは、脳内で代謝されて活性型になるプロドラッグである。
- メチルドーパは、経口投与後アミノ酸輸送担体によって吸収が促進される。
- 妊娠時には安全であるため、妊娠中の高血圧の抑制のために使用されている。
- うつ病がある場合は、悪化する可能性があるので、投与してはいけない。

クロニジン

- クロニジンの中枢作用は恐らくイミダゾリン受容体との作用によるが、シナプス後α_2受容体にも作用し、アドレナリン作動性神経の活性を抑制する。
- 投薬を中止するときは、高血圧性クリーゼを避けるために、徐々に時間をかけて行うべきである。
- 更年期のほてりおよび片頭痛の治療にも使用する。

モクソニジン

- モクソニジンは、交感神経の駆動の調節に重要なイミダゾリン受容体に作用する比較的新しい薬物である。この受容体は血管運動神経中枢にあり、刺激によって交感神経の活動が低下し、迷走神経の緊張が高まる。
- もっと一般的に使用されている薬物が禁忌である場合または高血圧の抑制ができない場合に、使用する。経口投与を行い、投薬中止は時間をかけてゆっくり行うこと。
- 急激な投薬中止は避けなければならない。

降圧薬の選択―ガイドライン、併用療法、科学的根拠

高血圧管理のガイドラインは、英国高血圧学会(BHS)およびNational Collaborating Centre for Chronic Conditionsと共に、英国国立臨床研究所(NICE)によって作成されている(2006年)。2004年のガイドラインは、ASCOT試験の結果が公表された後2006年に改訂された。ASCOT試験は大規模ランダム化比較対照臨床試験で、その結果は、血圧調節のためにβ遮断薬および利尿薬を摂取した患者よりも、カルシウムチャネル遮断薬およびACE阻害薬を摂取した患者の方が、脳卒中、冠動脈イベント、心血管系死亡の発症率が低く、あらゆる原因による死亡率も低くかった。脳卒中のリスクは23%低く、心血管系イベントのリスクは16%低かった。

糖尿病発症のリスクは30%低かった。

この科学的根拠は、新しく改訂されたガイドラインに組み込まれている(表5.3)。

英国での高血圧の抑制方法は、最適な方法ではない。高血圧患者の大部分は、単独療法では血圧を適切に調節することができないが、

> 狭心症または心筋梗塞の既往歴がない場合は、β遮断薬はもはや高血圧に対する日常的な最適療法ではない。
> β遮断薬の投与を中止する場合は、徐々に時間をかけてゆっくり行うべきである。

複数の薬物を処方することに抵抗感があることが多い。患者の血圧を調節するために数種の薬物が必要な場合もある。

多剤を配合した配合錠剤を使用することもある。各錠剤に複数の薬物を配合させることによって、患者は1錠のみ服用すればよいので、コンプライアンスが高まる。しかし前もってそれら各々の薬物を個別に処方し、患者に忍容性があることを確認してから適切な用量を確立する。初めから配合剤を使用するだけでは、個々の副作用を確認することが難しい。

用法・用量

- 薬物は1日1回の服用ですますことができるのが望ましい。
- 薬物によるすべての反応を観察するためには、少なくとも4週間の投与期間が必要である。
- 第一選択薬に対する患者の忍容性は優れているが、血圧の調節が不十分な場合は、代替薬を試すか、または薬物を追加する。
- 高血圧が軽度で、第一選択薬の効果が極めて小さい場合は、代替薬の使用が有効であると思われる。
- その他の場合は、低用量で血圧が調節できるまで、段階的に薬物を追加する方がよい。
- 血圧が標的レベルよりも低下した場合は、その後投薬を徐々に軽減する。

表5.4は、薬物クラスの適応症状と禁忌症状を示している。出典は、Joint British Societiesの心血管疾患の予防に関する診療ガイドライン(2005年)である。

表5.3 新規診断された高血圧患者に対する降圧薬の併用投与に関するNICEの推奨療法(2006年)

段階1	**55歳未満** ACE阻害薬	**55歳以上または黒人患者(年齢不問)** カルシウムチャネル遮断薬(CCB)またはチアジド系利尿薬
段階2	ACE阻害薬+CCB **または** ACE阻害薬+チアジド	
段階3	ACE阻害薬+CCB+チアジド	
段階4	**追加** さらに利尿薬あるいはα遮断薬またはβ遮断薬を追加する 専門医の勧告を考慮する	

CVリスクを低下させるその他の方法

患者のCVDのリスクをさらに予防するために、アスピリンおよび/またはスタチンを処方することが多い。

高齢者の高血圧

臨床試験のデータは、治療を行えば、高齢者でも、若年者より高くないにしても同等の有用性を得ることができることを示している。「高齢者を対象にした高血圧の臨床試験」(HYVET)(Beckettら2008年)は、2001年に開始し、80歳以上の高血圧患者3845名を、低用量利尿薬+ACE阻害薬群またはプラセボ群にランダム化により割り付けた。この臨床試験は、実薬投与群で脳卒中および心血管系死亡率の有意な低下が認められたため、早期に(2007年)中止された。

- 高齢者の血圧値は重要な意味があるので、診断を確定する前に、一日のうちの異なる時間帯に数回測定を行うべきである。
- 起立性低血圧がよくみられるので、座位と立位の両方で血圧を測定する必要がある。
- 突然の血圧低下を防ぐために、持続的に血圧が安定するまで治療する必要がある。
- 60−80歳の患者では、4件の大規模試験で、利尿薬の有効性が認められた。

高血圧と脳卒中

英国では、この20年間脳卒中の死亡率が約40%低下したが、年間の脳卒中発症率は、120000件を超えている。55歳以上の脳卒中の発症率は、10年毎に2倍になっている。

- 高血圧は、脳卒中予防のための最も重要な治療要因である(Williamsら2004年)。脳卒中後は、通常、2週間以内に降圧薬による治療を開始する。
- 血栓性脳卒中には、抗血小板薬のような他の薬物も使用すべきである。アスピリン75mg/日の投与により、心血管系イベントの発生率を、脳卒中後は約11%まで、虚血性脳卒中の既往症がある場合は20%まで軽減できることが認められた(Antithrombotic Trialists'Collaboration 2002年)。
- 心房細動があれば、ワルファリンを投与するとその抗凝固作用により(節5.7参照)脳卒中の発生が60%以上低下する(European Atrial Fibrillation Trial Study Group 1993年)。
- 総コレステロール値が3.5mmol/ℓを超えている場合は、スタチン類の投与も考慮すべきである。

表5.4　主な薬物クラスの降圧薬の適応症、適応症となりうる症状、注意症状、禁忌

出典は、Joint British Societiesの心血管疾患の予防に関する診療ガイドライン(2005年)である。
BMJ Publishing GroupとBritish Cardiac Societyの掲載の許可あり

薬物クラス	適応症	適応症となりうる症状	注意	禁忌
α遮断薬	良性前立腺肥大		起立性低血圧、HF*	尿失禁
ACE阻害薬	HF、LV機能障害 MI後、確定CHD 1型糖尿病性腎症 続発性脳卒中の予防‡‡	慢性腎疾患 2型糖尿病性腎症 タンパク尿性腎疾患	腎機能障害 PVD‡	妊娠 腎血管性疾患
ARB	ACE阻害薬不忍容 2型糖尿病性腎症 LV肥大を伴う高血圧 ACE不忍容の 心不全患者 MI後	LV機能障害 MI後 他の降圧薬不忍容 タンパク尿性腎疾患 HF†	腎機能障害 PVD‡	妊娠 腎血管性疾患§
β遮断薬	MI、狭心症	HF**	HF**、PVD、 糖尿病(CHDを除く)	喘息/COPD、 心ブロック
CCB (ジヒドロピリジン)	高齢者、ISH、 狭心症、CHD	高齢者、狭心症、MI		
その他のCCB (律速型)			β遮断薬††との併用	

表5.4　主な薬物クラスの降圧薬の適応症、適応症となりうる症状、注意症状、禁忌

出典は、Joint British Societiesの心血管疾患の予防に関する診療ガイドライン(2005年)である。
BMJ Publishing GroupとBritish Cardiac Societyの掲載の許可あり――続き

薬物クラス	適応症	適応症となりうる症状	注　意	禁　忌
チアジド系利尿薬/ チアジド類似利尿薬	高齢者、SH、HF 続発性脳卒中の予防			心ブロック HF、痛風††

* HF(単独投与時);

† ACE阻害薬またはARBは慢性腎不全に対して有用であると思われるが、注意し、厳密な監視と専門医の勧告に従う場合のみ使用すべきである;

‡ 腎血管性疾患を併発しているので末梢血管疾患にACE阻害薬とARBを使用するときは注意すること;

§ ACE阻害薬およびARBは、専門医の監視の下、腎血管性疾患の患者に使用することもある;

‡‡ チアジド/チアジド類似利尿薬との併用投与;**安定心不全の治療にβ遮断薬を使用することが増加しているが、β遮断薬は心不全を悪化させることもある;

†† 痛風の既往症のある患者の血圧の調節にチアジド/チアジド類似利尿薬が必要なこともある。そのとき、アロプリノールとの併用投与が理想的である。

ACE,アンジオテンシン変換酵素;ARB,アンジオテンシンⅡ受容体拮抗薬;CCB,カルシウムチャネル遮断薬;CHD,冠動脈性心疾患;COPD,慢性閉塞性肺疾患;HF,心不全;ISH,孤立性高血圧;LVH,左心室肥大;MI,心筋梗塞;PVD,末梢血管疾患。

高血圧と糖尿病

- 糖尿病患者のうちの高血圧患者は、通常の2倍である。
- 糖尿病患者の血圧を低下させると、死亡率と罹患率がかなり大幅に低下することが認められた。
- 網膜症および腎症のような合併症の進行も抑制された。
- BHSは、血圧が140/90mmHgを超過すると薬物療法を行うことを推奨している。
- 最初の目標血圧は、140/80mmHg未満にすべきであるが、血圧が130/80mmHgまで低下すれば心血管系疾患発症の予防効果がさらに高まる。
- 高血圧の糖尿病患者を対象に行った「高血圧に対する最適治療」(HOT)臨床試験(Hanssonら1998年)では、目標拡張期血圧(DBP)を90mmHgの代わりに80mmHg未満にすると、主要な心血管系イベントの発生率が半分に減少した。
- 糖尿病患者を対象に、血圧低下のためにACE阻害薬を使用した臨床試験の結果は、この薬物療法により腎症の発症率の大幅な低下が認められた。

少数民族群

アフリカ出身またはアフリカ系カリブ出身の黒人は、白人に比べて血圧が高く、高血圧の発症率も高い。白色人種に比べて、黒色人種の方が脳卒中、腎不全、左心室肥大(LVH)の発症率は高いが、CHDの罹患率と死亡率は低い(イギリス心臓病支援基金2003年)。

高血圧は、通常、塩分制限に感受性がある。黒色人種は、通常レニン濃度が低いので、利尿薬またはCCBの血圧への効果がよく現れる。

英国の南アジア人種は、Ⅱ型糖尿病の発症率が高く、脳卒中とCHDのリスクも高い。降圧薬によって効果に差があるという科学的根拠はないが、糖尿病の罹患率が高いことは薬物の選択に影響する。

患者とのコミュニケーションの重要性

- 患者は、症状が治まると、長期治療の必要性を理解していないことがある。
- 患者とその家族に時間をとって説明することは価値がある。
- 薬物の投与方法を簡単にすることは有益であり、可能であれば、1日1回の投与で済ますことのできる薬物を使用すべきである。
- NICEは、NICEの指針を実施する団体に役立つ方法を作成した。それはウェブサイトから入手可能である。
(www.nice.org.uk/CG034)

● CVDリスクおよび有害事象の決定因子として、拡張期血圧(DBP)よりも、収縮期血圧(SBP)の方が重要である。55歳以上の患者の場合は特にそうである。

● 治療目標は、血圧を140/80mmHg未満に低下させることである。

● 血圧を効果的に調節するために、複数の薬物が必要な人が多い。

● 高血圧は、単独の薬物で治療すべきではない。CVDの別のリスク要因を抑制するために複数の薬物が必要なことがある。それは、例えば、アスピリンとスタチン類である。

5.3 アテローム性動脈硬化症と脂質低下薬[*1]

体内の脂質は、エネルギーの供給源(トリグリセリド)としても、細胞膜および他の分子(コレステロール)の成分としても必要不可欠である。このように極めて必要であるが、血流中の脂質濃度が上昇すると、動脈壁内にアテローム(粥を示すギリシャ語由来の言葉)として蓄積し、心血管疾患の主要な原因となる。

脂質輸送とアテローム形成

コレステロールとトリグリセリドは脂質である。アテロームは、ほとんどコレステロール由来であるが、血中のトリグリセリドの高濃度も心疾患と関連している。

- アテローム沈着の過程は、小児のときに動脈壁に脂肪線条が固着することから始まる可能性がある。
- この脂肪線条は徐々に大きくなり、コラーゲンに覆われたアテローム粥状硬化斑になり、これが動脈狭窄を引き起こす。
- 最終的に、この狭窄した動脈は酸素を含む血液を体の部位の代謝に応じられるほど十分に供給することができなくなり、その部位は虚血状態に陥る。
- 冠状動脈にアテロームができた場合は狭心症の症状が現れ、大腿動脈にできた場合は脚部の血液循環が悪くなる(末梢血管疾患)。脳血管疾患は、脳への血液の供給ができなくなっている。
- アテローム斑[*2]は、不安定で漏出することもある。この場合、血小板が部位に付着し血栓になることもある。この血栓は動脈を完全に遮断し、その結果、心臓発作または脳卒中が起こることもある。

コレステロール値の上昇は、CVDの重要なリスク要因である。

コレステロールは、エネルギーのための燃料として使用されるだけでなく、生命にとって必要不可欠のものである。最初に胆石から単離されたのは1784年であった。現在では下記の用途に利用されている:

- 細胞膜の製造
- ビタミンDの合成

＊1　本邦では高脂血症治療薬といわれる。
＊2　プラクといわれる。

- ステロイドホルモンのコルチゾール、エストロゲン、プロゲステロン、テストステロンなどの合成
- 胆汁酸塩の生成

コレステロールの摂取源

コレステロールの約15%は食物から摂取している。残りの85%は、肝臓で脂肪の代謝生成物であるアセチルCoAから作られる。飽和脂肪酸（ほとんどは摂取した動物脂肪から得ている）は、コレステロールの産生を高める。コレステロール濃度を低下させるためには、飽和脂肪の少ない食事を摂るべきである。

シトステロールエステル（植物由来）は、血流へのコレステロールの再吸収を抑制するため、**シトステロールエステル**含有のマーガリンのようなBenecol® 製品は、コレステロールの濃度を低下させる。

血流中の脂質濃度の上昇を**高脂血症**と呼ぶ。コレステロール濃度が高い場合は高コレステロール血症である。遺伝的にコレステロール濃度の高い人もいるので食事療法だけで血中濃度の十分な低下を達成できる可能性は低い。

> ！ 家族性の傾向と動物性脂肪の含有率の高い食事とが相まって高脂血症が発症する。

コレステロールの排泄

- コレステロールは肝臓で分解され胆汁酸塩に変換され体外へ排泄される。これは、コレステロールの唯一の排泄経路である。
- 大腸から再吸収され肝臓まで再輸送され再び利用されるコレステロールもある。線維含有量の高い食物は胆汁酸と結合し、再吸収を妨げることによって、コレステロールの排泄を促進する。
- 胆汁に含有されているコレステロール濃度が実質上その溶解度の限界濃度である場合もある。その場合は、コレステロールが結晶化し胆石を形成することもある。

血流中の脂質輸送

- 脂質は不溶性なので、脂質を含有するタンパク質複合体のリポタンパク質と呼ばれる担体を用いて体中に輸送される。
- リポタンパク質は、トリグリセリド、リン脂質、コレステロールの混合物である。
- アテローム性動脈硬化症の最も重要なリポタンパク質は低比重リポタンパク質（LDL）と高比重リポタンパク質（HDL）である。
- LDLは、総コレステロールの約70%を含んでいる。LDLは、コレステロールを末梢器官まで運ぶ冠動脈性心疾患の「悪玉」である。

> ！ LDLの濃度が上昇すると、アテローム性動脈硬化症およびCHDのリスクも上昇する。

- 体細胞には、その表面に自己調節するLDLの受容体がある。この体細胞に必要なコレステロールが十分に供給されると、体細胞はその表面の受容体の数を低下させる。その結果、過剰のLDLは血流に残留し動脈中に蓄積される。

- HDLは、肝臓および小腸で作られる。HDLは、細胞から過剰なコレステロールを取り上げ、肝臓に運ぶ。そこでコレステロールは分解され胆汁まで輸送される。HDLはコレステロールを取り除き排泄するので、CHDの「善玉」コレステロールである。コレステロールの約20–30%はHDLとして輸送される。

> HDLの濃度が上昇すると、アテローム性動脈硬化症のリスクは低下する。

- 総コレステロール(TC)の血中濃度の測定値は、HDLとLDLの濃度を含んでいる。
- HDLコレステロール値に対するTCの比を、CVDのリスク評価の測定値として用いている。この値を入手するために、空腹時血中脂質値を測定しなければならない。
- CVDのリスクは、LDLコレステロール値とHDLコレステロール値によって決まる。LDL値が高ければ、リスクも高くなる。リスクはHDLコレステロール値に逆相関する。
- LDL値を低下させHDLコレステロール値を上昇させると、アテローム性動脈硬化症の進行が抑制され、軽減されることさえある。

アテローム性動脈硬化症におけるLDLの役割

- LDLは、コレステロールを肝臓および体細胞へ運ぶ主要担体である。
- 血管の内側に内皮の損傷があると、特に動脈の分岐部のような乱流部位では、血管壁にLDLが侵入する。喫煙または高血圧が、このような損傷誘発に関与していると思われる。
- LDLは血管の内壁(内膜)の下に蓄積される。
- 時間と共にLDLの酸化が起こり、そのためこの部位に白血球(WBC、マクロファージ)が結集する。これらのWBCがLDLを集めてコレステロールを蓄え泡沫細胞になる。
- WBCが死亡すると、その内容物はアテロームとして蓄積する。
- コラーゲンの覆いがアテロームの上に形成され、これが大きくなるにつれて血管は狭くなる。
- 時間が経つと、このアテローム斑は不安定になり崩壊が起こることもある。この結果、血小板の凝集が起こり、心筋梗塞のように血栓が形成される。

英国の人口の2/3に当る人々の総コレステロール値は5.2mmol/ℓを超えており、約1300万人の総コレステロール値は6.5mmol/ℓを超えていると推定される(表5.5)。これは、食事からの脂肪の摂取量が多いことを反映しているが、遺伝的要因にも依存している。コレステロール値は、5.2節の心血管疾患のリスク要因の表、図5.1と図5.2に示す。

> 心血管系疾患による死亡率上昇の原因は下記の通りである
> - 総コレステロール値の上昇
> - LDL値の上昇
> - HDL値の低下
> - 高トリグリセリド値。

表5.5　血流中の血清脂質値

	TC (mmol/ℓ)	DL (mmol/ℓ)	HDL (mmol/ℓ)	TG (mmol/ℓ)
望ましい値 望ましい値と境界値の間	<4.0 4.0−4.7	<2 2−3	>1.2	<1.7
境界域	4.8−6.0	3.0−4.0	1.0−2.0	1.7−2.2
高リスク域	>6.0	>4.0	<1.0	>2.2

家族性高コレステロール血症（FH）

- 常染色体優性遺伝性疾患。
- 英国では500名に1名の割合で発症する。
- コレステロール値は正常値の2倍まで上昇する（通常<9mmol/ℓ）。
- 男性の50%は55歳までに冠動脈性心疾患（CHD）を発症し、女性の発症はその約20年後である。
- CHDによる死亡率は、一般集団に比べて10倍以上である。
- 早期に発見し血中の脂質濃度を低下させる治療を行う必要がある。

高脂血症を二次的に引き起こす原因は、甲状腺機能低下、糖尿病、肥満、ネフローゼ症候群、アルコール中毒、肝疾患などである。例えば、チアジド系利尿薬のような薬物が血中の脂質濃度を上昇させることもある。

ライフスタイルとコレステロール値

- コレステロール値が高いときは、心血管疾患（CVD）などのリスク要因と合わせて治療を行う必要がある。ライフスタイルの改善の代わりにではなく、ライフスタイルの改善と合わせて薬物療法を行うべきである。
- 食事療法は、概してコレステロールを5−10%低下させる。脂肪を、カロリーの30%未満に制限し、飽和脂肪を7%未満に制限し食物繊維を増加すると、LDLは約8−15%低下する。しかし、患者はこのような食事療法を長期間継続するのは難しいと考える。
- その他の重要な項目は、体重減少、血圧低下、インスリン抵抗性の低下、野菜果物摂取量の増加などである。
- 体重減少はそれだけで、コレステロール値を低下させる可能性がある。10kgの減量によりLDLは約7%低下しHDLは13%上昇する。体格指数[*1]は、20−25を目標とすべきである。
- 定期的な運動は有用であり、HDLを増加させると思われる。
- 適度な飲酒は、CHDの発症率を約1/3低下させる。

脂質低下薬

脂質低下薬は、脂質の生成を低下させるか、または体外への排泄を促進することによって作

*1　BMIのこと。

用する(表5.6)。

LDL値を低下させHDL値を増加させる治療はアテロームおよび関連疾患の発症率を低下させるという科学的根拠がある。冠状動脈疾患の進行を抑制することもある。

薬物療法は、食事療法の厳守、必要ならば減量、降圧、禁煙と合わせて行うべきである。

脂質低下薬は、スタチン類、フィブラート系薬物、陰イオン交換樹脂、ニコチン酸、エゼチミブなどである。しかし、単独投与によってHDL値を増加させる薬物はない。

脂質低下の有用性

- メタアナリシスの結果は、LDL値を約30%低下させる治療は、アテローム性病変の進行を約1/3抑制することを示している。
- 総コレステロール値を10%低下させると、CHDによる死亡のリスクが10%低下し、非致死性心筋梗塞のリスクが21%低下する。

スタチン類

アトルバスタチン、フルバスタチン、プラバスタチン、ロスバスタチン、シンバスタチン

これらのスタチン類は最も強力な脂質低下薬で、コレステロール値を低下させる第一選択薬である。

10年間の総CVDリスクが、リスクの表から、20%を超過している場合は、一次予防薬として使用する。

二次予防の使用については下記に記述する。

作用機序

- 肝臓でのコレステロール合成に必要な重要な酵素は、HMG CoA還元酵素(ヒドロキシメチルグルタリルCoA還元酵素)である。
- この酵素が阻害されると、肝臓の細胞でのコレステロールの合成が低下する。
- スタチン類は競合的に強力にこの酵素を阻害し、その結果、コレステロールの合成速度が制限され、コレステロールの血中濃度が低下する。
- そのため細胞の表面のLDL受容体に結合するコレステロールが減って、LDL受容体が増加する。このように増加した受容体が血流からのLDLの排泄を促進するため、血中コ

表5.6 脂質低下薬の効果

薬　物	LDL	HDL	TG
スタチン類	低下	上昇	中等度の効果
フィブラート系薬物	中等度の効果	上昇	低下
陰イオン交換樹脂	低下		悪化させることもある
ニコチン酸		上昇	低下
魚　油		上昇	低下

レステロール値がさらに低下する。

- また、血漿トリグリセリド値も僅かに低下し、HDL値は僅かに上昇する(約3−10%)。
- LDL低下作用の強さは薬によって様々で、最も強力なロスバスタチンから、強さの順番はアトルバスタチン、シンバスタチン、プラバスタチン、フルバスタチンである。

臨床効果の科学的根拠

- 当初、スタチン類が、5mmol/ℓ以上の血清コレステロール値を持つ75歳までの患者の冠動脈イベントの発生率を低下させ、総死亡率を低下させるという科学的根拠があった。最近の科学的根拠は患者の年齢に関わらず、またコレステロール値がもっと低い場合も有用性が認められたことを示している。CHDの発症率が50−60%低下する可能性がある。
- CVDの既往例のある患者の場合(二次予防)のみならず、既往歴のない患者の場合も(一次予防)、さらにコレステロール値が正常範囲内の場合も含め、あらゆる患者に有用性が認められた。
- スタチン類は、冠動脈性心疾患(CHD)の二次予防のために用いる場合、非出血性脳卒中の発症率も低下させる。
- スタチン類は、家族性高脂血症患者の血中コレステロール値を1/3低下させる。
- 一般にスタチン類は、他のどの薬物よりもLDL低下作用の有効性が高い。
- 薬物投与と同時に、食事療法を採用しライフスタイルを改善する必要がある。

薬物動態

- これらの薬物はすべて消化管からの吸収が優れている。
- アトルバスタチン(14時間)以外はすべて半減期が短い(約2時間)。
- いずれの薬物も1日1回の投与で有効である。
- いずれの薬物も肝臓がコレステロールを合成する夜間に投与した方が、僅かに高い効果が得られる。
- 薬効は、投与開始1週間後で発現し始め、4−6週間の時点で最高に達する。
- 肝臓のチトクロムP450酵素によって代謝される。これが、多くの重要な相互作用が発現する要因となっている。グレープフルーツの果汁はスタチン類の代謝を阻害するので、副作用が重症化する可能性がある。

副作用

- 副作用はあまりみられないが、消化管障害(腹部疼痛、鼓腸、下痢、吐き気、嘔吐)、頭痛、発疹、筋痙攣、肝臓の酵素の増加などである。
- スタチン類は、ワルファリンの抗血液凝固作用を増進することがある。アトルバスタチンはこの抗血液凝固作用を増進する可能性が最も低いと思われる。
- 可逆的筋炎(筋肉の炎症と変性)はまれであるが有意な副作用である。筋肉痛、筋炎、ミオパチーの報告がある。1000件に約1件の割合で発症することがある。
- **クレアチンキナーゼ**(CK)は、筋肉分解時に上昇する酵素である。患者が筋肉痛を訴える場合は、CK値を測定すべきである。CK

値が正常範囲の上限を5倍以上超えるまで上昇した場合は、スタチンの投与を中止すべきである。

- **横紋筋融解症**（骨格筋の病的な分解）は稀にしかみられない副作用であるが（約1件/100000治療年）、用量依存性であると思われる。筋肉分解生成物が腎臓に損傷を与えると、腎不全が起こる。スタチン類とフィブラート系薬物（血中の脂質濃度を低下させるために使用する）を併用投与すると、このリスクは高まる。このリスクはゲムフィブロジルが最も高いと思われるので、スタチン類をゲムフィブロジルと同時に処方してはいけない。
- ミオパチーのリスクは、プラバスタチンとフルバスタチンが低いが、恐らくこの2剤が筋肉に滲入しにくいからであると思われる（親水性）。

使用上の注意

- 肝疾患の既往歴のある患者またはアルコールの摂取量の多い患者には、投薬前および6ヵ月の間隔で1年間肝機能検査（LFT）を行うべきである。
- アラニントランスアミナーゼ（ALT）値が正常範囲の上限より3倍高くなったら投薬を中止すべきである。
- 患者には、原因不明の筋肉疼痛を報告するように勧告すべきである。

> 2004年、シンバスタチンは10㎎/日の用量で使用できる店頭販売医薬品となった。シンバスタチンは薬剤師が調剤しなければならない。CHDの10年リスク（10－15%）が中等度の患者の一次予防薬として認可されてい

禁　忌

- 肝疾患。
- 妊娠および授乳期。

現在の考察

- スタチン類の有用性は、単にLDLコレステロール値の低下に起因する有用性だけではないと思われる。アテローム性動脈硬化症は炎症性の疾患であると考えられるが、スタチン類には抗炎症作用がある可能性がある。
- スタチン類が血流中の炎症性マーカーを低下させることを示す大規模臨床試験の結果が数件ある。スタチン類には、血小板の粘着性を低下させ、アテローム斑を安定させる抗血栓作用がある。この分野への研究は現在継続中である。
- West of Scotland Cornary Prevention Study（WOSCOPS）の長期的追跡調査の結果は、5年間のスタチン投与は、10年後の死亡率の低下という点で、患者に有用であることを示している（Freemanら、2001年）。

一次予防

- これは、血清コレステロール値の上昇に起因してCHDのリスクが高まっているが現在発症していない無症候性の患者を対象に行う予防治療である。
- 一次予防のための冠状動脈リスク予測チャートを使用する。英国医学会・薬学会共同編集処方集（BNF）の裏表紙の内側と、本書の

5.2節の図5.1と5.2に示されているJoint British Societiesの「**心臓のリスク評価チャート**」を用いて、CHDリスクを推定する。10―年リスクが20%の患者には、コレステロール値が高くても低くても、治療を行う。

- 投薬が有用な可能性がある患者を確認するが、アジア系イギリス人、CHDの明確な家族歴のある人、高齢者などの患者群のリスクは過小評価することがある。

二次予防

- 症候性CVDを有するあらゆる患者、すなわち、以前に心筋梗塞、狭心症、非出血性脳卒中を発症したことがあるかまた冠状動脈のバイパス手術を受けたことのある患者を対象に行う予防治療である。
- Heart UKは、急性アテローム硬化性CVDの患者は全員入院してスタチン投与を開始すべきであると推奨している。TC値が4.0mmol/ℓ未満の場合でも、スタチンの投与を遅らせるべきではない。調査の結果は、コレステロール値の如何に関わらず、リスクが低下することを示している。
- 糖尿病患者の場合は、40歳を超えた1型または2型糖尿病患者全員に投薬する。血糖のコントロールが不良、HDLコレステロール値が低くトリグリセリド値が高い、高血圧、若年性心血管疾患の家族歴のいずれかが当てはまる若年患者にも投薬を検討する。

コレステロール—吸収阻害薬

エゼチミブ

- コレステロールの小腸からの吸収を阻害する新規薬物クラスの薬物である。
- 食事療法に加えて投薬を行うとLDLコレステロール値を約15−20%低下させることができる。
- 忍容性に優れているが、長期的安全性の科学的根拠を示すランダム化対照比較臨床試験の結果は未だ得られていない。
- スタチン類と併用投与できる。スタチンが忍容性がないときは単独投与する。
- スタチンと併用投与すると、横紋筋融解症のリスクが高まる。

フィブラート系薬物

ベザフィブラート、シプロフィブラート、フェノフィブラート、ゲムフィブロジル

- トリグリセリド値を低下させるが、たいていの場合LDLに対する作用は一定せず、HDL値を上昇させる。
- 血清トリグリセリド値が10mmol/ℓを超過するかまたはスタチンに忍容性のない患者でない限り、常にスタチンを最初に投与する。
- LDL値は低下してもトリグリセリド値が高いままである場合、専門医の指示によりスタチンに加えてフィブラート系薬物を投与する。トリグリセリド値が2.3mmol/ℓを超過している場合は2型糖尿病患者にも追加投与する。スタチンと併用投与すると、筋炎のリスクが高まる。
- トリグリセリド値を低下させるリポタンパクリパーゼの産生を促進すると思われる。肝臓からのLDLのクリアランスを促進する。
- 胆汁中へのコレステロールの排泄が増加するため、胆石のリスクが増加することもある。

副作用

消化管障害、例えば、吐き気および嘔吐と、頭痛、そう痒である。

腎機能が低下しているときは、特に、筋炎を引き起こすことがある。

陰イオン交換樹脂、例えば、コレスチラミン、コレスチポールなど

- 小腸で胆汁酸と結合し、その再吸収を防ぐ。
- これが、肝臓内のコレステロールから胆汁酸への変換を促進し、LDL受容体活性を高め、血中からのLDLのクリアランスを高める。
- LDL値を低下させるが高トリグリセリド血症を悪化させることもある。

副作用

脂溶性ビタミンの吸収を妨げるので、ビタミンK欠乏症に起因する出血の報告がある。

ニコチン酸

- これは、HDLコレステロール値を上昇させ、トリグリセリド値を低下させるビタミンである。
- 肝臓内のトリグリセリドの合成を阻害する。

副作用

- 顔面紅潮を引き起こすが、夕方に摂取すると、あまり認められない。
- 動悸。
- 消化管障害。
- グルコース耐性が低下し痛風のリスクが高まることがある。

魚油（オメガ−3（ω3）脂肪酸）

- 魚油サプリメント、例えば、Maxepa®などに含まれている。
- トリグリセリド値を低下させるが、コレステロール値に対する信頼性の高い効果はない。
- スタチン類などの脂質低下薬と併用投与する。

Benecol®（および類似のマーガリン）

- Benecol®は、消化管内のコレステロールの取り込み阻害を促進する植物スタノールエステルを含んでいる。したがって、Benecol®を摂取すると、血流中へのコレステロールの吸収量が低下する。
- 通常、コレステロールの50%が血流中に吸収される。Benecol®はこの吸収量を約30%まで低下させる。残りは、体外へ排泄されるだけである。
- Benecol®は、14%までLDL値を低下させることができる。HDLコレステロールの量は変わらない。この結果は、僅か2−3週間以内に確認される。
- 50歳−59歳の患者集団では、1日の平均食事量によってLDLを約0.5mmol/ℓ低下させ、CVDのリスクを約25%低下させる(Law、2000年)。

併用療法

スタチン類と他の薬物を併用投与すると、副作用の可能性が高まる。これは、特に、筋炎に関して言えることである。トリグリセリド値が高いときフィブラート系薬物とスタチン類との併用投与が必要になることがあるが、その場合専門医の指示が必要である。ゲムフィブロジルをスタチンと併用投与すべきではない。

5.4 虚血性心疾患

心臓の筋肉に酸素を含む血液を供給する冠状動脈を通る血流量が、心臓の代謝に必要な量に見合わない虚血性心疾患(IHD)の場合に起こる疼痛を狭心症という。

狭心症の種類

- **安定狭心症**(労作性狭心症)は、冠状動脈の恒常的な狭窄状態である。安静時の心臓の筋肉への血液供給は十分であるが、代謝による要求量が増加すると、虚血性疾患のため心臓の筋肉への酸素供給が不足し、疼痛が起こる。最もよくみられる増悪要因は運動であるが、感情、寒さ、重金属のようなストレスも疼痛を引き起こすことがある。
- **異型狭心症**(Prinzmetal's)は、冠状動脈の痙攣に起因する。アテロームが存在することもあるが、必ず存在するとは限らない。血管が痙攣し狭窄する。これはいつでも起こり、運動に関係しない。
- **不安定狭心症**(急性冠状動脈疾患症候群)は、安静時にも起こり予後が悪い重症の疼痛である。通常、アテローム性斑の何らかの破裂があるが、心筋梗塞の疼痛とこの疼痛を区別することは難しい。

狭心症の管理

治療の開始時点で、常に、ライフスタイルの改善(5.1節参照)を行う。薬物療法の目的は、症状緩和と発作の発生回数と重症度の低下であるが、さらに心筋梗塞の予防も目指している。

狭心症の疼痛は、通常、血管拡張薬の硝酸塩で治療する。狭心症の発作を予防または軽減するために、硝酸塩とチャネル遮断薬およびβ遮断薬のような薬物との併用投与を行う。心筋梗塞の進行を予防するために、抗血小板薬とスタチン類を処方する。これらの薬物の多くは、本書の他の箇所に詳細を掲載している(表5.7)。

硝酸塩

ニトログリセリン(三硝酸グリセリン[GTN])、一硝酸イソソルビド(ISMN)、二硝酸イソソルビド(ISDN)

硝酸塩は、狭心症の疼痛緩和に極めて有効であるが、発作を予防するためにも使用されている。硝酸塩は血管拡張薬であり、舌下にGTNのスプレーで噴霧するかまたは舌下錠として用いられることが多い。亜硝酸アミルの作用は1867年に発見され、吸入によって血圧を低下させると同時に顔面紅潮と頻脈を引き起こしたが、同年に狭心症の緩和に初めて使用された。次にGTNが亜硝酸アミルに取って代わった。GTNは実際には爆薬として開発され、ダイナマイトの主成分である。

作用機序

硝酸塩は平滑筋を弛緩させ、血管を拡張さ

表5.7 抗狭心症薬の要約

薬物群	具体例	禁　忌
β遮断薬	アテノロール ビソプロロール	喘息、重症の徐脈、心ブロック、 重症の末梢血管疾患、 心不全(専門医)
ジヒドロピリジン カルシウムチャネル 遮断薬	アムロジピン フェロジピン MRニフェジピン	不安定狭心症、 心不全、 大動脈弁狭窄症
律速型カルシウム チャネル遮断薬	ジルチアゼム ベラパミル	心不全、徐脈、心ブロック
硝酸薬	ニトログリセリン 一硝酸イソソルビド 二硝酸イソソルビド	僧帽弁狭窄症また 大動脈弁狭窄症
カリウムチャネル 活性剤	ニコランジル	血圧低下、左心室不全
洞結節阻害薬	イバブラジン	心不全、心ブロック、徐脈

せる。硝酸塩はプロドラッグで、体内で一酸化窒素(NO)に変換され、そのNOが次に二次伝達物質の環状GMPを刺激する。環状GMPは、タンパク質キナーゼを活性化し、その結果、平滑筋中に一連の作用が起こり、結果的に弛緩が起こる。

硝酸塩は、いくつかのメカニズムにより狭心症の疼痛を緩和する。

- 硝酸塩は、主に心血管系に対して作用を及ぼす。
- 静脈および動脈の血管拡張により心臓の仕事量が低下し、心臓の酸素消費量が低下する。
- 動脈よりも静脈の方が拡張するので、静脈によって戻ってくる血液量が低下し左心室の仕事量が低下する。
- 全身の動脈が拡張することによっても心臓の仕事量が低下する。
- 狭心症では、罹患冠状血管は血管拡張に反応できないが、硝酸塩は、側副血管循環を拡張することにより、虚血部位に血液を送ることができる(図5.6参照)。この側副血管は、心臓の筋肉の虚血部位に血液を供給するために発達した微小血管である。
- 血管壁の弛緩は、異型狭心症の冠状動脈痙攣を緩和する。

硝酸塩は、血圧の低下と反射性頻脈を引き起こすこともあるが、酸素需要量を低下させる。

薬物動態

- GTNは肝臓の代謝によって急速に不活性化されるので、経口投与を行うと初回通過効果が極めて高い。これを避けるため、GTN

は舌下投与、経皮投与、静脈内投与によって投与する。

- GTNは作用の発現が速く、舌下投与すると2分以内に作用が発現する。作用持続時間は僅か30分までである。
- 静脈内投与すると、直ちに作用が発現し、作用持続時間は3–5分である。

投与経路

GTNの舌下投与は、狭心症に対して極めて有効な緩和作用をもたらす。GTNの舌下錠は300μg錠剤で、舌の下に置くと溶解させることができる。

GTNの舌下錠によって疼痛が緩和されない場合は医師の診察を受けるように、患者に警告すべきである。

GTN錠剤は、アルミ箔で覆ったガラス瓶にアルミ箔を裏側につけた蓋をつけ、中に脱脂綿を入れずに保存しなければならない。8週間後に廃棄すべきである。

- エアゾール・スプレーは、錠剤よりも有効期間が長いので、舌下投与の代替薬物としてよく用いられる。
- GTNは、またパッチ剤として経皮投与することもあるが、この皮膚表面に貼り付けたパッチ剤は、1日かけて徐々にGTNを放出す

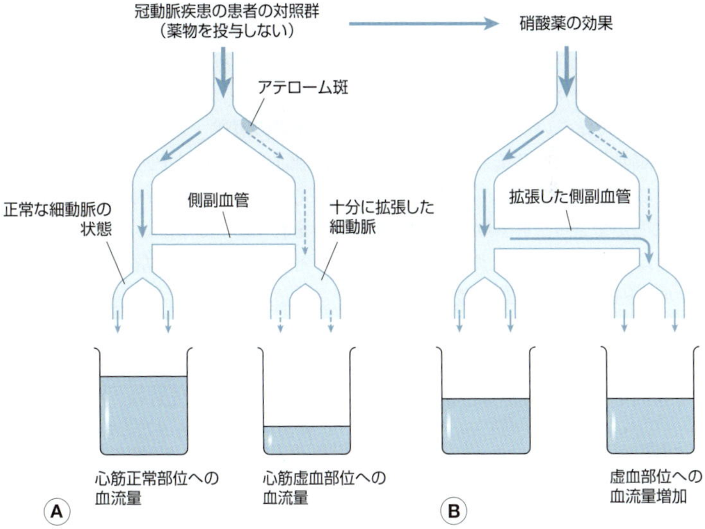

図5.6　冠循環に対する有機硝酸薬の効果
(A) 対照群 (B) 硝酸薬は、側副血管を拡張するので、血流が低下している部位へ流入する血液量が増加する(たいていは適切に血液が流れている部位からの分流による)

る。パッチ剤は24時間毎に貼りかえ、耐性発現を防ぐために、24時間の休薬期間を設けるべきである。

- 長時間作用型舌下錠剤として入手できる錠剤はSuscard®である。
- 長時間作用型硝酸塩は、**一硝酸イソソルビド**と**二硝酸イソソルビド**である。二硝酸イソソルビド(ISDN)は舌下投与または静脈内投与で使用し、改良一放出錠剤を1日2回経口投与することもある。
- 心筋梗塞および左心室不全には、GTNを静脈内点滴投与することもあり、その投与量は、患者の症状および反応に合わせて調節する。

耐　性

- 硝酸薬の高血中濃度が24時間維持され、それが1週間以上続くと、部分耐性が発現する。これは、抗狭心症作用は失われるが、完全に失われるわけではないことを意味する。
- 耐性は、24時間毎に、硝酸薬の濃度を低下させることのできる「変則的な」処方によって避けることができる。すなわち、24時間毎に6時間以上の休薬期間を設ける。一硝酸イソソルビド(ISMN)を1日2回投与の処方では、午前10時と午後4時に投与すれば、狭心症のリスクの少ない夜間に18時間の硝酸薬の休薬期間を設けることができる。

副作用

- 頭部に血液を供給する動脈の血管拡張に起因する拍動性頭痛。通常、このような副作用にも耐性が生じるが、抗狭心症作用は維持される。
- 起立性低血圧およびめまい。失神することもある。
- 動悸。
- 血管拡張に起因する顔面紅潮。

硝酸薬とシルデナフィル

- 硝酸薬は**シルデナフィル(バイアグラ®)**と併用投与してはいけない。というのも、併用投与した患者のほとんどに、突然の大幅な血圧の低下が認められるからである。2剤とも血管拡張薬である。
- **シルデナフィル**は、通常一酸化窒素を分解する酵素を阻害する。
- 併用投与の結果は、無症状の場合から軽度の症状のめまい、意識朦朧から失神が起こり、心筋への血液供給量が低下する場合まで、様々であり、その結果、心筋虚血部位に心筋梗塞が起こることもある。

硝酸薬の用途

- 狭心症の治療と予防。
- 心筋梗塞の治療には、GTNの静脈内投与を行う。
- 心筋梗塞後の急性左室不全。

β-アドレナリン拮抗薬

β-アドレナリン拮抗薬は、狭心症発作の第一選択薬である。それは、投薬により心拍数と心臓の収縮力が低下し、その結果心臓の酸素需要量が低下するからである。SNSの刺激によって心拍数は運動または感情の高まりとともに上昇すると思われるが、心臓は、SNSの刺激に対して放出されるノルアドレナリン(ノルエピネフリン)に反応しなくなる。

心拍数が低下すると、心臓拡張期の冠状動

脈の灌流時間も長くなる。その結果、心筋への血液の供給が改善される。

アテノロールは、心選択性なので、最もよく使用される(2.2節参照)。急性心不全は禁忌であるが、安定心不全の場合、専門医によって**ビソプロロール**が処方されることもある(5.6節参照)。

副作用

気管支痙攣が起こることがあるので、喘息患者には通常投与しない。

末梢血管疾患(PVD)が悪化することがあるので、手足に冷感を感じることもある。

その他の副作用は、2.2節に記載している。

カルシウムチャネル遮断薬(CCB) ニフェジピン、ジルチアゼム、ベラパミルなど。

これらの薬物は、平滑筋および心臓の筋肉のカルシウムチャネルを遮断することによって作用する(5.2節参照)。

- 血管への効果—血管を拡張する。主に、小動脈および細動脈に影響する。末梢抵抗および動脈圧は通常低下する。平滑筋を弛緩させるので、動脈の痙攣を軽減する。
- 心臓への効果—心拍数と心臓の収縮力を低下させる。この作用は、ベラパミルおよびジルチアゼムのような律速型薬物にみられる。
- 心筋の虚血部位の酸素需要量を低下させる。これは、心筋の収縮力の低下と血圧の低下に起因する。
- ニフェジピンおよびアムロジピンのようなジヒドロピリジン類は、主に血管の平滑筋に作用し、動脈血管を拡張し、狭心症の症状を軽減する。これらの薬物には有用な降圧作用があり、β遮断薬に追加して投与されることもある。

短時間作用型**ニフェジピン**は反射性頻脈を生じることがあり、虚血性心疾患(IHD)の死亡率を増加させたという試験結果が1件あったので、**ニフェジピン**は長時間作用型または放出調節製剤が選ばれている。

ベラパミルおよび**ジルチアゼム**のような律速型CCBは心臓のカルシウムチャネルに作用し、心拍数と心臓の収縮力を低下させる。したがって、このようなCCBは、β遮断薬と併用して処方してはいけないが、β遮断薬を摂取できない患者に有用な第一選択薬である。

- 気管支痙攣を増悪させることはないので、喘息患者への処方は安全である。
- 末梢血管疾患を悪化させることはないので、β遮断薬の副作用である末梢冷感は問題にならない
- 運動に対する心血管系の反応を抑制しない。

副作用

顔面紅潮、頭痛、末梢浮腫、便秘。

ニコランジル

- 硝酸薬作用とカリウムチャネル開口作用があるため、動脈と静脈を拡張する。

> ジルチアゼムまたはベラパミルは、β遮断薬と併用投与してはいけない。これは極めて危険性が高く、重度の徐脈または心不全を引き起こすこともある。

- 他の薬物と同様の作用により、狭心症の症状を抑制する。
- 副作用は、頭痛と顔面紅潮、めまい、吐き気などである。

イバブラジン

β遮断薬を摂取することができない患者の狭心症の治療に、認可されている薬物である。

選択性に心臓ペースメーカーの電流を阻害し、心臓の洞房結節内の脱分極率を低下させる。このため、心拍数を低下させるが、心臓の収縮力は低下させない。

- 徐脈など心臓の症状を呈している患者に処方してはいけない。
- ジヒドロピリジン、CCB、ニコランジル、硝酸薬と併用投与できるが、重症の徐脈を誘発することがあるので、律速型CCBと併用投与してはいけない。
- 副作用は、徐脈、第1度心ブロック、頭痛、めまい、視力障害などである。

急性冠症候群

急性冠症候群（ACS）は、不安定狭心症、非ST上昇型心筋梗塞（NSTEMI）、ST上昇型心筋梗塞（STEMI）などである。

不安定狭心症は、安静時に疼痛が起こることがあり、その疼痛は急速に発作回数が増加または症状が増悪する漸増性狭心症の疼痛の場合もある。このような場合は、通常アテローム性プラクの破裂が起こり、患者の症状は心筋梗塞に移行することもあるので、緊急事態である。このような患者は入院させる。使用する薬物は、本書の別の箇所にすべて解説しているので、ここには簡単に要約を記載する。

- アスピリンは、死亡のリスクを半減させるので、禁忌がない限り、常に投与すべきである。もうひとつの抗血小板薬であるクロピドグレルも処方することがある。
- ヘパリンの投与を開始する（5.7節参照）。
- 心選択性β遮断薬の投与を開始する。
- GTNは、点滴によって投与しなければならない。
- 冠動脈造影法の適応症である。

急性心筋梗塞

血栓によって冠状動脈が完全に遮断されるときに発症する。心臓の筋肉の罹患部位への血液供給が損なわれ、その血液供給が迅速に再開されないと、心臓の筋肉に不可逆的な損傷が起こる。患者は、通常重度の胸痛に苦しみ、血圧が低下し、発汗、吐き気や嘔吐の症状が現れる。また、恐怖を感じる可能性もある。

このような症状の治療の目的は、心筋への血液供給の再開と死亡率低下のために、疼痛を緩和し、精神的に支えることである。

心筋梗塞後に死亡する患者の約半数は、通常、不整脈、特に心室細動発症から数時間以内に死亡するので、除細動を行う方法が最も重要である。

- 患者が、重症の慢性閉塞性肺疾患に罹患していない限り、酸素を供給する。
- **ジアセチルモルヒネ**のようなオピオイド鎮痛薬は、疼痛を緩和するだけでなく、不安を軽減し、末梢血管を拡張する。

- 患者が吐き気を催すことが多いので、メトクロプラミドのような制吐薬が必要になることもある。この制吐薬にオピオイドを加えて投与する。
- アスピリンは、抗血小板薬として、砕くかまたは水に溶かして投与する。アスピリンは、病院に着く前に、救急医療隊員が投与する。
- 冠状動脈の血流再建および梗塞面積の制限は、経皮的冠状動脈血管形成術または血栓を分解する血栓溶解薬(例えば、**アルテプラーゼ、テネクテプラーゼ**)を使用することによって達成される。これらの薬物に関しては5.7節で述べる。
- **ヘパリン**は、アルテプラーゼ、レテプラーゼ、テネクテプラーゼと併用投与するが、ストレプトキナーゼと併用しない。これは、再血栓形成を防ぐためである。
- 硝酸薬は、虚血性疼痛を緩和するために、点滴投与することがある。
- β遮断薬(例えば、アテノロールまたはメトプロロール)は、(禁忌でなければ)静脈内点滴投与する。β遮断薬は、心臓の心拍数と収縮力を低下させるので、酸素需要量を低下させる。このベータ遮断薬によって、心臓の筋肉が虚血期間を生き延びることができると期待されている。β遮断薬から最大限の有用性を得るために、できるだけ早く投与を始める。β遮断薬は、心臓破裂のリスクも低下させる。
- ACE阻害薬は、急性心筋梗塞患者の死亡率を低下させることが認められた。禁忌がなければ、24時間以内に投与を開始する。
- 糖尿病または血糖値が上昇している場合は、インスリンを投与する。

長期的管理

心筋を保護するために、患者が入院している間に数種の薬物の投与を開始して退院後も継続すべきである。

- アスピリン75mg/日。
- 禁忌でなければ、β遮断薬を投与する。この投薬は少なくとも2−3年間継続すべきである。
- ACE阻害薬は、特に、左心室の機能が低下しているときに投与する。
- カルシウムチャネル遮断薬、例えば、ベラパミルは、患者にβ遮断薬を投与できない場合にのみ投与する。
- スタチン類は、冠動脈イベントの予防のために投与する。

心筋梗塞後のリハビリテーションは重要であり、ライフスタイルのアドバイスと精神的な支援も行う。身体および精神を最適な健康状態にする必要がある。運動をどのくらいすべきかについて指示し、ライフスタイルについてのアドバイスも行う。このアドバイスには、禁煙と健康な食生活も含められる。患者は、いつから運転できるか、仕事に復帰できるか、性行為を再開してよい時期を知る必要がある。

5.5 心性不整脈

不整脈は、心臓の正常なリズムからの逸脱である。

心拍動

- 心拍数と心臓のリズムは、右心房壁にある洞房(SA)結節によって調節されている。
- このSA結節は、自律神経系(ANS)の影響下にある。
- SA結節からの電気インパルスの固有の発生速度は、約80回/分である。
- 副交感神経系は、迷走神経(いわゆる迷走神経ブレーキ)を通じて作用を及ぼし、この発生速度を60-70回/分まで低下させる。
- このインパルスは、心房中に広がり、房室(AV)結節(伝達は、心房が空になるまでの時間遅延する)を介して房室束(ヒス束)を通り、左右脚に分かれ、そこからプルキンエ線維に伝達され、心室中にインパルスが伝達される(図5.7参照)。

心性不整脈

このようなインパルスの発生または伝達が阻害された結果、不整脈が起こる。

- 不整脈は、心臓の過剰な興奮または伝達系の異常によって起こることがある。
- 不整脈は、異常な心拍の発症部位—心房、接合部、心室—によって分類し、さらに心拍の速度が速いか(頻脈)または遅いか(徐脈)によって分ける。
- 不整脈は断続的または持続的である。

心臓の伝導系は、非常に損傷を受けやすく、特に、虚血によって損傷を受けやすい。心性不整脈の最もよくみられる原因は虚血性心疾患である。心筋梗塞後の死因のほとんどは心室細動(VF)であり、筋肉の直接的な収縮障害ではない。

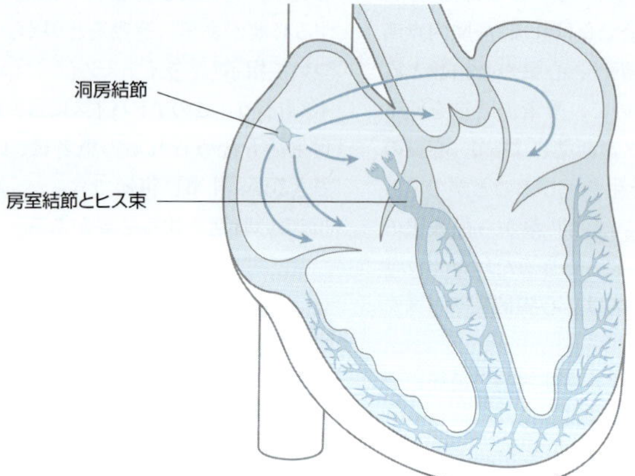

図5.7　心臓の伝導系

臨床兆候

不整脈の患者は、下記のような症状を呈している:

- 動悸:これは、自分自身の心臓の鼓動の自覚である。
- めまい、気が遠くなる感じ、意識の消失:これらは、脳への血液供給の低下に起因する。

不整脈のタイプ

不整脈は、心電図(ECG)をとることによって診断する。異常な鼓動は十分に継続しないことがあるため、ECGをとることが難しいこともある。

- 最もよくみられる不整脈は、不規則な不整脈が起こる心房細動である。これは、65歳以上の約10%にみられる。

心房は細動し、心室は心房に無関係に収縮する。

- 上室性頻脈も、かなりよくみられる。脈拍は極めて速いが規則的である。
- 心室頻脈はかなり稀にしかみられないが、心室の電気的活動が完全に混乱し心拍出量が無くなる心室細動(VF)になる可能性があるので、危険性が高い。このタイプの不整脈は、心筋梗塞直後のたいていの死亡の原因である。VFの治療法は、除細動である。
- 徐脈性不整脈には、様々なタイプの心ブロックがある。
- 心臓が電気的に完全に活動していないとき、これを心静止という。

心ブロック

- 伝導系が損傷を受けた結果、心ブロックが起こる。
- 完全な心ブロックの場合、心房の脈拍と心室の脈拍は完全に無関係である。
- 心室のいずれかのペースメーカーが引き継ぐが、心拍数は、そのペースメーカーによって決まる(補充調律)。
- 房室(AV)伝導が完全に遮断されると、周期的に「Stokes-Adams発作」という意識喪失が起こる。このような症例では人工ペースメーカーが必要である。

洞不全症候群

- 洞房疾患または洞結節機能不全とも言われる。
- 通常洞房(SA)結節線維症が認められる。
- 洞性徐脈または洞停止のエピソードが起こる。
- 徐脈—頻脈症候群が起こることがあるが、その場合、患者は、周期的な心静止後、発作性心房の頻脈性不整脈を経験する。

ウォルフ・パーキンソン・ホワイト(WPW)症候群

- 心房と心室の間に先天的に存在する副伝導系に起因する症候群である。
- これは、興奮旋回性の上室性頻脈を伴う。
- 抗不整脈薬を投与すると、副伝導路の正常伝導路に対する反応が変わると思われる。
- **ジゴキシンとベラパミル**は、伝導を強化するので、WPWには禁忌である。
- **アデノシン、アミオダロン、フレカイニド、ジソピラミド**を使用する。

QT延長症候群

- 先天性または後天性の場合があり、心室性不整脈を引き起こすこともあるが、これは危険性の高い非定型の心室頻脈で、動悸と失神を引き起こすこともあるが自然に治まることもある。

- 先天性のQT延長症候群では、多形性心室頻拍は、運動または感情の高まりと同様にアドレナリン(エピネフリン)が増加することによって引き起こされる。
- 後天性QT延長症候群は、**ソタロール、エリスロマイシン、テルフェナジン**のような薬物投与または血中カリウム値の低下(低カリウム血症)、マグネシウム値の低下(低マグネシウム血症)、カルシウム値の低下(低カルシウム血症)のような電解質異常によって引き起こされることがある。不整脈の原因は必ずしも明らかではないので、治療は難しい(コラム5.4)。

不整脈の根本的なメカニズム

病的な心性不整脈の基盤を成す4つの基本的なメカニズムがある。

1. 異所性心拍動を引き起こす遅延後脱分極

これは、どこかからのインパルスの到達に因らない反復放電である。後脱分極は、カルシウム濃度が異常に高ければ、活動電位が生じた直後に起こり、細胞内の濃度を高める**ノルアドレナリン**(ノルエピネフリン)および**ジゴキシン**のような化学物質によって促進され、カルシウムの流入を阻害する薬物によって軽減される。カルシウム濃度が上昇すると、ECG上にQT間隔延長として示されるように、再分極が起こることもある。多くの薬物が、イオン・チャネルに結合することによって、QT間隔を延長する。これは、危険性の高い心室性不整脈のリスクをもたらす。

2. 不完全伝導ブロックによって起こる再入

心拍リズムが正常な場合は、心拍リズムが心室を活性化させた後そのインパルスは消失するが、それは心室が不応性の組織に囲まれているからである。不応期が消失し、心筋の興奮部位にインパルスが継続すると再入が起こる。一時的または一方向性のブロックがあり、単回路が生じると再入が起こることがある。これは「輪回リズム」とも言われる。回路の周囲への伝播にかかる時間の方が不応期よりも長ければ、この興奮回帰性の心拍リズムは持続する。したがって、不応期を延長する薬物によって阻止できる。

また、再入は、心筋梗塞後によくみられる活動電位伝播の遅延時に起こることもある。これは、速いナトリウム・チャネルが不活性化し、活動電位伝播を促進する遅いナトリウム・チャネルのみ残ることに起因している。

再入は、多くのタイプの不整脈の背後にあるメカニズムであると考えられる。

3. 異常なペースメーカー活動

ペースメーカー活動は、通常洞房(SA)結節および伝導系に留まっているが、病的な状況下では、心臓の他の部分でも起こることがある。

これは、交感神経活性の亢進によって促進される。心筋虚血は、交感神経活性の亢進を引き起こし、副腎からのアドレナリン(エピネフ

コラム5.4　心性不整脈の原因

虚血性心疾患。
伝導路の先天性異常。例えば、ウォルフ・パーキンソン・ホワイト（WPW）症候群など。
催不整脈性薬物。例えば、ジゴキシンおよびある種の抗不整脈薬。
代謝障害。例えば、低カリウム血症。
内分泌障害。例えば、甲状腺機能亢進症。
QT延長症候群および心室性不整脈。

リン）の放出も増大させ、その結果、異常なペースメーカー活動を誘発する。

4. 心ブロック

心ブロックは、房室（AV）結節などの伝導系の部位の虚血性損傷または線維化によって起こる。

不整脈に関与する上記のメカニズムは必ずしも明らかではない。

不整脈の治療に使用する薬物

不整脈を治療するためには、心臓の心拍リズムおよび伝導を改善する薬物を使用する。治療に使用するたいていの薬物は、それ自体実際に不整脈を誘発することがあり（不整脈促進性）、あるいは心室収縮性を低下させることがあるので、注意して使用する必要がある。これは、専門医が取り扱うべき分野なので、ここには薬物の簡単な説明のみ掲載する。

抗不整脈薬投与の目的

- 異所性ペースメーカー活動を低下させること。
- 興奮回帰性回路内の輪回運動を防ぐこと。

現在入手可能な薬物は下記の方法でこの目的を達成できる

- ナトリウムまたはカルシウムチャネルの遮断。
- 有効不応期の延長。
- β_1受容体で、カテコールアミンの作用と拮抗。

治療薬は、結節組織よりも亢進している異所性ペースメーカーの自動能を低下させるが、投与量が多くなると、正常な伝導系を低下させ薬物誘発性の不整脈を引き起こす抗不整脈薬も多い。アシドーシス、洞性頻脈、電解質の不均衡がある場合は、治療濃度でさえ、不整脈を誘発する抗不整脈薬もある。

不整脈を治療する時期

患者に症状が発現し、死に至る危険な状態であるときのみ治療を行う。正常な心臓に異所性心拍動が自然発生しているとき、薬物療法が必要な場合は稀である。

- 治療の有用性が、リスクの可能性を凌いでいる症例のみ治療すべきである。心室細動に進行する可能性のある心室性頻脈のような重篤な不整脈は、常に治療すべき症例に当てはまるが、多発性の上室性異所性心拍動は無害で治療する必要はない。

- Cardiac Arrhythmia Suppression Trial (CAST)の研究結果は、心筋梗塞後のフレカイニド(クラスI抗不整脈薬)による異所性心拍動の予防的治療は、実際に死亡率を増加したことを示している。
- 取り除くことが可能な不整脈の増悪要因がある。それは、例えば、低カリウム血症、**ジゴキシン**のような薬物、アシドーシス、低酸素などである。
- 薬物を使用しない治療が推奨される場合もある。例えば、心臓のペーシングまたは副伝導路のアブレーションである。

英国蘇生協議会は、致死的な不整脈の治療のためのアルゴリズムを作成した。これは、英国蘇生協議会のウェブサイト(www.resus.org.uk)で入手できる。

アドレナリン(エピネフリン)は心停止で使用する。β_1アドレナリン受容体の活性化は、Na+/K+ポンプを刺激することにより、損傷を受けた、または低酸素状態の心筋を再分極する。これにより機能が回復する。

アトロピンは、迷走神経の活動を遮断するムスカリン性拮抗薬で、徐脈の治療に用いる。アトロピンの使用により隠れていた交感神経の活性が表出されることもあり、その結果、洞性頻脈が起こることもある。また、極めて稀ではあるが、心室性頻脈または心室細動が起こることもある。

Vaughan Williamsの抗不整脈薬の分類

抗不整脈薬は、その電気生理学的作用を4つのクラスに分類する。この分類により、同等の特性を有する薬物を同じクラスに分類することができる。この分類は、Vaughan Williamsによって1970年に最初に提案され、その後常に更新されてきた(表5.8)。この分類法からはどの薬物をどの不整脈に使用すればよいかは明らかではない。別に、上室性不整脈にのみ使用する薬物と、心室性不整脈にのみ使用できる薬物と、いずれにも使用できる薬物とに分ける方法がある(表5.9参照)。

クラスIの薬物

- ナトリウム・チャネルを遮断する。このクラスの薬物は、興奮性細胞の中の活動電位の伝播を阻害するので、膜安定化剤ともよばれ、興奮に対する細胞の反応性を低下させる。
- これは、局所麻酔薬および抗痙攣薬(フェニトインなど)の作用機序でもある。フェニトインは、**ジゴキシン**誘発性の不整脈を軽減するために使用する。
- 活動電位の0相の脱分極率を低下させる。
- 使用依存性を示す。ナトリウム・チャネルは開口されるほど、遮断される。
- 現在、クラスIの薬物は、以前ほど使用されていない。これは、他の薬物の中に安全性の高い薬物があるからである。
- アミオダロンは、ナトリウムチャネルに対して同等の作用を及ぼすが、他に重要な特性があるのでクラスIの薬物に含まれていない。
- クラスIの薬物は、再分極時間に対する作用によって、さらに細分する：

- クラスⅠa－再分極時間を延長する。例えば、**キニジン**。
- クラスⅠb－再分極時間を短縮する。例えば、**リドカイン**。
- クラスⅠc－再分極時間は変化しない。例えば、**フレカイニド**。

クラス1a. の薬物。
活動電位期間と不応期を延長する。
例えば、キニジン、プロカインアミド、ジソピラミドなど。

以前は現在よりももっと使用されていた。上室性および心室性不整脈に有効である。

クラス1b. の薬物。
速いナトリウム電流を阻害し、
活動電位期間を短縮する。
例えば、リドカイン、メキシレチン、フェニトインなど。

- 期外収縮の消失を引き起こす。
- 罹患部位または虚血性部位に選択的に作用する。
- 心筋梗塞後の心室性不整脈の抑制に有用である。

リドカイン

- ナトリウム・チャネルにのみ作用する。
- 局所麻酔薬としても使用する。半減期が短い(2時間)。
- 初回通過代謝率が高いため、経口投与できない。
- この抗不整脈作用は、心室筋および伝導系に限定されない。
- 心室リズム障害を抑制するため、静脈内点滴で使用される。
- 心房リズム障害には効果がない。
- 副作用は、主にCNSへの作用で、眠気、見

表5.8　Vaughan Williamsの抗不整脈薬の分類

薬物クラス	作用機序	再分極時間	例
Ⅰa Ⅰb Ⅰc	膜安定化 ナトリウム遮断	延長 短縮 変化なし	キニジン リドカイン フレカイニド
Ⅱ	β－アドレナリン遮断	変化なし	エスモロール
Ⅲ	K^+電流の再分極によって不応期を延長する	延長	アミオダロン ソタロール
Ⅳ	カルシウムチャネル遮断	変化なし	ベラパミル ジルチアゼム
Ⅳ-様 (分類されていない)	K^+チャネル開口剤	変化なし	アデノシン

表5.9　特定の不整脈に使用する薬物

不整脈	薬　物	薬物クラス	用　途
上室性不整脈にのみ使用する薬物	アデノシン* ベラパミル エスモロール ジゴキシン	 Ⅳ Ⅱ	発作性 上室性頻脈(SVT)+WPW SVT-非WPW 心室性頻脈の抑制 心房細動時の心室の反応を遅くする
心室性不整脈に使用する薬物	プロカインアミド ジソピラミド リドカイン* メキシレチン フレカイニド プロパフェノン ソタロール アミオダロン*	Ⅰa Ⅰa Ⅰb Ⅰb Ⅰb Ⅰc Ⅲ Ⅲ	心室性頻脈を含む心室性不整脈 特に、心筋梗塞後 結節性および心室性頻脈 心室細動
上室性および心室性不整脈に使用する薬物	アミオダロン* β遮断薬 ジソピラミド フレカイニド プロパフェノン	Ⅲ Ⅱ Ⅰa Ⅰb Ⅰc	上記+SVT、 心房細動および粗動

当識障害、痙攣(特に、高齢者)などである。

- たいてい、心臓除細動、心臓の手術、麻酔後の心室頻脈および心室細動を抑制するために使用する。
- あらゆるクラスⅠの薬物の中で、不整脈誘発作用は最も弱い。

禁　忌

洞房障害、あらゆる段階の房室ブロック、重症の心筋抑制、ポルフィリン症。

クラス1c.の薬物。

不応性に対して僅かな作用を及ぼす。
速いナトリウムチャネルを阻害する。
ヒスープルキンエ系の伝導を遅くする。
例えば、フレカイニド、プロパフェノンなど。

フレカイニド

- 強力なナトリウムチャネル遮断薬であるが、カリウムチャネルも遮断するため、心房の不整脈を治療することもできる。
- 陰性変力作用(効果)(心臓の収縮性を低下させる)。
- WPW症候群など、心臓のあらゆる細胞の

＊　最もよく使用される。

伝導を遅くする。

- 半減期は14時間である。
- 不整脈誘発作用がある。
- 無症候性の期外収縮がみられる患者の不整脈の発症を低下させるかどうかを確認するために行った臨床試験では、死亡率が対照群3.0%に対してフレカイニド投与群7.7%になったため投与を中止しなければならなかった。致死性の心房リズム障害の誘発がみられた患者もいた(Teoら1993年)。

クラスⅡの薬物

β-アドレナリン受容体拮抗薬、例えば、アテノロール、エスモロールなどである。カテコールアミンのリズム障害作用と拮抗し、房室(AV)結節の不応期を延長する。

- 運動または感情の高まりによるSNSの刺激によって誘発された不整脈の場合は、特に有用である。
- β遮断薬は、様々な上室性リズム障害に対して有効である。
- WPW症候群および**ジゴキシン**―誘発性不整脈に使用する。
- 洞性頻脈、発作性心房性頻脈、運動誘発性心室リズム障害、遺伝性QT延長症候群、褐色細胞腫に使用する(α拮抗薬と併用)。
- 心筋梗塞後の有用性は、恐らく抗不整脈作用に起因すると思われる。心筋梗塞後の死亡率低下の優れた実績がある。
- 拍出量を維持するために交感神経駆動に依存している患者の場合は、心不全が誘発されることもある。顕性うっ血性心不全の場合は陰性変力作用のために問題が起こると思われるが、安定心不全には今はβ-アドレナリン拮抗薬を使用する(節5.6参照)。

相互作用

ベラパミルまたはジルチアゼムとの併用投与により、徐脈および房室ブロックのリスクが高まる。これらの薬物は、また心臓の収縮性を低下させ、β遮断薬と併用投与すると心不全を引き起こすこともある。

安定心不全は今やβ遮断薬の禁忌ではない。

クラスⅢの薬物
例えば、アミオダロン、ブレチリウム、ソタロールなど

クラスⅢの薬物は、活動電位および不応期の延長によって作用する。このクラスの薬物はQT間隔を延長するので、低カリウム血症または徐脈の患者は、心室性不整脈を起しやすくなると思われる。アミオダロンは、このような可能性が最も低いことが認められている。

アミオダロン

アミオダロンは、心室性および上室性不整脈のいずれにも有効なので、致死的な不整脈に使用されることが多くなってきている。

- 心筋細胞および房室(AV)結節の不応期を延長する。
- 多くの抗不整脈薬と違って、心機能をあまり低下させない。
- 自動能の強力な阻害薬であり、異所性活動を抑制する。
- 心房および心室の興奮回帰性のリズムを防ぐ。
- 心臓の活動電位を延長するが、それは恐らくカリウム・チャネルの遮断に起因している。

- 洞調律および房室伝導の速度を遅くする。
- α－およびβ－遮断作用があり、弱いながらクラスⅣの作用もある。
- 弱い冠状動脈および末梢血管の拡張作用がある。
- 低用量投与は、再発性心房細動にも有効である。
- 長期投与により多くの重篤な副作用が発現する。

薬物動態

- 極めて脂溶性が高く、経口投与が有効で、吸収はばらつきがあり、吸収速度は遅い。
- 体内に広く分布し、血中にはほとんど残らない。
- アミオダロンは、脂肪その他の多くの組織に貯蔵され、その貯蔵部位からゆっくり放出されるので、反復投与後の半減期は極めて長く約54日(範囲：25－110日)と推定されている。このため、負荷用量の投与が必要である。
- 定常状態の血漿中濃度に達するために何週間または何ヵ月もかかることもある。これは、薬物相互作用の可能性があるとき重要になる。
- 大部分は胆汁に排泄され、汗と涙にも排泄される。
- 低カリウム血症によって、薬物の有効性が消失し心室不整脈を起しやすくなる可能性がある。

用　途

- アミオダロンは、たいていの心性不整脈に有効な薬物である。発作性上室性頻脈、結節性頻脈、心室性頻脈、心房細動、心房粗動、心室細動の治療に使用することがある。慢性心室性リズム障害に有効である。
- 致死的な不整脈に最適な薬物である場合が多い。アミオダロンの使用によって、突然死のリスクが増加することはない。
- 他の薬物による効果が認められなかった患者の60%にアミオダロンの効果が認められたという報告がある。
- 心房細動では、アミオダロンは心室の反応速度を遅くし、洞律動を回復させると思われる。
- 心房の粗動または細動のための直流(DC)変換後の洞律動を維持するために使用することもある。
- WPW症候群に起因する上室性頻脈に有効である。
- 抗狭心症作用は、恐らくβ遮断およびカルシウムチャネル遮断作用に起因している。重症の心室性不整脈の症状を呈している不安定狭心症に使用する。

投　与

初めの1週間は200㎎を1日3回経口投与し、次の1週間は200㎎を1日2回に減らして投与し、その後1日に200㎎または不整脈を抑制するための維持用量を投与する。

静脈内投与の場合は、中心静脈カテーテルを通じてECGモニターを行いながら、20－120分かけて点滴投与する。さらに、1.2ｇまでの用量を24時間かけて点滴投与することもある。アミオダロンは末梢静脈に流入すると、静脈炎を引き起こす。

心室細動または無脈性心室頻拍には、少なくとも3分間かけて300㎎を静脈内注射によって投与する。

副作用

- たいていの他の抗不整脈薬に比べて、不整脈誘発が認められることは少ない。心臓に対する副作用は、徐脈、心ブロック、心室リズム障害の誘発である。低カリウム血症患者の場合は心室性不整脈が起こる可能性が高くなるので、電解質は厳密にモニタリングする必要がある。
- 高用量の静脈内投与、または急速な投与を行うと、血圧が低下することがある。心臓以外に発現する副作用は頻繁に起こり重篤になる。そのため、アミオダロンの長期使用は制限されることが多い。投薬した患者の約26%は、アミオダロンに忍容性がないため投与を中止した。半減期が長いため、投薬中止後も長期間薬物の効果が持続する。
- 微細沈着物が角膜に蓄積し、視覚にハロー現象および羞明が起こることもある。視覚が妨げられることは稀だが、夜間の車の運転に支障をきたすこともある。この微細沈着物は用量依存性で、投薬を中止すると消失する。
- 光線過敏症がよくみられ、皮膚が変色して青みがかった色になることもある。これを予防するために、患者は完全に日光を遮断する衣服を身に着けるべきである。
- 構造上チロキシンと似ているので、甲状腺ホルモンに対して複雑な作用を及ぼす。高濃度のヨウ素を含む。T_4（チロキシン）の増加とT_3（トリヨードチロニン）の僅かな減少が起こる。投与患者の5%に、甲状腺機能の亢進または甲状腺機能の低下が起こる。長期投与の場合は6ヵ月毎に臨床検査を行い、甲状腺機能をモニターすべきである。
- うっ血性心不全患者のほぼ半数に、吐き気と嘔吐が認められ、便秘が起こることもある。
- 最も重篤な合併症は肺線維症である。この肺線維症の発症は遅いが、不可逆的である。この肺線維症をモニタリングするために定期的な胸のX－線検査が必要である。
- 稀に、肝臓の損傷が起こることがある。6ヵ月毎に肝機能検査のモニターを行い、重症の肝機能異常が起こった場合は投薬を中止すべきである。
- 神経系症状は、稀な副作用である末梢神経障害に起因していると思われる。
- 催奇形性があるため授乳期にも使用を避けるべきである。

相互作用

- β遮断薬とカルシウムチャネル遮断薬との併用投与により、房室（AV）結節に対する抑制効果が増強される。
- クラスⅠaおよびⅢの抗不整脈薬、三環系抗うつ薬、フェノチアジド、チアジド系利尿薬のようにQT間隔を延長する他の薬物と併用投与してはいけない。
- ジゴキシンとワルファリンの作用は増強される。血漿中のジゴキシン濃度は100%増加することがある。

ソタロール

- 非選択性β－アドレナリン受容体拮抗薬であるが、クラスⅢの抗不整脈作用も有している。他のβ遮断薬と違って、遅延性外向きカリウム電流を遅らせることによって、心臓の活動電位およびQT間隔も延長する。

- 投薬した患者の約5%に、活動電位の延長の結果、致死的な心室性不整脈が起こることがある。このため、ソタロールの使用が減少した。
- 低カリウム血症が起こると、多形性心室頻拍を発症する可能性が高まるので、電解質の厳密なモニタリングを行う必要がある。
- 心臓の不応期を延長させる作用があるが、クラスIの作用もある。
- 2つの新規薬物であるイブチリドおよびドフェチリドは、純粋のクラスⅢの抗不整脈薬である。これらは、米国で認可されており、心房細動および粗動の終結に有用である。

クラスⅣの薬物

カルシウムチャネル遮断薬。例えば、ベラパミル、ジルチアゼムなど。

房室(AV)結節を通じて起こるゆっくりとしたカルシウムチャネル—依存性伝導を阻害する。活動電位のプラトー相を短縮し、心臓の収縮力を低下させる。異所性の期外収縮を抑制するが、心収縮性を低下させる。

ベラパミル

- 心房細動のような上室性頻脈を抑制するので、発作性上室性頻脈に有効である。
- WPW症候群に使用すべきではない。
- ベラパミルは、心室リズム障害に対する効果は認められず、広範囲にわたり複雑な心室性頻脈が見られる場合は、心筋抑制により死に至ることもある。
- 上室性頻脈を終結させるために、現在では、もっと安全で有効性の高い短時間作用型薬物のアデノシン(下記参照)が利用できるので、ベラパミルの静脈内投与を用いることは滅多にない。
- 血圧低下および心静止のリスクがあるので、β遮断薬を摂取した直後の患者に投与してはいけない。
- 副作用は、主に心臓の収縮性を抑制するために起こり、徐脈を引き起こすことがある。
- 血漿の結合部位から**ジゴキシン**を置換し、腎排泄量も低下させる。このため、ジゴキシンの投与量を減らす必要があるので、ジゴキシンの血漿中濃度の測定を行う。

Vaughan Williamsの分類表に含まれない薬物

アデノシン

アデノシンは、体内で、リン酸基と結合し高エネルギー分子のアデノシン三リン酸(ATP)を形成し、重要な役割を果たす。また、アデノシンは、心臓伝導系に対する作用があるため、不整脈の治療に用いるが、他に呼吸、心臓の筋肉、神経伝達、血小板に対しても重要な作用を及ぼす。

アデノシンはカリウム伝導を促進し、カルシウム流入を阻害する。冠状動脈および末梢動脈を拡張するのみならず房室(AV)伝導を遅らせる。SA結節にはあまり影響を及ぼさない。

アデノシン受容体A_1は、房室(AV)結節への作用に関与している。この受容体は心臓のカリウムチャネルに関与している。アデノシンは心臓の伝導組織を過分極化し、その結果、心臓のペースメーカーの電位の上昇速度を低下させる。

薬物動態

- アデノシンは迅速に代謝され、血漿中の半減期は僅か約10秒である。そのため静脈内投与しなければならない。ピーク作用時間は10秒である。
- 心臓内で高濃度になるように、2秒間かけて3mg(6mgを使用する医師もいる)を急速静脈内ボーラス投与し(同時に心臓のモニターを行う)、その後生理食塩水で洗浄する。1-2分以内に効果が認められなければ、さらに6mgをボーラス投与し、必要であればその後1-2分後にさらに12mgをボーラス投与する。
- 適切な用量を投与すると、薬物が房室(AV)結節に到達するとすぐに(およそ15-30秒以内に)効果が発現する。

適　応

- アデノシンは、WPW症候群にみられる発作性上室性頻脈を迅速に終結させるための第一選択薬として使用する。
- また、広範囲の複雑な頻脈が、心室性かあるいは上室性かを識別するために有用である。上室性であれば、アデノシンによる房室(AV)遮断によりP波が認められるので、診断ができる。
- 運動誘発性でなければ、通常、心室性頻脈に対してアデノシンの効果は認められない。
- 心房細動または粗動の治療には使用しない。

禁　忌

心ブロック、洞不全症候群。

喘息—喘息患者には気管支収縮が誘発され、30分間継続することがある。この原因は不明である。

副作用

- 副作用は、作用期間が短いため重篤ではないが、投与患者の10-20%に、頭痛、顔面紅潮、胸部痛、一過性の不整脈、例えば、徐脈などが起こることがある。
- 喘息患者の気管支収縮。
- 患者の約65%に心室性不整脈などの一過性の不整脈が新たに起こることもある。

薬物相互作用

カフェインまたはテオフィリンを使用していた場合はアデノシンの効果は減少する。それは、これらの薬物がアデノシン受容体に対して競合するからである。

ジピリダモールはアデノシンの分解を阻害するので、併用する場合は用量を減らすべきである。

ベラパミルと違って、β遮断薬投与後も使用できる。

マグネシウム

マグネシウムは、体自体のカルシウム拮抗薬と見なされている。カルシウムチャネルを僅かながら遮断し、ナトリウムおよびカリウムチャネルを阻害する。マグネシウム欠乏症は不整脈を引き起こしやすい。

- 心室性不整脈および**ジゴキシン過剰摂取後**の不整脈を治療するために静脈内投与する。
- 心筋梗塞後に静脈内投与すれば、不整脈の発症防止に役立ち恐らく虚血性の損傷を防ぐと思われる。
- 再発性子癇発作予防に最適な薬物である。

カリウム

低カリウム血症患者は、特に、心筋梗塞後心室性不整脈を引き起こしやすい。また、低カリウム血症患者の場合、そのような不整脈を終結させるのが困難になる。ジゴキシンの投与によって、このリスクはさらに高くなる。

正常範囲のカリウム濃度の患者の不整脈管理にカリウムは用いないが、高カリウム血症によっても不整脈は誘発されるので、血清カリウム濃度を正常な範囲に維持することを治療目的にすべきである。

心房細動（AF）

心房細動は、実際に最もよくみられる心性不整脈である。患者は、めまい、動悸、運動耐容能低下のような様々な症状を呈するが、無症候性の場合もある。心房は細動し、ECGは、基線が明確に区別できるP波を認めない典型的な揺れを示す。

治療の目的は、心室拍動数の抑制、洞律動の回復と維持、血栓塞栓症の予防である。細動している心房の中では、血栓が生じやすいので、これを予防するために、例えば、ワルファリン投与などの対策をとるべきである。心房内で生じた血栓は循環血中に流出することがあり、これが最もよく見られる脳卒中の原因である。

β遮断薬または律速型CCBは、持続的心房細動の心拍数の調節のための治療法の第一選択薬として推奨されている。英国国立臨床研究所（NICE）は、心房細動管理のためのガイドラインを作成したが、それはウェブ上で入手できる（www.nice.org.uk）。多くの患者、特に安定した心房細動および心不全を有する高齢者および運動不足の患者にはジゴキシンを使用する（節5.6参照）。ジゴキシンは、迷走神経の緊張を高めるが、静脈内投与の場合は効果が発現するまでに1時間かかるので、急性の状況では稀にしか用いない。

急性発症時の洞律動を回復するために、薬物投与を行い、直流通電（DCショック）を併用する場合もあればしない場合もある。薬物投与には**フレカイニド、プロパフェノン、アミオダロン**を使用することがある。急性発症時に、専門医の治療の下、患者にフレカイニドの単回経口投与を投与することもある。洞律動維持のために、アミオダロンを用いるとよい結果が得られるが、副作用があるため稀にしか使用されない。フレカイニドを使用することもあるが、不整脈を誘発する可能性がある。

発作性上室性頻脈（PSVT）

バルサルバ法または頸動脈マッサージのような迷走神経刺激法を用いると、患者自身が不整脈を終結させることを習得できるようになることもある。

アデノシンは、最適な薬物で、15–30秒以内に一過性の房室遮断をもたらす。

ベラパミルまたは**ジルチアゼム**が使用されることもあるが、WPW症候群には使用しない。

房室（AV）結節—依存性PSVTの慢性期の治療には、CCBまたはβ遮断薬を使用する。

現在では、経験豊富な医療機関で高周波カ

テーテルアブレーションを使用することが増え、生涯にわたる治療が行われている。

周知のとおり心性不整脈の治療は複雑である。本章の目的は、いくつかの状況で使用する薬物の作用の理解を深めることである。

5.6 心不全

慢性心不全(CHF)は、心臓に何らかの異常(収縮および/または弛緩)が認められる臨床症候群で、心臓のポンプとしての機能が損なわれている症状である。その結果、体液うっ滞のような兆候とともに息切れおよび疲労の症状もよくみられる。心不全の原因は多岐にわたり様々で、心不全(HF)そのものは疾病の診断結果ではない。HFの症状のある患者の場合、その原因を確定する必要がある。

社会の高齢化が進むにつれて、CHFの罹患率も高まり、今日では英国のCHF患者は約90万人にも及んでいる。未だ心疾患の症状を発現していないが心臓に欠陥のある人は、恐らくCHF患者の倍はいると思われる。英国のCHFの最も一般的な原因は、冠状動脈疾患(CAD)で、CHF患者の多くが過去に心筋梗塞を経験していると思われる。その他の原因には、高血圧および左心室肥大、心房細動(AF)のような不整脈、先天性心疾患、心筋症、弁膜症、慢性閉塞性肺疾患(COPD)があり、さらに、甲状腺機能亢進症および貧血などの心臓以外の原因もある。

ライフスタイル改善のアドバイスは、心不全(HF)の予防にも治療にも重要である。教育、体重コントロール、食生活の改善、禁煙、運動に関して、アドバイスを行うべきである。

心臓の機能

心臓の機能は、前負荷、後負荷、収縮力、心拍数、リズムによって決まる。

- 前負荷は、心臓の拡張末期すなわち駆出直前に左心室に残存している血液量である。前負荷の増加は、塩分および水分の貯留によって起こる。
- 後負荷は、大動脈および末梢動脈の抵抗、すなわち全末梢抵抗に打ち勝つために、心臓の筋肉が発揮しなければならない力である。
- 収縮力は、負荷に無関係に心室が収縮する力である。カルシウムは、心臓の収縮に必要不可欠な物質である。

心不全(HF)は、体の器官の血流量を適切に維持するための心拍出量が不十分なときに起こる。心拍出量の低下が起こると、体はそれに適応する。このような体の適応は、最初は血液循環を維持するために役立つが、最終的には有害な影響を及ぼす。

慢性心不全(CHF)患者の適応変化

- 交感神経系(SNS)およびレニン-アンジオテンシン-アルドステロン系(RAAS)の活性化が起こる。
- このため、心拍数が増加し末梢抵抗が増大する。心仕事量が増加するため、酸素とエネルギーの必要量も増加する。

- RAASの刺激が、心不全患者のナトリウムおよび水分貯留の一因となる。

心不全には、下記の場合がある。

- 急性または慢性。
- 収縮期（心臓は拡大し、駆出率は低下）または拡張期（心臓の大きさおよび駆出率はほぼ正常）。

急性心不全（AHF）

心臓の機能障害に続発して急激に起こる兆候および症状がある。通常、これは肺水腫および重症の息切れ（SOB）を伴う急性左室不全（LVF）である。これは、高血圧性または心筋梗塞後に起こる急性心不全（AHF）であり、心疾患の既往歴がない場合に起こることもある。新たに発症する場合もあれば、CHF患者に発症する場合もある。

- 心拍出量の低下、心臓組織の血流量の低下、肺循環血圧の上昇、肺組織のうっ血が起こる。
- 患者には、急性肺水腫および息切れの症状が発現する。
- 呼吸困難の直接の原因は、左心房圧の上昇である。左心房圧の上昇によって肺循環血圧が上昇し、その結果、肺水腫が起こる。
- 患者は文字通り「自分自身の分泌物の中で溺れる」ことになる。
- 症状を緊急に軽減する必要がある。主な症状は呼吸困難である。
- これは、切迫した心肺死の可能性があるので、薬物の静脈内投与を主軸とする緊急事態である。
- 酸素を投与する。

急性心不全（AHF）の治療に使用する薬物

治療の主要目標は、下記の薬物を用いて前負荷を軽減することである。

- ニトログリセリン（GTN）のような静脈拡張薬。
- 利尿薬、例えば、**フロセミド**。
- モルヒネ。

ループ利尿薬（例えば、**フロセミド**）は、強力で即効性なので、AHFに使用する。

- 用量は、反応および症状の緩和状態に応じて漸増する。
- 必要であれば、チアジド系利尿薬またはスピロノラクトンと併用する。
- 必要であれば、硝酸薬のような他の薬物または変力物質と併用する。

特に、呼吸困難および不穏の症状があれば、**モルヒネ**を投与する（節3.2参照）。モルヒネは、静脈拡張薬で動脈も拡張するが、その作用は微小である。また、心拍数を低下させることが多い。息切れおよびその他の症状は軽減する。

硝酸薬（節5.4参照）は、肺のうっ血を軽減する。1回拍出量を低下させず、心筋による酸素需要量を増加させない。投与量が少なければ、静脈拡張のみ起こる。投与量が増加すると、冠状動脈などの動脈も拡張する。すなわち左心室の前負荷および後負荷を低下させる。重症の肺水腫のコントロールに、フロセミドよりも硝酸薬の方が有効であることを示す試験結果もある。硝酸薬と低用量のフロセミドとの併用投与のほうが、高用量のフロセミド単独投与よりも有効性が高い。

急性心不全(AHF)患者に気管支収縮の症状が見られる場合は、サルブタモールのような気管支拡張薬を、ネブライザー(噴霧器)を用いて投与する。

ネシリチド

これは、AHFの治療のために開発され米国および欧州で使用されている新しい薬物クラスの血管拡張薬である。

- これは組換えB－型ナトリウム利尿ペプチド(BNP)で、肥大または容量負荷によって左心室壁が圧力を受けるとき、左心室によって産生されるホルモンと同じである。
- 静脈および冠状動脈などの動脈を拡張することによって、前負荷および後負荷を低下させる。
- 点滴投与を行う。
- 呼吸困難の緩和作用が優れている。
- 血圧を低下させることがある。
- ネシリチドを投与した患者全員に効果が発現するわけではない。

心原性ショック

これは、心不全(HF)のために器官の血流が低下することである。末梢血管の収縮も起こるため、患者は、収縮期血圧(90mmHg未満)が低下し、寒気がして汗が出る。患者は混乱し、乏尿の症状が見られることもある。

治療目標は、心臓の負荷を低減し、心臓の機能を維持し、腎臓が適切な血液供給を受けられるように至適血圧を維持することである。

このような症例では、心臓の収縮力を増加させる変力作用薬が必要なこともある。心臓のエネルギー消費および酸素需要量も増加させるため、注意して使用しなければならない。

変力作用薬によって血流が増加しなければ、昇圧薬（血管を収縮させる薬物）の使用が必要になることもある。これらの薬物は、心不全の後負荷を増加させるので、専門病棟で使用時間は短時間に限る。例えば、ノルアドレナリン(ノルエピネフリン)である(節2.2参照)。

慢性心不全(CHF)

慢性心不全の主症状は、塩分および水分の貯留である。予後は悪く、診察時の重症度に依存している。CHFの症状を呈している患者の約50%は4年以内に死亡する。

交感神経の活性が高まると、心臓の収縮力が増加するが、前負荷、後負荷、酸素需要量も増加する。心不全が重症になるほど、放出されるカテコールアミン濃度も高まる。すでに弱っている心臓にますます負担をかける。これは悪循環なので、打ち破らなければならない。

心不全の治療に使用する薬物

心不全(HF)に対する薬物療法による管理の推奨事項を、欧州心臓病学会および英国国立臨床研究所(NICE)が作成しているが、それはウェブ上で入手できる(www.nice.org.uk)。また、図5.8に示す。

治療目標は、症状緩和(疲労、息切れ、浮腫)と延命である。我々は、副作用のあまり多くない薬物を使用して、生活の質(QOL)を高め、余命を延長することを望んでいる。すなわち、実際にはできるだけ早くACE阻害薬を使用することである。

心筋の損傷進行を予防することを重視する。

症状の改善を達成するために使用する薬物は下記の通りである。

- 利尿薬
- ジゴキシン
- ACE阻害薬。

延命改善を達成するために使用する薬物は下記の通りである。

- アンジオテンシン遮断—ACE阻害薬、アンジオテンシン受容体拮抗薬
- β受容体遮断薬
- アルドステロン遮断薬。

利尿薬

これらの薬物は、体液のうっ滞を抑制するが心不全の進行を防ぐわけではない。症状の改善と運動耐性を促進する。

- 肺と末梢の症状およびうっ血の兆候を抑制するために投与する。

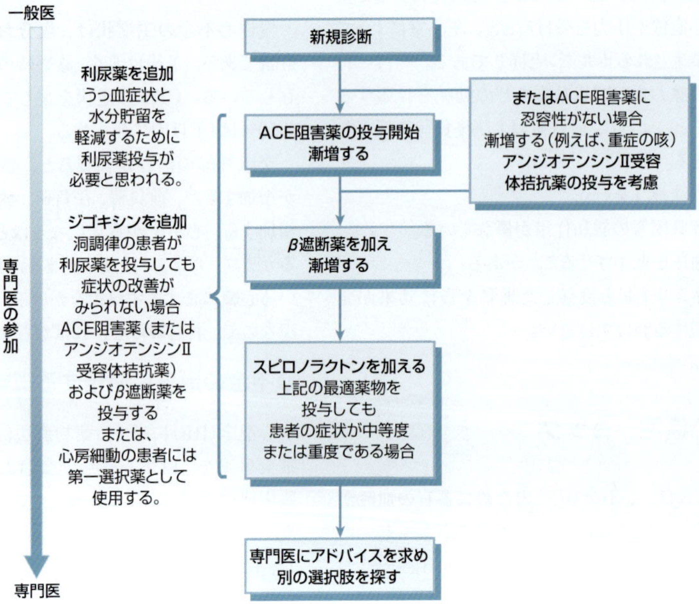
一般医
専門医の参加
専門医
利尿薬を追加
うっ血症状と水分貯留を軽減するために利尿薬投与が必要と思われる。
ジゴキシンを追加
洞調律の患者が利尿薬を投与しても症状の改善がみられない場合ACE阻害薬（またはアンジオテンシンII受容体拮抗薬）およびβ遮断薬を投与するまたは、心房細動の患者には第一選択薬として使用する。
新規診断
ACE阻害薬の投与開始
漸増する
またはACE阻害薬に忍容性がない場合
漸増する（例えば、重症の咳）
アンジオテンシンII受容体拮抗薬の投与を考慮
β遮断薬を加え
漸増する
スピロノラクトンを加える
上記の最適薬物を投与しても患者の症状が中等度または重度である場合
専門医にアドバイスを求め
別の選択肢を探す

図5.8　心不全（HF）に対する薬物療法による管理の推奨事項

出典：National Collaborating Centre for Chronic Conditions。慢性心不全のプライマリー・ケアと専門診療における診察と管理の全国臨床ガイドライン。英国内科医師会, London, 2003。著作権（c）英国内科医師会。掲載許可あり。

- 体液の喪失によってRAASを刺激し心不全の進行を促進するので、稀にしか使用しない。これは、1991年のSOLVD臨床試験の結果に示されている(229ページの表5.10を参照)。
- ACE阻害薬と併用投与すべきである。β遮断薬と併用投与することもある。ループ利尿薬(例えば、**フロセミド**)を通常使用する理由を下記に示す。
- 同程度のナトリウム排泄量に対して体液の喪失が多い(ナトリウム利尿)。
- 重症の心不全を併発することの多い腎機能障害があっても、有効である
- 有効限界値が高い。すなわち、用量を増せば利尿効果も増す。
- 細動脈血管の拡張を引き起こすこともある。

副作用

- カリウム喪失が起こる。これは、ACE阻害薬によって相殺される。
- 過剰な利尿および低カリウム血症によりジギタリス毒性が誘発されることもある。
- 代謝性アルカローシス。
- マグネシウムおよびカルシウム濃度の低下。
- 高齢者では、循環血液量減少、血圧低下、衰弱のリスク増加が起こることがある。脱水が起こっていないことを確認すること。

軽度の心不全には、チアジド系利尿薬(ベンドロフルメチアジドまたはメトラゾン)が、特に高血圧がある場合、推奨されている。

利尿薬の投与量は、高血圧に投与する場合よりも高用量である。腎臓の機能が低下するにつれて、チアジド系利尿薬の効力も低下する。

重症の心不全では、ループ利尿薬とチアジド系利尿薬を併用投与すると、5-10 ℓ/日までの利尿効果が得られる。

> **!** 心臓の組織への血流低下の結果、心拍出量を増加させるためにSNSおよびRAASの刺激が起こる。CHFの治療に最も効果のある薬物は、アンジオテンシン、β受容体、アルドステロンを遮断することによって、この神経ホルモンの反応を調節する。

ACE阻害薬(ACEI)例えば、シラザプリル、エナラプリル、ホシノプリル、リシノプリル、ペリンドプリル、キナプリル、ラミプリル

この薬物群使用について極めて強力な科学的根拠がある。数件の大規模臨床試験の結果(例えば、CONSENSUS、SOLVD、AIRE、TRACE;表5.10参照)により心不全に対する有用性が確定されている。

- ACEIは、症状および予後の両方を改善する。
- ACEIは、心不全の進行を遅らせ、心筋梗塞後の無症候性心不全に有用である。
- 死亡、心不全、再発性心筋梗塞のリスクはいずれも低下し、心筋梗塞後ACEIの使用開始数日以内の死亡率の改善が認められている。
- ACEIは、今や心不全管理の要である。

作用機序

神経ホルモンによる治療介入は、RAASを遮断することによって作用を発揮する(節5.2参照)。

- アンジオテンシン変換酵素(ACE)によるア

ンジオテンシンⅠからアンジオテンシンⅡの産生を低下させる。

- アンジオテンシンⅡは、強力な血管収縮物質である。また、DHF患者の心室リモデリングおよび腎臓の機能に有害な影響も及ぼす。
- アンジオテンシンⅡは、副腎皮質からのアルドステロンの放出を促進するが、このホルモンは心不全患者に有害な影響を及ぼす。
- ACEIは、血管を拡張し、アルドステロンの産生も低下させる。このため利尿作用がもたらされ、ナトリウムの喪失とカリウムの貯留を引き起こす。
- ブラジキニンの分解を低下させる。ブラジキニンは亜酸化窒素の産生を増大するので有用である(血管拡張性)。
- 心臓の前負荷および後負荷を軽減する。
- 心室リモデリングを防ぎ、左室の肥大を軽減する。

CHF患者の70%は、ACEIによって症状の緩和が見られる。

心不全の死亡率が35%だけ低下した。

患者の主観的指標の改善点

- 呼吸困難の軽減
- 運動耐性の増加
- 入院の減少
- 余命の延長。

左室駆出率(LVEF)の低いCHF患者には、症状が軽度であっても重度であっても、全員にACEIを投与すべきである。

治療上潜在的価値のある特性値は、心筋梗塞後の不整脈の発症率の低下である。このため、酸素需要量の低下と同時に冠状動脈の血流も改善する。

副作用

副作用は節5.2に記載している。

重症の血圧低下は、通常利尿過剰および脱水を起している患者にみられる。血圧は低下するが、通常あまり心配ない。症候性低血圧症が起こった場合は、利尿薬の投与量を減らし他の血管拡張薬またはACE阻害薬(ACEI)を使用する。

腎機能の定期的なモニターが必要である。アテローム性動脈硬化症の患者は、すでに無症候性腎血管性疾患を罹患していることがあるので、特に注意が必要である。

アンジオテンシンⅡ受容体拮抗薬。例えば、カンデサルタン、バルサルタン

アンジオテンシンⅡの作用を、その受容体(AT_1受容体)に作用して遮断するので、アンジオテンシンⅡ受容体拮抗薬(ARB)として知られている。高血圧の治療にACEIの代替薬として使用する。これらの薬物の使用方法は節5.2に記載している。ARBは、CHFの治療に有効で、ACEIに忍容性のない患者に推奨されている。

心不全患者にACEIに追加して、投与しても有用である。この有用性は、**カンデサルタン**をACEIなどの標準治療薬に追加投与すると死亡率が17%低下したというCHARM臨床試験の結果(表5.10参照)により実証された。

β－アドレナリン拮抗薬

急性期状況では心不全を誘発することがあり、遮断薬には陰性変力作用(効果)(心臓の収縮性の抑制)があるため、CHF患者に投与すべきではないと推定された。

1999年に行われた2件の大規模臨床試験(ビ

ソプロロールを使用したCIBIS－Ⅱおよび**メトプロロール**を使用したMERIT－HF；表5.10参照）の結果は、これらのβ遮断薬が、安定した軽度から中等度の左室駆出率の低い症候性CHF患者の生存を改善することを示した。すなわち、ACEIを含む従来の治療法にβ遮断薬を追加投与したことによって、下記の結果が得られた。

- 生活の質（QOL）の改善と入院期間の短縮。
- 死亡率の有意な低下。

RAASおよびSNSの二重の神経ホルモン遮断の結果、CHF患者の1年間の死亡率が半減した。

カルベジロールを使用した2003年のCOPERNICUS臨床試験の結果は、カルベジロールによる重症の心不全の有意な死亡率の低下を示している。CAPRICORN臨床試験では、症状の有無にかかわらず左室機能障害があれば、心筋梗塞後の治療のカルベジロールを追加投与した（表5.10参照）。その結果、死亡率が有意に低下し、ACEの阻害に相加的効果が認められた。

- β遮断薬の使用には注意が必要である。神経ホルモンを突然強力に阻害することは、危険性を伴う。数ヵ月かけて、投与量を徐々に漸増していくこと。
- 急激に悪化するリスクがあるので、専門医の指導下での使用が認可されている。
- 唯一の絶対的禁忌は喘息である。
- 重要な副作用は、心不全の早期悪化である。これは、通常は一過性で、利尿薬の投与量を一時的に増加することによって治療できる。
- 徐脈が起こることもある。徐脈は、症候性の場合、あるいは無症候性であっても50歳未満の患者に使用する場合は重要である。

CHFに対する有用な効果は、心拍数の低下（冠状動脈の血流を改善する）および心臓の収縮力の低下（心筋の酸素需要量の低下を促進する）などである。自動能を低下させることにより、心性不整脈を抑制する。レニンの産生も抑制する。

アルドステロン拮抗薬

スピロノラクトン（Aldactone®）およびエプレレノン

スピロノラクトンは、合成競合アルドステロン拮抗薬であり、腎臓遠位尿細管の細胞内のアルドステロン受容体で、アルドステロンと競合する。

- アルドステロンは、副腎皮質で産生されるホルモンで、ナトリウムの貯留およびカリウムの排泄を促進する。
- アルドステロン受容体の遮断の結果、ナトリウムの排泄が促進されるので、水分が喪失しカリウムが貯留する。
- したがって、**スピロノラクトン**はカリウム保持性利尿薬で、心不全患者に、ループ利尿薬と併用投与する。**スピロノラクトン**は、治療抵抗性水腫に特に有用である。

上記のほかに、アルドステロンが、心不全患者の心臓の構造と機能に副作用を及ぼすという試験結果がある。アルドステロンは、内皮機能障害を引き起こすことがあり、そのため冠動脈イベントの発生が促進される。また、アルドステロンは、左室機能障害および線維症も引き起こす（Struthers、2005年）。

- 1999年のRALES試験の結果は、スピロノラクトンが心不全の進行と突然死の発生を抑制したことを示している（表5.10参照）。
- この心臓死の減少は、恐らく冠動脈イベントの新規発生件数の減少と左室機能障害および線維症の減少に起因していると思われる(Struthers、2005年)。

- 最適な治療法を行っているにもかかわらず、症状の改善が見られない患者に使用する。
- アルドステロンが効率よく代謝できない肝硬変および高アルドステロン症(アルドステロンの過剰分泌)にも使用する。

副作用

- 特に、ACEIを投与する場合、高カリウム血症のリスクがあるので、カリウム濃度をモニターしなければならない。腎機能を調べるために、クレアチニン濃度をモニターしなければならない。
- 腎臓以外のステロイド受容体に作用し、患者の10%に女性化乳房(男性の乳房隆起)がみられることがある。生理不順および睾丸萎縮が起こることもある。

エプレレノンはホルモンの副作用が少なく、スピロノラクトンに忍容性のないときに使用することができる。

変力作用薬とジギタリス

陽性変力作用薬は収縮力を増大して心臓の機能を改善し、心拍出量を増加する。しかし、作用が強力であるため、下記のような重篤な副作用が発現することもある。

> 高カリウム血症のリスクが高まるため、カリウムサプリメントをアルドステロン拮抗薬と併用投与してはいけない。

- 心筋の酸素需要量の増加。
- 血管作動性効果。
- 催不整脈作用。

ジゴキシンは、CHFに対して治療効果を示す唯一の変力作用薬である。

作用機序

- 変力作用薬は、様々な方法によって、心筋細胞内のカルシウム濃度を増加させる。
- 心筋によって生じる筋力は、収縮期に存在する細胞内のカルシウムの量に比例している。このような薬物クラスのうち、現在重要な薬物クラスは下記の3つである:
- β_1受容体を刺激する交感神経様作用薬。例えば、ドブタミン。このクラスの薬物は、筋肉細胞中のカルシウムを増加させる環状AMP(cAMP)の産生を促進する。
- ホスホジエステラーゼ阻害薬(PDEI)。例えば、**ミルリノン**。このクラスの薬物は、cAMPを分解する酵素を阻害するため、cAMPが細胞内に蓄積し、カルシウム濃度を増加させる。
- 強心配糖体。例えば、**ジゴキシン**。このクラスの薬物は、細胞膜のNa^+/K^+/アデノシントリホスファターゼポンプを遮断する。Na^+の細胞からの放出が低下すると、細胞膜内のナトリウム—カルシウム交換ポンプの活性も低下する。その結果、カルシウムは細胞から除去されず、細胞に蓄積し、収縮性を高める。

変力作用薬の用途

- ショック状態の患者の心拍出量を改善し、組織への酸素供給を維持するため。
- 心臓の適切な血流維持に貢献するため。この効果は、拍出量が低下している場合またはCHFの場合に、短時間で発現する。
- 長期間の有用な効果を実証するのは難しい。
- ホスホジエステラーゼ阻害薬(PDEI)の長期投与中に死亡率との関連性が認められたが、これは恐らく不整脈を発症したためと思われる。
- 交感神経様作用薬の使用は、その効果への耐性発現と、不整脈の発症率増加を伴う。
- ジギタリスは、一般使用に推奨されている唯一の変力作用薬である。

強心配糖体(ジギタリス配糖体)

キツネノテブクロ由来のジギタリス製剤は、「浮腫」(体液貯留)の治療のために1775年にWilliam Witheringによって最初に使用された。このジギタリス製剤は、現在では通常、腎臓で排泄される**ジゴキシン**として投与されるが、腎機能が損なわれている場合は、肝臓で代謝される**ジギトキシン**としても使用されている。

強心配糖体は、交感神経系(SNS)を阻害し、副交感神経の活性を増強させる変力作用薬である。

用　途

- 最適な適応症は、心房細動(AF)を併発している慢性心不全(CHF)である。運動耐性および駆出率を改善するβ遮断薬を併用投与することもある。
- 心房細動の心室拍動数を抑制するために使用することもある。
- CHFの症状を軽減し、入院期間を短縮するが、全死亡率に対する効果はみられない。
- CHF患者に対する有用性は、重症患者の場合最も顕著である。そのため、重症になるほど使用頻度が高くなる。

心臓に対する作用

変力作用

- 心筋細胞のカルシウムの供給を高める作用。Na^+/K^+/アデノシントリホスファターゼポンプを阻害し、その結果、細胞内のカルシウム濃度が増加する。
- 心臓の収縮力を増加する作用。
- 収縮を引き起こすペースメーカー細胞の興奮性と自動能を高める作用。これは、毒性作用で、その結果異所性心拍動が起こる。

副交感神経様作用

- 洞性徐脈を引き起こす作用。
- 房室(AV)結節の不応期を延長し、心室充満の改善を促進する作用。
- 房室(AV)伝導遅延作用。これは、心房細動(AF)に有用である。
- 毒性濃度で心ブロックが起こる。

その他の作用

- 交感神経活性の低下作用。
- 圧受容器の感受性を高める作用。
- 腎血流量の増加作用。その結果、浮腫形成を軽減する。

薬物動態

- **ジゴキシン**の半減期は36–48時間である。すなわち、安定した血漿中濃度を得るためには約1週間かかる。

- CHFの場合は、負荷用量は通常必要ない。1週間で十分な血漿中濃度が得られる。
- 治療係数は約2である。すなわち、**ジゴキシン**毒性のために、患者のモニタリングを行うべきである。
- 体内貯蔵量の約1/3が毎日未変化体のまま尿中に排泄される。
- 胎盤を通過しない。
- 現在の製剤の経口バイオアベイラビリティは70–80%である。
- 人口の10%を占める人々の腸内には腸内細菌*Eubacterium lentum*が存在しており、それは摂取した**ジゴキシン**の約30–40%を不活性化する可能性がある。

禁 忌

心ブロック、WPW症候群、心室頻脈、心室細動、ある種の筋疾患。心筋梗塞の直後には通常使用しない。

投 与

経口投与する。

ジギタリス剤投与による効果を早く得る必要がある場合は、1–1.5mgの負荷用量を24時間にわたって分割して投与することもある。そうでない場合は、最初の1週間は250–500μg/日を投与し、その後投与量を減らす。稀に、負荷用量を静脈内投与することもある。

維持用量は、心拍数および反応に応じて、62.5–500μgを毎日または隔日に投与する。

最初は、血漿**ジゴキシン**濃度をモニターしなければならないが、維持用量が確立したら、モニターをする必要はない。毒性は反応性にも依存しているので、血漿中濃度のみで毒性を確定できない。現在は、低血漿中濃度の方がCHFに有効であると考えられている(0.5–1.0μg/ℓ)。濃度が1.5–3μg/ℓを超えると、毒性が現れる。

副作用

投与量が過剰になると様々な不整脈が生じる。

- 房室(AV)の部分的なまたは完全な遮断。
- 過剰な徐脈。
- 心室筋に対する直接的な作用による心室性期外収縮。これは、ひとつにはカルシウム—連結拍動(二連脈)の増加に起因している。その後、心室頻拍および心室細動が続く。

心臓以外の副作用：

- 食欲消失
- 吐き気と嘔吐
- 腹部疼痛と下痢
- 視覚障害
- 頭痛、疲労、眠気、精神錯乱
- 副作用は薬物の血漿中濃度に依存しているが、心筋伝導系の感受性にも依存している。心筋疾患の場合は心筋伝導系の感受性が高まっていることが多い。
- 腎機能のモニターを行うべきである。腎機能が低下すると**ジゴキシン**毒性が現れる。

ジゴキシン毒性の治療法

- 投与量を減らすかまたは投与を中止する。
- 血漿カリウム濃度が低い場合は、濃度を上げる。
- 心ブロックが起こった場合はアトロピンを投与する。
- 致死的な重症の急性毒性が発現する場合

ジゴキシン活性は、低カリウム血症によって増強される。低カリウム血症は、強力なループ利尿薬の使用によっておこることがある。

は、静脈内点滴によってジギタリスFab抗体(Digibind®)を投与する。

- 心室性不整脈のために必要であれば、抗不整脈薬を投与する。リドカインまたはフェニトインを使用する。キニジンおよびアミオダロンは、血漿**ジゴキシン**濃度を増加するので、その使用を避けるべきである。

高齢者では、ジゴキシン毒性の兆候はあまり特異的ではなく、精神錯乱、転倒、運動能力の低下などである。

その他の変力作用薬

心原性ショックおよび心臓の手術後の心臓を強化するために変力作用薬を静脈内投与する。末期心不全(HF)患者では、移植までの間に使用することもある。緊急の状況で使用するあらゆる変力作用薬は、cAMPの有効性を高め、その結果カルシウム濃度を増加する。使用する薬物は、血管拡張が必要なのか、または一時的な血管収縮(ノルアドレナリン[ノルエピネフリン])が必要なのかによって異なる。

交感神経様作用薬

アドレナリン作動薬は、**アドレナリン**(エピネフリン)、**ノルアドレナリン**(ノルエピネフリン)、**ドブタミン、ドペキサミン、ドーパミン**などである。

ドーパミン

ドーパミンは、アドレナリン(エピネフリン)の前駆物質であるが、脳内のある細胞および自律神経節の介在ニューロンでは、ドーパミンはノルアドレナリン(ノルエピネフリン)に変換されず、神経伝達物質として放出される。

用　途

重症の心不全および心原性ショック。

作用機序

αおよびβアドレナリン受容体に対する作用と同様に、ドーパミンは、G-タンパク質共役受容体、ドーパミン(D_1およびD_2)受容体を介して作用し、その結果、cAMPの増加または低下を引き起こす。

作　用

心血管系への作用は点滴の速度に依存し、患者によっても様々に異なる。望ましい効果を得るために、投与量はできるだけ低用量に抑えておくべきである。

点滴の速度が低速の場合(10μg/kg/分まで)、β_1効果が優位を占める:

- 心臓の収縮性の増加。
- 心拍数の増加。
- 心拍出量の増加。
- 冠状動脈の血流の増加。
- また、内因性ノルアドレナリン(ノルエピネフリン)の放出も促進。

点滴の速度が高速の場合(10μg/kg/分を超える)、α効果が優位を占める傾向があり、その結果を下記に示す。

- 全身の血管抵抗および静脈還流の増加。
- 腎血流の低下。

あらゆる変力作用薬と同様に、頻脈の抑制に寄与するために適切な前負荷が必要不可欠である。

アドレナリン(エピネフリン)よりも不整脈を引き起こす可能性は低い。

経口投与では不活性化されるので、唯一の投与法は静脈内投与で、通常中心静脈ラインから投与する。

- 5分以内に作用が発現し、作用持続時間は10分である。
- 投与量の約25%は、末梢部位でノルアドレナリン(ノルエピネフリン)に変換される。
- 半減期は約3分である。

α_1作動薬

フェニレフリンは、強力なα_1作動性の交感神経様直接作用アミンである。

- 全身の血管抵抗および血圧の急激な上昇を引き起こす。
- βアドレナリン受容体に対して作用を及ぼさない。
- 脊椎麻酔時に低下した全身の血管抵抗を上昇させるために使用する。
- 静脈内投与により血圧が急激に上昇し、5–10分持続する。

ドブタミン

- ドーパミンの合成類似化合物である。
- β_1効果が優勢であるが、β_2受容体への作用も僅かながら認められる。
- 強力な変力作用薬であるが、β_2の刺激により血圧を低下させることもある。
- 使用後長期的な死亡率の増加が認められるので、現在ではあまり使用されない。
- 血管拡張作用を弱めるために、ドーパミンと併用投与することもある。

ドペキサミン

β_2受容体およびドーパミン(D_1)受容体を刺激するドーパミンの合成類似化合物である。変力作用薬として使用することもある。ごく稀に不整脈を誘発する。

メタラミノール

主にα_1受容体を通じて作用するが、β-アドレナリン受容体活性も保持している合成医薬品である。脊椎麻酔または硬膜外麻酔に起因する血圧の低下を是正するために、静脈内ボーラス投与によって使用する。子宮の血流を低下させるので、産科では使用しない。

ホスホジエステラーゼⅢ阻害薬

エノキシモンおよびミルリノン

ホスホジエステラーゼを阻害すると、心臓の平滑筋中のcAMPの分解が阻害され、心臓の収縮性が増大し末梢の血管が拡張する。「強心性血管拡張薬」は、これらの薬物を説明するために使用されている用語である。心拍数または血圧はほとんど変化しないが、心室性不整脈のリスクは増加する。これらの薬物は、持続的に血行動態の改善をもたらすが、長期的な生存率改善の科学的根拠はない。

OPTIME-CHF臨床試験(表5.10参照)の結果によると、プラセボに比べ、CHFに対するミルリノンの有用性は認められず、心房細動および血圧低下の新規発症の増加が認められた。

ミルリノンは急性心不全の治療に使用する。その使用方法は48時間までの静脈内投与とし、心臓の手術後の場合は通常12時間までとする。慎重に心臓のモニターを行い、急性不整脈の治療に備えておかなければならない。

エノキシモンは、英国では同様に使用されているが、米国では認可されていない。この薬物は、重症の心不全の死亡率を高めたが、身体的可動性および生活の質を改善したことを示す臨床試験結果がある。末期の心不全患者にどちらが重要であるかについては議論が続いている。

グルカゴン

- 膵臓のランゲルハンス島のα細胞によって分泌される。
- G-タンパク質-媒介メカニズムによるグルカゴン受容体の活性化により、アデニル酸シクラーゼを刺激し、細胞内のcAMPを増加させる。
- 心不全の治療にはあまり効果がなく、β遮断薬過剰摂取の場合に時折使用する。
- 高血糖症および高カリウム血症がある場合は、グルカゴンを使用するのは難しい。

カルシウム

カルシウム塩の静脈内投与は、数分で血圧を改善することが多いが、高カリウム血症に起因する循環虚脱およびカルシウムチャネル拮抗薬の過剰摂取の場合に限るべきである。

5.7 抗血栓薬

止血とは、損傷を受けた血管からの血液流出の阻止であり、生命維持に欠かせない。止血には次の3つの主要段階がある：

- 血管の収縮。
- 血小板の凝着と活性化—血小板プラグの形成。
- フィブリンの形成と不溶性血餅。

血栓症では、血管または心臓内に望ましくないプラグまたは血栓の形成が起こる。この疾患は、通常、動脈疾患あるいは静脈または心臓の心房のうっ血を伴う。

血液凝固カスケード

- 血液凝固は、2つの経路で起こる—すなわち外因経路と内因経路である。
- いずれの場合も、その結果、プロトロンビン活性化因子が形成され、それがプロトロンビンをトロンビンに変換し、そのトロンビンがフィブリノゲンをフィブリンに変換する。
- この過程は全て加速性酵素カスケードなので、阻害物質によって極めて慎重に抑制しなければならない。そうしなければ、凝血開始数分以内に体内の全血が凝固することになる。
- 血管内皮細胞はヘパリン硫酸を放出する。これは阻害物質の一例である。ヘパリンは、フィブリノゲンとトロンビンとの結合を妨げるアンチトロンビンⅢの活性化に必要である。

表5.10　本章の臨床試験の結果

臨床試験	日　時	正式名称	出　典
AIRE	1993年	急性梗塞に対するラミプリルの 有効性試験	Lancet 1993； 342：821-828
CAPRICORN	2001年	左心室機能障害者を対象にした カルベジロールによる 梗塞後の生存コントロール試験	Lancet 2001； 357：1385-1390
CHARM	2003年	カンデサルタンによる 心不全の死亡率および 罹患率の低下作用の評価	Lancet 2003； 362：772-776
CIBIS-Ⅱ	1999年	心不全・ビソプロロール試験Ⅱ	Lancet 1999； 353：9-13
CONSENSUS	1987年	重症の慢性心不全の死亡率に 対するエナラプリルの効果 北スカンジナビア諸国 共同のエナラプリルによる 生存試験	N Engl J Med 1987；316： 1429-1435
COPERNICUS	2003年	カルベジロールによる累積生存率に ついての前向きランダム化試験	JAMA, 2003； 289(6)：712-718
MERIT-HF	1999年	うっ血性心不全に対する メトプロロールの効果についての ランダム化試験	Lancet 1999； 353：2001-2007
OPTIME-CHF	2002年	ミルリノンの静脈内投与による 慢性心不全の増悪についての 前向き試験の結果	JAMA 2002； 287：1541-1547
RALES	1999年	ランダム化アルダクトン評価試験	N Engl J Med 1999；341(10)： 709-717
SOLVD	1991年	左心室機能障害試験。 エナラプリル	N Engl J Med 1992；327： 685-691
TRACE	1999年	トランドラプリルについての 心臓の評価試験	Lancet 1999； 354：9-12

- 一旦フィブリンがトロンビンと結合すると、もはやアンチトロンビンⅢはトロンビンと相互作用しないので、ヘパリンも作用しない。
- ビタミンKは、植物中に存在する脂溶性ビタミンで、消化管内で細菌によって合成される。これは、数種の凝血因子の合成に必要である。
- 血管系内の望ましくない血液凝固の結果、血栓が形成される。
- 脚の深部静脈血栓（DVT）が、血栓の最もよくみられる形態である。

血栓形成

血栓の生成過程は、血栓形成と呼ばれ、血栓は循環血管の動脈または静脈の側壁に形成される。

- 心筋梗塞、脳卒中、四肢壊疽の第一の原因は、動脈血栓症である。
- 脚の静脈内の深部静脈血栓形成の結果、肺塞栓が起こる（血栓の一部が血流中を移動し、肺に達し肺循環血管が詰まる）。

> **!** 血栓は、生存中に循環血管内で形成される血液生成物の固形の塊である。血栓は、循環血管内以外で起こる凝血とは異なる。

- 心房細動は、心臓の弁の周辺に血栓形成を伴う。この血栓は剥離し血流中を移動し、脳に達し脳内の血管が詰まる。これが脳塞栓である（脳卒中）。
- 静脈血栓症は、様々な癌（例えば、乳癌、肺癌、前立腺癌、膵臓癌、腸癌）の問題であり、特に整形外科手術などの手術後の問題である。
- エストロゲンは、凝固因子の濃度増加および静脈血栓症のリスク増加に関与している。

3つの要因が血栓の形成に関与していると思われる。下記に示すこの3つの要因は150年前にVirchowによって発見され、**Virchowの三原則**として知られている。

- 血管壁の異常および損傷。例えば、アテローム沈着、外傷など。
- 凝固因子のような血液成分の変化（凝固性亢進）。
- 血流の変化。例えば、血液の循環の停滞など（静脈血栓塞栓症では重要である）。

抗血栓療法

血栓は、血小板が互いに付着し合い、不溶性フィブリン糸が絡み付いている状態である。

血栓症の治療と予防には、下記の3つの薬物クラスの薬物を使用する。

- 抗血液凝固薬。例えば、ヘパリン。
- 抗血小板薬。例えば、アスピリン。
- 血栓溶解薬（線維素溶解薬）。例えば、ストレプトキナーゼ。

抗血液凝固薬および抗血小板薬は、血栓症の発症を防ぐために使用する。心筋梗塞のように、血栓がすでに形成されている場合は、血栓溶解薬によって溶解する。

抗血液凝固薬

抗血液凝固薬は血液凝固カスケードを阻害するので、その主な用途は、血栓形成の予防または血液循環のうち速度の遅い方の静脈壁にすでに存在する血栓の拡大防止である。

ヘパリン

ヘパリンは、1916年に医学部の2年生の学生によって発見された物質で、我々の体内のマスト(肥満)細胞の顆粒および血漿中に存在している。ヘパリンは、現在ではウシの肺またはブタの小腸から作成され、様々な分子量の多糖類を含有し(平均15000ダルトン)、各分子は平均45の多糖単位が含まれている。このようなヘパリンは、標準または未分画ヘパリン(UFH)と呼び、現在広く使用されている低分子量ヘパリン(LMWH)と区別している。LMWHには、例えば、**エノキサパリン**(Clexane®)があるが、これはヘパリンの断片である。LMWHは、UFHに比べ、作用時間が長いなどの優れた点がある(下記参照)。

作用機序

ヘパリンは主に血液凝固カスケードに作用する。ヘパリンは、フィブリンの形成を阻止することによって、血液凝固を阻害する。

- UFHは、通常血漿中にみられる抗凝固因子の**アンチトロンビンⅢ**と結合し活性化する。その結果形成された複合体は、活性化凝固因子、特に、**Xa因子**を不活性化し、トロンビンを阻害する。
- ヘパリンは、血小板凝集にも抑制作用を及ぼし、血小板凝集能を低下させる。
- LMWHは、**Xa因子**に対するアンチトロンビンⅢの作用を増強するが、トロンビンには作用しない(分子が小さ過ぎるので結合できない)。

薬物動態および投与

- ヘパリンは、分子サイズが大きく、電荷が高い(イオン化)ため消化管から吸収されない。
- 静脈内投与または皮下投与を行う。筋肉内投与をすると血腫形成を引き起こす可能性があるため、筋肉内投与はしてはいけない。
- 静脈内投与後UFHは直ちに作用するが、その作用時間は短い(3–6時間)。皮下投与の約60分後に、作用は発現する。
- 用量は、生物学的活性単位で表す。
- ヘパリンは胎盤を通過しないので、妊娠中の抗血液凝固剤としても使用する。
- LMWHの抗血液凝固作用は予測の可能性が高く、作用時間は2倍以上である。半減期は3–4時間であり、1日に1回または2回皮下注射による投与を行う。

ヘパリン療法のモニタリング

UFHの治療係数は低いので、血栓塞栓症の治療のために使用するときは、できれば毎日、モニタリングを行うことが必要である。活性化部分トロンボプラスチン時間(APTT)は、使用する血液検査値である。APTT値を標的範囲(例えば、完全な抗凝固効果のための調節範囲の1.5–2.5倍)に保つようにヘパリンの用量を調節する。

LMWHの作用の予測の可能性はきわめて高いので、通常、モニタリングの必要性は低い。LMWHはAPPTを用いてモニタリングすることはできず、Xa因子阻害のためのもっと複雑な検査を用いなければならないが、モニタリングが必要になるのはごく稀である。

主要な治療用途

- 深部静脈血栓症(DVT)および肺塞栓(PE)の治療。経口抗血液凝固薬(通常ワルファリン)の投与をヘパリンと同時に開始する。
- 急性心筋梗塞、不安定狭心症、急性末梢動脈閉塞の管理に、他の薬物と併用して使用する。
- 一般外科手術を受ける患者の予防薬である。すなわち、肥満、悪性疾患、DVTまたはPEの既往歴、年齢が40歳を超過、大規模または複雑な手術を受ける高リスク患者の術後DVTおよびPEを予防するために使用する。
- 整形外科手術の予防薬。

たいていの手術ではLMWHを使用するが、例えば、機械弁を装着している患者が手術を受けるときまたは出血のリスクの高い患者の場合は、突然中止することができるので、UFHを静脈内投与することもある。

副作用

出　血

これが主な副作用である。出血はどの部位でも起こることがあり、死に至ることもある。

通常ヘパリンの投与を中止すれば治まるが、ヘパリンの作用を迅速に打ち消すことが必要なときは、解毒薬として硫酸プロタミンを使用する。これは、LMWHの作用に対しては部分的にしか拮抗しない。

出血のリスク要因は、高齢、血液凝固異常(通常は薬物誘発性である。例えば、アスピリンまたは線維素溶解薬の投与など)、外傷または腎臓生検の直後、腰椎穿刺または硬膜外、最近の眼科手術の直後などである。出血のリスクが許容できないとみなされる場合もある。それは例えば脳出血の直後などである。

ヘパリン—誘発性血小板減少症

- これは、血小板数が著しく減少する稀な反応である。これは、抗体形成に起因しているので、通常投与開始後6-10日間は発現しないが2日-2週間の間に発現する可能性がある。これは、血栓性および出血性の合併症に関与する。
- 血小板数の計測が、ヘパリン(LMWHを含む)を6日以上投与する患者に推奨されている。
- 投与開始の2日間に血小板数が僅かに低下することがよくあるが(患者の約1/3)、臨床的には重要ではない。
- 血小板数が50%低下した患者は、直ちにヘパリンの投与を中止し、再投与すべきではない。
- 引き続き抗凝固療法の必要な患者には、ヒルジン、レピルジン、ダナパロイドのようなヘパリノイドを投与すべきである。

骨粗しょう症および椎体圧潰

これは、10000単位/日以上のヘパリンを10週間以上(通常、3ヵ月以上)投与された若年成人患者に稀にみられる合併症である。骨粗しょう症は、骨の再吸収が増強されることによって発症する。

低アルドステロン症および高カリウム血症

- ヘパリン(LMWHを含む)がアルドステロンの合成を阻害することによって、高カリウム血症が起こることがある。

- 糖尿病、慢性腎不全、アシドーシス、血清カリウム濃度の増加の認められる患者およびカリウム保持性利尿薬の投与を受けている患者が最も発症しやすい。
- 投与期間が長くなるにつれてリスクも高まるので、リスクのある患者はヘパリンの投与開始前に血漿カリウム濃度を測定し、特に、ヘパリンの投与が7日間を超える場合は、定期的なモニターが必要である。
- 投与の数日後に皮下注射の部位にごく稀に、皮膚の壊死が起こることがあり、通常血小板減少症を伴う。
- 悪寒、発熱、じんま疹、気管支痙攣、アナフィラキシー様反応を含む過敏性反応が稀に起こる。

ヘパリン使用との禁忌

- 血友病などの出血性障害。
- 血小板減少症(ヘパリン—誘発性血小板減少症の既往歴を含む)。
- 消化性潰瘍。
- 脳出血の直後。
- 重症の高血圧。
- 重症の肝疾患。
- 大きな外傷後または手術直後(特に、眼または神経系)。
- ヘパリンに対する過敏性。

LMWH

作用機序は同じであるが分子量の異なる薬物が多数使用されている。したがって、それぞれの薬物の血漿タンパク質との結合程度、Xa因子の阻害、血漿半減期は異なっている。

現在英国で利用されているLMWH

- ベミパリンナトリウム(Zibor®)。
- ダルテパリンナトリウム(Fragmin®)。
- エノキサパリンナトリウム(Clexane®)。
- レビパリンナトリウム(Clivarine®)。
- チンザパリンナトリウム(Innohep®)。

コラム5.5に、LMWHの利点を挙げている。

その他の非経口的抗血液凝固薬

ダナパロイド(オルガラン®)は、手術前に、深部静脈血栓症(DVT)の予防のために使用するヘパリノイドである。ブタの小腸由来の薬物でLMWHと同様に作用する。これは、ヘパリンが投与できない場合に有用である。

ヒルジン

ヒルジンは医療用のヒル、***Hirudo medicinalis***、から精製された薬物で、トロンビンと高い特異性および高感度で結合する。現在では遺伝子組み換え技術によって合成され、レピルジン(Refludan®)として使用されている。不安定狭心症の患者および冠状動脈の血管形成術の際にヘパリンの代替薬物として使用され、非経口的抗血栓治療が必要であるが免疫性ヘパリン—誘発性血小板減少症を発症している患者に投与する抗凝固薬として認可されている。この効果は、活性化部分トロンボプラスチン時間(APTT)の測定によってモニターする。

ビバリルジン(Angiox®)は、ヒルジン類似体のトロンビン阻害薬であり、経皮的冠状動脈介入術を行うときに使用する薬物として認可されている。

フォンダパリヌクス（アリクストラ®）

これは、動物由来成分を含まない合成医薬品で、活性化Xa因子を阻害する。これは、ヘパリンの代替薬物として使用され、罹病患者および整形外科手術を受ける患者の血栓塞栓症の予防薬として認可されている。LMWHの半分余りの投与量で整形外科手術後の血栓塞栓症のリスクを低下させたという研究結果もある。1日1回の皮下注射によって投与する。

ワルファリン

1920年代にカナダの農業政策が変更され、スイート・クローバーが家畜の飼料として用いられるようになった。その直後、ウシが微小な外傷によって出血することがわかった。これはクローバーの成分のクマリンによる出血だったので、クマリンからワルファリンが作られた。最初、殺鼠剤として使用されたが、現在では経口抗血液凝固剤として西欧諸国で最もよく用いられている。ワルファリンの副作用が発現する患者にのみフェニンジオンのような代替薬物を使用する。

作用機序

- ワルファリンは、血液凝固過程に必要なビタミンKの還元を妨げる。
- ワルファリンは、肝臓でビタミンKを還元するために必要な酵素を阻害し、その結果プロトロンビンを含むビタミンK依存性凝固因子の形成を妨げる。
- ワルファリンおよびビタミンKは構造が類似しているので、この阻害は競合的阻害である。
- すなわち、過剰なビタミンKはワルファリンと競合しその作用を妨げるので、ワルファリンを過剰に投与したときの解毒薬として、ビタミンKを用いることができる。

コラム5.5　LMWHの利点

- 出血性合併症を軽減する。
- 作用時間が長いので、1日1または2回の皮下注射で効果が得られる。
- 有効性と安全性は未分画ヘパリンと同等であるが、整形外科手術の際の有効性は未分画ヘパリンよりも高い。
- バイオアベイラビリティは、約90%である。UFHのバイオアベイラビリティは、投与量の増加とともに増加するが、皮下注射による予防的投与の場合は、僅か約10－30%である。
- バイオアベイラビリティが高いので用量依存的反応が予測可能であり、クリアランスは用量非依存性である。
- モニターは、通常必要ない。
- 患者に家庭でLMWHを摂取するように指示することができる。
- 長期投与による骨粗しょう症の発症は少ないと思われる。

■ ワルファリンの作用発現までに2–7日かかる。これは、血液中にはすでに凝固因子が存在し、それを分解しなければ、ワルファリンの効果が発現しないからである。
■ 即時に抗凝固効果を得るためにはヘパリンを使用し、国際標準化比(INR；後述参照)が連続2日間治療範囲になるまで、少なくとも5日間継続しなければならない。

薬物動態

■ ワルファリンは経口投与すると、迅速に全て消化管から吸収される。
■ 吸収されたワルファリンは、ほとんどすべて血漿アルブミン(<95%)に結合し、その半減期は約37時間である。
■ タンパク結合および半減期は患者によって異なるので、投与量は、患者のINRに従って患者一人一人に合わせなければならない。
■ 血中濃度は投与1時間後にピーク値に達するが、薬理作用のピーク値は36–48時間後に発現する。
■ プロトロンビン時間に対する効果は、12–16時間経ってから発現し、4–5日間継続する。
■ 肝臓でチトクロムP450酵素によって代謝され、不活性な代謝物になり尿および糞便中に排泄される。他の薬物もこの酵素によって代謝されるので、薬物相互作用が起こることもある(後述参照)。
■ ワルファリンは胎盤を通過し、催奇形性があるため、妊娠初期に投与してはいけない。また、分娩時に、新生児の脳内出血を引き起こすことがあるので妊娠後期に投与してはいけない。
■ ワルファリンは母乳に移行するが、これは、通常乳児にとってリスクにならない。
■ 維持用量は、1–20mg/日の範囲で用いることができるが、通常3–9mg/日とし、4–5mg/日が最もよく用いられている。

ワルファリン作用のモニター

投与する患者によって、ワルファリンが血液凝固に及ぼす作用はかなり異なる。ワルファリンの有効性は下記の項目の影響を受ける。

■ 年齢
■ 人種的背景
■ 食事
■ 抗生物質のような併用投与薬。

ワルファリンの作用は、**プロトロンビン時間**に及ぼす効果によってモニターする。血液凝固因子が欠乏すると、プロトロンビン時間は長くなる。

この結果は、対照群のプロトロンビン時間に対する患者のプロトロンビン時間の比—国際標準化比(INR)—として報告し、投与量は、薬物を処方する病状によって、INRが2–4になるように調節する。

> ワルファリンの1日用量を毎日同じ時刻に服用することが重要である。

INRは、ワルファリンを最初に処方した日から毎日または隔日に、計測しなければならない。その後患者の反応によって、モニターの間隔を長くして、最終的には12週間毎にモニターを行う。

治療の用途

■ 深部静脈血栓症(DVT)の治療と予防。
■ 肺塞栓(PE)の治療と予防。
■ 心房細動患者の塞栓のリスクを低下させる

ため。

- 人工心臓弁に塞栓が発生するリスクを低下させるため。
- 心筋梗塞または一過性虚血発作にも用いることがあるが、この場合の第一選択薬は抗血小板薬である。

DVTおよびPEに対する抗血液凝固剤の最適投与期間は確定していない。抗凝固療法を受ける期間が長いほど、DVT再発のリスクが低下することを示す試験結果がある。数週間の投与よりも数ヵ月の投与の有用性のほうが高いことが報告されている。さらに研究を行う必要がある。

副作用

あらゆる抗血液凝固薬の主な副作用は、出血である。

- ワルファリンの解毒薬はビタミンK（フィトメナジオン）で、大出血の際にはゆっくり静脈内に注射する。また、プロトロンビン複合体濃縮製剤または新鮮凍結血漿も必要である。
- 出血の重症度およびINRによって対処法を決める。INRが6.0–8.0の間で出血がない場合は、ワルファリンの投与を中止し、INRが5.0未満になったら投与を再開する。
- INRが高いほど、出血のリスクも高い。
- ワルファリンによる出血のリスクは、投与開始時が最も高く、最初の1ヵ月のリスクは投与開始12ヵ月後のリスクの10倍である。
- 出血が最もよくみられる部位は、消化管、尿道、軟部組織、中咽頭である。
- 頭蓋内出血は比較的稀で、すべての抗血液凝固薬誘発性出血の約2%に過ぎないが、致死性出血の最大原因である。

コラム5.6に、抗血液凝固薬誘発性出血の主要リスク要因を示す。

その他の稀な副作用は、過敏症、皮膚発疹、下痢、脱毛症、黄疸、皮膚壊死などである。

その他の医薬品、薬草剤、食物との相互作用

- ビタミンKは食物に含まれているが、大腸内で細菌によっても産生される。ビタミンKの豊富に含まれている食材は、ブロッコリー、ほうれん草、キャベツ、レタスのような緑色野菜、ビートの根、大豆、ウシの肝臓などである。
- 食事内容を極端に変えないことは重要である。ワルファリンを服用している患者は、緑色野菜およびビタミンKの摂取量を突然増加

コラム5.6　抗血液凝固薬誘発性出血の主要リスク要因

- 重篤な合併症、特に、肝疾患および腎疾患。
- 消化管出血の既往症。
- 異常な過剰なアルコール乱用。
- 不動状態（動かないこと）。
- コントロール不良の高血圧。
- モニターの質が悪い。
- 抗血液凝固に対する患者の理解が不十分であること。

すべきではない。そうすれば、ワルファリンの有効性が低下するからである。同様に、突然それらの摂取量を減らすと、抗血液凝固効果が増大する。

- 広域スペクトル抗生物質は、消化管内の細菌の作用を抑制するので、ビタミンKが減少し、抗血液凝固効果が増大する。
- ワルファリンは血漿アルブミンと強固に結合するが、この結合を競合する薬物もある。例えば、アスピリンおよびNSAIDである。これらの薬物はワルファリンが結合している部位で、ワルファリンと入れ替わるので、遊離ワルファリンの量が増加する。そのため、ワルファリンの効果が一時的に増加する。
- 薬物、薬草剤、食物の中には、ワルファリンを代謝する肝臓の酵素を阻害し、抗血液凝固効果を増大させるものもある。例えば、クランベリージュース、**アミオダロン、シメチジン**などである。
- また、肝臓の酵素を刺激し、ワルファリンの有効性を低下させるものもある。それは、例えば、芽キャベツ、セント・ジョーンズ・ワート、リファンピシンなどである。
- アスピリンのような抗血小板薬は、出血のリスクを増強することもあるが、これは個人差が大きい。

アスピリン75mg/日とワルファリン3mg/日との併用投与は安全であることが多い。

表5.11に、ワルファリン服用時の血液凝固に影響する他の要因を示す。

ワルファリンは、服用しなければならない患者にとって、対処しやすい薬物ではないと思われるが、多くの患者、例えば心房細動のある患者は生涯にわたってワルファリンを服用する必要があると思われる。

> 経口抗血液凝固薬を服用している患者には、医療従事者のアドバイスを受けずに、薬草剤など、いかなる店頭販売医薬品であっても、摂取しないように指示することが、最大の安全ルールである。

フェニンジオンは、代替抗血液凝固薬で経口ビタミンK拮抗薬であるが、肝毒性、腎毒性、血液疾患に関する懸念があるため、ワルファリンに過敏な患者にのみ投与する。

看護のポイント

- 抗血液凝固薬による治療の解説とアドバイスを掲載しているパンフレットをすべての患者に手渡すべきである。これは、地域の保健所で入手できる。
- ワルファリン服用患者に、専門家のアドバイスを受けずに大衆医薬品を摂取してはいけないことを警告すること。
- 食事内容を極端に変えないように、またクランベリー果汁は避けるようにアドバイスすること。グレープフルーツ果汁は安全である。

抗血小板薬

血小板は止血の極めて重要な要因であり、血小板数の減少の結果、皮膚などの組織に自然発症的な出血が起こり、そのため紫斑ができる。活性化に続いて起こる血小板凝集が、止血の極めて重要な要因である。損傷を受けた動脈内皮細胞に血小板が付着するが、この血小板付着により循環血液の動脈側に血栓が形成され始める。

血管内皮細胞は、血小板の粘着能を低下させるプロスタサイクリンという物質を産生する。プロスタサイクリンはプロスタグランジンである。血小板自体は、粘着能を高めるトロンボキサンA_2と呼ばれる物質を産生する。このトロンボキサンA_2もプロスタグランジンである。

アテローム硬化斑が破裂すると、内皮が損傷を受け、血小板付着を引き起こし、アデノシン二リン酸(ADP)およびトロンボキサンの放出が始まり、その結果、血小板の凝集が促進される。また、ADPは血小板表面のフィブリノゲン結合部位の活性化を誘発する。

この過程は、冠動脈性心疾患(CHD)、末梢血管疾患、脳血管疾患の共通の特徴である。抗血小板薬は血小板の凝集を抑制し、循環血液中の動脈側の血栓形成を阻害する。予防薬として使用する抗血小板薬は、酵素阻害薬または受容体拮抗薬である。

酵素阻害薬

アスピリン

アスピリンは、広範囲にわたる高リスク患者の重篤な血管イベントの約1/4を防ぐことができる。心血管系障害の予防に果たすアスピリンの役割はますます増大している。不安定狭心症を対象にした臨床試験の結果は、アスピリンが心筋梗塞の発症率を50%まで低下させることを示している。

作用機序

アスピリンの作用は、すべて節3.3に記載している。抗血小板作用に関連する作用のみここに記載する。

- アスピリンは、血小板の凝集を促進するトロンボキサンと血小板の凝集を阻害するプロスタサイクリンのバランスを変える。
- アスピリンは、シクロオキシゲナーゼ(COX)という酵素を不可逆的に阻害する。血小板中に認められるこの酵素(COX－1)は、血小板の粘着能を増大するトロンボキサンを含むプロスタグランジンの産生に必要である。
- 血小板は、酵素のようなタンパク質を新たに産生することはできないので、血小板の寿命である7−10日の期間にトロンボキサン

表5.11　ワルファリン服用時の血液凝固の促進要因と減弱要因

抗血液凝固作用を強める要因	抗血液凝固作用を弱める要因
体重減少	体重増加
加齢(80歳を超過)	下痢
急性疾患	嘔吐
肝機能障害	比較的若年(40歳未満)
心不全	アジア系またはカリブ系の出身者
腎不全	過剰な飲酒

をつくることはできない。
- プロスタサイクリンを産生する血管壁は、また酵素を合成することができるので、一時的に阻害されるだけである。
- アスピリンは、血小板の凝集を抑制するが、他の経路も関与しているため、完全に阻害するわけではない。
- 理由は不明であるが、アスピリンが有効ではない患者もいると思われる。コレステロール値の高い患者は、アスピリンによる有意な血小板阻害を示さないことが多い。
- アスピリンは低用量で十分である。NICEの推奨用量は、75mg/日である。
- 吸収は80%を超過し、その後広範囲に全身で代謝されサリチル酸になる。

治療用途

循環血液の、特に、動脈の血栓形成を阻害するために使用する。

- 狭心症または心筋梗塞のような虚血性心疾患の胸部痛の場合には、できるだけ早くアスピリン150–300mgのアスピリンを単回投与する。迅速に吸収させるためには、アスピリンを噛むかまたは水に溶かして服用すべきである。その後、アスピリン75mg/日を投与する。
- 血管疾患の一次予防および二次予防としては低用量(75mg/日)を用いる。禁忌がない場合も、アスピリンの投与は全ての人にとってリスクとなる。これには、狭心症の患者、間欠性跛行の患者、心筋梗塞後の患者を含む。
- 冠状動脈のバイパス手術後。
- 他にリスク要因のない若年患者の場合、心房細動にワルファリンの代わりにアスピリンを用いることもある。

副作用

アスピリンの定期的な長期使用に忍容性のない患者は25%にも上ると思われる。表5.12は、アスピリンに対する禁忌を示す。10mg/日を投与しても、胃粘膜のプロスタグランジン値を投与前の40%にまで低下させる。アスピリンは、アスピリン感受性の喘息患者の喘息を悪化させることもある。尿酸塩の排泄能が低下するため、痛風を悪化させることもある。

ジピリダモール(ペルサンチン®)

本剤も酵素阻害薬である。本剤は、アデノシンを血小板などの細胞に取り込むために必要な酵素であるホスホジエステラーゼを阻害する。アスピリンの出現前に広く使用されていた。

- 血小板凝集能を低下させる。使用法は、虚血性脳卒中および一過性虚血性発作の二次予防のために、低用量のアスピリンと併用投与する。本剤の有効性を検証する臨床試験は現在進行中である。
- 本剤の作用は、比較的短期間しか持続しないので、血小板機能の24時間にわたる阻害を達成するためには反復投与または徐放性製剤の投与が必要である。
- 人工心臓弁を有する人の血栓塞栓症を予防するためには、経口抗血液凝固薬と併用投与する。
- 本剤は血管を拡張する。副作用は、拍動性頭痛、めまい、ほてり、頻脈などである。

血小板アデノシン二リン酸(ADP)受容体拮抗薬

クロピドグレル

作用機序

- クロピドグレルは、血小板表面上でADPがその受容体と結合することを不可逆的に阻害する。本剤は、血小板がフィブリンと結合し、その結果、血栓を形成することを妨げるように作用する。
- 本剤の作用部位は、アスピリンの作用部位と異なっているので、ST上昇のない急性冠状動脈症候群にこの2剤を併用投与する。併用投与期間は1ヵ月以上、9–12ヵ月未満とする。
- 血小板に対する作用は数時間で発現し始めるが、濃度阻害が定常状態に到達するためには3–7日かかる。
- 2時間以内に最大の血小板阻害効果を得るためには、負荷用量を投与する。

副作用

- アスピリンと併用投与すると、出血の発生率が増加する。
- 消化不良、腹部の不快感、下痢が起こることもある。
- 好中球減少(白血球—好中球の減少)および血小板減少症(血小板の減少)のような血液疾患が起こる。
- 血小板減少症は、通常投与開始の2週間以内に起こり、血漿交換によって治療する。

禁　忌

- 出血が続いているときおよび授乳期は禁忌である。
- 外傷、手術などのために出血のリスクのある患者の場合は注意すべきである。
- 抗血小板作用が必要でない場合は、手術の7日前に投薬を中止すべきである。

糖タンパク質Ⅱb/Ⅲa拮抗薬

これらの薬物は、フィブリノゲンと拮抗して、血小板上の糖タンパク質Ⅱb/Ⅲa受容体を占拠し、フィブリノゲンとこれらの血小板受容体との結合を阻害することによって血小板の凝集を妨げる。これは血小板凝集にいたる最終経路で、このように血小板はその他の血液凝固カスケードの成分と相互作用を行うことができる。この糖タンパク質Ⅱb/Ⅲa受容体は、循環血中のフォンウィルブランド因子と、隣接する血小板を架橋するフィブリノゲンを結合し、血栓を形成する。

NICE (2002年b)は、不安定狭心症または非–ST部分上昇型心筋梗塞の管理に糖タンパク質Ⅱb/Ⅲa拮抗薬の使用を考慮すべきである

表5.12　アスピリンの禁忌

絶対的禁忌	相対的禁忌
活動性の消化管潰瘍	潰瘍または消化不良の既往歴
過敏症	小児
血小板減少症	出血性疾患
	ワルファリン投与

と推奨している。

アブシキシマブ(レオプロ®)

- これは、組み換えDNA技術によって作られたモノクローナル抗体で、糖タンパク質Ⅱb/Ⅲa受容体と結合する。
- 経皮的冠動脈形成術中の高リスク患者の合併症を防ぐために、ヘパリンおよびアスピリンと共に併用投与する。
- 不安定狭心症患者のうち、他の治療方法では効果が得られず経皮的冠動脈形成術を行う予定の患者にも用いる。
- 用量依存性の抗血小板作用を有し、遮断された受容体の割合と血小板の凝集阻害とに相関関係が認められている。効果を得るためには、受容体の90%を遮断しなければならない。
- 単回投与のみにすべきである。静脈内投与後、2時間以内に血小板凝集は90%阻害され、機能回復にかかる日数は2日間を越える。

チロフィバン(Aggrastat®)および エプチフィバチド(Integrilin®)

- これらは、糖タンパク質Ⅱb/Ⅲaに特異的な**合成拮抗薬**である。
- **エプチフィバチド**は、ピグミーガラガラヘビから精製した物質の合成誘導体である。
- これらの薬物は、冠疾患集中治療室でのみ使用する。
- 過去24時間に胸部痛を発生した不安定狭心症または非ST部分上昇型心筋梗塞の患者に、静脈内点滴により投与する。

初期臨床開発段階の経口投与用活性非ペプチド糖タンパク質Ⅱb/Ⅲc拮抗薬が数種ある。

線維素溶解薬

凝血塊は、不溶性のフィブリン糸で形成され、本来、体によって極めてゆっくりと除去される。この凝血塊を溶かす線維素溶解性物質はプラスミンと呼ばれる。プラスミンは、組織プラスミノーゲン活性化因子(tPA)によって、不活性型の前駆物質(プラスミノーゲン)から形成される。

薬物は、体自体の線維素溶解性経路(例えば、ストレプトキナーゼ)を増強することによって、またはtPAのような本来の血栓を溶解する分子を模倣することによって、すでに存在する血栓を分解し除去する。

最もよく使用される薬物は、細菌産物(**ストレプトキナーゼ**)に由来する物質か、あるいは組み換えDNA技術を用いて製造した物質である(組み換えtPA)。

これらの薬物は、心筋梗塞の場合に最もよく使用するが、大きな肺塞栓または急性血栓性脳卒中の治療に使用することもある。

新規医薬品開発の目的は、薬物の有効性と特異性の向上を目指し、抗原性が低く血栓特異性が高い医薬品を開発することである。

- 線維素溶解薬には、部位特異性がないため、出血のリスクがある(消化管、頭蓋内などで)。
- 過敏症、特に、ストレプトキナーゼによる過敏症は重要で、顔面紅潮、息切れ、発疹、じんま疹、血圧低下などの症状が発現する。重症のアナフィラキシーは稀である。
- 過敏症は、抗原性を示さない組み換えtPAを用いることによって避けられる。

ストレプトキナーゼ

- ストレプトキナーゼは、プラスミノーゲンを、主要な線維素溶解性酵素であるプラスミンに変え、その結果、線維素溶解を増強する。
- 部位特異的ではなく、体のどこの血栓も溶解する。
- 溶血連鎖球菌に由来するため抗原性があり、反復投与の結果中和抗体ができアレルギー反応が起こる。
- 急性心筋梗塞に対して1.5MUを注射により単回投与すると、中和抗体ができ、その存続期間は最長4年間だったことが認められている。約半分の症例で、中和抗体が同等用量の反復投与を中和した。

組織プラスミノーゲン活性化因子(tPA)

- tPAは、組み換えDNA技術によって生産される。アルテプラーゼは組み換えtPAで、線維素溶解システムを活性化する内因性分子を模倣する。
- アレルギー反応を引き起こさず、凝血塊特異性が高い。
- 半減期は短く、最大の効果を得るためには持続点滴を行う必要がある。

レテプラーゼ

- 遺伝子技術によって、生産されたフィブリン特異性が高く投与方法が簡単な新規分子の試験薬である。
- 半減期は20分なので、30分の間隔をあけて2回のボーラス投与を行う必要がある。

テネクテプラーゼ

- ヘビの毒および吸血コウモリに由来し動物モデルに基づいて開発された。
- 肝臓の受容体に結合しないので、半減期は22分まで延長した。
- フィブリン特異性は元来のtPAの10倍である。
- 体重により調整した用量(30−50mg)を単回ボーラス投与する。
- テネクテプラーゼは、単回のボーラス投与でtPAと同等の効果が得られた最初の血栓溶解薬であった。すなわち、入院前に使用できる薬物である。
- “時は金なり”一刻を争うのでこの薬物は大きな前進である。

血管形成術

現在、心筋梗塞の患者の治療方法は、血栓溶解法から、専門医のいる医療機関で直ちに初回冠状動脈血管形成術を行い、冠状動脈を広げるようにステントを血管壁に挿入する方法へ移行する傾向がある。この方法は、迅速な処置が可能であれば、血栓溶解法よりも全般的によい結果が得られることが確認されている。

副作用

表5.13に、血栓溶解法の禁忌を示す。

血栓溶解薬の主要な副作用は、吐き気、嘔吐、出血である。

- 心筋梗塞後に使用すると、再灌流性不整脈が起こることもある。
- 血圧低下。
- 出血—通常注射部位のみならずその他の部位からも出血し、稀に脳内出血が起こることもある。
- ストレプトキナーゼはアレルギー反応および

アナフィラキシーを引き起こすことがある。

止血薬

止血薬は出血を止める薬物である。

トラネキサム酸

線維素溶解を阻害することによって、凝血塊の分解を妨げる。

臨床用途

- 血友病患者に医療処置を行うときおよび歯科での過剰出血を防ぐため。
- 月経過多症(月経時の出血が極めて多量の場合)および重症の鼻出血(鼻血)。
- 血栓溶解薬の過剰摂取。

アプロチニン

本剤は、プラスミンを含む酵素を阻害することによって凝血塊分解を阻害する。

臨床用途

- 心臓切開手術中および手術後の出血のリスクの高い患者に用いる。
- プラスミン値が上昇している患者の致死的な出血に用いる。
- 肝臓移植(無認可使用)。

エタンシラート

本剤は、異常な血小板粘着を解消することによって毛細血管出血を緩和する。月経過多症に使用するが、ポルフィリン症には禁忌である。

バソプレシン

本剤は、抗利尿ホルモンであり、強力な血管収縮物質である。出血性食道静脈瘤に使用する。

表5.13　血栓溶解治療の禁忌

絶対的禁忌	相対的禁忌
出血直後または再発性出血、外傷または手術	消化性潰瘍の既往歴
活動性消化性潰瘍	ワルファリン
血液凝固異常	肝疾患
食道静脈瘤 昏睡 脳血管発作直後または 障害を引き起こす脳血管発作 高血圧 大動脈解離	重症の膣内出血

第6部

呼吸器系、腎臓系、消化器系

6.1 呼吸器系

気道の主な機能は、酸素を含んだ空気を肺に輸送し肺から二酸化炭素を取り除くことである。酸素は肺胞から血流に入り、ヘモグロビンに付着し、体中の細胞および組織に運ばれる。

- オピオイド類、バルビツール酸系睡眠薬、アルコールのような中枢神経系(CNS)を抑制する薬物によって呼吸抑制が起こることがある。
- ドキサプラムのような呼吸刺激薬は呼吸を促進するので、換気不全の患者に使用することもある。作用発現時間は短く、静脈内投与を行う。これらの呼吸刺激薬の使用は減少し、代わりに人工呼吸器の使用が増えてきている。

咳止め薬と充血除去剤

咳は症状なので、必要があれば、根底にある原因を見つけ出すべきである。咳止め薬は単に咳を治療するだけで、その原因を治療するわけではない。

乾性の痰を伴わない咳の場合は、鎮咳薬を投与する。睡眠が妨げられているときには、鎮咳薬は有用であるが、慢性閉塞性肺疾患(COPD)の痰の貯留を引き起こすことがある。その場合は使用すべきではない。

- アヘン類は強力な鎮咳薬である。
- リン酸コデインが最もよく用いられ、シロップ薬またはフォルコジンとして入手できる。これは便秘作用があり、長期使用により依存性が発現することもある。高用量によって呼吸抑制が起こることもある。
- 緩和ケアでは末期肺癌の鎮咳薬としてモルヒネを用いる。メタドン・シロップは、モルヒネの代替薬であるが、作用時間が長いため蓄積することがある。これらの薬物は、痰貯留およびオピオイド依存性を引き起こすため、末期肺癌以外の咳には用いない。
- 鎮咳薬の店頭販売医薬品(OTC[*1])は、通常、鎮咳薬としてジフェンヒドラミンのような鎮静性抗ヒスタミン薬を含んでいる。このような抗ヒスタミン薬の主要作用は睡眠誘発作用である。
- 単シロップ剤は、乾性および刺激性の咳を緩和する安価で安全な製剤である。クエン酸を含有し、小児に投与する小児用製剤として安全である。咳込むときは、分泌物の排出を促す去痰薬を投与する。去痰薬が実際このように役立っているかという科学的根拠はない。
- アンモニアとトコンの混合製剤は、高用量では嘔吐を引き起こすが、低用量で去痰薬として用いる。この混合製剤は、混合後すぐに使用しなければならない。

粘液溶解薬を投与すると、痰の粘度が下がり喀出できるようになる。このような粘液溶解薬は慢性閉塞性肺疾患(COPD)の患者に有用である。

- カルボシステインとL−メチルシステイン塩酸塩も用いるが、胃の粘膜関門の作用を妨げるので、消化性潰瘍のある患者には投与すべきではない。

＊1　大衆医薬品、一般用医薬品のこと。カウンター越しに渡す(Over The Counter)のでOTCといわれる。

- **ドルナーゼアルファ**は、嚢胞性線維症の痰のDNAを分解し、その結果、分泌物の粘度を下げクリアランスを促す酵素である。これは、遺伝子技術によって作られネブライザー液の吸入によって投与する。

鼻充血除去薬は、全身の血行をよくして経鼻投与後に起こる可能性のある反動性うっ血を防ぐために、経口投与する。

- これは、プソイドエフェドリンを含む交感神経系(SNS)刺激薬なので、高血圧などの症状には注意して使用すべきである（詳細は、英国医学会・薬学会共同編集処方集(BNF)を参照)。モノアミンオキシダーゼ阻害性抗うつ薬を服用している患者には投与すべきではない(節4.5参照)。
- **Sudafed**®および**Galpseud**®が使用できる。プソイドエフェドリンを含有しているOTC製剤も多い。

鼻詰まりまたは副鼻腔炎の緩和には、メントールおよびユーカリのような揮発性物質の芳香性吸入薬を投与する。ベンゾインチンキ(Friar's balsam)を使用することもある。これらの物質を、沸騰していない程度の熱い湯に加え、その蒸気を吸入する。火傷させないように十分注意しなければならない。

肺表面活性物質

これらは、新生児の呼吸困難症候群を防ぐために用いる。早産児の未発達な肺は、その肺自体の肺表面活性物質を産生することができない。この肺表面活性物質は、肺胞の表面張力を下げ、息を吐いた後肺が潰れるのを防ぐために必要である。(Survanta®)およびproactant alfa(Curosurf®)を使用できるが、いずれも新生児治療特別室で気管内チューブを用いて投与する。

呼吸器疾患

呼吸器疾患は下記の2つに分けられる:

- 閉塞性—喘息および気管支炎のように気道狭窄を引き起こす
- 拘束性—肺線維症のようにガス交換のために使用できる肺の実質的な容積減少を引き起こす。

喘息および慢性気管支炎が、気道に影響を及ぼす閉塞性障害の2つの主要な疾患である。

自律神経系が及ぼす気道への影響

- 気道は、副交感神経系(PNS)の伝達物質であるアセチルコリンによって収縮し、循環血中のアドレナリン(エピネフリン)によって弛緩する。
- 粘液の分泌は、SNSによって阻害され、ケミカルメディエーター、冷気、PNSによって促進される。
- アセチルコリンの作用を阻害する薬物は、気道を弛緩させ粘液の分泌を低下させる。このような薬物の例として、コリン作動性拮抗薬のイプラトロピウム(Atrovent®)がある。
- アドレナリン受容体を刺激する薬物は、気管支拡張を引き起こす。サルブタモール(ベントリン®)がその例である。
- 気管支収縮が認められる場合、気道の平滑筋を弛緩させるためにはサルブタモールおよびイプラトロピウムのような気管支拡張薬が必要である。

喘　息

喘息は、よくみられる慢性炎症性呼吸器疾患で、軽度の症状から致死的な症状まで様々である。初めは、気管支痙攣、粘着性の強い粘液分泌の増加、浮腫によって起こる可逆的な状態である。

症状は、咳、喘鳴、胸部圧迫感、息が吐きづらい、息切れがするなどである。これらの症状の特徴は下記の通りである:

- 変化しやすい。
- 間欠性。
- 夜間に悪化。
- 運動などをきっかけにして起こる。

喘息には下記の3つの特徴がある:

- 気道の流れの制限は治療することで通常は可逆的である。
- 気道過敏性。
- 浮腫、平滑筋肥大、粘液栓塞、上皮損傷を伴う気管支の炎症である。

炎症の結果、気道は過敏になり、あらゆる刺激に容易に反応して狭窄状態になる。

炎症は当初可逆的であるが、その炎症により不可逆的気流閉塞が起こると思われる。気管支痙攣が頻繁に起こり長引けば、気管支の筋肉層の肥厚は不可逆的になり、長期間の気管支収縮が起こる。

増悪期間に、患者のピークフロー値(最大呼気流速度)は低下し、通常、喘鳴が起こる。急性発作以外に、喘息の客観的兆候は認められない。

外因性喘息の場合は、明らかな外因がある。通常、小児期に発症し、家族内発症であることも多く、喘鳴を誘発する要因は特定できる。これは、過敏性障害で、アトピー患者(血中のIgE抗体値の上昇に起因してアレルギーを発症する確率が高い)にも誘発される花粉症および湿疹を伴うこともある。

増悪要因は、イエダニ、チリダニ類、花粉と胞子、ペット、煙草の煙、化学物質、ある種の食物および薬物(特に、β遮断薬およびイブプロフェンのような非ステロイド系抗炎症薬)などである。運動または冷気さえも、喘息発作の誘発要因になることがある。感情要因が関与することもある。

内因性喘息では、原因となる物質が同定できない。このタイプの喘息は、成人になって発症し、持続性の気流閉塞が起こる。増悪症状は、たいていの場合、気道感染以外はっきりした刺激要因が認められない。

アレルゲンに対する反応は、通常、数分以内に始まり(早期反応)、約15−20分で最大に達し、1時間以内に消退する。

早期反応後、全てではないが多くの場合、長期的で持続性の発作が起こり、この発作は薬物療法に対して耐性を示す。

急性の重症喘息

急性の重症喘息は致死的な場合があるので、迅速に治療しなければならない。臨床兆候は下記の通りである:

- ピークフロー値(PEF)は、最良値の33−50%である。
- 息切れと、一呼吸で一つの文章が言えない。
- 1分あたりの呼吸数が25回を超える。
- 頻脈—脈拍が通常110回/分を超える。
- 喘鳴—重症の喘息の場合は、この症状はみられない。

患者は極めて不安を感じるため、落ち着いた雰囲気が必要である。発症の速度は様々であることに注意すべきである。数分間持続する発作もあれば、数日かけて緩やかに悪化する場合もある。

> 喘息は、極めて軽度の場合から致死的な場合まであらゆる段階の症状を呈する可能性がある。喘息の危険性を過小評価すべきではない。喘息による死亡人数は、毎年数百人に上る。

致死的な喘息

- PEFは、最良値または予測最良値(成人の場合、約150 ℓ/分)の33%未満。
- 末梢酸素飽和度(SpO_2)は92%未満。
- 呼吸音減弱、チアノーゼ、呼吸努力の低下。
- 徐脈または血圧低下。
- 極度の疲労、精神錯乱、昏睡。

> 患者は、常に苦しんでいるわけではなく、このような症状をすべて呈しているわけではない。このような症状のうちいずれかひとつがあれば、喘息である。

薬物療法を行っても患者の症状が悪化する場合は、間欠的な陽圧換気を行う必要がある。

喘息の薬物療法

英国胸部疾患学会(BTS)は、2007年に、喘息治療に関する英国のガイドラインの改訂版を発行した。

このガイドラインは、段階的な治療方法を推奨しているが、どの段階からでも治療を始めることができることを強調している(表6.1)。その段階の治療方法が喘息を抑制できないときは、次の段階の治療方法を行う。

その目的は、症状を完全に抑制し、この抑制状態を維持するために必要なレベルまで薬物の投与量を減らすことである。

薬物は、通常吸入によって直接肺に投与する。

使用する2つの主要なタイプの薬物を下記に挙げる：

- リリーバー(発作治療薬)—気管支拡張薬。例えば、サルブタモール。
- コントローラー(長期管理薬)—抗炎症作用ステロイド類。

気管支収縮に用いる薬物——気管支拡張薬

気管支拡張薬は、比較的迅速に症状を緩和し、主に気道の平滑筋を弛緩することによって作用すると考えられている。

- β_2-アドレナリン受容体刺激薬。例えば、**サルブタモール**。
- キサンチン類。例えば、**テオフィリン**。
- ムスカリン性受容体拮抗薬。例えば、臭化イプラトロピウム(Atrovent®)。

β_2作動薬

これは、平滑筋収縮の生理学的拮抗薬なので、気管支収縮の原因が何であっても気道の平

表6.1 成人の喘息の段階的治療法の要約。英国胸部疾患学会（BTS）によって2008年に発行された喘息治療に関する英国のガイドラインからの複製（掲載の許諾あり）

患者の喘息の最初の重症度に最も適合する段階から治療を開始すべきである。治療法が予想に反して有効ではない場合は、治療方法が合致しているかどうかを調べ、診断を再考する。もっと治療効果を上げる必要がある場合は、治療方法の段階を上げる。最低段階の有効治療方法を見つけ維持するために、治療方法の段階を下げる。

ステップ1—軽度の間欠性喘息

必要ならば、短時間作用型β2作動薬の吸入を行う

ステップ2—通常の予防療法

ステロイド200－800μg/日*の吸入を追加する
多くの患者にとって400μgが適切な投与開始用量である。
ステロイドの投与開始量は疾患の重症度に応じた吸入量とする。

ステップ3—初回追加療法

1. 長時間作用型β2作動薬（LABA）の吸入を追加する。
2. 喘息の抑制を評価
   - LABAが有効な場合—LABA投与を継続する。
   - LABAは有用であるが、治療効果が不十分な場合—LABA投与を継続し、ステロイドの吸入量を800μg/日*まで増加する（この用量をまだ投与していないなら）。
   - LABAの効果が見られない場合—LABAの投与を中止し、ステロイドの吸入量を800μg/日まで増加する。*抑制効果が不十分な場合は、その他の薬物、ロイコトリエン受容体拮抗薬またはSRテオフィリンの投与を試みる。

ステップ4—引き続き治療効果が不十分な場合

下記の治療法を考慮する
- ステロイドの吸入量を2000μg/日*まで増加する。
- 4番目の薬物を追加投与する。例えば、ロイコトリエン受容体拮抗薬、SRテオフィリン、β2作動薬錠剤など。

ステップ5—経口ステロイド類の継続投与または投与回数の増加

抑制効果を発揮できる最低用量のステロイド錠剤を毎日投与する。
2000μg/日*のステロイドの高用量吸入を継続する。
ステロイド錠剤の使用を減らすためにその他の治療法を検討する。
患者の治療法について専門医の意見に問い合わせる。

* プロピオン酸ベクロメタゾンまたは同等物

滑筋を弛緩させることができる。

- 短時間作用型—**サルブタモール、テルブタリン**
- 長時間作用型—**サルメテロール、フォルモテロール**

短時間作用型β2作動薬

サルブタモールが最もよく使用される。サルブタモールは細気管支を拡張し、その結果、呼吸を促進する。また、子宮の筋肉を弛緩させるので、早期分娩の開始を遅らせるために使用することもある(節7.5参照)。

サルブタモールはβ2アドレナリン受容体に直接作用して、下記の効果をもたらす：

- 平滑筋を弛緩させる。
- マスト(肥満)細胞からのメディエーター放出を阻害する。
- 迷走神経の緊張を阻害し、線毛に作用することによって粘液クリアランスを増大させる。
- 慢性の炎症には効果がない。

サルブタモールは、軽度の喘息のみならず緊急事態の場合の第一選択薬であり、必要に応じて投与する。

- 原因となる気道の炎症を緩和することはない。喘息が悪化した場合、患者はこの薬物に頼らずステロイドの追加療法を受けることが必要になる。
- 即効性で数分以内に作用が発現し始める。効果は30分以内にピークに達し、効果持続時間は4-6時間である。

サルブタモールは、通常吸入投与する。吸入投与することによって気道の濃度が増加し、薬物の部位選択性が促進され、全身性の副作用の発現率が低下する。

この吸入は、定量噴霧式吸入器(MDI)またはドライパウダー吸入器を用いて行う。

- 吸入用量の20%は体内に吸収される。実際肺に留まる量は、僅か10-25%のみで、残りは飲み下される。
- 気管支収縮を引き起こす可能性のある活動または刺激を受ける前に吸入を行う。運動開始の5-10分前に短時間作用型β2作動薬を吸入すれば、多くの患者で運動誘発性気管支収縮を防ぐことができる。
- 重症の喘息発作の場合は、ネブライザーを用いて高用量のβ2作動薬を投与することが必要である。

サルブタモールは、シロップ剤または錠剤として経口投与することもできる。また、筋肉内または静脈内投与用の溶液製剤も使用できる。

副作用

- 頻脈—β2受容体を通じて起こる末梢血管拡張の促進による反射性頻脈。
- 高用量投与の場合、筋肉振戦が起こることもある—高齢者に多い。
- めまいおよび不穏。
- 血中カリウム値を低下させるので、低カリウム血症が起こることがある—特に、キサンチン類とステロイド類の併用投与の場合に起こる。

> **β2作動薬は、喘息の炎症を軽減するわけではない。**
> - サルブタモールの高用量を長期的に使用すると、肺のβ2受容体の数が低下するので、サルブタモールに対する耐性が発現するということを示す科学的根拠がある。
> - ステロイド類はβ受容体の下方制御を阻害するので、このような場合に有用であると思われる。
> - 軽症または中等症の慢性喘息の患者は、症状緩和まで必要に応じて短時間作用型β2作動薬を摂取すべきである。定期的な固定間隔の投与では、有用性は高まらず、おそらく有害な効果がもたらされる。

> プロプラノロールのようなβ2拮抗薬を、喘息患者に投与すると、重篤な喘息発作を誘発する可能性がある。これは、通常であればβ2受容体の刺激に反応して気管支が拡張するが、β2受容体が遮断されているので、気管支が拡張しないためである。

長時間作用型β2作動薬。例えば、サルメテロール、フォルモテロール

長時間作用型β2作動薬は、作用が発現するまでに時間がかかるため、急性症状の緊急治療には用いられない。これらの薬物は、2回/日定期的に投与するように設計されており、活動の前に使用するようには設計されていない。

単回投与によりもたらされる気管支拡張は8–12時間持続する。

喘息に使用するが、患者がすでにコルチコステロイドの吸入を受けている場合にのみ使用する。

サルメテロールとフルチカゾン(ステロイド)は、吸入器(Seretide®)で使用できる。

ムスカリン性受容体拮抗薬(抗コリン作動性)

臭化イプラトロピウム(Atrovent®)

本剤はアトロピン誘導体で、副交感神経の刺激に起因する緊張亢進によって引き起こされる気管支収縮を弛緩させる。これは、刺激によって起こる喘息にも、恐らくアレルギー性喘息にも有効である。

- 本剤は、喘息症状を短期間緩和させるが、サルブタモールの方が即効性である。
- 慢性閉塞性肺疾患(COPD)に有効である。
- 粘液の分泌を阻害し、気管支分泌物の粘膜毛様体クリアランスを促進する。
- 喘息の炎症後期には効果がない。
- 噴霧器またはネブライザーを用いて吸入剤として投与する。消化管からは吸収されない。
- 強力な局所作用を有しているが、全身性の副作用は起さない。
- 吸入の30–60分後に最大の効果が得られ、約3–6時間持続する。
- 副作用はほとんどなく、一般に安全で忍容性に優れている。
- β2作動薬と併用投与することもできる。

副作用

副作用は抗ムスカリン作用に起因している。

- 口の渇き。
- 吐き気、便秘。
- 頭痛。
- 頻脈。心房細動が起こることもある。

緑内障(瞳孔散大)の悪化を引き起こすこともあり、前立腺肥大の場合は尿閉を引き起こすこともある。

キサンチン類

天然のキサンチン類は**テオフィリン**および**カフェイン**などである。テオフィリンおよびカフェインは茶およびコーヒーに含有されている。

キサンチン類は気管支拡張薬であるが、有効性の高いβ_2作動薬が発現したため、テオフィリンの使用は減少している。テオフィリンは、サルブタモールに比べ、副作用は多く安全性は低い。テオフィリンは薬効量と毒性量の差が僅かなので、テオフィリンの血漿中濃度をモニターすることが必要である。気管支拡張のために通常10–20mg/ℓのテオフィリンが必要であるが、この範囲の用量でも副作用が起こることがある。テオフィリンの濃度が増加すると、毒性の重症度も増加する。

テオフィリン放出調節製剤には、**Slo-Phyllin**®、**Uniphyllin Continus**®、**Nuelin SA**®がある。

> 心不全、肝疾患、高齢の患者では、血漿中テオフィリン濃度の増加がみられる。喫煙者および慢性の飲酒者では、テオフィリン濃度の減少がみられる。

テオフィリンは、アミノフィリン(水溶解度を上げるために、テオフィリンにエチレンジアミンを配合した製剤)として、重症の喘息に極めて遅い静脈内注射(20分間)またはデキストロース5%の点滴として投与することもある。

アミノフィリン放出調節製剤にはPhylocontin Continus®がある。通常、COPDまたは夜間の喘息発作を防ぐために夜間に投与する。Phylocontin Continus Forte®錠剤は、喫煙者およびテオフィリンの代謝が亢進している患者に使用する。

作用機序

- ホスホジエステラーゼ酵素を阻害し、環状AMPの分解を妨げる。直接平滑筋弛緩をもたらす。
- ある程度の抗炎症作用も有している。
- 気道の平滑筋弛緩には比較的高用量が必要であるが、テオフィリンは低血漿中濃度(5–10mg/ℓ)で抗炎症作用または免疫調節作用を発揮するという科学的根拠が増加している。
- キサンチン類は弱い呼吸刺激薬であり、新生児の呼吸刺激にはカフェインを使用する。

その他の作用および副作用

- CNSへの作用。興奮作用を有し、覚醒レベルを上げる。振戦および神経過敏を引き起こし、睡眠を妨げる。
- 心血管系への作用。あらゆるキサンチン類は心臓を刺激する。陽性変力作用と陽性変時作用を有している。たいていの血管を拡張させるが、脳血管では血管を収縮させる。
- 腎臓への作用。弱い利尿作用がある。

- アドレナリン(エピネフリン)の分泌を促進する。
- プロスタグランジンを阻害する。
- 副作用は、吐き気、嘔吐、神経過敏、振戦、頭痛、不穏、胃―食道逆流などである。
- 高濃度では、不整脈が起こることがあり、死に至ることもある。
- てんかん発作、特に小児の場合(通常血漿中濃度＞3mg/ℓ)。

カフェインは、アミノフィリンに極めて類似しており、軽度の中枢興奮薬であるが、成人患者の治療目的には使用しない。

ヒスタミン拮抗薬

マスト(肥満)細胞はアレルギー性喘息の即時相に関与していると考えられているが、ヒスタミン拮抗薬は喘息の治療に満足な効果をもたらさなかった。新規薬物のセチリジンのような非鎮静性抗ヒスタミン薬で、花粉アレルギーに起因する軽度のアトピー性喘息に対する有効性が認められている。

喘息の予防療法

喘息発症による気道の慢性炎症と気道のリモデリングを防ぐことが重要である。これらの変化は、好酸球(白血球の一種)などの炎症細胞によって産生されるロイコトリエン、プロスタグランジン、ブラジキニンのようなケミカルメディエーターの放出に起因している。ヒスタミンは、即座に気管支の収縮をもたらすが、ロイコトリエンの作用発現はもっと遅い。これらは、マクロファージと呼ばれる大きな白血球をこの部位に引き寄せる。マクロファージは多くの化学物質を放出し、その化学物質は気道の内層に損傷を与え、上皮細胞の消失と過敏性の亢進を引き起こす。増殖因子を放出し、その増殖因子が細気管支の基底膜と平滑筋層の肥大化を引き起こす。これら

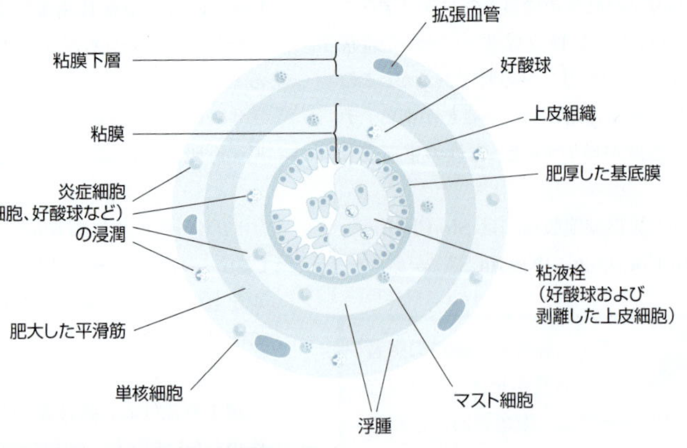

図.6.1　重症慢性喘息による細気管支横断面の変化

この図に描かれた各点の縮尺は、勿論一定ではない。出典：H P Rang, M M Dale, J M Ritterらによる『Rang & Daleの 薬理学,第6版』(2007年, Churchill Livingstone, Edinburgh)複製許可あり。

の変化を図6.1に示す。

喘息に用いるステロイド類

成人および年長小児の炎症性変化を予防する最も有効な方法は、ステロイド類の吸入投与である。喘息発作を予防するためのステロイド類の吸入投与は、1970年代に導入された。ステロイド類は、その安全性が科学的根拠により証明されるにつれて、年少小児および乳児に使用することも増加してきた。通常、持続的な喘息症状を有する患者はいずれの場合も、吸入ステロイド類による治療が必要である。ステロイド類は、気道の炎症性腫張を軽減し、喘息発作の回数を減らし、気道のリモデリングを防ぐ。

作用機序

- ステロイド類は気管支拡張薬ではない。ステロイド類の作用は炎症およびアレルギー反応の軽減で、症状の改善がはっきりと現れるのは、投与後3-7日経てからである。即効性ではないため、症状の緩和を感じられず、服用しなくなる患者もいる。
- 多数の遺伝子の発現を調節する細胞質中の**グルココルチコイド受容体**と結合する。
- 白血球による化学物質の産生、特にロイコトリエンIL-5の産生を阻害する。このため、好酸球のような炎症細胞の動員が低下する。
- その他、スパスモーゲンLTC_4およびLTD_4などのロイコトリエンとプロスタグランジンPGE_2およびPGI_2も阻害する。
- 長期使用により、最終的にアレルゲンに対する早期反応を軽減し、運動誘発性の喘息を防ぐ。これは、マスト(肥満)細胞の産生を調節するサイトカインの合成をステロイド類が低下させるためであると思われる。
- ステロイド類はβ受容体の下方制御を阻害し、β2作動薬に対する耐性を防ぐ。喘息患者にステロイド吸入を開始する前に、サルメテロールの処方をすべきではない。
- ステロイド類の副作用は長期にわたり継続するので、全身性作用を防ぐためにできるだけ吸入投与を行う。
- 年齢および喘息の重症度に関わりなく、実際あらゆる患者に有効である。
- 気道過敏性を緩和する。症状の改善は数ヵ月かけて穏やかに進む。
- 炎症を抑制するが、根本的な原因を治癒するわけではない。

投　与

ステロイド類導入の正確な閾値に関しては未だに議論の余地があるが、喘息ガイドラインによると、患者に過去2年間にわたって喘息の増悪が見られるか、サルブタモール吸入器の使用が1週間に2回を超える場合、あるいは1週間に3回喘息症状が起こるか、または1週間に1回喘息症状のために夜間に覚醒する場合のいずれかの場合は、ステロイド投与を考慮すべきである。

喘息患者の治療には5種類の吸入コルチコステロイドが認可されている。すなわち、ジプロピオン酸ベクロメタゾン(BDP)(Becotide®)、ブデソニド(Pulmicort®)、プロピオン酸フルチカゾン(FP)(Flixotide®)、フランカルボン酸モメタゾン(アズマネックス®)、シクレソニド(オルベスコ®)である。

それぞれ定量噴霧式吸入器(MDI)を使って投与する。投与の際スペーサー[*1]を用いる場合と、用いない場合があり、また様々な異なる装置を用いて乾燥粉末として投与する場合もある。

*1　詳細な説明はp.251参照。

成人の投与開始用量は、通常BDP400μg/日であるが、喘息の抑制が確認されると、徐々に投与量を調節し、症状を抑制するために必要な最低用量に合わせる。吸入ステロイド類の用量および同等量に関して英国医学会・薬学会共同編集処方集(BNF)および喘息ガイドラインを参照すること。

2回/日投与すると、シクレソニド(1回/日)以外のたいていの吸入ステロイド類の有効性は高くなる。喘息の抑制が良好なときは、ステロイド類は同じ時刻に1回/日投与する。

副作用

ステロイド類の全身投与よりも副作用は少ないが、吸入ステロイドの長期使用により重篤な副作用が発現する。このような副作用は主に吸入量に相関しているが、副作用が発現しやすい人もいる。低用量では効果があまりなく、高用量の有用性が明らかであるときにのみ高用量の吸入ステロイドを用いるべきである。

局所性副作用

- 中咽頭に吸入ステロイドが沈着することに起因する。
- 患者の約5%に、口腔カンジダ感染症が起こる(鵞口瘡)。これは、ステロイドによる局所抵抗性の低下に起因しており、スペーサーを用いることによって防ぐことができる。また、ステロイド吸入を中止せずに、抗真菌薬のトローチ剤によって治療することができる。
- 嗄声(発声障害)がみられる患者は、高用量を摂取した患者の40%にまで上る。
- のどの炎症および咳は、MDI(稀に乾燥粉末吸入器)中の添加剤に起因していると思われる。これを防ぐためには、最初にサルブタモールの吸入器を使用すべきである。

全身性副作用

気道および消化管から吸収されたステロイドによって全身性副作用が起こる。消化管からの吸収は、スペーサーおよびマウスピースを使用することによって大幅に低下する。

- 長期にわたる高用量投与により**副腎抑制**が起こることがあるので、患者はステロイド投与カードを保持すべきである。

術後などのストレス時には、患者にコルチコステロイド・カバーを行う必要がある。副腎クリーゼ(急性副腎不全)および昏睡がみられる小児に、過剰投与を行ってはいけない。

- 高用量の長期間投与により、**骨密度の低下**および骨粗しょう症が起こることがある。
- 発育遅延が起こることもあるので、小児の**発育**モニターを行うべきである。成人期には発育は完了しているので、通常の投与量による影響はみられない。
- **白内障**および**緑内障**のリスクが僅かにあるという報告がある。

経口ステロイド類

- 重症の急性喘息発作は、経口ステロイド類の短期間投与で治療する。**プレドニゾロン**の高用量(例えば、40−50mg/日)を数日間のみ投与する。投与は通常突然中止するが、喘息の抑制が不良な場合は漸減すべきである。
- 経口ステロイド類(投与可能な最低用量)の定期的な投与は、高用量の吸入ステロイド類および気管支拡張薬の追加投与によって抑制できない最も重症の喘息患者にのみ適用する。経口ステロイドの最低用量の投与が可能になるまで、吸入ステロイドの投与を継続する。

- 経口ステロイドは、1回/日午前中に投与すべきである。この投与方法のほうが、体自体の分泌リズムを乱すことが少ないからである。
- 腸溶性コーティング錠剤は、消化管障害を引き起こすことが少ない。

非経口的ステロイド類

重症の喘息発作にヒドロコルチゾンの静脈内投与を行うことがある。

Cromates

クロモグリク酸ナトリウム(インタール®)*1、ネドクロミルナトリウム(Tilade®)

- 現在ではあまり使用されることがないが、ステロイド類が使用できない場合の代替薬物である。
- 成人患者に有用性が認められることもあるが、5–12歳の小児患者の方が高い有効性を示す。
- 定期的な投与が必要であり、そうすれば早期および晩期喘息反応が軽減され、アレルギー性喘息の原因となる気管支過敏性が緩和される。
- 作用は完全に理解されているわけではないが、マスト(肥満)細胞を安定化し、ヒスタミンの放出を阻害する。
- 経口製剤の吸収が極めて悪いため、加圧したエアロゾル製剤またはRotahalerによって投与する。
- 通常用量を吸入投与する(3–4回/日)。
- 味は苦いので、その苦味を隠すために現在はメントールエアロゾル製剤の形で投与する。
- 温度受容器の活性化に起因する灼熱感が起こる。

ロイコトリエン受容体拮抗薬

モンテルカスト(Singulair®)およびザフィルルカスト(アコレート®)

システイニルロイコトリエンLTC4、LTD4、LTE4は、喘息の重要なケミカルメディエーターで、好酸球、好塩基球、マスト(肥満)細胞によって放出される。ロイコトリエン受容体が活性化され、その結果、平滑筋の収縮と増殖、浮腫、好酸球遊走が起こり、肺の粘液層が損傷を受ける。

この受容体を遮断する薬物が作られれば、喘息の治療に大改革をもたらすと思われていた。

1990年代になってロイコトリエン受容体拮抗薬がついに製造されたが、それは期待はずれであった。

- ロイコトリエン受容体拮抗薬は、特に、アスピリン感受性の運動誘発性喘息の患者には有効であったが、この薬物の効果が認められない喘息患者が多かった。
- 通常の治療法として継続する前に、臨床試験(4週間)を行い明らかな改善結果を測定すべきである。
- 単独投与または吸入ステロイドとの併用投与を行うこと。この2剤には相加効果があると思われる。
- 喘息発作の予防のためには、必要なときに投与するのではなく、通常から定期的に投与すること。急性の喘息発作に用いてはいけない。
- これらの薬物は錠剤として使用され、経口投与後迅速に吸収される—長期投与によって

*1 本邦ではメディエイター遊離抑制薬という分類がされている。

コンプライアンスが改善される。錠剤を飲み込んだ後3時間でピーク血漿中濃度に到達し、モンテルカストの小児用咀嚼錠に関しては2時間で到達する。
- 食物とともに摂取すると、そのうち75%の人のバイオアベイラビリティが約40%低下する。

副作用

消化管症状および頭痛など。

肝機能に異常を来たす人もいるので、定期的に検査する必要がある。

ロイコトリエン受容体拮抗薬を投与しても、現存のコルチコステロイドの投与を減らすことはできない。

オマリズマブ

これは、IgEと結合するモノクローナル抗体で、吸入アレルゲンに対してIgE依存性の感受性が確認されている患者の喘息が他の薬物の使用によって抑制できない場合の追加薬として認可されている。これは喘息の専門医が、予防薬としてのみ処方することができる。

吸入器とネブライザー

気道を標的とする薬物の投与方法として、吸入投与が推奨されている。薬物を直接細気管支に投与するので、投与量を低く抑える必要がある。経口投与に比べて、症状の緩和作用の発現は速く、副作用は少ないと思われる。

吸入機器

吸入機器は、加圧MDI、呼吸作動型吸入器、乾燥粉末吸入器などである。
- 不適切な使用は不十分な治療をまねくため、機器の選択は実質上重要である。
- この選択は、疾患の重症度、患者の年齢、運動協調性、手先の器用さを含むいくつかの異なる因子によって決定する。
- 患者の好みも重要である。
- 患者の多くは加圧MDIを使用するように指導されているが、年少小児および高齢者のように加圧MDIの使用が難しい患者群もある。
- このような場合は、吸入によって機器の作動を調節する必要がないスペーサー機器が役に立つ。スペーサーは、5歳未満の小児にも実際に使用されている。
- 代替機器は、呼吸作動型吸入器または乾燥粉末吸入器である。これらの機器は、患者が吸入することによって作動し、適切に調整する必要がない。しかし、咳を引き起こし、小児にはあまり適していない。
- いずれの吸入器にも最適な最大吸気流量(PIF)がある。MDIは、加圧ガスを使用しており、肺に適切に沈着させるためには、吸入速度を遅くすべきである。反対に、乾燥粉末吸入器は、吸入速度が速いほど適切に作動する。

MDI

- 最もよく用いられているタイプの吸入器である。
- 液化加圧ガス中に2–5μmの粒子サイズの実薬を懸濁させている。
- この吸入器は、薬物を35–45μmのサイズの粒子状にして放出する。加圧ガス(粒子サイズの増大に関与)は吸入器から排出されるときに蒸発する。

- 従来の吸入ガスは、フロンガス(CFC)の加圧ガスだったためオゾン層を破壊していたが、現在では、このような被害を引き起さないヒドロフルオロアルカンを使用するようになった。
- CFCを使用しない吸入器を装着する患者には、新規吸入器の有効性について再確認し、このエアロゾルの触感と味の質が異なることを伝えるべきである。この新規吸入器に関して困難なことはどんなことでも、医師または薬剤師に相談すべきである。

利　点

- 広く利用できる。
- 持ち運びが簡便である。
- 反復投与できる。

欠　点

- 適切に使用することは簡単ではない。—優れた技術が必要で、実際には患者教育が重要である。吸入器の作動は、吸息開始と合わせなければならない。この吸入器の処方は、教育を行い患者が満足いく技術を駆使できるようになってから、行うべきである。
- 肺に到達する薬物量は、投与量の約10%のみであり、約80%は鼻咽頭に沈着する。
- これらが喉の後部を刺激し、そのため吸息の継続が阻害されることもある。
- 臨床試験の結果は、個人的な教育によって技術が改善することを示している。これは時間がかかるので、National Asthma Campaignから出ているビデオおよびパンフレットで補う。

MDIの使用

コラム6.1は、MDIを使用する患者のための段階的チェックリストである。

スペーサー

スペーサーはプラスチックまたは金属の大きな容器で、片方の端にマウスピースが付いており、もう片方の端にエアロゾルMDIのための穴が開いている。薬物は、MDIの単回作動を繰り返してスペーサーの中に投与し、各作動のできるだけ直後に吸入すべきである。

一方向性の弁のある大容量のスペーサー(750 mℓ)の方が、小さなスペーサーよりも効率がよく、優れた気管支拡張をもたらすことが確認されている。これらは、急性の重症喘息発作の際に、ネブライザーの代わりに用いられている。処方するスペーサーは、使用するMDIに適合する必要がある。

利　点

- 加圧ガスが大量に蒸発することが可能なので、粒子サイズが低下し、エアロゾルの速度も低下する。
- 喉と口腔後部への沈着が少ない(ステロイド吸入剤による鵞口瘡の発症率を下げる)。
- 運動協調性が良好でないときに有用である。
- 特に、小児のコンプライアンスが高い。

欠　点

- 持ち運ぶには大きい。

スペーサーは、軽度の洗剤で毎月洗浄する必要がある。洗浄回数が増加すると帯電を防ぐコーティングがはがれる。これは薬物送達に影響する。

ネブライザー(噴霧器)

ネブライザーは、吸入するために、薬物の溶液をエアロゾルに変換する。この変換方法は溶液中に空気または酵素を吹き付けて行う方法である。この経路を用いると高用量の薬物を簡単に投与できる。ネブライザーは急性の状況下で使用することが多い。ネブライザーを使用することによって、重症の喘息に薬物を静脈内投与する必要性が減少した。英国ではネブライザーは、国民健康保険(NHS)では使用できない。

肺まで到達する溶液の割合は僅か10%しかなく、残りの溶液はネブライザー、管類、マウスピースに残っている。しかし、さらに高用量を投与すると、患者はMDIよりも何倍も多い用量の薬物を摂取する。

ネブライザー療法(噴霧療法)で利用できる薬物は多い。例えば、サルブタモールおよびイプラトロピウムなどである。

ピークフローメーター(最大呼気流速度計)および喘息の自己管理プラン

あらゆる喘息患者は、各々自己管理プランを医師または看護師と合同で、自分自身も参画して作成すべきである。患者が自分自身の喘息の治療にもっと関われば、患者は知識と自信を得る。このプランは成人の場合は少なくも1年に1回、小児ならば6ヵ月毎に見直す。

患者は、喘息をさらに適切に抑制するために、自分が摂取する薬物を設定範囲内で変更することができる。ピークフロー値のモニターは、この過程で重要な部分を占めており、ピークフロー値の測定日誌をつけるように勧告されている。このような測定値から、患者は自分の喘息の悪化を極めて早期に発見できる。喘息が悪化している場合は、ピークフロー値が低下するからである。

コラム6.1　MDIを使用する患者のための段階的チェックリスト

- 吸入器の蓋を取り、マウスピースが清潔であることを確認する。
- 吸入器をよく振る。
- マウスピースよりも下の土台に親指を置き吸入器を真っ直ぐに保つ。
- 静かに息を吐き出す。
- 吸入器を口腔に入れ、歯と歯でやさしくくわえる。吸入器の下側に舌があることを確認して、マウスピースに唇をあてる。
- ゆっくりと深く吸入を開始する。エアロゾルを放出させるためにボンベを押す。肺がいっぱいになるまで吸入を継続する。
- 息を止めて10まで(快適な長さ)数える。
- 正常に息をする。
- さらに投与が必要な場合は、30秒間隔を開けて投与を繰り返す。

ピークフロー値が低下したとき、患者が何をすべきかについて明確な指針を与える。

非薬物療法

本書は薬物に関する本なので、薬物療法に焦点を当てているが、喘息の管理には他にも重要な因子がある。それは、アレルゲンの回避、住環境のダスト濃度を抑える方法（絨毯およびぬいぐるみなどの除去）、もし動物アレルギーならば、屋内で動物を飼わないことなどである。両親は喫煙すべきではなく、必要ならば禁煙の支援を申し出るべきである。

肥満の場合の体重減少のための食事療法など、食事療法が関与することもある。

慢性閉塞性肺疾患（COPD）

慢性閉塞性肺疾患とは、完全な可逆性疾患ではなく気管支拡張薬によって完全には回復しない慢性気流閉塞を示す用語である。COPDは通常慢性気管支炎および肺気腫に起因している。英国のCOPDは、主に喫煙によって引き起こされるが、他の因子、特に職業被ばくによっても発症する。

閉塞は、気道内の慢性炎症の結果であり、長年かけてゆっくりと徐々に発症する。呼吸困難は何ヵ月もかけて著しく変化することはなく、顕著な気流閉塞が発現するまで本人は何の問題も感じない。最終的に、症状が発現し、身体障害と生活の質の低下が起こる。この疾患は予防可能であるが、一旦発症すると、治癒はできない。しかし、薬物療法によってCOPDは治療可能であり、症状も緩和できる。

1秒間努力呼気容量（FEV1）は、気道閉塞の測定値として用いられる。閉塞があると、FEV1/FVC比（FVCは努力肺活量である）が低下する。努力呼気が正常であれば、肺から排泄される全空気の約80%が最初の1秒間の努力呼気に含まれる（FEV1/FVC比＞0.8）。気道閉塞があると、FEV1/FVC比は0.7未満になる。

英国医学研究審議会（MRC）の呼吸困難尺度（表6.2に示す）は、息切れを測るために用いる。

英国国立臨床研究所（NICE）は、2004年にCOPDの治療ガイドラインを作成した。これはウェブ上で入手可能である（www.nice.org.uk）。患者に禁煙を勧告することの重要性が強調されており、禁煙は喘息管理の最も重要な要素のひとつとして提示されている。

- 気管支拡張薬は、症状を抑制し、運動能力を高めるために使用する。必要な場合は、短時間作用型β_2作動薬（サルブタモール）または抗ムスカリン薬（イプラトロピウム）を使用する。単剤投与で不十分であれば、併用投与を行う。
- 患者の症状が消失しないときは、長時間作用型気管支拡張薬であるβ_2作動薬または抗コリン作動薬のいずれかを追加投与する。
- COPDが中等症または重症であれば、吸入コルチコステロイドを追加投与するが、4週間後に何の有用性も認められないときは投与を中止する。
- また患者に症状が認められる場合は、次にテオフィリンの投与を考慮する。

表6.2　英国医学研究審議会(MRC)の呼吸困難尺度

出典：CM Fletcher、PC Elmes、MB Fairbairnらによる1959年のBritish Medical Journal誌の「労働者を対象にした呼吸器症状の重要性と慢性気管支炎の診断」BMJ出版グループからの複製の許諾あり。

等級	活動に関連する息切れ度
1	激しい運動を除き、息切れしない。
2	緩やかな坂を急いで上るときまたは歩いて上るとき、息切れする。
3	平地を歩くとき息切れのために同年代の人々よりもゆっくり歩く、あるいは自分のペースで歩くときに息をつくために休まなければならない。
4	平地を約100mまたは数分歩いた後に息をつくために立ち止まる。
5	息切れのために外出できない。または着替えのときに息切れする。

サルブタモールとイプラトロピウムとの気管支拡張薬の複合製剤が利用可能である。適応性の幅は狭いが、等用量を継続投与するとき、この複合吸入薬は有用である。

COPD患者にとって、増悪を防ぐことが重要である。1年に1回のインフルエンザワクチンの接種は推奨すべきである。また胸部感染の治療には抗生物質が必要である。慢性の喀痰を伴う咳が見られる場合は、粘液溶解薬の臨床試験を推進すべきである。

呼吸器疾患の酸素

低酸素状態の場合、酸素は有用である。低酸素状態は、喘息、COPD、肺炎、肺水腫、気胸、肺塞栓の場合に起こる可能性が高い。

空気中の酸素の占める割合は約21%である。これが吸気に加えられ、24%-60%の酸素濃度になる。

必要な酸素濃度は、低酸素の程度のみならず血中の二酸化炭素値にもよる。これは、動脈血ガス測定を行うことによって測定され、通常は6kPa以下である。二酸化炭素値が6kPaを超過しない場合、高濃度酸素は通常安全である。これは、通常、急性肺水腫(左心室不全)または肺塞栓の場合に起こるI型呼吸不全(正常または低濃度の二酸化炭素を伴う低酸素)である。

二酸化炭素が6.6kPaを超過すると、高濃度酸素は危険になる(下記参照)。COPDでは二酸化炭素の濃度が慢性的に高い。これは、低酸素と高濃度の二酸化炭素を伴うII型呼吸不全である。

血中の酸素値の最も適切な測定方法は、動脈血ガス測定であるが(P_{AO_2})、パルスオキシメーターを用いてヘモグロビンの酸素飽和度を測定する方法も、非侵襲的な代替法で、よく用いられている。通常のP_{AO_2}で、ヘモグロビンの酸素飽和度は約95%である。P_{AO_2}が8kPaまで低下すると、この値も90%まで低下する。この値を下回ると、脳の低酸素症が起こる。

酸素療法は、長年にわたり議論されてきた話題であるが、治療法の基盤となるランダム化比較対照臨床試験の結果は得られていない。完全な最新の推奨事項を得るためには、最新のNICEガイドライン(2004年a)を読むのがよい。潜在的な問題の極めて簡単な要約のみ、ここに掲載する。

議論の背景

脳幹の呼吸中枢が我々の呼吸数と呼吸の深さを調節しており、体液中の水素イオン濃度と二酸化炭素の分圧に対して反応する。体の二酸化炭素の産生が増加すると、炭酸の産生も増加し、その炭酸は解離して水素イオンを形成する。その結果、脳脊髄液のpHが低下する(酸性度が高まる)。これは、呼吸中枢の中枢性化学受容体によって感知される。過剰な二酸化炭素を取り除くために、肺により呼吸数と呼吸の深さが増大し、その結果、炭酸が減少し、血中のpHが正常値に戻る。

呼吸器疾患の場合は、呼吸が影響を受け、呼気性の呼吸困難が起こり二酸化炭素の排出が困難になる。そのため、血液中の水素イオン数が増加するので(そのため酸性度が上昇する)、呼吸性アシドーシスを引き起こす(呼吸障害に起因する血液中の酸性度の上昇)。呼吸数と呼吸の深さの増大によって過剰な二酸化炭素を排出することができないので、この水素イオンを適切に排出することができない。

血中の低酸素濃度は、中枢性化学受容体には影響しないが、大動脈弓および頸動脈洞の末梢化学受容体によって感知される。これらが誘発される前は、酸素濃度は極めて低い。呼吸数と呼吸の深さを増大させるために、反応が起こる。

- COPD患者の小規模集団では、高濃度の二酸化炭素に対して徐々に順応が起こり、呼吸を刺激するために、低酸素濃度への依存度がさらに高くなる。
- これらの患者に高濃度の酸素を投与すると、二酸化炭素値が上昇し、呼吸ドライブの抑制によりアシドーシスが促進される。どの患者が影響を受けるかを予測することは簡単ではない。
- これらの患者は酸素の調節ができず、呼吸が低下し、二酸化炭素による壊死が起こり、最終的に呼吸が停止することがある。
- COPDの増悪症状のひとつの息切れの悪化は、重症の低酸素に起因していると思われるため、症状を緩和し血中の酸素濃度を上げるために、特に入院前の治療では、通常、酸素を使用する。上記のように、二酸化炭素濃度の高い人(高炭酸ガス血症)には、低酸素は危険である。

COPDに酸素を使用するNICEの推奨事項

- 病院では、動脈血ガスを測定すべきである。
- 動脈血ガスを測定する設備がない場合は、酸素飽和度を測定すべきである。
- パルスオキシメーターの測定値からは二酸化炭素濃度またはpHについての情報は得られないことを忘れてはならない。
- 酸素飽和度を90%以下に下げないように、

酸素を与えるべきである。

- pHが7.35未満の患者には、人工呼吸器の使用を考慮すべきである。

救急隊による病院までの搬送

- 酸素飽和度が93%を超えることは望ましくない。
- 酸素飽和度が90%未満に下がったときは、酸素療法を40%から開始し漸増していくべきである。患者が眠気を催すようになるか、または酸素飽和度が93%を超過する場合は、漸減していくべきである。
- II型呼吸不全であることがわかっている患者には特に注意が必要である。

> ! COPDの増悪患者に対する酸素補充療法の目的は、呼吸性アシドーシスを増悪させることなく、または高炭酸ガス血症を悪化させることなく、酸素飽和度を90%以下にならないように保持することである。

NICEは、また、動脈血中の酸素分圧が低い患者（安静時7.3kPa）には、長期酸素療法（LTOT）が有用であると勧告している。このような患者には1日に15時間以上低流量の酸素補充療法を行う。短期間の大量酸素補充療法は、重症の息切れ発作に対して他の治療法の効果が認められないときにのみ考慮されるべきである（NICE 2004年）。

6.2 腎臓系と利尿薬

利尿薬は、腎臓の尿産生を増加させる薬物である。利尿薬は、腎臓の尿細管の水分および電解質の再吸収を低下させることによって、その効果を発揮する。その結果、尿流量が増加し、ナトリウムの排泄が増加する（ナトリウム利尿）。利尿薬の主な用途は心不全であり、高血圧を抑制するために低用量で用いる。

腎臓は、1日に付き約100 ℓの液体をろ過する。これらの大部分は腎尿細管で再吸収され、体内の液体バランス維持のために必要な量だけが尿として排泄される。すなわち、再吸収の割合が極僅かに低下しても、排泄量は著しく増加する。水分の再吸収が1%低下すると、尿排出量は2倍になる。

利尿薬は、塩分と水分の貯留を軽減することにより、下記の疾患の浮腫を治療する：

- 心不全
- ネフローゼ症候群
- 慢性腎不全
- 肝硬変。

ナトリウムおよび水分貯留の原因

- 心不全の場合のように心拍出量が低下すると、動脈系の血液の充填不足が起こり、そのため腎臓から排泄されるナトリウムおよび水分量が減少する。
- 静脈および毛細血管の血圧が上昇すると、血液から組織間隙へ液体が移動する。

- ネフローゼ症候群ではタンパク質喪失により、また肝硬変では十分なタンパク質を産生できないために、血漿タンパク質濃度が低下する。
- 副腎からのアルドステロンの分泌増加がナトリウムおよび水分の貯留を引き起こす。
- 慢性心不全(CHF)の場合のように、SNSが過剰に活性化され、その結果、レニン–アンジオテンシン–アルドステロン系(RAAS)も過剰に活性化される。

利尿薬の作用は下記の2つである:

- ネフロン細胞への直接作用
- ろ過液の内容物を間接的に修正する作用

ジゴキシンのように腎臓への血流量を増加させることによって尿排出量を改善する薬物もある。このような作用はCHFに有用である。

腎臓尿細管への利尿薬の作用を図6.2に示す。利尿薬は下記のように分類される:

- 浸透圧利尿薬
- チアジド系利尿薬
- ループ利尿薬
- カリウム保持性利尿薬。

浸透圧利尿薬

これらの薬物は、糸球体を通過し、腎臓の尿細管からは再吸収されない物質で、ろ過液の浸透圧を上昇させ、排泄される水分量を増加する。したがって、血液量を増加させるため心臓への負担が増加するので心不全には使用しない。

頭部損傷または脳腫瘍のように、脳浮腫および頭蓋内圧亢進がみられるときには、それらを低下させることができる。心臓手術のときに尿路機能を維持するために、また緑内障の場合に術前の眼圧低下のために使用することもある。

例えば、**マンニトール**は、10%または20%溶液として静脈内投与する。

チアジド系利尿薬

ベンドロフルメチアジド、シクロペンチアジド、メトラゾン

用途は、CHFに起因する軽度の浮腫緩和と、低用量による血圧低下である。重症の心不全の場合は、ループ利尿薬と併用投与することもある。

作用機序

- ネフロンの皮質部位に作用し、Na^+/Cl^-共輸送体ポンプの作用を阻害することによって、遠位尿細管のナトリウム再吸収を低下させる。ヘンレ係蹄には何の作用も及ぼさない。
- 遠位尿細管に到達する前に90%以上が再吸収されるので、ろ過されたナトリウムの最高5–10%が排泄される適度な利尿が起こる。
- カリウム排泄は重要で、重篤になる場合もある。低カリウム血症は、**ジゴキシン**を服用している患者の場合は、特に重要になる。低カリウム血症になると、ジゴキシンの毒性が増強されることがあるからである。
- 高カルシウム血症は、高齢者の腰部骨折のリスクを低下させる。
- 痛風の原因となる尿酸分泌を低下させる。
- インスリン分泌を阻害するため糖尿病を悪化させる。

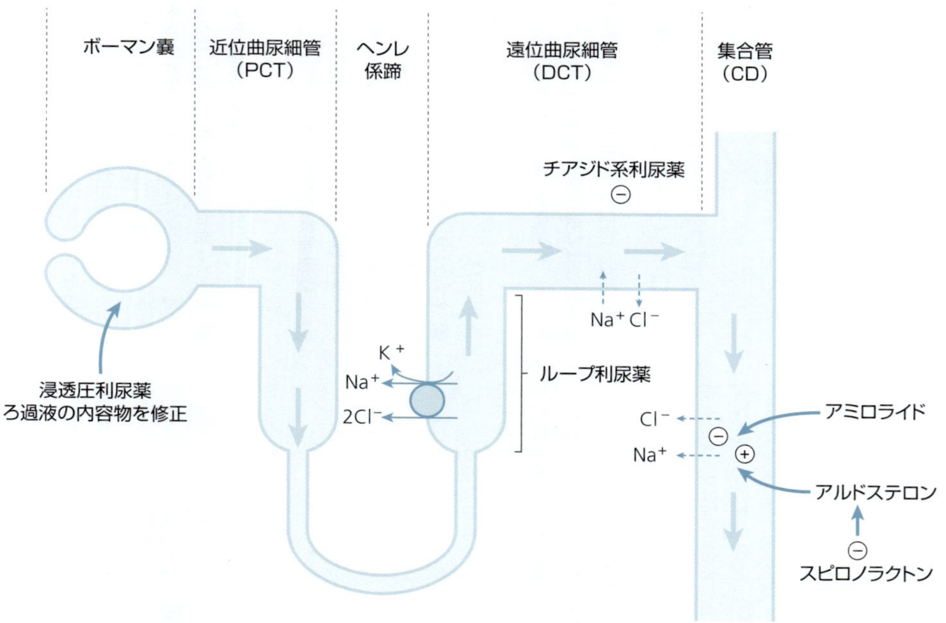

図6.2　腎臓の尿細管に対する利尿薬の作用

ループ利尿薬は、ヘンレ係蹄上行脚で$Na^+/K^+/2Cl^-$共輸送体を阻害する。チアジド系利尿薬はDCT中のNa^+/Cl^-輸送を阻害する。アミロライドは集合尿細管中のNa^+/Cl^-輸送を阻害する。スピロノラクトンはアルドステロンの作用（ナトリウムおよび水分の貯留）を阻害する。

- 血管拡張を引き起こすこともあるので、高血圧に使用する。

薬物動態

小腸からよく吸収されるので、経口投与が可能である。

作用は、1−2時間で発現し始め、たいていの場合約4時間でピークに達し、12−24時間持続する。ベンドロフルメチアジドの作用持続時間は24時間である。すなわち、1回/日の投与で十分である。

> 利尿薬は早朝に投与すべきである。そうすれば、利尿のために睡眠が妨げられることがない。

用途

- 心不全—1回/日投与する。軽度の心不全の場合、チアジド系利尿薬はループ利尿薬ほど強力ではなく、患者の忍容性は優れている。前立腺肥大の患者が尿失禁または尿閉に陥る可能性は低い。低カリウム血症の患者に不整脈を誘発することがある。
- 高血圧—低用量/日—**ベンドロフルメチアジド**1.25−2.5mg/日投与する。この投与量で低カリウム血症患者に問題が起こる可能性は少ない。高血圧症に対する反応は用量依存性ではなく、用量を増加しても血圧がさらに低下することはない。降圧薬の作用が完全に発現するまでに6週間かかることもある。
- 腹水を伴う肝硬変。K^+喪失に起因する精神的変化を引き起こすことがあるので注意すること。アルドステロン値が上昇しているので、カリウム値はすでに低い。
- 高カルシウム尿症患者の腎臓結石の予防。
- ネフローゼ症候群。しかし、ネフローゼ症候群にはもっと強力な利尿薬が必要な場合が多い。

メトラゾンは、他のチアジド系利尿薬と違って強力な利尿薬で、他のチアジド系利尿薬では利尿効果が認められない場合も、利尿効果を発揮することがある。腎不全の場合でさえ、ループ利尿薬と併用投与すると、特に有効性を発揮する。強力な利尿作用をもたらすことがあるので、患者のモニターを行うべきである。

副作用

チアジド系利尿薬は、通常忍容性に優れており、低用量の場合は特にそうである。

- 高用量投与によって、あるいは食事の変化またはひどい下痢後に低カリウム血症が起こることがある。これは、アンジオテンシン変換酵素(ACE)阻害薬またはアンジオテンシン受容体拮抗薬(ARB)と併用投与する場合はあまり問題にならない。
- 心室性不整脈の発症。誘発された低カリウム血症のために、心室性不整脈および突然死が起こることがある。これは、通常、高用量投与の場合のみ重要である。
- 低マグネシウム血症が起こることがあり、そのため不整脈を引き起こすこともある。

糖尿病を引き起こすことがある。それは、特に、β遮断薬との併用投与時に起こる。

- 血中総コレステロール値が増加することがある。低比重リポタンパク質の増加と高比重リポタンパク質の減少が起こることがある。コレステロール値は1年以内に投与前の値に戻ると思われる。用量が高くなるほど、脂質も増加する。

- 尿酸の排泄が低下する。このため、特に、痛風の家族歴を有していれば痛風になることもある。**ロサルタン**を併用処方すればリスクが低下したという臨床試験の結果が1件ある(Owens 2000年)。
- インポテンスが認められたという臨床試験結果が数件あった。低用量投与の場合でさえ、たいていの降圧薬投与に比べてインポテンスの発症率が2倍になった。

チアジド類似利尿薬—クロルタリドン、インダパミド、キシパミド

クロルタリドンはチアシド系利尿薬よりも作用時間が長いので、浮腫抑制のためには1日おきに投与する。

インダパミドは、クロルタリドンに類似し高血圧に用いる。血圧を低下させるが、特に糖尿病の場合代謝障害は少ないと言われている。血管を拡張し、クラスIおよびクラスIII抗不整脈薬の作用を有している(節5.5参照)。

ループ利尿薬

フロセミド(フルセミド)、ブメタニド、トラセミド

ループ利尿薬は、あらゆる利尿薬の中で最も強力な薬物である。すなわち、ろ過液中のナトリウムの15−25%を排泄させることができる。用量を増加すれば利尿効果も増加するので、ループ利尿薬は、強力利尿薬と呼ばれている。フロセミドが最もよく使用されている。

作用機序

- ヘンレ係蹄上行脚の分厚い部位に作用し、ヘンレ係蹄からのナトリウムの輸送を阻害する。
- ヘンレ係蹄上行脚の内側の細胞を通じて行う塩素の輸送に関与している$Na^+/K^+/2Cl^-$共輸送体を阻害する。
- カリウムの排泄が高まり、マグネシウムおよびカルシウムも喪失する。
- 水素イオンも喪失する—アルカローシスの可能性がある。
- チアシド系利尿薬に比べて、水分の喪失量に対するナトリウムおよびカリウムの喪失量は比較的少ない。低カリウム血症は尚危険である。
- 腎血流と静脈容量が増加し、その結果、左心房の血圧が低下する。
- 静脈拡張によって、急性左室不全の前負荷が5−15分以内に低下する—メカニズムはよくわかっていない。その後、能動的血管収縮が続くこともある。

用　途

- 左心室不全に起因する急性肺水腫。利尿作用から予想されるよりも速く息切れを緩和し、前負荷を軽減する
- 慢性心不全に起因する浮腫。治療抵抗性水腫に対してはチアジドと併用投与することもある。
- 弱い利尿薬では効果が得られない腎不全の乏尿症。
- 血圧を低下させることもある。

薬物動態

- 静脈内投与すると、ほぼ直後から作用が発現する—5–10分以内。この利尿作用は2時間持続する。
- 経口投与すると、1時間以内に作用が発現し始め、1.5時間でピークに達し、作用発現時間は4–6時間である。
- 1日2回の投与で効果が得られるため、睡眠が妨げられることはない。
- フロセミドの血漿半減期は1.5時間である。

副作用

- カリウムの喪失により、低カリウム血症を発症することもあるが、これはカリウム保持性利尿薬を使用することによって避けられる。
- 利尿薬誘発性の低カリウム血症により心室性不整脈が起こり、その結果突然死に到る場合もある。マグネシウム値の低下により同様の副作用が認められることがある。
- 水素イオンの喪失により代謝性アルカローシスが引き起されることもある。
- 強力な利尿作用後に、循環血液量の減少と
- 時に血圧を低下させることがある。
- 心不全の場合、過剰な利尿および低カリウム血症によって**ジギタリス**毒性を助長することがある。
- 難聴に到る聴神経障害が稀に起こることもある。この副作用は用量依存性なので、防ぐためフロセミドを静脈内投与する場合は、点滴の速度を4㎎/分以下に抑えるべきである。
- 前立腺肥大があれば、大量利尿によって尿閉が起こることもある。
- 稀に皮膚発疹。

コラム6.2に、チアシド系利尿薬とループ利尿薬との相違点を示す。

カリウムサプリメント

高用量の利尿薬投与によるカリウム値の低下は避けるべきである。また、カリウムの喪失は、利尿薬の投与期間の長さに依存しているので、生涯利尿薬の投与を受ける患者の危険性は高い。カリウムサプリメントを使用することもあるが、可能であれば、カリウムを保持するためにカリウム保持性利尿薬と強力な利尿薬を併用投与する溶液が推奨されている。これは、カリウムサプリメントを使用すると危険性の高い高カリウム血症が発症することもあるからである。

コラム6.2　チアシド系利尿薬とループ利尿薬との相違点

ループ利尿薬:

- 作用発現が速い
- 作用部位が違う
- 強力な利尿薬—投与量が増加すると効果も増加する。利尿効果はチアシド系利尿薬の少なくとも2.5倍である。
- 腎不全の場合腎臓の稼働能力を高める。

カリウム保持性利尿薬

アミロライド、トリアムテレン

これらの利尿作用は弱く、主に、カリウムの過剰喪失を防ぐためにチアシド系利尿薬またはループ利尿薬と併用投与する。

作用機序

- 遠位尿細管および集合管に作用し、ナトリウムの再吸収とカリウムの排泄を阻害する。
- ろ過液中のナトリウムの約5%の排泄を引き起こす。
- これらの薬物の重要な点は、主としてそのカリウム保持能にある。

フルミル®は、フロセミドとアミロライドの配合剤である。

カリウムサプリメントは、けっしてカリウム保持性利尿薬と併用投与してはいけない!

カリウム保持性利尿薬はACE阻害薬またはARBと併用投与しても、重症の高カリウム血症を引き起こすことがある。

アルドステロン拮抗薬

スピロノラクトン、エプレレノン

- これらも、カリウム保持性利尿薬である。ナトリウムを5%排泄することができる。
- これらは、アルドステロンと拮抗し、その結果、ナトリウム保持とカリウム排泄を抑制することによって、ループまたはチアジド系利尿薬の作用を増強する。
- 作用の発現には時間がかかり、発現するまでに数日かかる。
- 他の利尿薬を併用しなければ、高カリウム血症がおこることもある。

用　途

- うっ血性心不全—アルドステロン遮断作用があるため使用されることが多くなっている(節5.6参照)。アルドステロンの放出によって引き起こされる障害を軽減する。
- 肝硬変および高アルドステロン症のその他の症状。
- ネフローゼ症候群。

ACE阻害薬およびARB

これらもアルドステロンを阻害し、弱いカリウム保持性利尿薬である。

炭酸脱水酵素阻害薬

これらの薬物は、重炭酸塩の再吸収を阻止することによって、利尿作用を及ぼす。

アセタゾラミド(Diamox®)には、弱い利尿作用があるが、眼内の炭酸脱水酵素を抑制する効果を期待して使用される。房水産生を低下させるので、現在の主な用途は緑内障である。利尿作用は、単独で利尿薬として使用できるほど強力ではない。

利尿薬配合剤

服薬コンプライアンスが問題なとき、特に、患者が高齢で多数の異なった薬物を服用しているときには配合錠が最も有用である。

カリウム保持性利尿薬とその他の利尿薬との様々な配合剤が入手可能である。例えば、下記の通りである:

- アミロライドとチアジド系利尿薬(コアミロジド、Navispare®)
- アミロライドとループ利尿薬(co-amilofruse, Burinex A®, Frumil Forte®)
- スピロノラクトンとチアジド系利尿薬(co-flumactone)
- スピロノラクトンとループ利尿薬(Lasilactone®)。

6.3 消化器系

消化管(GI)は、極めて一般的な症状も含めて多くの症状が発現しやすく、これらの症状を治療するために多数の薬物が使用されている。

英国で薬物を投与するときに最も一般的な経路は、経口投与である。消化管に望ましくない効果(便秘または下痢を引き起こすか、あるいは胃を刺激するもの)をもたらす薬物もある。

本節では、上部および下部消化管に影響を与える疾患を治療するために用いる薬物について記載する。

胃―食道逆流症

食道に酸が入ると、灼熱感が感じられる――「胸焼け」。これは、胃―食道逆流症で、下部食道に継続的に酸が存在すると、食道炎が起こることもある。原因のひとつに裂孔ヘルニアが挙げられる。

治療は、アルコールの摂取量の低減、脂肪の摂取量の低減、体重の低減のようなライフスタイルの改善と薬物療法などであり、手術が必要なときもある。

薬物療法は、通常、制酸薬、アルギン酸塩、H_2受容体拮抗薬およびプロトンポンプ阻害薬のように胃の酸分泌を低下させる薬物を用いる。メトクロプラミドのように蠕動運動を促進させる薬物が、胃内容物排泄速度を高めることによって、治療に役立つこともある。

制酸薬

胃酸を中和する単純な化学物質である。

作用機序

- 弱塩基性なのですぐに塩酸と反応し中和する。
- 有効性が高く、忍容性に優れ、安価で、時折起こる症状に有用である。
- 特に、液体製剤の場合は迅速な症状緩和をもたらすが、錠剤の方が便利である。

適　応

- 症状が発現すると思われる食間と就寝時に、すなわち4回/日、服用すべきである。
- 最も頻繁に投与する必要がある場合もある。多いときは1回/時間。
- 胃の内容物がないときに投与すると、胃内容排出のためにその作用時間は短く、1時間までである。

使用製剤

店頭販売薬として一般大衆が購入できる消化不良の治療薬は多数あり、英国医学会・薬学会共同編集処方集(BNF)に詳細なリストが掲載されている。

重炭酸ナトリウム

以前はよく使用されていたが、2次的に酸の分泌が高まることがあるので、現在ではそれほど使用されていない。塩分の摂取を制限しなければならない患者には投与してはいけない。アルカローシスのリスクがあるため、長期使用はすべきではない。これは、過剰なゲップを引き起こす製剤のひとつである。

水酸化アルミニウム

錠剤(500mg)—1または2錠を4回/日および就寝時にかみ砕いて飲み込む。

懸濁剤—ミント味—5–10mℓを等間隔で投与する。例えば、Aludrox®、マーロックス®、Mucogel®などである。

炭酸マグネシウム(三ケイ酸マグネシウム)

ゲップと下痢を引き起こすことがある。錠剤または懸濁剤として用い、重炭酸ナトリウムと併用投与することもある。

ヒドロタルサイト(Altacite®)は、マグネシウムとアルミニウムの混合物を含み、懸濁剤として用いる。

制酸薬の副作用

- 炭酸製剤が胃酸と反応すると、二酸化炭素が遊離されるためにゲップが問題となることがある。
- マグネシウムを含有する製剤は下剤として作用する傾向があり、アルミニウムは便秘を引き起こしやすい。これらの副作用を軽減するために、両方共含有する製剤もある。
- 腎機能が正常であれば、体内のアルミニウムの蓄積は問題にならないと思われる。
- 制酸薬は他の薬物、例えば、テトラサイクリンなどの吸収を損なうことがあり、またアスピリンのような錠剤の腸溶性コーティングを破壊することもある。
- 腎臓または心臓に障害がある患者には、ナトリウム含有量の高い製剤の使用は避けるべきである。
- 極めて高用量を摂取すると、全身性アルカローシスが起こることもある(マグネシウムは消化管からあまり吸収されないので、マグネシウムの場合は起こらない)。

アルギン酸塩

アルギン酸塩は不活性物質で、胃内容物の表面に浮遊し、逆流が起こらないように保護する機械的な障壁となる。

制酸薬と併用投与する。例えば、Algicon®、Gastrocote®、ガビスコン®、Rennie Duo®、Topal®などである。

酸の分泌を低下させる薬物

通常、胃の中の侵襲性の強い酸は、胃粘膜の防護メカニズムの拮抗作用によって、その侵襲性が抑制されている。この均衡が破れると、潰瘍が発症する。

消化性潰瘍は胃(胃の中)または十二指腸に発症する。十二指腸はそれほど保護されていないので、十二指腸潰瘍の方が一般的である。

十二指腸潰瘍患者は、健常者に比べて平均して2倍の酸を産生している。十二指腸潰瘍患者の約半分の人々の酸分泌は、正常である。

胃粘膜は、通常、胃酸を透過せず、粘液と重炭酸塩を分泌し、陳旧化した上皮細胞を置き換えることによって、保護されている。プロスタグランジンは、上記のすべてに関与している。

消化性潰瘍のリスク要因

胃の粘膜は、次のリスク要因によって好ましくない影響を受ける。このようなリスク要因があることによって、消化性潰瘍の発症率が増加する。

- 非ステロイド系抗炎症薬(NSAID)の使用―これらの薬物はプロスタグランジンの合成を阻害し(節3.3)、胃潰瘍の発症に関与している。
- 喫煙。
- 遺伝(男性、血液型O型)。
- 胃の中のヘリコバクターピロリ菌(*Helicobacter pylori*)の存在(コラム6.3)。

潰瘍治癒を促進する薬物は、胃の中の酸分泌を妨げることによって、作用を発揮すると思われる。

H_2ー受容体拮抗薬。例えば、シメチジン、ファモチジン、ニザチジン、ラニチジン

シメチジン以外はすべて、胸やけと消化不良の短期間治療用の一般用医薬品である。これらの薬物は、胃炎または逆流性食道炎の症状を緩和するが、胃癌の症状を隠蔽する可能性があるので、常にまず診断を確定すべきである。

シメチジンは最初に製造された薬物であるが、ワルファリンを含む他の多くの薬物の代謝を抑制し、その結果、それらの薬物の作用を増強する。

作用機序

- 胃壁の細胞のヒスタミン受容体を遮断し、胃酸とペプシンの分泌を約60%低下させる。

副作用

- 下痢。
- 頭痛、めまい、疲労。
- 高齢者の精神錯乱。
- **シメチジン**はP450薬物代謝酵素を阻害する。

プロトンポンプ阻害薬。例えば、エソメプラゾール、ランソプラゾール、オメプラゾール(ロセック®)、パントプラゾール、ラベプラゾール

作用機序

- 酸は、「プロトンポンプ」によって胃壁細胞から分泌される。これらの薬物は、このプロトンポンプを遮断することによって酸の分泌を阻害し、その結果、塩素への水素の添加を阻止し、塩酸が作られない。
- これらの薬物はH_2ー受容体拮抗薬よりも強

力である。

- 1回/日の投与により広範囲に長期的に酸が抑制され、たいていの患者の症状が急激に緩和され、治癒の達成が促進される。

適　応

- 胃および十二指腸潰瘍の酸の低減。
- H.ピロリ菌を根絶するための方法の一部。
- NSAIDを服用している患者の胃潰瘍の予防と治療。
- ゾリンジャー－エリソン症候群（ガストリン産生腫瘍という奇病）。
- NICE（2004年b）は、これらの薬物の使用に関するガイドラインを作成した。

副作用

- これらの薬物は酸の分泌を抑制するので、消化管の感染リスクが高まる可能性がある。
- 胃癌の症状を隠蔽する可能性がある。
- 口の渇き。
- 消化管障害—吐き気、嘔吐、下痢、便秘、鼓腸、腹部疼痛。

コラム6.3　ヘリコバクターピロリ菌

- H.ピロリ菌は、胃の粘膜に潜伏することによって生存する細菌である。この細菌は、酵素ウレアーゼを用いて尿素からアンモニアを産生し、この細菌自体の周辺を中和することによって、短期間の酸の曝露に耐えることができる。胃粘膜にこの細菌を有している人の割合は、英国では人口の約40%であるが、人口の90%にも上る国もある。
- H.ピロリ菌は、胃炎と消化性潰瘍、胃癌にも関与している。胃潰瘍患者の約95%および十二指腸潰瘍患者の80%に発見された（Wallerら2001年）。
- H.ピロリ菌の感染が確認された場合、消化性潰瘍の長期的な治癒効果を得るためにH.ピロリ菌を根絶しなければならない。H.ピロリ菌が根絶されなければ、治療し治癒した潰瘍の約80%がその1年以内に再発する。
- 抗菌薬を、胃酸を抑制する薬物と併用投与すると、再感染は稀にしか起こらない。
- 1週間の3剤併用投与を行うと、90%を超える症例で治癒が認められる。その3剤は、1）プロトンポンプ阻害薬（例えば、オメプラゾールまたはランソプラゾール）、2）アモキシシリン、3）クラリスロマイシンまたはメトロニダゾールである。治癒が認められない場合は、使用した抗生物質のひとつに対する耐性の発現、または服薬不履行の可能性が考えられる。
- 耐性発現症例のための代替療法は、英国医学会・薬学会共同編集処方集（BNF）に記載されているが、ビスマスを加えた4剤併用投与を行う療法である。
- H.ピロリ菌の根絶後は、潰瘍のための出血または穿孔がない限り、プロトンポンプ阻害薬を継続投与する必要はない。

- 肝臓機能障害。
- 過敏性反応―発疹、浮腫、アナフィラキシー。
- **オメプラゾール**はP450肝臓酵素を誘発し、ワルファリンおよびフェニトインとの相互作用を起すことがある。

> 診断未確定の消化不良に対する薬物療法は、胃の上皮性悪性腫瘍の症状を隠蔽することがあるので、推奨できない。

胃酸低下の悪影響

- 制酸薬は、腸管感染症にかかるリスクを高める可能性がある。これは、特に、高齢者および発展途上国の旅行者に当てはまる。
- サルモネラ菌、赤痢菌、クレブシエラ菌、シュードモナス菌に感染しやすい傾向が認められている。
- このような悪影響は、免疫抑制患者、高齢者、虚弱な人に顕著に現れる。
- 制酸薬によって、細菌性の下痢にかかるリスクは3倍に増加する。

粘膜保護薬

これらは「細胞保護薬」と呼ばれ、潰瘍の表面に障壁を形成する。

ビスマスキレート

- ヘリコバクター感染の耐性症例の併用投与に用いることがある。ビスマスキレートは桿菌に対して毒性作用を発揮し、胃粘膜の保護作用も有している。
- ラニチジンビスマスキレート(Pylorid®)として、ラニチジンと併用投与する。

副作用

- 吐き気および嘔吐。
- 舌および糞便が黒くなる。
- ビスマスは蓄積すると毒性を発揮する。通常は腎臓によって排泄されるが、腎機能障害の場合は蓄積の結果、脳症を発症することもある。

スクラルファート

これは、ショ糖と複合させた水酸化アルミニウムである。酸性環境では、粘液とゲルを形成し、潰瘍底と結合してペプシンおよび酸に対する保護障壁を形成する。これは吸収されず、混合物の服用3時間後に胃の中に未だ30%残存している。

副作用

- 他の薬物（抗生物質、テオフィリン、テトラサイクリン、ジゴキシン、アミトリプチリン）の吸収を低下させる。
- 制酸薬の作用が低下する。
- 患者の約15%に便秘が認められる。

プロスタグランジン類似体。例えば、ミソプロストール

作用機序

- **ミソプロストール**は、胃の中の酸分泌を抑制し、粘液の分泌を促進する。
- NSAIDは、胃の内側の粘膜の産生に必要なプロスタグランジンE_2の形成を阻害する。

NSAIDを服用する必要のある虚弱な高齢者に潰瘍ができるのを防ぐために、**ミソプロストール**を使用する。

副作用

- 患者の約10－20％に下痢および腹痛が起こる。
- 子宮収縮(妊娠中の使用は避けること)。
- 閉経後出血。

制吐薬

これらは、吐き気および嘔吐を予防または治療する薬物である。

脳幹の嘔吐中枢は、下記の部位によって刺激を受ける：

- 胃の膨満または炎症部位。
- めまいまたは乗り物酔いのときの内耳の迷路。
- 嘔吐中枢に近接している化学受容器引き金帯(CTZ)。
- 高次中枢―疼痛、ひどく不快な光景と匂い、興奮、恐れ。

CTZは、脳の第四脳室にあるが、血液脳関門の外側にある。CTZは、化学刺激に敏感である。すなわち**モルヒネ**、強心配糖体(**ジゴキシン**)、耐えがたい吐き気と嘔吐を引き起こすこともある抗癌薬のような多くの薬物による化学刺激に、敏感である。

CTZ内の重要な伝達物質は、アセチルコリン、ヒスタミン、ドーパミン、セロトニンなどである。それらの受容体を遮断する薬物は、吐き気および嘔吐の抑制に有用である。

「むかつき」感または吐き気の後に、嘔吐が起こり、悪心を伴うこともある。毒性物質または大量のアルコールの摂取のようなある種の環境下では、嘔吐は保護作用であり、命を救うこともある。使用する薬物は、嘔吐の原因によって様々であり、原因がわかっているときのみ、薬物を処方すべきである。そうでなければ、投与した薬物によって症状が隠蔽され診断が遅れることもある。

妊娠中、特に、最初の3ヵ月は、つわりが問題になるが、この時期は胎児の発達に損傷を与える可能性が最も高いので、どの薬物の服用も勧められない。

制吐薬の分類

- アセチルコリン(ムスカリン作動薬)受容体拮抗薬(抗ムスカリン薬)。
- 抗ヒスタミン薬。
- ドーパミン受容体拮抗薬。
- フェノチアジン類。
- 5－HT_3受容体拮抗薬。
- その他の制吐薬。

抗ムスカリン薬

ヒヨスチン(スコポラミン)

嘔吐中枢に対するアセチルコリンの作用をヒヨスチンが阻害する。

- ヒヨスチンは、乗り物酔いに、経口投与または経皮パッチとして使用する。薬物の吸収を最大にするために、乗り物に乗る6時間前に投与する。
- ヒヨスチンは、眠気や視野のぼやけを引き起こすこともあり、緑内障には禁忌である。

抗ヒスタミン薬

シンナリジン、シクリジン、メクロジン、プロメタジン

- CTZ内のヒスタミンとアセチルコリン受容体を阻害する。
- この4剤の有効性はすべて同等であると思われるが、作用の長さおよび眠気のような副作用の発生は様々である。
- これらの薬物は、特に、乗り物酔いおよびめまい、耳鳴、メニエール病などの前庭障害の吐き気および嘔吐を治療するために使用する。
- 一般用医薬品の乗り物酔い予防薬もある。例えば、**Sea-legs**®は、**メクロジン**の12.5mg錠剤である。
- これらの薬物は、すべて経口投与で使用するが、**シクリジン**のみ通常筋肉内投与または静脈内投与で使用する。
- **プロメタジン**は、妊娠中の嘔吐に薬物が絶対に必要なときに短期間使用する。この薬物には催奇形性はないと思われる。

ドーパミン受容体拮抗薬

ドンペリドン(Motilium®)、
メトクロプラミド(Maxolon®)

フェノチアジン類はこの分類に入るが、抗ムスカリン薬でもある。例えば、クロルプロマジン(Largactil®)、ハロペリドール、パーフェナジン、プロクロルペラジン(Stemetil®)、トリフロペラジンなど。

作用機序

CTZに対するドーパミンの作用を遮断する。

ドンペリドンのような純粋なドーパミン拮抗薬は、乗り物酔いに効果を示さない。これらの薬物は、たいていの場合、薬物または手術によって誘発される嘔吐を緩和するために使用する。

メトクロプラミド

- 通常、制吐薬として使用する。
- 経口投与および筋肉内または静脈内注射によって投与する。
- 手術後、オピオイド誘発性嘔吐、片頭痛に用いることが多い。
- シスプラチンのような細胞毒性薬による誘発性嘔吐に対して、静脈内投与して用いる。また、5-HT受容体を遮断するので、高用量になるほど有効性が高まる。
- アセチルコリンの作用を増強することによって、消化管に対する制吐作用を発揮する。胃—食道の括約筋の緊張を高め、胃内容物排泄速度を亢進すること(運動促進)によって、嘔吐を軽減する。さらに、十二指腸の拡張と、小腸内の蠕動運動の亢進を引き起こす。
- 緊急麻酔の前に、胃内容物排泄を促進するために使用する。

副作用

- メトクロプラミドは、血液脳関門を通過し、ドーパミン受容体を遮断する。そのため、特に、頸部と顔面筋(顔面痙攣、斜頸、注視発症)に、錐体外路性ジストニアが起こることもある。
- この錐体外路性ジストニアは、小児および青年に起こることが多く、通常の投与量で起こる患者もいる。これはかなり脅威である。この攣縮は、数時間以内に消失するが、ジアゼパムによって抑制できる。
- 20歳未満の患者への使用は制限されている。
- 高齢者の長期的使用により、遅発性ジスキネジーが起こることもある。

フェノチアジン類

- 作用は非特異的で、鎮静作用のような副作用がある。
- オピオイド類、全身麻酔薬、細胞毒性薬のような他の薬物の投与によって引き起こされる吐き気と嘔吐に有用である。
- 放射線疾患または進行した癌の嘔吐にも有用で、前庭障害および乗り物酔いを治療するためにも使用されている。
- **プロクロルペラジン**が最もよく使用されている。**クロルプロマジン**および**ハロペリドール**のような薬物は、抗精神病薬として使用されることが多く、制吐薬としては、他の薬物では嘔吐抑制効果が認められない場合または難治性吃逆の場合に用いる。
- **プロクロルペラジン**はシロップ剤または錠剤として経口投与、坐薬として直腸内投与、口腔製剤として、深部筋肉内注射によって投与して用いる。

副作用

- 上記のメトクロプラミドと同様に、プロクロルペラジンはCNSに対する抗ドーパミン作用に起因する顔面および骨格筋痙攣と注視発症[*1]を引き起こすことがある、
- これらの副作用は若年層によくみられるので、小児の使用は推奨されていない。

5-HT3拮抗薬

ドラセトロン(Anzemet®)、
グラニセトロン(カイトリル®)、
オンダンセトロン(ゾフラン®)、
トロピセトロン(Navoban®)

作用機序

- 化学受容器引き金帯(CTZ)および消化管の5-HT3受容体を遮断する。

適　応

- 極めて有効性の高い制吐薬である。価格が下がるにつれ使用頻度が増している。
- 5-HTの放出を引き起こすシスプラチンのように極度の嘔吐を催す抗癌薬を摂取している患者の嘔吐を予防するために使用する。
- 術後の吐き気および嘔吐を予防または緩和するためにも使用する。

投与経路

- 細胞毒性薬投与の1時間前に経口または経直腸的に投与するか、あるいは静脈内注射または点滴投与を行う。
- これらの薬物のうち小児用は一部のみである(BNF参照)。

副作用

- 便秘。
- 頭痛。
- 静脈内投与後、発作、胸部痛、徐脈が起こることがある。

よく使用される制吐薬の用途と副作用を表6.3に示す。

その他の制吐薬

- **カンナビノイド**は、マリファナ*Cannabis sativa*の誘導体である。ナビロンは合成カンナビノイドで、その用途は、他の薬物では効果が得られない細胞毒性薬投与時に起こる吐き

*1　注視発症　注視クリーゼともいわれる。眼球の上方回転発作。

表6.3　よく使用される制吐薬の用途と副作用

標的受容体と薬物	主な適応症	主な副作用
ドーパミン受容体 プロクロルペラジン メトクロプラミド	術後の吐き気と嘔吐(PONV) 消化器誘発性嘔吐 軽度の化学療法誘発によるもの	錐体外路系副作用、 異常な運動、注視発作
5−HT受容体 (セロトニン) オンダンセトロン グラニセトロン	化学療法誘発性 PONV 放射線療法	軽度の頭痛 便秘 めまい
アセチルコリン (ムスカリン性) ヒヨスチン	乗り物酔い	視力障害 便秘 めまい
ヒスタミン(H_1) シクリジン	つわり 乗り物酔い オピオイド誘発性嘔吐 PONV	鎮静
コルチコステロイド デキサメタゾン	化学療法誘発性 PONV	情緒の変化 不眠症
カンナビノイド ナビロン	化学療法誘発 PONV	不快 鎮静作用 血圧低下

気および嘔吐である。副作用に眠気およびめまいが起こることが多い。

- ベタヒスチンは、ヒスタミンの類似体である。用途は、メニエール病のめまいおよび耳鳴で、内耳の内圧を低下させると考えられている。
- デキサメタゾンは、制吐作用を有するステロイドで、癌の化学療法で使用する。単独投与または、メトクロプラミド、プロクロルペラジン、5−HT_3拮抗薬と併用投与する。

消化管の運動性

便　秘

通常、直腸は空であり、糞便は下行結腸と骨盤内結腸に堆積されている。食物または飲み物によって刺激を受けると、通常毎日ほぼ同じ時刻に同じ回数、結腸は収縮し糞便が直腸に入る。この部位の感受性神経終末が活性化され、排便の衝動が起こる。

健常者集団内では、毎日3回排便する習慣のある人から2-3日毎に1回排便する人まで極めて様々である。糞便に本質的な異常がない場合は、このような人々は下痢または便秘であるというわけではない(コラム6.4)。

便秘の原因

- 排便の衝動を無視。
- 糞便が通過するときの疼痛。
- 食物繊維の少ない食事または水分の摂取が不十分。
- 消化管の輸送遅延。
- 薬物—例えば、オピオイド類、ベラパミルのようなカルシウム拮抗薬、制酸薬、抗ムスカリン薬、抗うつ薬。
- 運動不足。
- 高齢。
- 下剤乱用または高齢による低緊張性結腸。
- 腹部の筋力低下。
- うつ病。
- 疾患。例えば、結腸癌、粘液水腫(甲状腺機能の低下)。

下　剤

下剤は、小腸内の食物の通過を促進する薬物である。

作用機序

下剤は、様々な方法で作用を発揮する。

- 膨張性下剤は、非吸収性残留固形物の容積を増加する。
- 刺激性下剤は、運動と分泌を促進する。
- 浸透圧下剤は、糞便の水分量を増加する。

コラム6.4　便秘

- 便秘は、固形便の排泄回数が、通常の排泄回数よりも減ることである。
- 患者が便秘であると訴えるとき、実際にはどうなのかを確認することが重要である。
- 食事のアドバイスが必要である。食物繊維を多く摂取し、十分な水分を飲むことなど。
- 一般の人々の中で、下剤は最も乱用されている薬物である。
- 下剤は洗浄剤であると考えている患者もいるが、この考えは危険である。
- 乱用により、結腸が弛緩し機能不全に陥り、低カリウム血症を発症することもある。
- 便秘の原因となる疾患がないことを確認する必要があり、腹部痛の診断が確定していない場合、下剤の使用は避けるべきである。

- 便軟化剤は、糞便の堅さを変える(コラム6.5)。

膨張性下剤

高残渣食は、糞便の容積を増加する不消化セルロースを多く含有する。

例えば、果物、緑色野菜、全粒パンなどである。未加工のふすまを食物と共に摂取するのが最も有効性が高いが、患者がふすまに耐えられなければ、メチルセルロース(Celevac®)、イスパキュラハスク(Fybogel®、Isogel®)、ステルキュリア(Normacol®)などを使用する。

作用機序

膨張性下剤と共に摂取する水分量に依存している。膨張性下剤は、消化管からの水分吸収によって効果を発揮する。

- 多量の水分を吸収すると、膨張性下剤は糞便のサイズを増加し粘度(粘着性)を低下させ、その結果小さく硬い糞便が大きく柔かく嵩(かさ)が増える。
- 糞便の粘性が極めて低い場合に、ほとんどまたは全く水分を摂取しないと、膨張性下剤は水分を吸収し、糞便の粘性が増加し流動性が低下する。これは、回腸人工肛門に有用である。

副作用

- 鼓腸および腹部膨満感。
- 流動性糞便ではないときに、摂取する水分があまりにも少ない場合は、結腸が閉塞することがある。
- 就寝の直前に膨張性下剤を投与すべきではない。それは、膨張性下剤による閉塞を予防するために、適量の**水分摂取**を継続しなければならないからである。

刺激性下剤

この薬物グループには、ビサコジル、センナ、ダントロン、ダイオウ、カスカラなどがある。

- 刺激性下剤はいずれも、小腸の運動を促進し、腹部痙攣を引き起こすこともある。
- 腸閉塞の場合は、使用を避けるべきである。

センナ(Senokot®)は、繊維が増加し膨張性下剤に忍容性がない場合に使用する。

ピコスルファートナトリウム(Dulco-lax®)は、便秘のために日常的に使用するのではなく、腸

コラム6.5　下剤

下記の場合を除いて、下剤の使用は避けるべきである:

- 特に、モルヒネおよびその誘導体などの薬物誘発性便秘
- 排便時のいきみが狭心症のような症状を悪化させる可能性があるとき
- 例えば、痔核のように、便秘が出血のリスクを増大させるとき
- 治療後、寄生虫を排泄させるため
- 手術または放射能調査の前に消化管を清浄するため
- 長期的な治療が必要な高齢者の場合

管内排泄物除去のために使用する強力な刺激薬である。

浸透圧性下剤

浸透圧性下剤は、浸透作用によって腸に水分を保持することによって作用を発揮する。

- **ラクツロース**は半合成二糖類で、消化管から吸収されず、浸透圧により水を保持する。その作用発現まで48時間かかる。また、アンモニア産生菌の増殖を抑えるので、肝不全に有用である。副作用は鼓腸、痙攣、腹部の不快感などである。
- **マグネシウム塩**も、この薬物群に入るが、消化管の急性症状には禁忌である。**Epsom®塩**は、硫酸マグネシウムである。
- **グリセロール**は坐薬として用い、浸透圧作用を有している。

便軟化剤

- このタイプの下剤は痔核および裂肛に最も有用である。
- **流動パラフィン**が最もよく知られているが、長期使用によって脂溶性ビタミン(A、D、E、K)の吸収が妨げられる可能性があり、大腸癌の発症に関連していると思われる肉芽腫性反応を引き起こすこともある。

浣腸剤および坐薬

- **グリセロール坐薬**は、直腸に挿入する前に水に浸し便秘の治療に投与する。
- リン酸塩浣腸剤は、手術または検査の前に腸管内排泄物除去が必要な場合に使用し、また便秘のときにも用いられる。
- クエン酸ナトリウムは、便秘のときに微小浣腸剤として直腸から投与する。この薬物は、グリセロールおよびソルビトールを含む粘着性のある溶液5mℓと併用投与する。
- ラッカセイ油(ピーナッツ油)を含む浣腸剤は、埋伏糞便を軟化させ腸管を潤滑化し、腸の運動を促進する。木の実にアレルギーのある患者に投与してはいけない。
- ステロイド浣腸剤の使用目的は、潰瘍性大腸炎のような腸の症状の治療であり、腸の運動の促進ではない。ステロイド浣腸剤は、可能であれば少なくとも1時間腸内に保留させる必要がある。

腸内洗浄溶液

この溶液は、結腸手術または放射線検査の前に腸内に固形内容物がないことを確認するために使用する。この溶液の使用と共に、手術前の数日間は低残渣食を投与するが、便秘の治療ではない。瀉下薬としてピコスルファートナトリウム(Picolax®)を通常使用するが、他には、例えば、Klean-Prep®も使用する。

止瀉薬

下痢は、腸の運動の量、流動性、頻度の増加である。多くの場合、薬物による介入の必要はない。

胃腸炎

- 胃腸炎の場合、下痢は、病原体を排泄するために役立つ。水分と電解質の枯渇を予防することが、特に、高齢者および乳幼児には必要不可欠である。

- Dioralyte®およびRehydrat®のように使用できる水分補給用の経口製剤が多数ある。体液喪失の状態にしたがって、これらの製剤を投与するが、完全な指示書は製品に添付されている。

水を加えて調整した製剤は、冷蔵後に入れなかった場合は調整の1時間後に破棄しなければならないが、冷蔵庫の中では24時間まで保存できる。

- たいていの単純な胃腸炎では、その原因が細菌であったとしても抗菌薬を投与する必要はない。たいていの場合、治療をしなくてもすぐに治る。英国の感染性の下痢は、通常、ウイルス性である。
- 抗菌薬の投与が必要な感染症もある。それは、カンピロバクター腸炎、細菌性赤痢、サルモネラ中毒などである。

腸運動抑制薬

- 消化管の運動を抑制し、内容物の通過を抑制する。
- 合併症のない急性の下痢症状を緩和するが、小児には推奨されていない。

オピオイド類は、腸運動抑制薬として作用する。

- リン酸コデインは、腸の平滑筋のオピオイド受容体を活性化し、蠕動運動を抑制し分節収縮を増大させるため、腸の内容物の通過が遅れ吸収される水分量が増加する。長期使用により耐性が発現することもあり、ときに依存性が発現することもあることが知られている。患者に疼痛も認められるときは、この薬物は2つの目的を兼ね備えた製剤として有用性が高くなる。
- Co-phenotrope（ロモティル®）は、塩酸ジフェノキシレートと硫酸アトロピンとの配合製剤である。塩酸ジフェノキシレートは、構造はペチジンに類似し、作用は腸に対するモルヒネの作用と類似している。アトロピンの添加量は極めて少量であるが、ひとつには乱用を抑制するために添加されている。副作用は、吐き気、嘔吐、腹部の痙攣などである。過剰摂取の場合は、呼吸抑制が起こることもある。
- これら2つの運動抑制薬の作用は、あらゆるオピオイド薬物の解毒薬であるナロキソンによって拮抗される。
- ロペラミド（イモジウム®）は、縦走筋と輪状筋に作用を及ぼし消化管内の内容物の輸送を障害することによって、蠕動運動を抑制するが、それは恐らく消化管の神経叢内のアセチルコリンの放出を抑制することに起因している。
- 吐き気、嘔吐、腹部痙攣などの副作用の可能性がある。

抗菌薬誘発性の下痢

通常、薬物の投与を中止するとすぐにその症状は消失する。

広域スペクトル抗生物質療法により、毒素を産生するクロストリジウム・ディフィシル（*clostridium difficile*）による大腸の重複感染（偽膜性大腸炎）が起こることがある。

- これは、特に、高齢者および衰弱患者に起こる可能性が高いが、どの年齢の患者にも起こりうる。
- 一旦起これば、患者間でうつる可能性もあるので、病院内では隔離することが必要である。
- 抗生物質を投与開始数日以内に、腹部疼痛と発熱を伴い水様性の下痢が起こる。抗生物質投与開始4-6週間後に、感染が起こることもある。

- その感染が、重症の全身毒性症状の原因となることがあり、衰弱患者は死に至ることもある。

消化管運動を促進する薬物

メトクロプラミドは、制吐薬でもあるが、胃内容物排出を著しく促進するので、胃―食道逆流症に用いることもある。

ドンペリドンは、制吐薬としても用いるドーパミン拮抗薬である。

シサプリドは、上部消化管のアセチルコリン放出を促進し、逆流性食道炎に有用である。神経のリズム障害が起こる患者もいる。

憩室疾患

憩室は大腸の弱い箇所に形成される嚢である。憩室は、繊維の少ない食事を摂取している人に起こる傾向があり、下腹部痛と便秘または下痢を引き起こすことがある。繊維の多い食事、膨張性下剤、ふすまサプリメントで治療する。

憩室が感染すると(憩室炎)、腹痛が増し、膿瘍が形成されることもある。急性憩室炎の場合、穿孔の危険性もある。

過敏性腸症候群(IBS)

IBSは、人口の約15%で起こる腸の運動障害で、その特徴は腹部疼痛と排便習慣の変化である。この排便習慣の変化は、下痢から便秘まで様々である。原因は不明であるが、その症状は小麦粉のようなある種の食物によって誘発される。ある種の食物の除去や繊維の多い食物の摂取に変更するといった食事の変化に反応する患者もいる。過敏性腸症候群には精神的な要素もあると思われ、カウンセリングも有用である。

薬物療法は対症療法で、メベベリンまたはハッカ油のような抗痙攣薬の使用などである。

抗痙攣薬

これらの薬物は、腸の弛緩を促進し蠕動運動を低下させ、消化管の筋肉の痙攣に起因する疼痛の緩和のために使用する。これらは、憩室疾患および過敏性腸症候群の緩和に有用である。

抗痙攣薬には、抗ムスカリン薬(抗コリン作動性の)および腸の平滑筋を直接弛緩させる薬物がある。

抗ムスカリン薬

アトロピン、ジシクロベリン(Merbentyl®)、
ヒヨスチン(Buscopan®)、
プロパンテリン(プロ・バンサイン®)

- これらの薬物は、腸の平滑筋に作用する副交感神経伝達物質アセチルコリンの効果を低下させることによって、腸の運動を低下させる。アセチルコリンは、通常、消化管の平滑筋の蠕動運動と収縮を促進する。
- **アトロピン**は、コリン作動性伝達の遮断によって起こる副作用が他の薬物よりも極めて強いために、この作用のためにはもはや使用されない。
- **ジシクロベリン**は、副作用が少なく、平滑筋への直接作用の有効性は高い。

- **ヒヨスチン**は、消化管の痙攣と腎疝痛で、平滑筋を弛緩するために使用される。また、一般用医薬品のBuscopan®として販売されている。ヒヨスチンは、急性痙攣時に筋肉内および静脈内注射で投与し、内視鏡検査時に弛緩を促進するために投与する。

副作用

抗ムスカリン作用および便秘、尿意切迫、尿貯留、頻脈、動悸、口の渇き、特に高齢者では目まいが起こることもある。

その他の抗痙攣薬

アルベリン(Spasmonal®)、メベベリン(Colofac®)、ハッカ油(Mintec®)

これらの薬物はすべて腸壁の**平滑筋に直接作用する弛緩薬**であると考えられている。**重篤な副作用はなく**、過敏性腸症候群(IBS)に有用であると思われるが、その反応は様々で期待外れのこともある。これらの薬物は**痙攣と膨満感を緩和**する。ハッカ油は、カプセル剤として投与し、鼓腸を緩和するために用いる。メベベリンは一般用医薬品として販売されている。

慢性炎症性腸疾患

慢性炎症性腸疾患には潰瘍性大腸炎とクローン病がある。原因は未だよく分かっていないが、本来慢性および再発性で、15歳−40歳の間に診断されることが多い。潰瘍性大腸炎の発症部位は、大腸とその粘膜に限定されるが、クローン病は回腸(小腸)に発症することが最も多く、消化管のいずれの部位にも発症する可能性がある。治療には薬物療法と栄養療法が重要である。重症の症例は手術が必要なこともある。

薬物療法

薬物療法の目的は、炎症の緩和と寛解の促進である。

腸の炎症過程に関わる化学物質は、イオン分泌および下痢を誘発するキニンおよびプロスタグランジンである。抗炎症作用のために用いる薬物は、アミノサリチル酸およびステロイド類である。

グルココルチコイド類(ステロイド類)

プレドニゾロン、ブデソニド、ヒドロコルチゾン

これらは、抗炎症作用を有している(節7.2参照)。直腸またはS字結腸に炎症がある場合は、ステロイド類の**泡状製剤**および**坐薬**を投与する。広範性の疾患の場合は、4−8週間の短期間経口ステロイドを投与することが必要である。

ブデソニドは吸収があまりよくないので、副作用は少ないが、必ずしも有効でない場合もある。

重症症例は、入院が必要で、ステロイド類を静脈内投与する。

アミノサリチル酸

スルファサラジン(サラゾピリン®)、メサラジン(Asacol®、Ipocol®、Mesren®、Pentesa®、Salfalk®)、バルサラジド(Colazide®)、オルサラジン(Dipentum®)

- 最も古い薬物はスルファサラジンであり、潰瘍性大腸炎の寛解を維持するために長年使用されてきた。疾患が直腸に限定される場合は、坐薬として使用する。
- 作用は部分的にしか解明されていないが、

プロスタグランジンの合成を妨げ抗炎症作用を発揮する。

- 軽度の急性症状にのみ有効で、効果発現までに6–8週間かかる。
- 経口ステロイド類の方が、短期間で寛解に至り、その後寛解を維持するためにアミノサリチル酸を使用する。
- スルファサラジンは、リウマチ性関節炎を治療するためにも使用されてきた。

アミノサリチル酸は、いずれも血液疾患を伴い、患者から説明できない出血または挫傷の報告もある。

痔　核

収斂作用によって症状を軽減する緩和製剤が使用されている。それは、ビスマスおよびAnusol®クリーム剤、軟膏剤、坐薬のような酸化亜鉛製剤である。

重症の疼痛には局所麻酔薬を用い、裂肛が存在するときは腸の開腹の前に**リドカイン**軟膏剤を用いる。これらの薬物は直腸内粘膜を通じて吸収されるので、過剰な塗布は避けるべきである。

例えば、Anusol-HC®のように、ステロイド類の短期使用と併用投与する場合もある。

特に、脱肛の場合、**油性フェノール注射剤**を痔核に注入する。

第7部

内分泌系

7.1 膵島と糖尿病

第7部は、かなり大容量で、糖尿病などの内分泌障害の治療に使用する薬物ばかりではなく性ホルモンと避妊および妊娠に関する薬物を含む。

膵臓は、血糖値を調節する2つのホルモンを産生する。**インスリン**は、ランゲルハンス島のβ細胞によって産生され、血糖値が上がると分泌される。インスリンの全身作用は、糖の利用増加と血糖値の低下である。**グルカゴン**は、血糖値が低くなると膵島のα細胞によって産生され、肝臓で貯蔵されているグリコーゲンの糖への変換を促進し、血糖値が上昇し、低血糖を防ぐ。

糖尿病は、持続的に血糖値が上昇することを特徴とする症候群で、それはインスリン欠乏症またはインスリン抵抗に起因している。糖尿病患者は、英国では250万人を超え(糖尿病UK2008年)、全世界では1億2千万人を超えている。健常者の血糖値の正常範囲は、4.0－7.0mmol/ℓ[*1*2]である。

1型糖尿病は、インスリンを産生するβ細胞が破壊される自己免疫疾患である。永久に、インスリンは全く分泌されない。2型糖尿病は異なる疾患である。2型糖尿病の患者は未だ幾分インスリンを産生するが、その量が少ないかまたは細胞がインスリンの作用に対して抵抗性を示す(インスリン抵抗)。1型よりも2型糖尿病患者の方が極めて多い(全糖尿病患者の95%を占める)。英国では2型糖尿病の発症率は増加しており、それは、肥満、高血圧、心疾患と関連している。

インスリンの作用

- インスリンの分泌は、血糖値に依存している。
- 昼夜を通じて、低い基礎レベルのインスリンが分泌されているが、食後血糖値が上昇すると、多くのインスリンが分泌される。食間と食後では、インスリン濃度は7−10倍も異なる。健常者のインスリン分泌量は約30−40単位/日である。
- インスリンは、糖がほとんどの体細胞に取り込まれエネルギーとして使用されるために必要である。糖が過剰になれば、インスリンは、糖を肝臓および筋肉中にグリコーゲンとして貯蔵し、脂肪組織に脂肪として貯蔵するように促す。
- 十分なインスリンがなければ、体は糖を利用することができないため、血中に糖が蓄積し(高血糖症)、尿中に排泄される。

標的細胞に対するインスリンの作用

- インスリンは、体のほとんど全ての器官、特に筋肉、肝臓、脂肪組織によって、糖が迅速に取り込まれ、貯蔵され、利用されるように促す。
- インスリンが標的細胞の表面の特異的膜受容体タンパク質に結合すると、その細胞が活性化し細胞の反応を引き起こす。結合の数秒以内に、すべての体細胞の約80%が糖に対して高い透過性を持つようになる。このため、糖が特異的担体によって細胞に迅速に取り込まれることが可能になる。

＊1　本邦では血糖値はmg/dℓで表される。健常者の正常範囲は、空腹時血糖が125mg/dℓ以下である。
＊2　糖尿病のう診断基準は、空腹時血糖126mg/dℓ以上、75ｇ糖負荷試験で、2時間後の血糖値が200mg/dℓ以上、随時血糖値が200以上とされている。

> 脳による糖の取り込みは、インスリンの分泌に依存しない。

1型糖尿病

- インスリン依存性糖尿病(IDDM)をいう。
- インスリンが産生されないのでインスリンを注射しないと、いずれ患者は死亡することになる。
- 自己免疫疾患で、その原因は完全にはわかっていない。膵臓のβ細胞は、抗体に攻撃され、結局完全に破壊される。
- この疾患の遺伝的素因を持っている人がいるが、発症するためには環境的要因も必要である。それはウイルスであると思われる。
- この疾患の発症率は、11−12歳の頃が最も高い。いずれの年齢でも発症することがあるが、40歳を超えて発症することは稀である。

数週間または数ヵ月間かけてかなり急激に発症し、多尿(多量の尿を排泄)、口渇、多飲(多量に飲む)、体重減少、エネルギー欠乏の症状を伴う。

治療をしないと、体はエネルギーのために脂肪を利用しなければならず、その過程でケトンを産生する。このケトンは酸性で、血液中に蓄積し、尿中に排泄される。インスリン投与を受けなければ、ケトアシドーシス性昏睡が起こることもある。これは医学的緊急事態で、患者は脱水状態になり、電解質不均衡およびアシドーシスになる。

2型糖尿病

- これは、インスリン抵抗性またはインスリン欠乏症に起因して起きる。体内に利用できるインスリンはあるが、体がこのインスリンを適切に使用することができない。
- 糖尿病患者の大部分は2型糖尿病患者で、その数は世界中で増加している。
- この糖尿病は肥満に起因しており、かつては中高年の疾病と考えられていたが、現在では小児の発症もみられる。
- 発症は潜行性で、何年も2型糖尿病の発症に気付かないこともある。
- 健康的な食事を摂取し、体型を保ち十分に運動することによって、2型糖尿病の発症を予防または遅らせることができる。
- 2型は、通常食事療法または錠剤によってコントロールできるが、最終的にインスリンの注射が必要になる患者もいる。
- 今のところ糖尿病が治ることはない。治療の目的は血糖値のコントロールと長期的な合併症の発症の予防である。

糖尿病の長期的な合併症

糖尿病の合併症には、大動脈、冠状動脈、頸動脈、大腿動脈のような大血管への影響がある。アテロームが急激に沈着するようになり、心血管疾患のリスクが高くなる。

微小毛細血管も、血糖値上昇の影響を受け、その結果、眼疾患(網膜症)、腎疾患(腎症)、神経伝導障害(末梢神経障害)が起こる。

合併症を防ぐためには、血糖値をできるだけ正常範囲に保つ必要がある。血圧も厳密にコントロールし、心血管系リスク要因は治療する必要がある。

糖尿病の食事療法

1型糖尿病の患者には、インスリンの注射が必要であるが、食事療法も重要である。

患者とその家族は、常に栄養士に相談し、避ける必要のある食物に関してアドバイスを受ける。

食事は、アテロームの沈着を軽減するために、動物性脂肪の少ないバランスのとれた食事にすべきである。これは、誰もが摂取すべき健康食である。

炭水化物は、パン、米、じゃがいもに含まれるような長持ちする「でんぷん」で摂取すべきである。速効性の糖質を含む食物でばかり摂取すべきではない。

毎日少なくとも5皿の果物および野菜を摂取すべきであるが、果物は速効性の糖質である果糖を含んでいるので無制限に摂取することはできないことを忘れてはならない。

「糖尿病用」というラベルのついた食物の使用は、不必要で値段が高いので推奨できない。

2型糖尿病患者は、通常、減量する必要があり、どのように達成するかのアドバイスを受けることが必要である。

運　動

当然ながら現在可能であれば、定期的な運動は誰にでも推奨されている。すなわち、30分間の中等度の運動を少なくとも5回/週行うことが推奨されている。運動により、爽快感が得られ、体重減少と健康増進に役立つ。

インスリン療法

インスリンは、1922年に膵臓から最初に単離され、1型糖尿病患者のインスリン値が、急激に減少し死亡する状態から健常者の実際の値まで急速に変化した。

- 注射によるインスリンの投与は、できるだけ通常の膵臓によるインスリンの産生に似ていなければならない。体のインスリンの必要量は、分刻みで変わるので、これは難しいことである。
- インスリンは、タンパク質なので消化管内で酵素によって不活性化されるため、経口投与することはできない。通常、大腿部および腹壁への皮下投与を行うが、その注射部位は意図的に変えていく。上腕または臀部に注射をする患者もいる。
- 注射回数は、4回/日または5回/日までなることがあり、これが最も困ることであるという患者もいる。新しい極細のインスリン注射針を用いることによって、現在では注射による痛みは消失している。
- インスリンは微細なタンパク質でその基本構造は全ての哺乳動物種に共通なので、患者の治療に動物のインスリンを用いることもできる。

ウシインスリンとヒトインスリンの違いは3つのアミノ酸であり、ブタインスリンとヒトインスリンの違いは1つだけである。現在では、遺伝子組換えのヒトインスリンの方が、動物インスリンよりも用いられている。

糖尿病のインスリン療法の適応：

- Ⅰ型糖尿病
- 年齢に関係なく、ケトアシドーシスの症状を呈しているすべての患者
- 経口投与の効果がないあらゆるタイプの糖尿病
- 例えば、心筋梗塞などの合併症を有する患者
- 妊娠
- 手術

インスリン療法の目標

- 症状の消失。
- 理想的な体重の維持。
- 血糖コントロールの最適化—患者に過度な強迫感を持たせないようにする。
- 合併症の予防または疾患進行の抑制。
- 冠動脈性心疾患の関連リスク要因の軽減。

患者と医療チームとの親密な協力関係が必要で、患者が自分自身の治療に関する決定に関与すべきである。インスリンの投与量は個別に調節することが必要である。

糖尿病ではない健常者の空腹時血糖は4.3mmol/ℓに極めて近い値で、食後血糖値は7.0mmol/ℓを超えない。

糖尿病の治療目標は、低血糖に陥らせることなく、血糖値をできるだけ正常な生理的レベルに近い値に保つことである。

血糖値の自己管理

- 目標は、食間および食前の血糖値を、4–7mmol/ℓに保つことである。
- 1型糖尿病の食後2時間の目標血糖値は7.8mmol/ℓ未満であるが、2型糖尿病では9mmol/ℓまで許容できる。
- 糖尿病患者は、通常、インスリン注射と血糖値計測を自分自身で行う。
- 指先穿刺による血糖値測定を4回/日行い、インスリン投与量および運動を、その測定値に従って調節する。

HbA1c値

これは、もうひとつの血糖値コントロールの評価方法である。HbA1c値は、血中の糖を運搬しているヘモグロビン(Hb)(糖化ヘモグロビン)の割合の測定値である。HbA1c値は、血糖値よりも変化が遅れ、2–3ヵ月間の血糖コントロールの測定値である。糖尿病ではない健常者の正常値は、6.5%未満*1である。

英国国立臨床研究所(NICE)は、糖尿病患者の目標値を6.5%–7.5%にすべきであると推奨している。

利用可能なインスリンの種類

インスリンの半減期は5–6分である。肝臓ですぐに分解されるので、インスリンは体内で必要に応じて放出されるのが理想的であり、補充療法で注入投与するのは理想的ではない。

徐放性製剤は、この問題を克服するために開発された。インスリンの作用を長期化するために、亜鉛またはタンパク質と結合させている。

インスリンの主な種類：

- 速効・短時間作用型インスリン製剤。アスパルトおよび可溶性インスリンのような類似体
- 中間作用型インスリン製剤。例えば、イソフェンインスリン
- 長時間作用型インスリン製剤。例えば、インスリン亜鉛懸濁剤および類似体。インスリン

*1　本邦でもHbA1cが、6.5%以上で糖尿病とされる。

グラルギンなど。

インスリンの種類とその作用の要約を表7.1に示す。

インスリンの作用の特性は下記の要素によっても影響を受ける：

- 投与量
- 注射部位
- 注射の技術
- 運動
- 温度
- インスリンの動物種（例えば、ヒトまたはブタ）

短時間作用型インスリン

可溶性インスリン（ヒト由来—アクトラピッド®,, ヒューマリン S, ヴェロスリン, Insuman Rapid。ブタ由来—Hypurin Porcine Neutral, Hypurin Bovine Neutral, Pork Actrapid）

- インスリンの本来の形。
- 透明な溶液。フェノールのような添加剤は、微生物の生育を防ぐ。
- 食事の15–30分前に注射する。
- 緊急時に使用する。例えば、糖尿病性ケトアシドーシスおよび手術。
- 皮下投与だけでなく静脈内投与および筋肉内投与によっても投与できる。
- 静脈内投与の場合の半減期は僅か5分で、作用時間は僅か30分である。

皮下投与の場合は、約30分–1時間で作用が発現し、ピーク作用時間は2–4時間で、作用持続時間は4–8時間である。

組換えヒトインスリン類似体——作用の発現が最も速い——リスプロインスリン（ヒューマログ®）、インスリンアスパルト（ノボラピッド®）、インスリングルリジン（Apidra®）

改良型可溶性インスリン（2つのアミノ酸を入れ替えた）

- 可溶性インスリンよりも作用の発現が速く作用時間が短い。
- そのため食前の血糖値は高く、食後の血糖値は低くなる。
- 低血糖の起こる回数が少ない。
- 食事の直前または食事中に注射をすればよいので便利である。
- 静脈内投与もできるので、糖尿病による緊急事態または手術時にも使用できる。（訳者注釈：超速効型は日本では静脈注射できないことになっている）

皮下投与の結果、10–20分で作用が発現し、ピーク作用の持続時間は1時間で、作用持続時間は3–4時間である。

中間作用型インスリン

中間型インスリンは、作用の発現が速く、インスリンの作用時間を延長するために何を混合したかによってその作用時間は異なる。

イソフェン・インスリン注射液（ヒト由来——インスラタード®, ヒューマリン I®, Insuman Basal®。動物由来——Hypurin®,ウシイソフェン, Hyperion®,ブタイソフェン, Pork Insulatard®）

等量の可溶性インスリンとプロタミン（タンパク質）が結合して、結合対を形成する。これらは常に等量である。このインスリンは、体に作用する前にそれ自体をプロタミンからを分離しなければならない。

- 作用発現までに1–2時間かかり、ピーク作用

表7.1　様々な種類のインスリンの作用の違い

インスリンのタイプ	商 標 名	皮下投与後			解　説
速 攻 作 用 型		作用発現	作用のピーク	作用持続	
組換え ヒトインスリン 類似体	リスプロインスリン （ヒューマログ®） インスリンアスパルト （NovoRapid®） インスリングルリジン （Apidra®）	5-20分	30-60分	2-5時間 2-4時間	アミノ酸の構造を少し変えて作用の発現を速くし作用持続時間を短くした
可溶性インスリン （インスリン注射； 中性インスリン）	ヒト由来インスリン： Actrapid®, ヒューマリン S®,ヴェロスリン®, Insuman Rapid® 高純度動物インスリン： Hypurin Bovine Neutral®, Hypurin Porcine Neutral®, Pork Actrapid®	30-60分	2-4時間	4-8時間	体内インスリンに類似した構造 Porcine 1 AAはヒトと異なる。
中 間 型					
イソフェンインスリン （イソフェン プロタミン、 イソフェンNPH）	インスラタード®, ヒューマリン I® Insuman Basal® Porcine and Bovine Isophane®, Pork Insulatard®	1-2時間	5-8時間	12-18時間	可溶性インスリンとプロタミン（タンパク質）を等量含有

表7.1　様々な種類のインスリンの作用の違い－続き

インスリンのタイプ	商 標 名	皮下投与後			解　説
長時間作用型		作用発現	作用のピーク	作用持続	
インスリン亜鉛懸濁剤	Hipurin Bovine Lente®, Hipurin Bovine PZI®	1-2時間	6-20時間	36時間以下	亜鉛を混合し作用時間を長くした
基礎インスリンの類似体	グラルギン(ランタス®) デテミル(レベミル®)	90分	平坦	24時間	アミノ酸の構造を変えて作用が長時間持続するようにした
二相性インスリン					
二相性イソフェン	Human Mixtard®10, 20, 30, 40, 50 Hypurin Pork®30/70 ヒューマリン®M3 Insuman Comb®15, 25, 50	速効型可溶性と中間型イソフェンの配合製剤 Mixtard 10は10%可溶性と90%イソフェンである。 注射の回数を減らした。2回/日が多い。 通常30%可溶性と70%イソフェンを含有。			
二相性リスプロインスリン 二相性アスパルト	ヒューマログミックス®25 Humalog Mix®50 NovoMix®30	25%リスプロと75%インスリンリスプロプロタミンを含有 各々50%含有 30%アスパルトと70%アスパルトプロタミンを含有			

時間は4−8時間で、作用持続時間は8−12時間である。

- 中性プロタミンHagedorn (NPH) のピーク作用時間は3−5時間で、作用持続時間は14±3時間である。

長時間作用型インスリン

インスリン亜鉛懸濁剤(配合)(IZS)。
例えば、Hypurin®, Bovine Lente, Protamine Zinc Insulin Hypurin®,ウシプロタミン亜鉛

インスリンよりも亜鉛の方が多く含まれている。インスリンは結晶化しており、この結晶のサイズが様々なので、作用時間も様々である。結晶が小さくなると、それに比例して表面積が大きくなり、それに伴い作用の発現が速くなる。

懸濁剤には過剰の亜鉛が含まれており、可溶性インスリンと結合し、長時間作用型インスリンになるので、可溶性インスリンと混ぜてはいけない。

- 作用の発現まで2−4時間;ピーク作用時間は6−20時間;作用持続時間は36時間まで。

長時間作用型類似体インスリン

インスリンデテミル(レベミル®),インスリングラルギン(ランタス®)

- 長時間作用型基礎インスリンは通常1回/日就寝時に投与する。
- ヒトインスリンは組換えDNA技術によって生産される。
- 透明なインスリン。他の種類のインスリンと混ぜてはいけない。
- 注入すると、皮下組織に微小沈殿物を形成し、吸収を遅らせ作用時間を延長する。
- 適正な一定量の基礎インスリンを供給することが可能で、他の中間型および長時間作用型インスリンにみられる望ましくないピーク効果は除去されている。
- 24時間全身に一定の低用量のインスリンを継続して供給できる。

二相性インスリン

これは、短時間作用型インスリンとイソフェンインスリンを一定の比率であらかじめ混合した製剤で、製造業者によってペン型またはバイアル型の容器に入れて製造されている。

可溶性インスリン成分またはその類似体成分は迅速に作用し、イソフェン成分は長時間作用する。このため、朝食前と夕食前の1日2回の投与が可能である。

二相性イソフェンインスリン

Human Mixtard® 10, 20, 30, 40, 50;
ヒューマリン®M3, Insuman® Comb 15, 25, 50
Pork Mixtard 30®, Hypurin®
ブタ30/70配合剤

この数字は、配合製剤中の可溶性インスリンのパーセントを表している。例えば、**Human Mixtard® 30**および**ヒューマリン® M3**は、30%の可溶性インスリンと70%のイソフェンインスリンを含有している。

必要な混合物は、あらゆる割合で混合され製品化されているので、改めて混合する必要はない。

このため、患者のコンプライアンスが向上する。10%の可溶性インスリンと90%のイソフェンの組み合わせから、50%の可溶性インスリンと50%のイソフェンの組み合わせの配合製剤まで入手可能である。

最もよく使用される製剤は、30%の短期作用型インスリンと70%のイソフェンの配合製剤である。

二相性リスプロインスリン

ヒューマログミックス25®と50®

25%または50%のリスプロインスリンと、75%または50%のリスプロプロタミンの配合製剤である。

二相性インスリンアスパルトNovomix®30

30%のインスリンアスパルトと70%のアスパルトプロタミンの配合製剤である。

様々な種類のインスリン製剤の要約は表7.1に示す。

> ! インスリンの作用時間は、各個人によって異なるので、各人毎に患者の評価をすることが必要である。

インスリンの投与

英国のインスリンの標準単位は、100国際単位/mℓである。

この単位は、省略すべきではない。

少量で、特殊なインスリン注射器を用いると正確に測定できる。

- 皮下注射後の吸収は変わりやすく多くの因子の影響を受ける。例えば、注射の部位、角度、深さと一日のうちの時刻、環境温度、月経周期、使用したインスリンの種類と製剤などである。
- 大腿部からの吸収が最も遅いが、これは運動によって影響を受ける。
- ヒトインスリンと動物インスリンの間に効力の差はない。ヒトインスリンの方が、動物インスリンよりも皮下組織からの吸収は僅かに速く、作用時間は僅かに短い。ヒトインスリンを使用する主な理由は、生物学的活性の違いではなく、免疫原性が低いからである。
- ヒトインスリンの方が、動物インスリンよりも使用後の低血糖発作の兆候が少ないという報告もある。
- 吸収率は、喫煙、アルコール摂取（血管拡張）、**プロプラノロール**（末梢血管収縮）および**ニフェジピン**（血管拡張）のような薬物の影響を受ける。
- I型糖尿病の問題は、インスリン欠乏症ではなくてインスリン療法であると言われている。これは、適切な種類のインスリンを選び、その適正な投与計画を立てることが難しいからである。

インスリン投与計画

使用できるインスリン、注射器、ポンプが多数あるため、そのうちから最適なものを選び出すことは困難なことになる。

全体としての目標は、その個人が達成可能な範囲で、血糖値を正常値になるべく近づけることである。

1型糖尿病若年患者の場合、体のインスリン分泌パターンを模倣する必要がある。すなわち、食事およびスナックを摂取した後には利用するインスリンが急激に増加し、食間および夜間には急激に低下する。

インスリンの注射によって、同様のインスリンの変化を得るためには、継続的に血糖値をモニターし、1分毎にインスリンを調節する必要がある。これは未だ実現していない。

一般的なインスリン投与計画

1. 短時間作用型インスリンと中間作用型インスリンの配合製剤の2回/日投与

今日では、通常、あらかじめ混合しバイアル型またはペン型の容器に挿入してあるので(二相性インスリン)、患者が混合することはできない。

- 長所—注射2回/日のみ。
- 短所—融通が利かない。低血糖のリスクを避けるために昼食は時間通りに摂取しなければならない。

最も一般的な混合の割合は、30%可溶性インスリンと70%イソフェンである。

注射は、必ず8時間以上間隔を開けるべきであり、できれば10時間以上開ける方が望ましい。

食後の高血糖が問題であれば、配合製剤中の可溶性インスリンの割合を増やす。

2. イソフェンの2回/日投与

低血糖のリスクを最小限に抑えた血糖コントロールが可能になる。

- 特に2型糖尿病の高齢患者で経口血糖降下薬からインスリンに変えるときが有効である。
- 2型糖尿病患者の場合、朝食前または就寝時にインスリンを1回/日のみ投与するだけでよい場合もある。

3. 基礎/ボーラス投与計画

これは、通常、急性発症の糖尿病に最適な投与計画である。

短時間作用型インスリン(可溶性インスリンまたはアスパルトのようなインスリン類似体)は、食事前に3回/日投与し、イソフェンまたは長時間作用型インスリン類似体(例えば、グラルギン)は、就寝時に投与することによって、24時間インスリンの基礎レベルを保つことができる。

この投与計画は、食事のときにボーラス投与を行うことによって、体のインスリンの基礎分泌を模倣している。

- 長所—ライフスタイル、食事の時間、食事の量、運動する時刻の融通性。
- 短所—4回/日の注射が必要。

基礎インスリンは、通常、深夜の投与が一番よい。こうすると、夕方に投与した可溶性インスリンの作用との重複を軽減できる。

- たいていの患者は、他の食事に比べて朝食時に可溶性インスリンを必要とする。
- たいていの患者は、昼食時には可溶性インスリンの必要性が少ない。
- インスリンの必要量は、個人のライフスタイルによって異なる。
- 必ずしも2回/日のインスリン投与よりも、優れた血糖コントロールが達成できるわけではない。

速効作用型の類似体インスリンを食事前に最高5回/日まで投与し、夜間に長時間作用型インスリンを投与する場合もある。

4. 皮下点滴ポンプによるインスリンの持続投与

あらかじめ計画した基礎インスリンを持続的に投与し、さらに食物を摂取する毎にボーラス投与を行う。カニューレを通じて腹部に投与するミニポンプを装着する。

この方法は、ある種の患者に対してNICEが

認可している。この方法によって最も優れた血糖コントロールが得られ、忍容性も良好である患者もいる

長所：

- 正常な状態に最も近いインスリンの機能が得られる。
- ライフスタイルの融通性。
- 運動に対する調整が簡単にできる。

短所：

- 装置およびディスポーザブル製品のコストがかかる。
- ポンプを装着することの不便さ。
- 腹部に障害が起こることがある。

インスリン療法の副作用

低血糖

これは、インスリン投与直後に起こる可能性のある主な副作用である。低血糖の結果、意識喪失が起こる可能性がある。これは、インスリン注射後、食物を摂取する前に起こる。

食間と夜間に低血糖のリスクが最も高くなる。原因は、インスリンの極めて高い用量の投与、不規則な食習慣、異常なレベルの運動、アルコールの過剰摂取などである（表7.2）。

> ！ 血糖値を4mmol/ℓ未満にしないことが重要である。「4が下限」

低血糖の兆候と症状

脳は、エネルギー源として全面的に血糖に頼っているので、血糖値が低くなると最初に症状が現れる器官である。

- 最初は、僅かな頭痛が起こるのみであるが、血糖値が下がるにつれて思考過程が混乱する。次に精神錯乱が起こり、異常な行動をとることもあり攻撃的になることが多い。
- 低血糖の症状は、振戦、顔面蒼白、発汗などで、それらはアドレナリン（エピネフリン）放出に起因している。
- 血圧は正常かまたは僅かに上昇することもある。
- 症状が改善されなければ、意識の喪失が起こる。
- 長年糖尿病を患っている患者には、低血糖の警告症状が発現することは少ない。

表7.2　インスリン要求量の変化

インスリン要求量の増加	インスリン要求量の低下
ストレス	腎臓または肝臓の障害
事故または手術による外傷	内分泌障害。例えばアジソン病
思春期	脳下垂体機能低下症
妊娠の2番目および3番目の三半期	セリアック病

低血糖の治療

患者に十分に意識があり協力的な場合は、経口グルコースまたは砂糖入りの食物を投与する。糖尿病患者は、低血糖に備えて、常に何らかのグルコースを保持すべきである。低血糖を感じた場合は、最初に10−20 gのグルコースを摂取すべきである。グルコース10 gは、角砂糖約3個分または砂糖のティースプーン2杯分である。食事ではなくLucozade、コカコーラ、Ribenaなどの糖分入りの発泡性飲料も利用できる。

グルコースの口腔投与用のゲル状製品であるGlucogel®が利用できる。

意識喪失を引き起こす低血糖は、緊急症状である。このような場合は、グルカゴン1mgの筋肉内投与によって治療する。グルカゴンは、ランゲルハンス島のα細胞によって産生されるホルモンである。この作用は、インスリンの作用と拮抗する。グルカゴンは、血糖値が低下すると分泌される。グルカゴンは、肝臓に貯蔵されているグリコーゲンのグルコースへの変換を促進し、血糖値を上げる。

できるだけ早く、患者は持続性の炭水化物、例えば、トーストを摂取すべきである。

患者が意識を失った場合は、低血糖を治療するためにグルコースの静脈内投与を行う。すなわち、20%のグルコース溶液50mlを末梢の大静脈に投与する。グルコースは刺激性物質で、特に、注射針が静脈から漏れて組織に浸入すると、周りの組織に刺激を与える。

脂肪肥大

同じ部位に繰り返し注射を行うと、皮膚の下の脂肪の堆積層に変化が起こることがある。脂肪が塊の多いごつごつした状態になり、醜いしこりのようになることもあるが、これ自体は有害ではない。このような部位は、吸収が不安定になる可能性があるので、これ以上注射すべきではない。

インスリンと薬物の相互作用

最も重要な相互作用は、血糖値の上昇または低下を引き起こす作用である。

インスリンの作用を増強する薬物

- β遮断薬は、インスリンの血糖降下作用を増強し、低血糖の症状、例えば、振戦などを隠蔽することもある。低血糖からの回復が遅くなる。通常、我々は低血糖になるとアドレナリン(エピネフリン)を放出し、それが血糖値を増加させる。β遮断薬は、アドレナリン受容体を遮断し、これを妨げる。プロプラノロールのような非選択性薬物によるリスクは高いが、アテノロールのような心選択性薬物によるリスクは低い。
- アンジオテンシン変換酵素(ACE)阻害薬により感受性が高まる患者もいる。低血糖の発症率が3倍になったという臨床試験の報告が1件ある。
- アルコールは、血糖降下作用を増強する。
- 抗うつ薬のモノアミンオキシダーゼ阻害薬(MAOI)は、血糖降下作用を増強する。モクロベミドにはそのような作用はないと思われる(節4.5参照)。
- アナボリックステロイド類。例えば、ナンドロロンおよびテストステロンが、インスリンの血糖降下作用を増強する可能性が認められた患者もいる。約1/3の患者には、インスリンの投与量を平均して1/3減少させることが必要である(Stockley、2005年)。この理由は不明である。

- 抗マラリア薬としてまた時には抗痙攣薬として使用されるキニーネが、糖尿病ではないためインスリンを摂取していない患者に、低血糖を引き起こすことがあった。糖尿病患者に対するキニーネの血糖降下作用に関する研究は行われていない。
- 高用量のアスピリンは、血糖値を下げることがある。

インスリンの作用に拮抗する薬物または耐糖能を損なう薬物

- コルチコステロイド。例えば、プレドニゾロンは、血糖値を上げ糖尿病を誘発することがある。
- レボチロキシン。
- フロセミドは、血糖値を上げることがある。チアジド系利尿薬(例えば、ベンドロフルメチアジド)は血糖値を上げ、糖尿病のコントロールに悪影響を与えることがある。
- 経口避妊薬およびホルモン補充療法は、インスリンの調節が必要なこともある。
- カルシウムチャネル遮断薬。例えば、ごくまれにニフェジピンの影響の報告がある。予防措置は必要ないように思われるが、血糖コントロールへの影響をモニターすることは必要である。
- リチウムは、耐糖能を損なうことがある。
- クロルプロマジン、クロザピン、リスペリドン、オランザピンのような抗精神病薬は耐糖能障害のリスクの上昇を伴う。
- 喫煙者はインスリンの必要量が増加することを示す研究結果があった。これは、末梢の血管収縮のためにインスリンの吸収量が低下し、インスリン作用に拮抗するホルモンの量が増加したためと思われる。

経口糖尿病薬

これらは、食事療法だけではコントロールできない2型糖尿病の治療に用いる。食物およびライフスタイルの改善を少なくとも3ヵ月継続して行う。それでもよい結果が得られない場合はこれらの錠剤が必要である。

経口糖尿病薬には下記のような薬物群がある:

- ビグアナイド系化合物。例えば、メトホルミン。
- スルホニル尿素化合物。例えば、グリクラジド。
- グリタゾン。例えば、ロシグリタゾン。
- 食後の糖調節薬。例えば、ナテグリニド。
- 酵素阻害薬。例えば、アカルボース。

2種類以上の糖尿病薬を摂取している患者もいる。

2型糖尿病の患者の大部分は体重過剰であり、インスリン抵抗性が主に問題になる。2型糖尿病に関しては、体のインスリン感受性を高める必要がある。メトホルミンおよびグリタゾンは、インスリン抵抗性改善薬である。

2型の糖尿病患者が体重過剰でなければ、問題はインスリンの分泌が不十分である可能性が高い。この場合は、膵臓を刺激してさらに多くのインスリンを産生させる薬物が必要である。スルホニル尿素化合物および食後の糖調節薬がこのように作用する。

インスリン抵抗性改善薬

インスリン抵抗性改善薬は、直接インスリン抵抗性に対して作用する。

ビグアナイド系化合物―メトホルミン

1950年代に使用され始めたFrench lilacという植物由来の治療薬である。現在のところ、メトホルミンが使用できる唯一の薬物である。フェンホルミンは、乳酸アシドーシスの発症率が高いために、1970年代に使用中止になった。

> **メトホルミンは、2型糖尿病に対する経口投与薬として、世界中で最も広く使用されている。**

作用機序

内因性/外因性インスリン必要量を低下させる。様々な代謝作用を有し、血糖降下薬というよりむしろ抗高血糖薬である。

- インスリンの産生または放出を変えることはない。インスリン感受性を高め、現存するインスリンの量で正常に機能するようにする。
- 糖を使用する体の能力を高めることによって、血糖値を下げる。
- 主にインスリンに対する感受性を高めることによって肝臓の糖産生を抑制する。
- 利用できるインスリンがあれば、細胞による糖の取り込みを促進する。
- 糖の吸収を妨げることもある。
- 脂肪酸の酸化を抑制し、トリグリセリド値を低下させる。
- 小腸の糖利用を促進し、そのため乳酸塩の産生を伴う。
- 食物の摂取管理がうまくいかなかった肥満患者に、特に有用である。
- 単独投与あるいは他の糖尿病薬またはインスリンとの併用投与により使用する。
- 正常体重の患者にも同様に有効なので、現在では、食事療法で適切にコントロールできない2型糖尿病の全患者に広く単独投与が行われている。
- 2-6週間の投与後、基礎血糖値および食後血糖値を下げる。
- HbA1c値、血漿インスリン値、総コレステロール値、低比重リポタンパク質(LDL)値、トリグリセリド値を下げる。3-4ヵ月の投与後、高比重リポタンパク質(HDL)を僅かに上げる。
- 血小板の粘度を下げ凝血塊の分解を促進することによって、血栓塞栓症のリスクを低下させる。
- メトホルミンによる強化治療により、糖尿病に関連する合併症および死亡率が有意に低下することが認められた(UK Prospective Diabetes Study Group 1998年)。

薬物動態

- 速やかに吸収され、未変化体のまま尿中に速やかに排泄される。
- 血漿中濃度がピークに達するまでの時間は1-2時間で、半減期は2-5時間である。効果は約5時間継続する。
- 代謝されず、未変化体のまま尿に排泄される(12時間以内に90%)。
- 消化管からの吸収は、投与の6時間以内に完了する。

禁　忌

薬物の蓄積を避けるためには十分な腎機能が必要である。糸球体ろ過よりも尿細管分泌の方が重要である。

他に慢性の症状がある場合は、乳酸アシドーシスが起こることがある。腎不全または腎障害、肝障害、心不全または呼吸不全、アルコール依存症などの患者には、メトホルミンは禁忌である。

副作用

- 低用量から投与を開始すれば、副作用はそれほど厄介ではない。
- 投与患者の5%は、消化管に対する副作用のためメトホルミンに忍容性がない。
- 投与患者の20%に、一過性の胃腸障害—食欲不振、上腹部不快感/疼痛、吐き気、嘔吐、放屁、下痢がみられる。
- 不快な金属味。
- 乳酸アシドーシスは、極めて稀にしか起こらないが、致死性の合併症である。このリスクを低下させるために、肝臓、腎臓、肺、心臓のいずれかの疾患を有する患者にはメトホルミンの投与を避けるべきである。たいていの乳酸アシドーシスは、処方が不適切な場合に起こっている。
- メトホルミンの投与のみで、低血糖を引き起こす可能性は極めて低い。
- 体重増加を起こすことがないので、肥満患者には有用である。
- メトホルミンの長期的使用は、ビタミンB_{12}および葉酸の吸収を妨げることがある。

有効性

- 長期的な血糖降下作用は、スルホニル尿素化合物に類似しているが、その作用機序は異なる。
- 空腹時血糖値を約2−4mmol/l低下させ、HbA_{1c}値を1−2%低下させる。
- 薬効はインスリンの存在に依存するが、体重、年齢、糖尿病の罹患期間に依存しない。
- 耐糖能が損なわれた人の2型糖尿病発症を遅延させることが認められている。
- 2型糖尿病患者にインスリンと併用投与すると、患者に必要なインスリンの量が減少する（コラム7.1）。

チアゾリジンジオン（グリタゾン）

ピオグリタゾン（アクトス®）、
ロシグリタゾン（Avandia®）

- これらの薬物は、1990年代後半に導入された薬物で、インスリン抵抗性を低下させる。インスリン抵抗性改善薬として知られ、作用を発揮するためにはインスリンの存在が必要である。

作用機序

- 細胞核の中の受容体—ペルオキシソーム増殖因子活性化受容体ガンマ（PPAR γ）と結合する。PPAR γ 作動薬として知られている。
- これらの薬物は、細胞核内の遺伝子転写を促進することによって作用を発揮するので、投与開始後、血糖値に効果が現れ始めるまでに数週間かかる。さらに完全な薬物効果が得られるまでに2−3ヵ月かかる。
- これらの薬物はインスリンに対する組織の反応を高め、インスリン抵抗性改善を標的に

コラム7.1　メトホルミンの単独投与の利点

低血糖を引き起こす可能性が低い
インスリン感受性を改善する
体重を低下または安定化させる
血中脂質特性値を改善する
10年後の心筋梗塞のリスクは39%低下した
(UK Prospective Diabetes Study Group 1998年)
線維素溶解を促進し、凝血の傾向を軽減する

している。

組織内の糖の利用を促進することによって、インスリン作用を増強する。

- 肝臓の糖産生を低下させる。
- 全体として、2型糖尿病患者の循環血中のインスリンおよびトリグリセリド値の低下を引き起こす。
- メトホルミンまたはスルホニル尿素化合物と併用投与すると、インスリン抵抗性を軽減し、β細胞機能を保持する。
- 低血糖の発症率はスルホニル尿素化合物よりも低い。
- さらに、HbA_{1c}値の約1−1.2%の低下を引き起こし、それは少なくとも2年間持続する。
- 低血糖のリスクを高めない。
- 消化管の副作用を引き起こさない。

心血管系の安全性

糖尿病患者では、心疾患のリスクが増加している。これらの薬物の使用により体重増加および体液貯留が起こることがあり、そのため心臓の症状は悪化することがある。これらの薬物は心不全には禁忌である。

メトホルミンまたはスルホニル尿素化合物と併用する場合にのみ認可されている。インスリンとの併用投与は心不全を誘発するので推奨されていない。

ロシグリタゾンは、心筋梗塞のリスクを増加させることもあるので、虚血性心疾患患者には注意が必要である。

2007年に安全性について検討した欧州委員会は、2型糖尿病患者にグリタゾンを投与した場合の有用性はそのリスクを上回るが、リスクは各人毎にそれぞれ評価すべきであると勧告している。

副作用

- 投与を開始する前に、予防措置として肝機能検査を行うべきである。肝機能は、12ヵ月間2ヵ月毎にモニターし、その後も薬物を投与する間時折モニターする。
- 主に女性の手足の骨折のリスクが増加する。
- 視力が低下している患者の中には、黄斑浮腫が悪化することもある。
- 排卵再開を引き起こすことがあり、妊娠する危険性がある。

- 貧血。
- 禁忌がなければ、高齢者に投与できる。

有効性

単独投与により空腹時血糖が3mmol/l低下する。

- すべての患者に有効であるわけではない。3ヵ月投与で有効性が認められなければ、患者がノンレスポンダー(薬物などが効かない患者)である可能性がある。
- 他の薬物と併用投与を行うと有効性が高まる。

分泌促進物質

これらの薬物は、あらかじめ産生されているインスリンの膵臓からの放出を刺激する。

薬物は2つのクラスに分類される：

- スルホニル尿素化合物。
- 食後血糖調節薬。

スルホニル尿素化合物

スルホニル尿素化合物は、糖尿病薬の最も古い薬物クラスで、元来スルホンアミド系抗生物質に由来する。

- 血糖値を低下させるインスリンの分泌を刺激する。
- **トルブタミド**は1956年に導入され、**クロルプロパミド**は1957年に導入された。これらの薬物は、第一世代スルホニル尿素化合物として知られている。
- 第2世代の薬物が開発され、さらに強い効力を発揮している。それは、例えば、**グリベンクラミド**、**グリクラジド**、**グリピジド**、**グリキドン**などである。
- 現在では、スルホニル尿素受容体の異なる部位に作用する第3世代の薬物、glimepirideがある。
- 単独投与または作用の異なる経口糖尿病薬との併用投与で用いる。

作用機序

- 膵臓のβ細胞上の受容体に結合し、細胞内にカルシウムを流入させることによって、インスリン分泌を刺激する。これは、あらかじめ産生されているインスリンの放出を刺激し、その結果、血糖値を下げる。
- β細胞が大部分破壊されている1型糖尿病には、これらの薬物の効果は認められない。
- β細胞上の受容体に結合しインスリン放出を刺激する能力によって、薬物の効力は異なる。
- 通常、空腹時血糖値(FPG)を2−4mmol/ℓ低下させる。
- HbA_{1c}値を1−2%低下させる。
- 薬物の作用は、適切なβ細胞の機能に依存するが、年齢および体重には依存しない。
- 糖尿病が進行すると、β細胞の機能が低下するので、インスリン投与が必要になる。インスリン抵抗性は、本質的には変わらない。
- グリクラジドによって二次性の機能不全の発症率低下がみられ、そのためグリクラジドはスルホニル尿素化合物群で最もよく処方されている。

薬物動態

これらの薬物は、経口投与による吸収が良好で、2−4時間後に血漿中濃度はピーク値に達する。

少なくとも食事の30分前に投与すべきである。これは、これらの薬物が十二指腸に到達して初めて吸収されるからである。

作用時間は様々で、それによって1日の投与回数を決める。

スルホニル尿素化合物はほとんど尿に排泄されるので、高齢者（腎機能が損なわれている）および腎疾患患者の場合、その作用が増強される。

胎盤を通過するため、新生児に低血糖を引き起こすことがある。

副作用

低血糖

これらの薬物は、インスリンの放出を促進するため、低血糖を引き起こすことがある。低血糖を引き起こすかどうかは、薬物の効力およびその作用の持続時間による。

- 長時間作用型製剤の使用および食習慣が不規則な患者の場合、低血糖を起こす可能性が高くなる。また、血糖コントロールが良好な患者もその可能性が高くなる。
- 薬物の作用はしばらくの間持続するため、低血糖が長引くこともある。
- グルカゴンは、内因性インスリン放出を誘発することがあるので、この低血糖には使用すべきではない。
- 高齢者の場合、リスクが最も高いので、短時間作用型製剤を使用すべきである。
- 血漿蛋白との結合を競合する薬物、例えば、**アスピリン**および**トリメトプリム**は、低血糖を引き起こす。

> ⚠ 重症のスルホニル尿素誘発性低血糖は、発症は稀だが、致死率が高い。
> 長時間作用型スルホニル尿素化合物、例えば、グリベンクラミドの高齢者への使用は避けるべきである。

体重増加

- 糖が尿から排泄されないので、体重増加を予防するためには、カロリーの摂取を低下させる必要がある。
- 体重増加は、通常約1−4kgで、ほぼ6ヵ月後に安定する。
- 血糖値が低下するため食欲が刺激される。
- 過剰のインスリンによるタンパク同化作用が起こる。

その他の副作用

- 通常、忍容性は良好である。
- 消化管の不調（3%）、頭痛、アレルギー性皮膚発疹が起こることがある。
- 骨髄抑制および黄疸は、極めて稀な副作用である。
- 重症の肝障害の患者には、スルホニル尿素化合物の使用は推奨されていない。

薬物相互作用

- これらの薬物はすべて血漿アルブミンと強固に結合するので、同じくアルブミンと結合する他の薬物と相互作用を引き起こす。それらは、例えば、非ステロイド系抗炎症薬（NSAID）、**ワルファリン、フィブラート系薬物、スルホンアミド**などである。
- **アスピリン、アルコール、フィブラート系薬**

物、MAO阻害薬により、作用が増強される。

- **チアジド系利尿薬、コルチコステロイド、フロセミド**、経口避妊薬により、作用が低下する。

グリクラジド(Diamicron®)

- 食事30分前に、1または2回/日投与する。
- 胆汁に排泄されるので、腎機能障害の患者に使用できる。
- 高齢者に低血糖を引き起こす可能性が低い。
- 現在では放出調節製剤の形で用いることができる。すなわち、24時間を通じて、再現性のある予測可能な漸増的放出を行うことができる。夜行性低血糖発症の報告はない。

食後インスリン放出薬(meglitinides)

レパグリニド(NovoNorm®)、
ナテグリニド(Starlix®)

- 2型糖尿病の場合、食物の消化期間中の血漿インスリン値の上昇はすぐに消失する。
- これらの薬物は、インスリン放出の刺激作用を有する。その作用の発現は速く、作用時間は短い。
- 患者の通常の食事のパターンに合わせて、各食事の直前に投与する。
- β細胞への刺激作用の作用時間は短いので、低血糖のリスクは低い。
- スルホニル尿素化合物に比べて、体重増加の可能性は低い。

副作用

作用持続時間は短いが、主要な副作用は低血糖である。スルホニル尿素化合物に比べて、その発症率は極めて低い。過敏性反応(通常、一過性)の報告があった。エリスロマイシンおよび抗真菌薬との併用投与は要注意である(代謝率の低下)。

α－グルコシダーゼ阻害薬

アカルボース(Glucobay®)、ミグリトール

食後、糖が循環血に入る速度を遅らせ、食後の血糖値の上昇を抑制する。

消化管刷子縁でα－グルコシダーゼ(酵素)を阻害し、多糖類から単等類が生成される分解過程にかかる時間を延長する。このため、糖の吸収に長時間を要し、食後の血糖増加が抑制され、血糖値の急激な上昇が緩和される。

- これらの薬物作用は、血糖降下作用というよりむしろ抗高血糖作用といえる。
- 安全性に優れている。これは、通常、低血糖イベントを引き起こすことがないからである。
- 体重増加を引き起こさない。
- 忍容性は高くない。
- アカルボースは、消化管の不調、膨満感、鼓腸、下痢を引き起こす可能性があるので、アカルボース投与のモットーは、「低用量で開始し慎重に投与する」である。
- 単独投与によって低血糖を引き起こすことはないが、スルホニル尿素系化合物との併用投与によって低血糖を引き起こすことがある。

新規薬物

シタグリプチン(Januvia®)

- ジペプチジルペプチダーゼ－4(DPP－4)の阻害薬である。
- シタグリプチンはインスリンの分泌を促進し、

グルカゴンの分泌を抑制する。

- シタグリプチンの投与は、メトホルミンまたはチアゾリジンジオンの投与によって適切な血糖コントロールが達成できないときに、メトホルミンまたはチアゾリジンジオンと併用投与する場合のみ認可されている。
- 他の糖尿病薬に比べて、低血糖および体重増加のリスクが低い。

エクセナチド(バイエッタ®)

- 本剤は、インスリンの分泌を促進し、グルカゴンの分泌を抑制し、胃内容物の排出速度を遅くするインクレチン模倣薬である。
- メトホルミンまたはチアゾリジンジオンの単独または併用投与によって適切な血糖コントロールが達成できなかった患者に、メトホルミンまたはチアゾリジンジオンのいずれかまたは両方との併用療法薬として、本剤を2回/日皮下注射によって投与する。

ビルダグリプチン(Galvus®)

- 本剤は、インクレチンを分解する酵素を阻害する経口DPP-4阻害薬なので、インクレチンの蓄積を可能にする。これはエクセナチドと類似の作用である。
- 本剤は、インスリンの作用時間を延長し、グルカゴンの分泌を抑制するが、体重増加を促進することはないと思われる。本剤がβ細胞の機能を改善し保持することを示す研究結果がある。
- 本剤は、メトホルミン製剤のEucreas®との併用投与でも使用できる。

経口糖尿病薬の様々な薬物群を表7.3に示す。

2型糖尿病患者へのインスリン投与

インスリンを分泌する能力は時と共に低下していくので、2型糖尿病患者の多くには、終生にわたって注射によるインスリン投与を続行する。1回/日の投与でよいこともあり、メトホルミンと併用投与を行うこともある。

肥満の管理

肥満の管理が英国ではますます大きな問題となってきているので、NICEは肥満の管理に関する指針を作成した。

肥満は、2型糖尿病、心疾患、胆石、変形性関節炎のリスク要因のひとつなので、政府はメディアを通じて、肥満の問題に取り組んでいる。

健康的な食事を摂り運動量を増加することによって、体重は減少する。精神的な支援が必要な人もいる。さらに、Weight Watchers®の様な団体もこのような場合に役立つ。

体格指数(BMI)

体格指数は、体重の測定値(kg)を、身長の測定値(m)の身長の測定値(m)を乗じた値(2乗)で割ることによって計算する。BMIの単位は、kg/m²で表す。

$$\text{BMI} = \frac{\text{体重(kg)}}{\text{身長×身長(m}^2\text{)}}$$

BMIは、体重を、健康体重、過体重、肥満のいずれかに分類するために用いる値である

表7.3　経口血糖降下薬とその作用

薬物のタイプ	名　称	作用様式	特　徴	副作用
スルホニル尿素化合物	グリクラジド(Diamicron®) グリベンクラミド(Daonil®) トルブタミド グリピジド	インスリン分泌を増強するが膵臓の活動が損なわれていないことが必要である。	稀に低血糖が起こる。特に高齢者は長時間継続し入院治療を行う。体重増加が促進されることがある。	通常軽度で稀である。吐き気、下痢、便秘などの消化管の不調
ビグアナイド系化合物	メトホルミン	糖新生の抑制。糖の末梢部位での利用促進。	2型に最適な薬物。体重を増加させない。低血糖の危険性がほとんどない。心血管疾患のリスクを下げる。	食欲不振、吐き気、下痢、金属味、乳酸アシドーシス
グリタゾン	ピオグリタゾン(アクトス®) ロシグリタゾン(Avandia®)	末梢インスリン抵抗性を軽減する。	他の経口血糖降下薬と併用。インスリンと併用しない。	肝機能検査を行う。女性の骨折率が高くなる。

(続く)

表7.3　経口血糖降下薬とその作用—続き

薬物のタイプ	名　称	作用様式	特　徴	副作用
Meglitinides	レパグリニド (NovoNorm®) ナテグリニド (Starlix®)	インスリン放出を 刺激する	速効性 短時間作用型	低血糖 発疹
グルコシダーゼ阻害薬	アカルボース (グルコバイ®)	酵素阻害薬 でんぷんおよび ショ糖の消化 速度を遅くする。	経口投与薬または インスリンと 併用投与する。	鼓腸 軟便 下痢
DPP—4阻害薬	シタグリプチン (Januvia®) ビルダグリプチン (Galvus®)	DPP—4酵素を 阻害する。 インクレチンホルモン の不活性化を抑制する。	スルホニル尿素または メトホルミンと併用投与する。 インスリンと併用しない。	アレルギー反応 鼻汁 咽喉痛 頭痛
インクレチン模倣薬	エクセナチド (バイエッタ®)	血糖値が高いとき インスリン分泌を 刺激する。	最大投与量で 血糖コントロールが 達成できないとき メトホルミン/スルホニル 尿素化合物と併用投与 する。	吐き気 嘔吐 低血糖 膵炎

表7.4　過体重と肥満との分類

分類	BMI（kg/㎡）
健康体重	18.5～24.9
過体重	25～29.9
肥満Ⅰ	30～34.9
肥満Ⅱ	35～39.9
肥満Ⅲ	40以上

（表7.4参照）。

元の体重の5-10%を減らすことを目的にした現実的な減量の最大目標値は0.5-1kg/週である。

抗肥満薬

長年にわたり、減量を促進する適切な薬物を発見する試みが多数行われてきた。**フェンフルラミン**のような食欲抑制物として、アンフェタミン類の開発が行われたが、現在販売されている減量促進薬は僅か2剤のみである。**オルリスタット**は消化管に作用し、**シブトラミン**は食欲抑制物である。

BMIが30kg/㎡以上で、少なくとも3ヵ月間、監視下での食事療法と運動を行った後、満足のゆく減量に到達しなかった場合にのみ、抗肥満薬の投与を考慮すべきである。心疾患または糖尿病のリスク要因が他にも存在する場合は、BMIが28kg/㎡の時点で、薬物を処方する。これらの薬物投与は、減量の補助的手段として低カロリー食の摂取と共に行うべきである。

NICEは、元の体重の5%の減量ができなければ、3ヵ月を超える薬物投与の継続を行うべきではないと勧告している。2型糖尿病の患者の場合は、あまり厳密にこの法則を当てはめなくてもよい。すなわち、薬物投与期間は1年未満であれば継続しても構わない。また、同時に2つの異なる抗肥満薬を処方すべきではない。

オルリスタット（ゼニカル®）

作用機序

オルリスタットは、脂肪の消化に必要な膵臓および消化管のリパーゼ酵素を不可逆的に阻害することによって、摂取した食物中の脂肪の吸収を抑制する。このように、摂取した食物中の脂肪から脂肪酸およびグリセロールへの分解が妨げられるため、脂肪の吸収が用量依存的に減少し、その減少量は摂取した脂肪の約30%にまで達する。そのため、この脂肪は、糞便に排泄され、悪臭排出物となる。

エネルギーの消費量は増加しない。

副作用

副作用の原因は、摂取した食物中の脂肪を吸収できないことである。便意切迫が起こり、患者への薬物投与を中止しなければならないときもある。また、直腸から油の漏出および便失禁が起こることもある。さらに、鼓腸、腹部痛、膨満、水様便、油性便、疲労が起こることもある。脂肪の摂取量が減少すれば、これらの副作用も軽減する。

食欲抑制薬

シブトラミン（Reductil®）

本剤は、食事の調節を行うことが困難な人々のために設計されている。

作用機序

シブトラミンは中枢神経に作用し、食物の摂取を調節する視床下部内の領域のノルアドレナリン（ノルエピネフリン）およびセロトニンの再取り込みを阻害する。

食物の摂取量が減少し、用量依存的に体重が減少する。血漿トリグリセリド値およびLDL値の低下とHDL値の上昇も報告されている。アドレナリンによる熱産生が増加するためエネルギー消費率が増加する。

経口投与による本剤の吸収は良好である。

禁　忌

精神疾患の既往歴、摂食障害、冠動脈性心疾患、トゥレット症候群、慢性心不全、頻脈、不整脈、高血圧、前立腺肥大、妊娠。

副作用

本剤の作用によりノルアドレナリン（ノルエピネフリン）が増加するため、脈拍および血圧が上昇することがある。脈拍および血圧は、最初の3ヵ月間は2週間毎に、その後の3ヵ月間は1ヵ月毎に、その後は本剤の投与を中止するまで3ヵ月毎にモニターすべきである。これらの測定値のいずれかの上昇、または収縮期または拡張期血圧の10mmHgの上昇が認められた場合は本剤の投与を中止すべきである。

アドレナリンの副作用は、口の渇き、便秘、吐き気、頻脈、高血圧、動悸、不眠、顔面紅潮、立ちくらみ、知覚異常、頭痛、不安、発汗などである。

7.2 脳下垂体と副腎皮質

体内の全ての細胞の働きに実質的に影響を及ぼす重要なホルモンが合成され、これらの分泌腺から放出される。脳下垂体は、多くの他の内分泌腺を調節するホルモンを分泌するが、実際は、それ自体、視床下部によって分泌されるホルモンによって調節されている。これらのホルモンを表7.5に示す。

脳下垂体前葉

視床下部、脳下垂体前葉、その付随腺によって分泌されるホルモンは、負のフィードバックシステムで調節されるが、これはここでの考察の範囲を超えるものである。したがって詳細に関しては生理学の教科書を参照すること。

成長ホルモン（ソマトトロピン）

正常な成長ホルモンの分泌レベルは、新生児が高く、約4年で中間レベルまで低下し、そのレベルは思春期まで維持され、その後さらに低下する。成長ホルモン（GH）欠乏の結果、下垂体性小人症が発症するが、その場合も正常な人体比率は維持される。

- 合成GH（ソマトトロピン）が、小児および成人のGH欠乏症の治療に用いられる。ソマトトロピンは、組み換えDNA技術によって合成され、毎日皮下注射によって投与される。
- NICEの指針は、GH欠乏症が確認された小

表7.5　視床下部および脳下垂体前葉によって分泌されるホルモン

視床下部のホルモン	脳下垂体前葉ホルモン	脳下垂体前葉ホルモンの作用
副腎皮質刺激ホルモン放出因子(CRF) *1	副腎皮質刺激ホルモン(ACTH)	副腎皮質からのホルモン、主にコルチゾールの分泌を刺激する。
甲状腺刺激ホルモン放出ホルモン(TRH)	甲状腺刺激ホルモン(TSH/サイロトロピン)	甲状腺からの甲状腺ホルモンの分泌を刺激する。
GH放出因子 GH抑制因子	GH(ソマトトロピン)	成長を調節する。 脂肪分解およびタンパク質合成を促進する。 血糖を増加する。
性腺刺激ホルモン放出ホルモン(GnRH)	卵胞刺激ホルモン(FSH) 黄体化ホルモン(LH)	卵子の成長を刺激する。 排卵を刺激する。 テストステロンの分泌を調節する。
プロラクチン放出因子(PRF) プロラクチン抑制因子	プロラクチン	妊娠期間中の乳房組織の発達と母乳分泌の促進。
メラニン細胞刺激ホルモン(MSH)放出因子 MSH抑制因子	MSH	メラニンの形成を促進する。 抗炎症作用も有する。 食欲を調節する。

児にソマトトロピンを投与することを推奨している。GH欠乏症の進行は、小児科医が慎重にモニターする。

■ 重症の欠乏症の成人に投与することもある。

GH受容体拮抗薬

ペグビソマントは、GHの合成類似化合物で、GH受容体拮抗薬であり、重症の末端肥大症の治療に用いる。

副腎皮質刺激ホルモン（コルチコトロピン）

副腎皮質からのグルココルチコイド類(主に、コルチゾール)の放出を調節する。かつては炎症性疾患および自己免疫疾患の治療に用いられていたが、現在では作用が予測できるコルチコステロイドによって取って替わられている。

＊1　副腎皮質刺激ホルモン放出ホルモン(CRH)と呼ばれることもある

脳下垂体後葉

視床下部の神経組織で作られるペプチドは、神経線維を通って脳下垂体後葉に達し、そこで貯蔵され、必要に応じて分泌される。

2つの主なホルモンは抗利尿ホルモン(ADH)およびオキシトシンである。(子宮収縮作用)

抗利尿ホルモン(ADH)

(脱水または大量の塩分摂取のように)血漿中濃度が高まると放出されて、尿排出量を低下させる。

ADHは、ADHが欠乏し大量の低濃度の尿が排泄される尿崩症の治療に用いる。ADHは、**バソプレシン**(ADH)またその類似体**デスモプレシン**製剤として投与する。

バソプレシン(ピトレシン®)は、血管収縮作用を有しているので、出血性**食道静脈瘤**の治療に用いる。注射または点滴で投与する。

デスモプレシンは、維持療法のために経口投与または鼻腔内投与を行うが、注射による投与も行う。

デスモプレシンは、長期作用型でバソプレシンよりも強力だが、血管収縮促進作用はない。**デスモプレシン**は、尿崩症および初期の夜尿症の治療にも用いる。

副腎皮質

副腎は、腎臓の上にあり、各腺には外側の皮質と内側の髄質がある。髄質は、ホルモンのアドレナリン(エピネフリン)およびノルアドレナリン(ノルエピネフリン)を分泌し、皮質はグルココルチコイド類(コルチゾール)、ミネラルコルチコイド(アルドステロン)、性ステロイド類(主にアンドロゲン)を分泌する。

副腎は生命にとって必要不可欠である。副腎皮質のホルモン産生欠乏症は**アジソン病**と呼ばれ、その症状は血圧低下、筋力低下、体重減少、うつ病、低血糖である。この疾患は、自己免疫過程の結果起こることもあるが、結核のような慢性疾患による副腎の破壊後起こることもある。

クッシング症候群は、副腎皮質によるコルチゾールの過剰分泌によって引き起こされる。これを、図7.1に示す。また、クッシング症候群は、長期のステロイド療法によっても引き起こされる。

ミネラルコルチコイドの過剰分泌の結果、**コーン症候群**と呼ばれる希少疾患の高アルドステロン症が起こるが、これは高血圧の原因のひとつである。

グルココルチコイド類

グルココルチコイド類は、コレステロールから合成され、必要に応じて放出される。健常者のグルココルチコイド類の分泌は、循環血中の濃度が朝は最高レベルで、夕方または夜間には最低レベルに達するような概日リズムに従っている。

- グルココルチコイド類は生命にとって必要不可欠であり、ストレスを受けるとその分泌が増える。
- グルココルチコイド類が生命にとってなぜ不可欠であるかは、正確には分からない。
- コルチゾールがその主なホルモンである。
- 同様の作用を有する合成化合物が多数あり、

それらはコルチコステロイドとして知られている。合成ステロイド類は、**プレドニゾロン、メチルプレドニゾロン、ベタメタゾン、デキサメタゾン**などである。

- グルココルチコイド類には、抗炎症作用および免疫抑制作用があるので、治療に用いられている。それ以外の作用はすべて副作用になる。

作用機序

- グルココルチコイドは、細胞の細胞質の特異的な受容体に結合し、細胞の核内に入る。この受容体はほぼすべての組織に存在する。
- ステロイド受容体複合体はDNAと結合し、遺伝子発現を調節することによって、特異的なタンパク質の合成を指示する。
- このことは、グルココルチコイドを投与してから、その有益な作用が発現するまでに数時間かかることを意味している。
- ある種の作用は膜—結合受容体によって媒介され迅速に発現することを示す最近の研究結果がある。
- コルチコステロイドによって負に調節される遺伝子もある。それらは、サイトカイン(免疫および炎症性反応の調節分子)をコードする遺伝子と、コラゲナーゼ(リウマチ性関節炎において関節の破壊に関与している酵素)をコードする遺伝子である。

臨床効果

ステロイド類による臨床効果とは、ステロイド類を治療目的で投与するときに発現する薬物作用である。高用量投与または長期投与によって副作用が発現するが、この副作用は、図7.1に示すクッシング症候群にみられる症状である。

代謝作用

主に、炭水化物、脂質、タンパク質の代謝に影響する。

- 体内の糖産生を促進する(糖新生)。
- 脳および心臓のような糖依存性の器官の飢餓状態を予防する。
- 糖の取り込みと利用を抑制するため、高血糖症になる傾向が高くなる。
- インスリン感受性を低下させる。長期投与は糖尿病を誘発することがある。
- タンパク質の合成を抑制し、タンパク質、特に筋肉内のタンパク質の分解を促進するので、筋肉喪失を招くことがある。
- 糖新生に利用するグリセロールを生成するために脂肪の分解を促進する。
- 消化管でのカルシウム吸収を抑制し、腎臓のカルシウム排泄を促進するため、負のカルシウムバランスが生じる。このため、ステロイドの長期使用により骨粗しょう症を起こすこともある。
- 非生理学的濃度で、ミネラルコルチコイド作用を発揮し、ナトリウムと水分の体内貯留とカリウムの消失を引き起こす。この作用はアルドステロンほど強力ではないが、低カリウム血性のアルカローシス、高血圧、浮腫、心不全を引き起こすこともある。
- 四肢から体幹、頸部、顔面への脂肪の再分布を引き起こす。このため、「満月様顔貌」および「バッファロー肩」が発現する。腹部は膨張し皮膚線条(ストレッチ・マーク)ができることもある。

抗炎症作用および免疫抑制作用

- 発熱および不快感のような全身性の炎症を

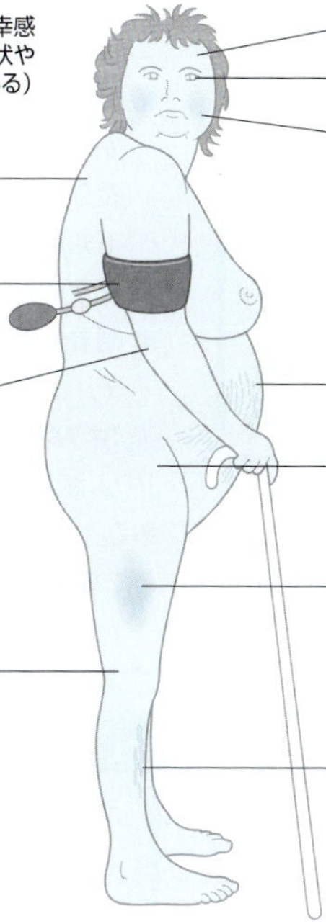

図7.1　クッシング症候群の症状

含むあらゆる炎症性反応を抑制する。そのため、体は細菌に対して防御反応を起さなくなり、細菌が自由に繁殖する可能性があるので、感染症に関して危険な状態になると思われる。

- 炎症メディエーターである多くのサイトカインの産生を抑制し、さらに、炎症性反応に関与するプロスタグランジンおよびロイコトリエンの産生も抑制する。
- 白血球の産生を抑制し、抗体濃度を下げる。
- したがって、ステロイド類は抗アレルギー作用を有し、アレルギー性反応を抑制する。
- 循環血中の多形細胞およびマクロファージが、炎症組織に到達することを妨げる。
- 通常は、細胞膜のリン脂質のアラキドン酸（AA）への分解を促進するホスホリパーゼA_2を阻害することによって、炎症メディエーターの産生を抑制する。AAは、プロスタグランジンを含む炎症メディエーターの前駆物質である。

- このように、感染に対する患者の抵抗性を低下させるため、感染症がかなり進行するまで、感染症の臨床的な兆候があまり発現しないこともある。

> 全般的に、慢性的な炎症反応および自己免疫反応を抑制するが、治癒および防御的炎症反応も抑制する。

心理的作用、効果

- ステロイド類はたいていの場合多幸感を引き起こす傾向がある。しかし、重症の精神病を引き起こすこともある。

その他の作用

- 髭を含め女性の体毛の成長を引き起こし、また、痤瘡を促進することもある。
- 胃酸に対する抵抗性を低下させるため、長期投与により消化性潰瘍が起こることもある。以前に考えられていたほどリスクは大きくない。
- コラーゲンの産生低下に起因して、皮膚も萎縮し薄くなる。毛細血管が脆弱になり、あざが増えることもある。
- 継続的な使用期間が6ヵ月未満であれば、小児の成長が阻害される可能性は低い。
- 白内障のリスクが僅かながら増加する。小児のリスクの方が大きいが、発症は稀である。
- 負のフィードバックの結果、副腎抑制が起こり、グルココルチコイド類の産生が低下する。
- 長期投与の結果、副腎が萎縮し、緊急時にコルチゾールを産生できなくなる。この副腎の萎縮は、投与中止後何ヵ月も継続する。
- 突然の投薬中止によって、患者は死に至ることもある副腎皮質機能低下状態に陥り、ショック様症候群になる。
- ステロイド類の投与を受けている患者が、何か外傷を受けるとさらにヒドロコルチゾンの投与が必要になることもあるので、ステロイド類の投与を受けていると記載したカードを常に保持すべきである。
- 副腎の機能回復には約2ヵ月かかるが、18ヵ月もかかる場合もある。

ミネラルコルチコイドの副作用は、高血圧、ナトリウムおよび水分の貯留、カリウムの喪失などである。フルドロコルチゾンによる副作用が最も顕著であるが、ヒドロコルチゾンによっても起こる。

> 周術期にヒドロコルチゾンを補給投与しなければ、このような患者には、血圧低下のリスクおよび心血管虚脱の可能性がある。

薬物動態

ステロイド類は、静脈内投与、経口投与、直腸内投与、吸入投与、スプレー式点鼻薬または点眼薬、皮膚の症状にはクリーム剤または軟膏剤としてなど、多くの経路によって投与することがある。

- プレドニゾロンは胃から迅速に吸収され、血漿中濃度は、約15分でピークに達するので、静脈内投与にはあまり意味がない。
- 2−8時間後に、生物学的効果が最高に達する。
- プレドニゾロンおよびデキサメタゾンは、ヒドロコルチゾンよりも強力な抗炎症作用を有する合成薬物だが、塩分貯留作用は弱い。

臨床用途

- 補充療法。この場合は、低用量で十分である。
- 急性副腎皮質機能低下症の場合は、ヒドロコルチゾンは、生理食塩水の点滴に加えて静脈内投与する。
- 疾患進行の抑制作用。全身性ループス、結節性多発動脈炎、リウマチ性関節炎、潰瘍性大腸炎、クローン病のような多くの疾患に対する抗炎症作用。細菌感染に起因する炎症に、ステロイド類を用いると、死に至る可能性がある。
- 抗アレルギー作用があるので、喘息(節6.1参照)、花粉症、湿疹に有用である。
- 臓器移植後の免疫反応を抑制し、また、リウマチ性関節炎、特発性血小板減少性紫斑病、溶血性貧血のようなある種の自己免疫疾患の免疫反応も抑制する。
- 抗腫瘍作用。
- 抗リンパ球作用があるので、白血病およびリンパ腫の患者に投与すると、ステロイド類は疾病の進行抑制に有用である。
- 脳浮腫の場合、特に脳腫瘍および脳炎の頭蓋内圧亢進を抑制するために、デキサメタゾンを用いる。これは、恐らく、デキサメタゾンの抗炎症作用によって血管透過性が下がるからである。
- デキサメタゾンは、クループ(喉頭狭窄による吸気性の呼吸困難)の炎症を抑制するためにも用いる。
- アナフィラキシーの場合、アドレナリン(エピネフリン)による治療の補助剤として用いる。

投与量

- 疾患および患者によって、投与量はかなり様々に異なるが、求められる作用を発揮するために必要な最低用量を投与する。
- 例えば、急性白血病のような致死的な疾患の場合、高用量投与が必要になることもある。
- できれば、局所投与が望ましい。例えば、湿疹にはクリーム剤の塗布、喘息には吸入投与、花粉症にはスプレー点鼻薬を用いる。コラム7.2は、ステロイド類投与のための患者のチェックリストである。

コラム7.2　全身性ステロイド療法を受ける患者のためのチェックリスト

全身性ステロイド療法を受ける患者が必ず守らなければならない項目：

- 治療の詳細と簡単な指示を記載したカードを必携すること。
- 処方どおりに薬物を摂取する重要性を忘れないこと。
- 併発疾患を発症するかまたは他の重症のストレスに出会ったときにどうすればよいかを知っていること――摂取量を2倍にし、担当医に報告すること。
- 摂取し忘れた場合は、1日の摂取量を維持するためにできるだけ早くその用量を摂取すること。

表7.6　ヒドロコルチゾンと比べたステロイド類の相対力価

薬　物	抗炎症作用の相対力価	抗炎症作用の等価用量
ヒドロコルチゾン	1	100mg
プレドニゾロン	4	25mg
デキサメタゾン	25	4mg

併発疾患の治療

- 正常な副腎はストレスに反応して、300mg/日を超えるコルチゾールを分泌する。感染症に罹患するとステロイドの必要量は2倍になり、患者が回復するにつれて、徐々に減少する。
- 細菌感染に有効な治療法が、重要である。
- 免疫反応はほとんど抑制されているので、ウイルス感染は重篤になることがある。

表7.6は、ヒドロコルチゾンと比べたステロイド類の相対力価を示している。

甲状腺ホルモン

甲状腺は頸部にあり、下記の3つの主要なホルモンを分泌している。

- チロキシン(T_4)
- トリヨードチロニン(T_3)
- カルシトニン。

T_3およびT_4は、正常な成長と身体の発達に重要なホルモンで、エネルギー代謝にも関与している。

カルシトニンは、血漿中カルシウム濃度の調節に関与しているが、後で検討する。

甲状腺ホルモンを産生するため、甲状腺にはヨウ素が必要なので、血漿から能動的に取り入れる。

甲状腺ホルモンの産生と分泌は、脳下垂体前葉および視床下部によって支配されている(表7.5参照)。

甲状腺ホルモンの作用

- 炭水化物、脂質、タンパク質の代謝が亢進すると、酸素消費量、発熱、基礎代謝率が増加する。これは、寒冷環境では重要な作用である。
- 過剰な甲状腺ホルモンは、頻脈を引き起こし、心房細動のような不整脈を引き起こす可能性もある。
- 甲状腺ホルモンは、神経系の正常な成長および成熟にも重要な役割を果たしている。

甲状腺障害

- 甲状腺機能亢進症(甲状腺中毒症)は、甲状腺の過活動状態で、その結果、代謝率が増加し、体重が減少し、頻脈、体温上昇、発汗、熱に対して過敏になる。
- 甲状腺機能低下症とは甲状腺の活性が低下する疾患である(粘液水腫)。これは、元来自己免疫疾患で、徐脈が起こり、代謝率が遅延し、体重が増加し、話し方が遅くなり、声が低くなり、寒冷に対して過敏になり、思考力が減退する。

甲状腺疾患の治療に用いる薬物

甲状腺機能亢進症は手術によって治療することもあるが、放射性ヨウ素を経口投与することの方が多い。この放射性ヨウ素は、甲状腺によって取り込まれ、細胞を破壊する。甲状腺の機能が低下している場合は、T_4による甲状腺補充療法によって治療する。

カルビマゾール(Neo-mercazole®)は、甲状腺ホルモンの産生を妨げる薬物で、甲状腺部分摘出術施行前に甲状腺活性を低下させるためにまたは甲状腺機能亢進症の長期治療薬として使用する。

甲状腺活性は、通常、約4週間で正常レベルに低下する。その後、長期療法では、用量を維持療法用の低用量に変更してさらにして12−18ヵ月投与する。

滅多に起こらないが危険性の高い副作用は、骨髄抑制および無顆粒球症である。患者は咽頭痛があれば、必ず担当医に報告すべきである。

プロプラノロール(β遮断薬)は、甲状腺機能亢進症の迅速な症状緩和のために用いることもあり、他の抗甲状腺薬との併用投与が有用である。

甲状腺機能低下は、甲状腺ホルモンを用いる補充療法によって治療する。通常**レボチロキシンナトリウム**(チロキシンナトリウム)を用い、その維持療法の投与量は、100−200μg/1回/日である。

7.3 骨疾患と骨代謝

骨は、人体の最も硬く永続的な組織である。骨は不活性であるようにみえるが、その組成は常に変化している。骨のリモデリングは2つの主要な骨細胞の作用に起因している。骨芽細胞は新しい骨基質を分泌し、破骨細胞はそれを破壊する。骨のリモデリングに関与する主なホルモンは、副甲状腺ホルモン(PTH)、ビタミンD群(カルシトリオール)、エストロゲン、カルシトニンである。

骨の機械的強度は、骨基質に沈着するリン酸カルシウムに起因する。体内のカルシウムの98%以上が骨に含有されている。体内のカルシウムは、他にも多くの機能を果たしており、少し例を挙げるだけでも、筋肉収縮、腺分泌、神経インパルスの伝達、凝血に必要である。

カルシウム代謝の調節

カルシウムの腸管からの吸収にはCa^{2+}結合タンパク質が関与しているが、その合成はカルシトリオール(活性型ビタミンD)によって調節される。この吸収によって、恐らく体内全体のカルシウム濃度は調節されている。

ビタミンDの中には、食事の植物成分から得られるものもある(エルゴカルシフェロール)。紫外線(日光)の作用によって皮膚で産生されるものもある(コレカルシフェロール)。カルシトリオールは、このようなビタミンDから腎臓で作られる。

血漿中のカルシウム濃度は、PTH、カルシトリオール、カルシトニン(甲状腺放出)によって調節される。

血漿中のカルシウムイオン濃度の低下は、PTHの分泌を刺激する。カルシウム濃度が高いときは、PTHの分泌は抑制される。PTHの作用は下記の3つである：

1. 腎臓内でビタミンDからのカルシトリオール合成を刺激する。これにより、消化管からのカルシウムの吸収および骨からのカルシウム動員が増加する。
2. 腎臓の尿細管からのカルシウムの再吸収およびリン酸塩の尿中への排泄を促進する。
3. 骨からカルシウムおよびリン酸塩を動員し、骨細胞(骨芽細胞)の新規骨基質の分泌を刺激する。

カルシトニンは、破骨細胞を阻害することによって骨吸収(骨破壊)を阻害し、腎臓の近位尿細管では、Ca^{2+}およびリン酸塩の再吸収を低下させる。

更年期以前の女性の場合は、PTHによる骨の吸収およびカルシウム動員をエストロゲンが抑制する。しかし、更年期以後エストロゲンが消失すると、骨粗しょう症が起こることがある。

治療のために投与した高濃度のグルココルチコイド類が、骨の形成を阻害し、破骨細胞を刺激して骨粗しょう症を引き起こすことがある。これは、クッシング症候群でも起こることがある(節7.2参照)。

リン酸塩代謝

リン酸塩は、骨の構造のみならずあらゆる体細胞の構造および機能に、深く関与している。リン酸塩は、酵素作用に必要な物質で、体内の酸—塩基のバランス調節に関与している。

カルシトリオールは、腸管内のリン酸塩の能動吸収を調節し、PTHは、尿中へのリン酸塩の排泄を促進する。

骨の疾患

骨粗しょう症は、英国で最もよく見られる骨の疾患である。骨粗しょう症は、骨量が低下する疾患で、更年期以後の女性が罹患することが多い。骨軟化症およびその若年型であるクル病は、ビタミンDの欠乏に起因し、その結果、骨の石灰化不全、または骨吸収(骨破壊)および骨のリモデリングが障害を受けるパジェット病が起こる。

骨粗しょう症

骨粗しょう症とは、骨量の低下する疾患である。骨ミネラル量の低下は骨減少症という。骨粗しょう症になると、骨折しやすくなるため、転倒し大腿骨の頸部を骨折する女性高齢者が多い。

骨粗しょう症のリスク要因

通常、高齢になるほど、骨粗しょう症性骨折は増加する。

骨粗しょう症は、閉経後の女性および経口ステロイド剤の長期投与を受けている患者に最もよくみられる。

その他のリスク要因は下記の通りである：

- 喫煙
- 体重低下

- アルコールの過剰摂取
- 運動不足
- 更年期の初期
- 骨粗しょう症の家族歴。

アフローカリビアン出身の女性の方が、白人またはアジア出身の女性よりも骨粗しょう症のリスクは低い。

在宅または老人ホームの高齢者は、カルシウムおよびビタミンDの欠乏症のリスクが高いので、カルシウムおよびビタミンDのサプリメントを投与する。

NICEは、閉経後の骨粗しょう症に使用する薬物に関する指針(2008年)を発表した。その指針はNICEのウェブサイト(www.nice.org.uk)から入手可能である。骨粗しょう症の骨折予防薬として**ビスホスホネート製剤**が推奨されている。ビスホスホネート製剤に忍容性がない場合またはビスホスホネート製剤を投与しても骨折が起こる場合のみ他の薬物が推奨される。

骨粗しょう症の予防および治療に使用する薬物

ビスホスホネート系製剤

アレンドロン酸(フォサマックス®)、
エチドロン酸2ナトリウム(Didronel®)、
リセドロネート(アクトネル®)

破骨細胞に作用することによって、骨吸収(骨破壊)および代謝回転を阻害する。ビスホスホネート系製剤は、投与後骨の石灰質と結合する。その後、破骨細胞は、骨を吸収するときにビスホスホネート系製剤も取り込むので、高濃度のビスホスホネート系製剤に曝露されることになる。

そのため、椎骨の骨折および非椎骨の骨折のいずれの発症率も低下することが確認されている。

通常、経口投与するが、悪性腫瘍の場合は静脈内投与することもある。

ビスホスホネート系製剤の吸収は食物、特に牛乳によって損なわれるので、食事の少なくとも30分前の胃が空の状態で、摂取しなければならない。

用　途

- 骨粗しょう症性骨折の治療および2次予防。
- パジェット病。
- 悪性腫瘍による高カルシウム血症。
- 乳癌の骨転移。

副作用は主に消化管に起こるが重症になることもある。骨の疼痛が起こることもある。**アレンドロン酸**は、食道炎、食道の糜爛と潰瘍を引き起こすこともある。この錠剤は、座位または立位で、十分な水で全形のまま飲み込まなければならない。

ゾレドロン酸は、静脈内点滴によってのみ投与し、悪性腫瘍による高カルシウム血症に用いる新規薬物である。使用前に腎機能および血清中の電解質を検査しなければならない。

ラネリック酸ストロンチウム(プロテロス®)

- 骨形成を促進し骨吸収(骨破壊)を阻害する。高齢女性の骨折を減少させることを示す臨床試験の結果がある。
- 正確な作用機序は不明であるが、ストロンチウムはカルシウムに類似したイオンで、骨に取り込まれる。
- 忍容性に優れ、吐き気および下痢などの副作用の発症率は低い。

- 食前または食後2時間以内は避けて、就寝時に顆粒剤を水と共に摂取する。

カルシトニン(Myocalcic®)

- 本剤は、合成サケカルシトニン(サルカトニン)である。
- リスクが高くビスホスホネート製剤を使用できない骨粗しょう症の場合のみ、本剤の使用を考慮する。
- 突然の不動状態、パジェット病、悪性腫瘍による高カルシウム血症に起因する急性の骨喪失を予防するために使用することもある。
- 点鼻スプレー、皮下注射、筋肉内注射として投与する。

副作用

吐き気、嘔吐、腹痛、下痢、顔面紅潮、めまい、頭痛、味覚障害などである。

テリパラチド(Forsteo®)

- 本剤は、組み換えPTH断片で、閉経後の骨粗しょう症の治療に使用する。本剤は、骨芽細胞の数を増加させることによって、骨量および骨の強度を増加させる。
- 投与は皮下注射1回/日で行う。
- NICEは、骨密度が極めて低く2回以上の骨折をしている65歳以上の患者の場合にのみ、本剤の使用を推奨している。

ホルモン補充療法(HRT)

HRTは、治療法の選択肢のひとつであるが(節7.4参照)、英国の医薬品安全性委員会(CSM)は、50歳以上の女性を対象にした長期予防の最適療法として用いるべきではないと勧告している。

HRTは、更年期初期に開始し、継続期間は5年までとする場合が多い。HRTを中止すると、骨量低下が再開し、低下率は増加することもある。

選択的エストロゲン受容体修飾薬(SERM)

- SERMは、新たに開発された非エストロゲン化合物である。
- SERMが作動薬として作用する器官もあれば、拮抗薬として作用する器官もある。
- ラロキシフェン(Evista®)は、閉経後の女性の椎骨の骨折の治療および予防薬として認可されているSERMである。
- ラロキシフェンは、骨および心血管系器官の作動薬であり、乳房組織および子宮に対しては拮抗薬である。
- 骨芽細胞の活性を用量依存的に増加させ、破骨細胞の活性を用量依存的に低下させる。
- ビスホスホネート製剤に対する忍容性がない場合またはビスホスホネート製剤を投薬中も骨密度が低下し続ける場合に用いる。
- 副作用は、ほてりおよび下肢の痙攣などである。血栓塞栓症のリスクが増加することもある。

ビタミンD製剤

ビタミンD欠乏症およびクル病、副甲状腺機能低下症、腎不全時に合併する骨病変に用いる。

ビタミンDは、エルゴカルシフェロールとして投薬し、10μg/日の投与量で欠乏症を予防する。カルシウムと併用投与することもある。

7.4 性ホルモン

本節では、経口避妊薬、HRT、前立腺癌のような悪性腫瘍を治療するために用いる薬物のように、男性および女性ホルモンの分泌を変化させる薬物を検討する。

個々のホルモンおよび避妊に関して記述する前に月経周期に関して簡単に説明する。

月経周期

月経周期は、出産年齢の女性では通常約28日の周期である。その目的は、精子が受精できるように、1ヵ月に1回卵巣から卵子を放出し、受精卵を受け取ることができるように子宮の粘膜を整えることである。月経周期の28日間を通じて、ホルモン濃度は厳密に調節され、常に変化している。関与ホルモンは下記の通りである:

- 視床下部で産生される性腺刺激ホルモン放出ホルモン(GnRH)
- 脳下垂体前葉で産生される卵胞刺激ホルモン(FSH)および黄体化ホルモン(LH)
- 卵巣で産生されるエストロゲンおよびプロゲステロン。

ホルモンの調節は、視床下部と下垂体および卵巣自体が関与するフィードバック・メカニズムによって行われている。

月経周期には3つの段階がある—それは、増殖期、黄体期、月経期である。これを図7.2に示す。

増殖期

GnRHが脳下垂体前葉の細胞に作用し、FSHが循環血に放出される。

FSHは、卵胞の成長を促進し、そのうちのひとつが発達してグラーフ卵胞(成熟した卵胞)になりエストロゲンを合成する。循環血中にエストロゲンを放出し、子宮内膜を再生し、子宮内膜、下垂体、視床下部のプロゲストーゲン受容体の数を増加することによって、排卵のための子宮を整える。

排卵は28日の月経周期のほぼ半ばで起こるが、それは、卵胞の腫脹および破裂を引き起こす脳下垂体からのLHの大量の放出に起因する。

黄体期

破裂した卵胞は、黄体となりプロゲステロンを産生する。プロゲステロンは、子宮内膜を厚くし、LHの放出を抑制し、子宮頸部の粘液を濃くして精子を拒絶する環境をつくる。

プロゲステロンは、塩分と水分の貯留を引き起こし、体温を約0.5°C上げる。

着床が起こらなければ、プロゲステロンが分泌されなくなり、月経が始まる。妊娠が起こると、黄体は、胎盤によって機能を引き継がれるまで、プロゲステロンを分泌し続ける。

エストロゲン

エストロゲンは、卵巣および胎盤によって分泌されるステロイドホルモンで、精巣および副腎皮質からも少量ながら分泌される。

- 全てのステロイドホルモンは、コレステロー

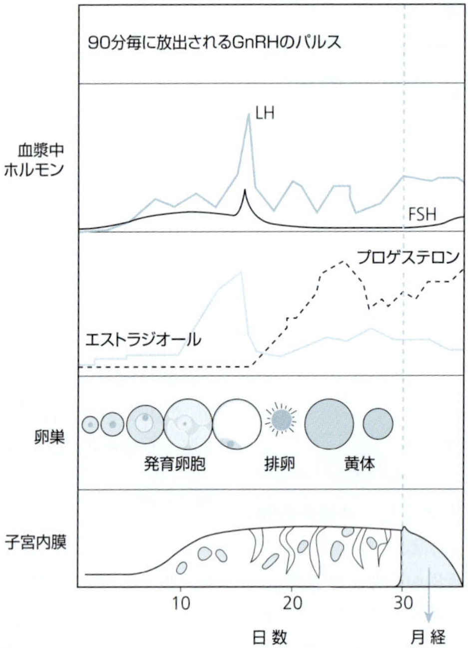

図7.2　月経周期内の事象

出典：Ben Greensteinによる『Trounceのナースのための臨床薬理学』第17版（2004年 Churchill Livingstone, Edinburgh）複製の許諾あり。

ルから合成される。核受容体に結合し、核内の遺伝子転写およびタンパク質産生に影響する。

- 分泌される主な3つのエストロゲンは、エストラジオール（最も強力）、エストロン、エストリオールである。
- 更年期のエストロゲン補充療法は、更年期症状および骨量低下を防ぐ。
- 経口製剤、経皮製剤、筋肉内注射用製剤、埋め込み型製剤、局所製剤として使用する。
- 消化管からの吸収率が高く腸肝循環しやすい（節1.4参照）。
- 局所作用のために、クリーム剤またはペッサリー剤として膣に局所的に投与する。

用　途

- 卵巣不全の補充療法。例えば、ターナー症候群。
- 更年期のほてりを抑制し、膣内の乾燥を軽減し、骨量を維持するため。

■ 経口避妊薬の配合剤。
■ 前立腺および乳癌の治療薬。現在ではほとんど他の治療法に取って代わられている。

副作用

■ 乳房の圧痛。
■ 吐き気、嘔吐、食欲不振。
■ 塩分と水分の貯留および浮腫。
■ 血栓塞栓症のリスク増大。
■ 男性の女性化。

抗エストロゲン薬

抗エストロゲン薬は、エストロゲン受容体で、自然のエストロゲンと拮抗する。

タモキシフェン

本剤は、乳房組織のエストロゲン拮抗薬なので、ホルモン感受性の乳癌の治療に使用する。本剤は、乳房組織および子宮内膜に抗エストロゲン作用を及ぼす。ほてりのような更年期症状の副作用をもたらすこともある。

クロミフェン(clomiphene)

本剤は、脳下垂体前葉のエストロゲン結合を阻害し、GnRHの分泌増加を引き起こす。そのため卵巣のサイズとエストロゲンの分泌が増加し、その結果、排卵を誘発する。本剤は、排卵がないために起こる不妊症の治療に用いる。双子が誕生するリスクがある。

プロゲストーゲン

プロゲステロンは、黄体および胎盤によって分泌される自然のホルモンである。

精巣および副腎皮質によっても僅かながら分泌される。

核受容体に作用する。受容体の濃度は、エストロゲンによって調節される。

プロゲステロンは、肝臓で代謝されるため経口投与ではほとんど不活性になるので、他の製剤を用いる。

テストステロン誘導体のプロゲストーゲンもあり、アンドロゲン作用を有している。例えば、**ノルエチステロン**および**ノルゲストレル**などである。

デソゲストレルおよび**ゲストデン**のような新しいプロゲストーゲンには、アンドロゲン作用がなく、脂質に対する副作用は少ない。他の薬物によってうつ病および痤瘡のような副作用が起こるときに用いるが、血栓塞栓症のリスクの増加は認められている。

副作用

痤瘡、体液貯留、体重増加、うつ病、乳房不快感、破綻出血。

用　途

■ エストロゲンとの配合型避妊錠剤、プロゲストーゲン単独避妊錠剤、プロゲストーゲン埋め込み型単独避妊注入剤または注射剤、子宮内避妊器具の薬物。
■ ホルモン補充療法(HRT)でのエストロゲンとの併用投与。
■ 子宮内膜症。
■ 子宮内膜癌。

抗プロゲストーゲン薬

ミフェプリストンは、プロゲステロン受容体の部分作動薬であり、子宮のプロスタグランジンに対する感受性を増加させる。これは、妊娠中絶のためにプロスタグランジン(例えば、ゲメプロスト)と併用投与する(節7.5参照)。

経口避妊薬

経口避妊薬(ピル)の使用は、最も信頼性が高く、最もよく用いられる避妊の方法である。ピルには、合成エストロゲンおよびプロゲストーゲンとの配合剤と、プロゲストーゲン単剤とがある。

作用機序

エストロゲンおよびプロゲストーゲンの血中濃度が上昇すると、月経周期のホルモン調節の正確なパターンが維持できなくなる。

- 配合ピル剤は、排卵を阻止する。
- エストロゲンは、FSHの放出と卵胞の発達を阻害する。
- プロゲストーゲンは、LHの放出および排卵を阻害する。
- エストロゲンおよびプロゲストーゲンはともに、子宮への着床を阻止する。
- 併発疾患がなく、相互作用を起す薬物が処方されていなければ、エストロゲンおよびプロゲストーゲンの適量を適切に投薬することで、ほぼ完全に信頼できる月経の調節ができる。
- エストロゲン単剤でも排卵を阻止することができるが、完全に信頼できるわけではなく、血栓塞栓症および子宮内膜癌のリスクは高まる。
- プロゲストーゲン単剤ピルを投薬した女性の約75%は排卵するが、子宮の粘膜は着床しにくくなり、子宮頸部粘膜は厚くなり精子が侵入しにくくなる。

配合ピル剤

配合ピル剤のエストロゲン成分には、ほとんどの場合エチニルエストラジオールが用いられている。メストラノールが用いられるときもあるが、メストラノールは肝臓で代謝されてエチニルエストラジオールになる。

この配合ピル剤のエストロゲン含有量は、1960年に導入されて以来、年を経るにつれて、減らされている。エストロゲン含有量の高い初期の経口避妊薬を第一世代と呼び、エストロゲン含有量が低い薬剤を第2世代と呼ぶ。

- プロゲストーゲン成分は、レボノルゲストレルまたはノルエチステロンを用いるが、これらの化合物はアンドロゲン作用を有している。
- 第3世代ピルには、アンドロゲン作用があまりない。第3世代ピルは、プロゲストーゲン受容体に対して高い選択的結合親和性を持ち、アンドロゲン受容体に対してはその親和性を持たないデソゲストレルのような改良型プロゲストーゲンを含有する。初期のタイプのピルと違って、この第3世代ピルは、血中のHDL値を低下させない。HDL値の低下はアテローム性動脈硬化症の形成を促進するので、HDL値の低下は望ましくない。このような新規プロゲストーゲン製剤は、血栓塞栓症のリスクが僅かに高い。
- 通常、エストロゲンおよびプロゲストーゲンは妊娠期間を通じて投与する。これらは単相性のピル剤で、使用できる製剤が多数ある。
- 血栓塞栓症のリスクはエストロゲンの含有量に関連しているので、エストロゲンの投与量はできるだけ低用量にする。

- ピルは、月経周期の出血開始日に投薬し始める。
- 21日間投薬し、7日の休薬期間を設ける。この期間に出血が起こり、月経周期が繰り返される。
- ピルを摂取し忘れ、または摂取が12時間以上遅れた場合は、代替避妊法を7日間行わなければならない。

他に、ひと月を通じて、様々な組成のピルを用いる処方設計もある。これらのピルは二相性ピルおよび三相性ピルを呼ばれるが、使用頻度は少ない。

有益な効果

- 信頼性が高い避妊方法で、望ましくない妊娠を避けることができる。
- 生理不順および中間期出血のような月経症状を軽減する。
- 良性乳房疾患、子宮内膜症、卵巣嚢胞の発症率の低下。
- 月経前緊張の軽減。
- 貧血症状の軽減。

副作用の可能性

- 体液貯留およびタンパク同化作用に起因する体重増加。
- 軽度の吐き気、顔面紅潮、めまい、うつ病、易興奮性。
- 痤瘡または皮膚の色素沈着の増加。
- ピルの投与中止に伴う一時的な無月経。
- ピルの投与開始直後に、アンジオテンシン前駆体の増加に起因して高血圧を発症する女性もいる。これは、ピルの投与を中止すれば、元に戻る。経口避妊薬の投与を開始するときには、血圧のモニターを行うべきである。
- 血栓塞栓症のリスクが増加する場合もある。この傾向は、喫煙者、高血圧患者、ピルの長期的使用者、特に、35年を超える場合によくみられる。血栓塞栓症の年間発症例数の割合は、第2世代の配合ピルの使用者100000名中約15例であるのに対して、非使用者100000名中5例であり、妊婦100000名中60例である。
- 投与期間によって、乳癌のリスクが僅かに上昇することもある。
- ピル使用者の子宮頸部癌の発症率は僅かに高いが、ばらつくことが多い。英国では、女性は3年毎に子宮頸部細胞診を受けるように勧告されている。

薬物相互作用

最低有効用量を投与しているので、薬物の吸収または代謝が影響を受けて変わると、すぐに薬効が得られなくなる。

薬物の中には肝臓の薬物代謝酵素の強力な誘導作用を有する薬物もあり、その結果、ピルの代謝が促進され、薬効が得られない可能性もある。

例えば、リファンピシン(抗生物質)を2日間投与すると、4週間薬物代謝が亢進される。

フェニトインおよびカルバマゼピン(抗てんかん薬)も、代謝酵素を誘導する。ピルを摂取している女性がてんかん治療開始後、妊娠が確認され医師を訴える場合、その告訴は有効である。

肝臓の酵素を誘発するあらゆる薬物は、アルコールも含め、ピルの有効性を損なう可能性がある。

抗生物質とエストロゲン

抗生物質は、酵素誘導剤でなければ、プロゲストーゲン単独ピルの効果を妨げない。

大腸の細菌は、肝臓で生成されたエストロゲンの代謝物を分断し、その後再び活性を示す活性型エストロゲンの再吸収を可能にする(腸肝循環)。この再吸収が起こるため、経口避妊薬に使用するエストロゲンの用量は低用量であっても効果が得られる。広域スペクトルの抗生物質は、結腸でこのような作用をする細菌を殺傷するため、活性型エストロゲンの再吸収が低下する。このため十分な避妊効果が得られなくなり妊娠が可能になる。

アンピシリン、アモキシシリンのような抗生物質およびテトラサイクリン類とセファロスポリン類も全て、同様にエストロゲンの作用を妨げることがある。

プロゲストーゲン単独ピル

配合ピルよりも信頼性は低いが、エストロゲンの使用により血栓塞栓症のリスクが増加している高齢女性または高血圧のためにエストロゲンの投与ができない女性に推奨されている。

このピルは中断することなく毎日服用する。ピルを服用し忘れると妊娠の可能性がある。

月経の異常はよくみられるが、それは無月経および月経中間期の出血などである。

長時間作用型プロゲストーゲン単独避妊薬

メドロキシプロゲステロンは、避妊薬として筋肉内投与する。この薬物は安全で有効性が高いが、月経不順がよく起こり、投与中止後何ヵ月も不妊症になる可能性がある。

レボノルゲストレルは、生物分解性のないカプセル剤の形で皮下に埋め込み投与する。プロゲストーゲンの放出は5年かけてゆっくり行う。

副作用は、不規則な出血および頭痛などである。

子宮内避妊器具にもレボノルゲストレルを含浸させると、その避妊作用は3–5年継続する。

性交後避妊法(緊急避妊法)

レボノルゲストレル(Levonelle® One step)を、避妊手段を取らない性交渉後72時間以内に経口投与し12時間後に反復投与すると、避妊効果が得られる。患者が3時間以内に嘔吐するときは、再度投与する。制吐薬が必要な場合は、ドンペリドンが推奨されている。

- 薬局で、店頭販売品として売られている。
- 次の月経が、早晩始まる。
- 子宮外妊娠のリスクが高まる下腹部に疼痛を感じる患者は、医師の診察を受けるべきである。

子宮内避妊器具の挿入の方が、ホルモン療法よりも有効性が高い。避妊手段を取らない性交渉後5日以内または最も早い排卵予定日までに、子宮内避妊器具を挿入する。

閉経後のホルモン補充療法(HRT)

- 更年期後卵巣の機能が低下し、血中エストロゲン濃度が低下する。
- 更年期症状を呈する女性もいるが、その症状を緩和するためにHRTが適切である。
- HRTとしてエストロゲン単独投与を行うが、プロゲストーゲンとの併用投与を行う方が望ましい。HRTは、ほてり、発汗、膣萎縮のような症状を軽減するが、膣萎縮の軽減にはエストロゲンの局所投与が望ましい。

- HRTは、閉経後の骨粗しょう症を予防する。
- 長期HRTの安全性は議論の的となっており、現在、英国の医薬品安全性委員会(CSM)は、最小有効用量を最短期間投与することを推奨している。
- 治療法は、年に1回見直し、骨粗しょう症の代替治療法を考慮すべきである(節7.3参照)。

長期投与のリスク

- 長期投与により静脈血栓塞栓症、脳卒中、乳癌のリスクが高まる。さらに、エストロゲン単独投与の場合は子宮内膜癌のリスクも高まる。
- HRTには、冠動脈性心疾患の予防効果はなく、認知機能の改善効果もないので、そのような目的のために処方すべきではない。
- HRTは、50歳までの更年期初期の症状に投与する。これは、骨粗しょう症のリスクが増加するからである。
- HRTには、避妊効果はない。女性の妊娠可能期間は、50歳未満では最終月経の2年後まで、50歳以上では最終月経の1年後までである。

男性ホルモンと拮抗薬

アンドロゲン

テストステロンは、主要な自然の男性ホルモンで、コレステロールから合成されるステロイドである。テストステロンは、精巣の間質細胞で合成され、卵巣および副腎皮質でも少量合成される。

アンドロゲンは、去勢された男性または精巣の疾患患者の補充療法に用いる。

- 通常、インポテンスまたは不妊症の治療には用いない。
- 補充療法には、テストステロンの筋肉内注入を用いる。Sustanon®は、長時間作用型で、1回/月の注射で投与する。
- テストステロン埋め込み剤を4−5ヵ月毎に置換して用いるが、現在では経皮パッチも使用する。
- 低用量投与は、卵巣切除後の女性の正常な血中テストステロン濃度を回復し性機能を改善するが、副作用は起さない。

アナボリックステロイド類

アナボリックステロイド類は、テストステロン様の作用を有する薬物である。テストステロンの男性化効果を抑制し、骨および筋肉のタンパク質増強効果を残すように、テストステロンの改良が行われた。その結果、作られた薬物は、例えば、ナンドロロン(Deca-Durabolin®)などである。

衰弱性疾患の治療効果は、期待はずれであったが、再生不良性貧血の治療に用いられている。筋肉の体積を増加させるために乱用する運動選手もいるので、アナボリックステロイド系製剤のうち約50品目が禁止リストに記載されている。

効　果

ホルモン療法を受ける人の年齢と性別によって、その効果は異なる。

- 思春期の男子に投与すると、第二次性徴の発現が早まり、生殖器が成熟し、筋力が著しく増加する。身長も徐々に伸びる。
- 塩分と水貯留が起こることもある。
- 皮膚の厚みが増し、黒ずむこともある。
- 皮脂腺の活性が増大し、その結果、痤瘡が発症することもある。
- 顔ひげおよび陰部と腋窩部の毛が成長する。
- 声帯が厚みを増し、その結果、声が低くなる。
- 幸福感が得られ、身体的活力が増し、性欲が高まることもある。
- 思春期以前の男子に投与すると、長骨骨端が閉鎖するため、十分な身長に到達しなくなる。
- 男性の投与量を女性に投与すると、女性の男性化が起こる。

副作用

- 下垂体のGnRHが最終的に低下すると、不妊症が起こる。
- 塩分と水分の貯留および浮腫。
- 肝臓の腺癌の報告がある。
- 小児の成長を損ない、痤瘡を引き起こし、女性の男性化を引き起こす。

アナボリックステロイド類の高用量投与はさらに下記の副作用を引き起こす：
- 黄疸および肝臓腫瘍
- 血圧上昇
- コレステロール値の有害な変化（LDL値の上昇およびHDL値の低下）
- 冠動脈性心疾患のリスク上昇
- 左心室肥大
- 痤瘡。

抗アンドロゲン

エストロゲンおよびプロゲストーゲンは、抗アンドロゲン作用を有している。エストロゲンおよびプロゲストーゲンは、GnRHを阻害し、標的器官でアンドロゲンと拮抗する。

酢酸シプロテロン（Androcur®）は、プロゲステロンの誘導体である。これは、精子産生を阻害し、可逆的な不妊症を引き起こす。これは、異常な精子の産生を引き起こすので、避妊薬ではない。

用　途

- 前立腺癌。
- 女性の男性化および痤瘡。
- 男性の思春期早発症。
- 男性の重症の性欲過剰および異常性。

酵素阻害薬

フィナステライドおよびデュタステリドは、テストステロンを代謝して活性型のジヒドロテストステロンを形成する酵素を阻害する。

このため前立腺のサイズを縮小するので、これらの薬物は良性前立腺過形成の治療に用いる。通常、テラゾシンのようなα拮抗薬を用いる（節2.3参照）。これらの薬物は前立腺の平滑筋を弛緩させる。

GnRH作動薬と拮抗薬

エストロゲン、プロゲステロン、テストステロンは、下垂体のGnRHを阻害する。プロゲストーゲンは、望ましくないホルモン作用を発現することが少ないので阻害薬として用いられている。

ダナゾールはGnRHを阻害し、その結果、

FSH、LH、エストロゲン、プロゲステロンの分泌を阻害する合成ステロイドである。本剤は、ホルモンを低下させる必要のある子宮内膜症、乳房形成異常、女性化乳房のような症状の治療に用いる。本剤はアンドロゲン活性を有しているが、男性のアンドロゲンの合成および精子形成を低下させる。クロミフェンは、GnRHを刺激するエストロゲン拮抗薬(324ページ参照)で、不妊症の治療に用いられる。

ゴナドレリン

本剤は、GnRHの合成類似体であり、最初は作動薬であるが、その後継続投与により拮抗薬として作用しGnRHの放出を低下させる。

- ブセレリン、ゴセレリン、リュープロレリン、ナファレリン、トリプトレリンが入手可能である。これらは皮下注射により投与するが、経鼻投与することもある。
- 主に、前立腺癌、進行した乳癌、子宮内膜症の治療に使用する。

男性の勃起障害(インポテンス)

これは、よく見られる症状で、高齢のため、あるいは糖尿病性血管疾患または糖尿病性自律神経障害の合併症として起こることもある。また、アルコールまたは抗高血圧薬(降圧薬)(特に、チアジド系利尿薬)、抗うつ薬、神経遮断薬などの薬物摂取の副作用として起こることもある。

勃起は、生理的要因および心理的要因によって起こる。ペニスの平滑筋が弛緩し、その動脈血管が血液によって怒張する。これには、自律神経系と、血管拡張薬および平滑筋弛緩薬として作用する一酸化窒素が関与している。

ホスホジエステラーゼ(PDE)V型阻害薬

シルデナフィル(バイアグラ®)は、この種の最初の薬物であった。**タダラフィル**および**バルデナフィル**も使用されている。

- 性欲に無関係に勃起を引き起こすことはないが、性的刺激による勃起反応を促進する。
- 一酸化窒素はグアニル酸シクラーゼを活性化し、環状GMP(cGMP)を増加することによって血管拡張に関与する。
- PDEはcGMPを不活性化するので、PDEが阻害されると、cGMPは不活性化されず、その作用は増強される。
- 血漿中濃度は、30−120分でピーク値に到達する。これは、飲食によって遅延する。
- 必要なときに単回投与する。

副作用

副作用はたいていの場合血管拡張に起因している。顔面紅潮、血圧低下、頭痛、めまい、嘔吐などがある。視覚障害も報告されている。

虚血性心疾患の患者または硝酸薬を投与されている患者に投与してはいけない。硝酸薬は、cGMPを増加させるので、シルデナフィルが投与されている場合は重症の血圧低下が起こることがある

7.5 妊　娠

本節では、妊娠中の薬物の副作用と、妊娠および分娩時によく使用される薬物を検討する。

たいていの女性は、妊娠中に1種またはそれ以上の薬物を投与されることがあるので、どの薬物が最も害を及ぼしやすいかを知ることは重要である。胎児が急速に発育しているときには単回の薬物投与が胎児に影響を及ぼす可能性がある。英国医学会・薬学会共同編集処方集(BNF)は、可能であれば妊娠の最初の三半期にはあらゆる薬物の投与を避けるべきであると推奨している。

妊娠中に胎児自体に対する治療のために薬物投与が行われることもある。例えば、早産のリスクがあるときに用いる**デキサメタゾン**などのステロイド類である。ステロイド類は、胎児の肺の発達を促進するので、早産の未熟児に呼吸障害が起こる可能性を減らす。

看護師は、妊娠中の女性に薬物使用の有用性とリスクの可能性に関して正しく伝えるために、実用に堪える十分な薬物の知識を持つ必要がある。

> 葉酸は、ビタミンB群に属し細胞分裂の続行に必要なビタミンで、妊娠初期に必要である。
>
> 受精前および妊娠初期の葉酸摂取は、二分脊椎のような神経管欠損症のリスクを軽減すると考えられている。

薬物の吸収および分布

- 投与された薬物はたいていの場合血流に入るが、これは、全身性作用を得るために必要なことである。
- 薬物は、その薬物自体の特性によって多かれ少なかれ、胎盤を通過しまた母乳に移行する。全く通過しない薬物もあるが、自由に通過する薬物もある。

膜を通じて行われる吸収および拡散に影響する因子については節1.4で検討している。脂溶性の薬物が最も膜を通過しやすい。

薬物投与量に対する妊娠の影響

妊娠は、薬物動態に何らかの変化を引き起こす。

- 消化管の通過時間を延長する。
- 循環血流量が増加する。つまり、薬物の血漿中濃度は低下する。
- 腎臓への血流量は増加するので、薬物の排泄が速くなる。
- 体内の全水分量および脂肪は増加する。
- 肝臓の代謝経路が増加し、代謝速度が高まる。
- 血漿タンパク質濃度の変化が、結合する薬物量に影響することもある。

たいていの場合このような変化は重要ではないが、薬物の血中濃度が問題となる場合、例えば、抗痙攣薬などの投与の場合は、投与量を変える必要がある。

妊娠時の薬物の副作用

妊娠中はいつでも薬物は胎児に悪影響を及ぼす可能性がある。

- 着床段階(5−15日)。流産は、たいていこの段階で毒性作用を受けたことに起因している。
- 第1・三半期。催奇形作用を及ぼすことがある(胎児に発達異常が起こる)。サリドマイドの例が最もよく知られている。
- 第2および第3・三半期。胎児の成長および機能的発達に影響を及ぼすか、あるいは胎児組織に毒性作用を及ぼすことがある。
- 満期分娩時に投与する薬物は、出産後の新生児に副作用を及ぼすことがある。しかしこのような情報はほとんど入手できないことが多いので、アドバイスすることは困難である。
- というのも、通常のランダム化臨床試験を行うことができないからである。
- 不注意な使用または無許可の使用によって、安全性の情報が蓄積されていることが多い。妊娠中に通常使用されている薬物の多くは、妊娠女性に認可されたものではない。
- サリドマイド事件が起こって以来、訴訟の恐れがあるため、製薬会社は、妊娠中の薬物使用を認可したがらない。
- 実際に胎児奇形を引き起こすことが証明されている薬物は少ないが、何の疑いもなく安全であるという薬物もない。
- 最も長い間使用され、胎児奇形に関する情報が収集されている薬物が最も頻繁に使用されている。
- できれば、新しい薬物の使用は避けるべきである。

薬物は、胎児奇形を引き起こすことが知られている薬物、胎児奇形の疑いのある薬物、恐らく胎児奇形を引き起こさない薬物に分けられる。詳細に関しては、英国医学会・薬学会共

表7.7　既知の催奇形性物質とその影響

薬　物	影　響
リチウム	心臓の欠損
ワルファリン	顔面奇形 中枢神経系（CNS）の奇形
レチノイン酸誘導体（ビタミンA)	頭蓋顔面、心臓、CNSの奇形
サリドマイド	アザラシ肢症（長骨の短縮または欠損）
抗痙攣薬	頭蓋顔面奇形
フェニトイン	神経管欠損症
ナトリウムバルプロ酸	頭蓋顔面奇形
カルバマゼピン	神経管欠損症

同編集処方集（BNF）の補遺4を参照すること。

催奇形性

催奇形性物質とは、奇形児の誕生をもたらす物質である。表7.7に、既知の催奇形性物質とその影響を示す。

- 器官形成は、受胎の18−55日後に行われる（4−10週間）。
- 女性は妊娠していることに気付かず、病院に行かないため、女性が妊娠を確認する前に、催奇形性物質に曝露されることもある。
- 催奇形性物質を確認することは容易ではない。動物実験の結果からは、その薬物がヒトに対して催奇形性を発揮するかどうか確認できない。
- サリドマイドが催奇形性物質であると確認される前に、1万件の手足の奇形が起きた。サリドマイドの動物実験では、ウサギに対して催奇形性は認められなかった。
- 催奇形性物質を確認するために、症例報告および症例研究の結果を用いたが、これらの信頼性は低い。すなわち、薬物を投与されていたというだけで、その薬物が奇形のはっきりした原因であるということを意味するわけではない。
- 胎児の奇形発生の背景率は約2−3%である。
- 同じ薬物に曝露された数名の女性を対象にした大規模コホート研究の結果の方が、信頼性は高い。

薬物と妊娠に関する情報は、National Teratology Information Service（電話番号0191 232 1525）から得られる。

有用なウェブサイト：
www.nyrdtc.nhs.uk/Services/teratology/teratology.html

妊娠に対する他の薬物の影響

- 胎児の発達期間であればいつでも影響を受ける可能性がある。
- β遮断薬は、胎児の成長率に影響する可能性がある。
- ACE阻害薬は、腎不全を引き起こす可能性がある。
- ヨウ素含有医薬品は、胎児の甲状腺機能に影響する可能性がある。
- 薬物は、妊娠のある段階では安全であっても、別の段階ではそうではないこともある。例えば、トリメトプリムは葉酸の代謝を妨げるので、妊娠の最初の3ヵ月間は投与すべきではないが、その後は安全である。

> **!** 妊娠の最初の三半期には、あらゆる薬物の使用を可能な限り避けるべきである。

リスク評価を行わなければならない。例えば、抗痙攣薬など投与を継続する必要のある薬物もある。

このような症例では、可能であれば妊娠前のカウンセリングが必要である。

女性に、いずれの薬物もリスクの可能性があることを警告すべきである。

最初の三半期に催奇形性物質に曝露された場合、女性は出生前診断のために超音波検査を受けるべきである。

妊娠中によくみられる薬物療法の問題

制吐薬

嘔吐が著しい場合は、脱水のリスクを冒すよりも医師に制吐薬を処方してもらうほうがよい。

抗生物質

異なる適応症とリスクを有する様々な薬物群がある。

ペニシリン類、セファロスポリン類、エリスロマイシン、トリメトプリムは、最初の三半期以後使用すること。

鎮痛薬

パラセタモールは、長い間適量投与により安全に使用されてきた。パラセタモールは、妊娠中の最適鎮痛薬であると思われる。勿論、肝不全を引き起こすことがあるので、過量投与は危険である。イブプロフェン、インドメタシン、Voltarol®などのNSAIDは、最初の三半期には比較的安全であると思われるが、妊娠後期には問題を起こす可能性がある。つまり、胎児の腎機能障害、壊死性腸炎、開存脈管の早期閉鎖、脳内出血を引き起こすことがある。

アスピリンは、抗血小板薬なので、鎮痛用量によって母体、胎児、新生児の出血のリスクが増加することが確認されている。妊娠中の**鎮痛用量(600mgを4回/日まで)の投与は避けたほうがよい**。再発性流産および血栓塞栓症の遺伝的リスクを有する女性を治療するために、低用量(75mg/日)の投与を行う。子癇前症および子宮内の発育制限を防ぐために使用する。

アヘン類例えば、**ペチジン、モルヒネ、ジアセチルモルヒネ**。鎮痛用量による催奇形性の科学的根拠は認められていないが、長期的使用により新生児に離脱症状が生じるリスクがある。分娩の高用量投与は呼吸抑制のリスクを伴う。

抗血液凝固薬

血栓塞栓症の急性症状を呈している患者または血栓塞栓症の既往症を有する患者には必要である。

ワルファリンは胎盤を通過する催奇形性物質である。薬物曝露の臨界期(種々の催奇形性因子に対して感受性を持つ時期)は6−9週間であり、胎児のワルファリン症候群のリスクは約10%であるが、CNS奇形のリスクもある。

胎児のワルファリン症候群の特徴は、鼻の形成不全、骨端の異常、眼球異常、四肢短縮、難聴、発達遅滞、先天性心疾患、脊柱側弯症などである。

妊娠第2および第3期には、胎児の脳内出血の危険がある。

ワルファリンを長期摂取している女性は、妊娠した場合はすぐにヘパリンに変えるべきである。

ヘパリンは、胎盤を通過せず、母乳に移行することもない。

抗痙攣薬

たいていの抗痙攣薬は胎児奇形のリスク増加を伴うために、妊娠中のてんかんの治療は厄介である。

抗痙攣薬を摂取している女性の胎児に、先天性異常が発生する割合は6%である。

胎児の抗痙攣薬症候群(頭蓋顔面奇形、発育遅滞、知的機能の低下)は、**フェニトイン、ナ**

トリウムバルプロエート、フェノバルビタール、カルバマゼピンによって起こることがある。

カルバマゼピンおよび**ナトリウムバルプロエート**も神経管欠損症の増加を伴うことがある。

ラモトリジンおよびガバペンチンのような新しい薬物によるリスクは不明である。動物実験の結果からは、催奇形性は認められていない。

コルチコステロイド

- 既存の母体の疾患のためにコルチコステロイド類を投与していることがある。胎児に対する副作用の科学的根拠はないが、母体が妊娠期間を通じてステロイド類を摂取する場合は、副腎抑制のリスクがある。分娩中にヒドロコルチゾンの追加投与が必要になることもある。
- 経口ステロイド類は、極少量胎盤を通過する。
- 早産または切迫早産の場合に肺成熟のために用いる。容易に胎盤を通過するので、**デキサメタゾン**を用いる。24−48時間かけて、分割投与する。投与により呼吸困難症候群の緩和が認められる。投与してから48時間後に分娩した場合、この効果は最も顕著であった。周産期の死亡率および脳室内出血も顕著に低下した。

妊娠中によくみられる疾患

糖尿病

- 妊娠中の合併症を防ぐために、既存の糖尿病を注意深く管理することが必要不可欠である。
- 経口血糖降下薬には、催奇形性のリスクがあるので投与を中止すべきである。また、経口血糖降下薬を使用していた母体から生まれた新生児に、低血糖持続のリスクが認められている。
- 妊娠中の糖尿病には必ずインスリンを用いるべきである。
- **妊娠性糖尿病**は、妊娠して初めて糖尿病と診断される糖尿病である。これは、通常妊娠中はインスリンの投与が必要であるが、出産後血糖値は正常値に戻る。

このような女性は、高齢になると2型糖尿病を発症するリスクが高い。

妊娠中の高血圧症

妊娠の後半期に高血圧とアルブミン尿を併発する場合は、子癇前症と診断される。分娩によって治癒するが、高血圧はこの時期まで治療する必要がある。

既存の高血圧、妊娠誘発性高血圧、子癇前症を有する場合は、妊娠中に抗高血圧薬(降圧薬)を処方する。

妊娠中の降圧薬投与

1. 妊娠中の**ACE阻害薬**投与は禁忌である。投与した場合、先天性異常、発達遅滞、子宮内死亡、胎児の無尿症を併発したからである。
2. **β遮断薬**に関しては、現在のところ、**アテノロール**は妊娠の28週間以前に投与を開始すると、胎児への血液供給が低下し胎児が小さくなるという報告がある。妊娠第3期に使用する方がよい。**オクスプレノロールおよび**

ピンドロールのような他のβ遮断薬のほうが安全である。βおよびα遮断薬の配合製剤であるラベタロールは広く使用されているが、発達遅滞の併発は認められていない。

- 喘息患者にはβ遮断薬を使用すべきではない。それは、発作を誘発することがあるからである。
- 胎盤を通過し、胎児の心拍数を低下させることがある。

3. メチルドーパは、喘息を有する妊婦の第一選択薬である。

- メチルドーパは妊娠中の使用症例数が多く、胎児または新生児に副作用が起こったという科学的根拠がないため、血圧を低下させるために長い間妊婦に使用されてきた。
- 鎮静作用およびけん怠感を引き起こす可能性があり出産後のうつ病との関連性も考えられるため、最近はあまり使用されなくなってきている。これらの副作用は、用量依存的に起こる。
- 作用の発現が遅いので、迅速な抑制が必要な場合は適さない。
- 数週間の投与後、投与を中止すると、不眠および不安が起こることがあるので、注意すること。投与中止は徐々に行うべきである。

4. 妊娠中の高血圧の治療には利尿薬を使用しない。これは、利尿薬が血液量の低下と子宮胎盤血流障害を引き起こすことがあるからである。
5. 子癇を有する母体の高血圧の緊急管理のためには、ラベタロールまたはヒドララジンの静脈内および筋肉内投与が必要である。抗痙攣薬が必要な場合もある。

- 硫酸マグネシウムは、子癇の再発性発作を予防するために主要な役割を果たしていることが確認されている。
- 通常、静脈内点滴投与を痙攣以後24時間継続する。
- 硫酸マグネシウムは、恐らく、脳血管を拡張し血管攣縮を緩和することによって、その作用を発揮する。その結果、脳血流量を増加させる。
- 過量投与を避けるように、注意すること。過量投与による兆候は、膝蓋腱反射の消失、脱力、吐き気、ほてり感、顔面紅潮、眠気、不明瞭発語などである。マグネシウム毒性の治療には、グルコン酸カルシウムを注入投与する。

喘　息

喘息の治療薬の**サルブタモール**、**ステロイド吸入薬**は、妊娠中は安全であり、そのリスクは、胎児に対する急性喘息発作のリスクよりも低いと考えられる。

子宮の収縮に影響する薬物

子宮の筋肉（子宮筋）は、筋肉自体に発生する収縮によって律動的に収縮する。子宮底の子宮筋細胞がペースメーカーのように作用し、活動電位を生じる。このようなペースメーカー細胞の活性は、性ホルモンの作用によって調節される。

妊娠していない子宮は、月経周期の初期には軽度の不随意収縮を示し、月経周期の後半および月経期間には強く協調的な収縮を示す。妊娠初期にはこの収縮は抑制されるが、妊娠末期には回復し、強力な子宮収縮が起こる。妊娠期間中は、プロゲステロン放出によって興奮性はやや抑制された状態になる。

子宮の神経支配

子宮の神経支配には、交感神経線維の興奮と抑制がある。

- アドレナリン(エピネフリン)は、βアドレナリン受容体に作用し子宮の収縮を阻害する。
- ノルアドレナリン(ノルエピネフリン)は、αアドレナリン受容体に作用し子宮の収縮を促進する。

子宮筋弛緩薬—子宮収縮抑制薬

早期分娩の妊婦の子宮活動を完全に抑制する薬物はない。

医療センターへの輸送を可能にするため、またステロイドの48時間投与を可能にするために、子宮収縮抑制薬の短期使用は有益である。

アトシバンは、早期分娩を避けるために妊娠24−33週間の期間に用いるオキシトシン受容体拮抗薬である。**アトシバン**およびカルシウムチャネル遮断薬の**ニフェジピン**は、**リトドリン**よりも合併症が少ない。

塩酸リトドリン(Yutopar®)

これは、子宮の筋肉を弛緩させるβ_2アドレナリン受容体刺激薬で、妊娠24−33週間の早期分娩を避けるために特定の症例で使用することがある。分娩を、少なくとも48時間遅延させることが可能である。母体に対するリスクが増加するために、長期投与は避けるべきである。第1または第2三半期の使用は適さない。

副作用

- 吐き気、嘔吐、顔面紅潮、発汗、振戦、低カリウム血症、頻脈、動悸、血圧低下などである。
- リスクを最小限に留めるために、点滴期間には左側臥位を保つ。
- 子宮の出血傾向が高まる。
- 胸部の疼痛または圧迫感。心電図は正常であることもある。
- 不整脈。
- 血糖値が上昇することもある。糖尿病の場合は、ケトアシドーシスが起こることもある。
- リトドリンの投与後致死性肺水腫が起こったことがある。製薬会社は、これは元来多因子性であるが、水分過負荷が最も重要な因子であると考えている。すなわち、静脈内投与の水分量を最小限に保つべきである。

禁　忌

心臓疾患、子癇、重症の子癇前症、子宮内感染、子宮内死亡、分娩前出血、前置胎盤、脊髄圧迫などである。

テルブタリンおよび**サルブタモール**は、代替β_2アドレナリン受容体刺激薬である。

インドメタシン(indomethacin)などのNSAID

NSAIDもプロスタグランジンの合成を阻害することによって、分娩開始を遅延させるため、以前使用されていた。腎機能障害のような副作用を引き起こすことがある。

子宮の収縮を引き起こす薬物

プロスタグランジンおよび子宮収縮薬(子宮収縮を誘発する薬物)の使用目的は、流産の誘発、分娩の誘発または促進、胎盤側からの血液消失の減少である。それは、下記の通りである:

- オキシトシン
- エルゴメトリン
- プロスタグランジンEおよびF

これらの薬物による子宮収縮は全て、ひきおこされた収縮の強さによって様々な程度の疼痛を伴う。

オキシトシン

脳下垂体後葉から放出されるホルモンである。平滑筋への作用によって、収縮を引き起こす。子宮筋に受容体がある。臨床に使用するために、合成されている。

子宮への作用

- 子宮を収縮させる。
- 出産予定日に、静脈内点滴(Syntocinon®)によりゆっくり投与すると、子宮底から子宮頸部に移行する規則的な協調性の収縮が起こる。
- 収縮の強さと頻度は用量による。
- 収縮と収縮の間は、子宮は完全に弛緩する。
- 極めて高用量によって持続性収縮が起こるが、その場合は胎盤を通る血流が妨げられ、胎児の圧迫または死亡さえ起こる。

その他の作用

乳腺の細胞の収縮を引き起こし、その結果母乳が押し出され、つまり腺房および乳腺管から搾り出される。

静脈内投与により血管拡張作用を発揮する。

弱い抗利尿作用があるので、高用量の注入投与を行うと水分貯留が起こる可能性がある。子癇、心疾患または腎疾患の既往症がある場合は、何らかの症状が発現することもある。

用　途

- 子宮の筋肉が適切に機能しない場合に、分娩を誘発または促進するために使用する。

分娩後出血(出産後の出血)の治療のために使用することもある。

副作用

- 高用量投与は、頻脈を伴う一過性だが重篤な血圧低下を引き起こす可能性がある。
- 急速な静脈内注入投与を行うと、心電図に異常をきたすこともある。
- 高用量投与によって、母体および胎児に水分貯留が起こることがある。
- 低ナトリウム血症(血中ナトリウム濃度低下)。
- 子宮の痙攣または過剰刺激。子宮の活動は慎重にモニターすべきである。

分娩誘導のために、プロスタグランジンの**ジノプロストン**も、膣内錠剤、ペッサリー剤、膣内ゲルとして用いる。

エルゴメトリン

本剤は1935年に単離され、麦角の主要な子宮収縮性成分であることが確認された。麦角はライ麦に感染する真菌である。

作　用

- 新生児を分娩した後に、子宮に対して迅速に刺激作用を及ぼす。
- 血管収縮薬でもある。
- 作用の発現開始は極めて迅速である—5分以内。

オキシトシンとエルゴメトリンの配合製剤は、分娩第3期の管理のために用いる(Syntometrine®)。

副作用

- 嘔吐を誘発する可能性がある。
- 血管収縮は、血圧上昇を引き起こし、吐き気、視力障害、頭痛を伴う可能性がある。冠状動脈の血管攣縮が起こる可能性があり、また狭心症が起こることもある。

プロスタグランジン類

- プロスタグランジン類は、細胞内の脂肪酸由来の化学物質で局所作用を有する。
- プロスタグランジン類はあらかじめ産生されるのではなく、必要に応じて細胞によって産生される。プロスタグランジン(PG)を産生するために、シクロオキシゲナーゼ(COX)酵素がアラキドン酸に作用する。
- PGは、実際、多くの生理的過程の調節に関与し、炎症過程の最も重要なメディエーターである。
- PGは、妊娠子宮および非妊娠子宮の収縮を引き起こす。
- 妊娠期間中、子宮の筋肉のPGに対する感受性は増加する。
- PGは、月経困難症および月経過多症に関与している。
- PGは、名前が紛らわしいが、PGE類およびPGF類は産科では重要である。
- PGE_2およびPGF_2は、ヒト子宮に強力な収縮作用を及ぼし、子宮頸部を熟化させ軟化させる。子宮体の一連の協調収縮を促進し、子宮頸部を弛緩させる。PGE_2は、分娩誘導に最も有効性が高い。

合成PGE_2(**ジノプロストン**)は、後期(第2三半期)流産を誘発するためと、分娩誘発のために用いる。妊娠のどの時期でも、ジノプロストンの作用は子宮に対して有効であるが、オキシトシンは、妊娠後期にのみ有効性が確認されている。

分娩誘導のために、**ジノプロストン**を、膣内錠剤、ペッサリー剤、膣内ゲルとして用いる。

子宮の頻発性の軽度収縮をもたらす。全ての女性が感じるわけではなく、3–4時間後、この作用は徐々に消える。症例の30–50%で、分娩が起こる。

副作用

吐き気および嘔吐、下痢、子宮の疼痛、顔面紅潮、頭痛、血圧低下、発熱などであり、ごく稀に、子宮破裂の危険性がある。

カルボプロストは、エルゴメトリンおよびオキシトシンの有効性が認められない**弛緩子宮**の患者の**分娩後出血**の治療に用いる。

ミソプロストールは、分娩誘導のために経口投与または経膣投与するが、この使用法は認可されていない。

授乳期

たいていの薬物は、ある程度、母乳に移行するが、通常その量が極めて少量なので、体の健康に影響することはない。しかし、妊娠時と同じガイドラインを適用する必要がある。母体への有用性が乳児へのリスクを上回っているときのみ、薬物を処方すべきである。ガイドラインを作成するために入手できる情報が不十分なので、たいていの薬物は安全であるとみなすことはできない。BNFの補遺5に、授乳期の薬物の影響を挙げている。

- 問題になるほどの量が母乳に移行しない薬物もある。例えば、ジゴキシンなどである。
- かなりの量が母乳に移行するリチウムのような薬物もある。
- 鎮静薬には母乳に移行する薬物が多く、その場合乳児は眠気を催し、食欲が低下する。
- また、乳児に母乳中の薬物に対する過敏性が生じることもある。そのような薬物は、例えば、ペニシリンなどである。
- 少量のアルコールが乳児に有害であるという報告はないが、多量の場合は乳児に影響を及ぼすことがある。
- 母乳中のカフェイン濃度は、母体の血液中の濃度の約1%なので、コーヒーおよび紅茶の中等度の使用は安全である。
- オピオイド類は母乳に移行し、母親がオピオイド類を常用している場合、乳児が依存症になることもある。

第8部 化学療法

8.1 癌の化学療法

化学療法は、最初微生物に対して選択的に毒性を有する化学物質による治療を指して用いられた用語であったが、癌細胞を標的にした化学物質による治療も含むようになり、現在では癌の治療に用いる薬物療法を指すことが多くなってきている。化学療法では、正常な体細胞に影響することなく微生物または癌細胞を殺傷する薬物を合成することを目指している。

癌になると、体細胞の増殖が抑制できなくなり、それが隣接臓器に浸潤しその臓器を破壊し遠隔部位に広がる(転移)。癌はたいていの細胞タイプで起こる可能性があり、原発組織によって名付けられる――例えば、上皮細胞由来の癌は上皮性悪性腫瘍であり、造血細胞由来の癌は白血病である。癌は動物のみならずたいていの植物でも発生する。

癌は悪性腫瘍または新生物と呼ばれることもあるが、これらの用語は同じ意味である。

- 悪性腫瘍の増殖率は様々であり、悪性腫瘍が体中に広がる速度も様々である。ゆっくり増殖する癌もあれば、極めて速く増殖する癌もある。治療反応性も様々である。
- 癌細胞はもはや体の制御下になく、細胞分裂の調節を受けない。
- また癌細胞は侵襲的で、局所浸潤、リンパ系、循環系によって体の他の部位に広がる。癌は、周囲組織への進行性浸潤、侵襲、破壊、穿通によって増殖する。
- 細胞は、通常その正常組織の外側へ広がると死滅するが、癌細胞はそうではない。癌細胞は、別の器官でも増殖し続ける可能性がある。例えば、乳癌は脳に広がり、そこで続発性腫瘍を生じることがある。
- 人口の1/3に当る人々が生涯のうちに癌を発症し、英国の国民の約25%が癌によって死亡する。
- 手術による切除、化学療法、放射線療法によって治療するが、すべての療法を組み合わせて治療することもある。

細胞分裂および細胞毒性薬

細胞の大部分は、細胞質に囲まれた核と細胞膜から成っている。この核はデオキシリボ核酸(DNA)という遺伝物質を含有し、細胞分裂のときにDNAの複製が起こる。また、この核内には、細胞が作るタンパク質のタイプを決定するリボ核酸(RNA)も存在する。

- たいていの細胞毒性薬は、DNAまたはRNAを標的にしているが、癌細胞内でのみ作用を発揮するわけではない。つまり、正常な体細胞も影響を受け、副作用を引き起こす。
- 急速に分裂している細胞は、通常、細胞毒性薬に対する感受性が最も高い。それらの細胞は常にDNAを複製しているので、殺傷されやすい。

化学療法に対する感受性

腫瘍は、化学療法に対する反応性に従って、高感受性癌、中等度感受性癌、耐性癌に分けられる。

- 化学療法感受性腫瘍は、薬物の使用によって根絶すると思われ、通常、いくつの薬物に対する感受性がある。併用化学療法を用いることが多く、成功率が高くなってきている。例えば、急性リンパ性白血病、精巣癌、ホジキンリンパ腫などである。
- 中等度感受性腫瘍の化学療法に対する完全寛解率は僅か約10%であるが、部分寛解率は約50%である。化学療法は第一選択療法として用いられることはないが、手術および放射線療法と併用して用いられることが多い。例えば、乳癌、前立腺癌、膀胱癌などである。
- 耐性腫瘍の奏効率は、僅か約20%で、完全寛解が得られるのは稀だが、症状を軽減するために、化学療法を他の療法と併用する。例えば、結腸直腸癌、悪性メラノーマ、神経膠腫、膵臓癌などである。

細胞分裂周期

体内には、細胞が消耗すると、常に補充するために急速に分裂する能力を有する細胞がある。それは、例えば、皮膚の表皮、消化管の粘膜、骨髄の造血細胞などである。他にも、例えば、肝臓の細胞は、滅多に分裂しないが、肝臓が損傷した場合に細胞分裂を行う能力を保持している。また、ニューロンのような細胞は成熟すると分裂する能力をほとんどまたは全く持たない。

細胞分裂周期とは、あるひとつの細胞分裂の開始から次の細胞分裂の開始までの期間を指す。これは、細胞がその内容を複製し2つに分裂する順序立った一連の事象である。

- 細胞分裂により死滅または損傷した細胞を置換し、組織増殖のために新規細胞を加える。
- 細胞は分裂すると、各々元の細胞は2つの娘細胞になる。
- 2つの娘細胞とも、遺伝学上親細胞と同一である。

この細胞分裂周期には5つの段階がある。すなわち、G_1期、S期、G_2期、M期、G_0期であり、それを図8.1に示す。間期は、細胞形成から細胞分裂までの期間(G_1期、S期、G_2期)で、この期間に核内のDNAの複製が行われる。

G_1期

- 新しい細胞が合成された直後から始まる。
- 「G」は、「gap」または「growth」を表し、G_1期は、細胞分裂の終了からDNAの複製までの期間を指す。
- この期間は増殖の期間で、RNAとタンパク質が合成される。
- この期間の長さは最もばらつきが大きい。急速に分裂する細胞のG_1期は、数分または数時間である。時間をかけて分裂する細胞のG_1期は、数日または数年かかることさえある。

S期

- 「S」は「合成」を表す。DNA複製は、正確にはこの時期に行われる。
- この期間は約6−8時間であるが、一定ではない。

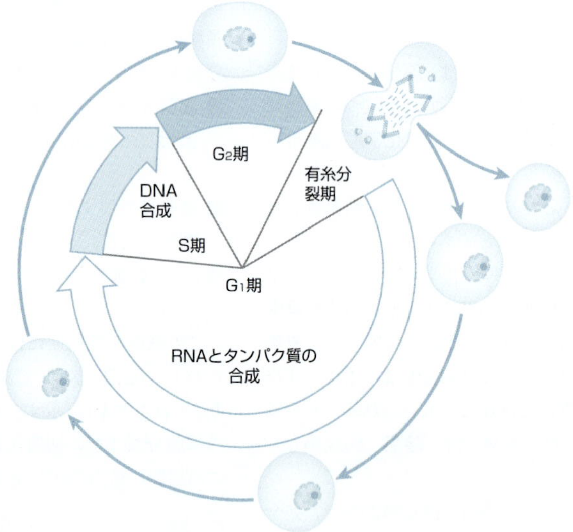

図8.1　細胞分裂周期
出典：Ben Greensteinによる『Trounceのナースのための臨床薬理学』第17版（2004年, Churchill Livingstone, Edinburgh）複製の許諾あり。

G2 期

- この期は、第2移行期で、増殖が継続する。
- この期間は短く、約4−6時間である。
- 分裂に必要な酵素、RNAなどのタンパク質の合成が完了する。
- 有糸分裂を起こす前に、細胞はその質量と成分を約2倍にしなければならない。

M（有糸分裂）期

この有糸分裂は、細胞核の分裂と細胞質の分裂の両方を含む細胞分裂である。

期間は細胞のタイプによって様々であるが、通常開始から終了まで約2時間である。

G0 期

この細胞は静止状態にある。成人の組織では、必ずしも全ての細胞がすぐに分裂するわけではなく、多くの細胞がこの静止状態にある。

細胞分裂の調節

- 他の細胞から放出される化学的シグナルおよび間隙の利用能が影響を及ぼす。
- 栄養素の利用能と、成長因子の有無が重要である。
- 正常細胞は、接触すると分裂を中止する。これは接触阻害であるが、癌細胞では失われている。

- 倍加時間とは、癌細胞が細胞分裂周期を1回完了するためにかかる時間である。
- 癌細胞が正常細胞よりも速く細胞分裂周期を完了することはなく、正常細胞よりもかなり長時間かかる場合もある。

癌の化学療法に用いる薬物

癌細胞を殺傷するために薬物が初めて使用されたのは1970年代であり、以来使用薬物数は絶えず増加している。細胞生物学および細胞死の理解が深まってきたため、癌細胞に対する選択性の高い新規薬物開発の可能性が高まっている。

作用機序

たいていの薬物は、急速に分裂する癌細胞を標的にしているが、そのメカニズムは様々で、細胞分裂周期のDNA合成過程の様々なポイントに作用する。

- 急速に分裂する細胞を標的にすることで、薬物は人体の正常な体細胞に影響を与えることは少ないが、消化管の粘膜のように通常分裂している細胞も攻撃する。このため、多くの抗癌薬が同様の副作用を有し、それは極めて有害である。
- G_0期で静止状態の細胞は、多くの抗癌薬に対して抵抗力がある。
- 抗癌薬に対する癌の感受性は、投与時に増殖期状態の癌細胞の数によって決まる。
- 異なる薬物を用いることによって、細胞分裂周期の異なる時期を標的にすることもある。
- バーキットリンパ腫は、極めて急速に増殖する癌で、ほとんど全ての細胞が増殖期にある。そのため、化学療法の単回投与に対しても感受性が極めて高い。
- たいていのタイプの結腸直腸癌のようなゆっくり増殖する腫瘍の場合は、増殖期状態の細胞は全体の僅か約5%である。このため、このような腫瘍の化学療法に対する感受性は比較的低い。
- 癌の完全な根絶が必要である。そうでなければ、増殖が再発する可能性がある。薬物には副作用があるため、これは通常不可能である。
- 薬物を投与する毎に、薬物は細胞の何パーセントかずつ殺傷するので、反復投与が必要である。
- 急性骨髄性白血病および小細胞肺癌のような急速に増殖する腫瘍で、臨床的寛解が誘発されることもあるが、全ての細胞が根絶されなければ、急速に増殖する細胞が、すぐに臨床的に再発をひきおこす可能性もある。

耐　性

癌細胞が化学療法に耐性を示すようになるメカニズムとして、異なる数種のメカニズムが考えられている。それは、下記の通りである：

- 輸送体による薬物取り込みの低下。例えば、**メトトレキサート**。
- 薬物によって遮断された経路以外の新しい生化学的経路の使用。例えば、**アスパラギナーゼ**。
- 薬物の不活性化。例えば、**シスプラチン**。
- 糖タンパク質ポンプによる癌細胞からの薬物除去の亢進。例えば、**エトポシド**および**タキサン類**のように相関性のない化合物に対する多剤耐性(MDR)。このポンプは、**ニフェジピン、シクロスポリン、タモキシフェン**のように相関性のない薬物によって、不活性化される。現在、より一層有効性の高い阻害薬の開発が行われている。

- プロドラッグの活性化の低下。例えば、**シタラビン**。
- 抗癌薬の標的の感受性の低下。例えば、アントラサイクリン類。

副作用

正常な体組織の急速に増殖する細胞は、細胞毒性薬による影響を受けることが多い。細胞毒性薬の治療係数は1であることが多い。すなわち、効果を得るために必要な投与量が毒性用量と等しい。細胞毒性薬は、治療に用いる薬物の中で最も毒性の高い薬物群に属しているため、骨髄内の細胞のような健常細胞が、薬物の投与時と次の投与時の間に回復できるように、投与計画を立てなければならない。癌細胞は完全には回復しないので、薬物を投与する毎により多くの癌細胞が根絶する。

ここに挙げる副作用は、多くの抗癌薬によく見られる副作用である。

吐き気と嘔吐

吐き気と嘔吐は、ある種の薬物の高用量投与により重症になる可能性がある。シスプラチン、シクロホスファミド、ダカルバジンの投与によって重症化し、患者の薬物に対する忍容性を制限することもある。

- 患者によって吐き気と嘔吐を容易に発現するかどうかは様々であるが、投与回数が増加するにつれて発現しやすくなることが多い。
- 最も有効性の高い制吐薬は、オンダンセトロンのような5-HT_3拮抗薬であり、嘔吐のリスクの高い患者の場合はコルチコステロイドの**デキサメタゾン**または抗不安薬の**ロラゼパム**のような薬物と併用投与する。
- **アプレピタント**は、**シスプラチン**による嘔吐の制吐薬として認可されているニューロキニン1受容体拮抗薬である。
- **ナビロン**は、合成カンナビノイドで、他の制吐薬による効果が得られない患者に使用する。
- 夜間は患者が鎮静状態になり、睡眠は吐き気を軽減すると思われるので、細胞毒性薬は夜間に投与する。
- 吐き気の症状を予防するために、化学療法を開始する24時間前から制吐薬の投与を開始し継続する。
- 化学療法後24時間以上経って吐き気と嘔吐が起こることもある。このような症状の抑制にはデキサメタゾンが最適である。この場合メトクロプラミドのような制吐薬と併用投与することが多い。

骨髄抑制

ビンクリスチンおよびブレオマイシン以外の細胞毒性薬は、通常、投与の7-10日後に骨髄抑制を引き起こすが、骨髄抑制の発現がもっと遅い場合もある。その結果、血球細胞数、特に、白血球数が低下し、そのため、細菌、ウイルス、カンジダ症(鵞口瘡)に感染するリスクが高まる。

- 患者は全員、化学療法薬の投与前に毎回白血球数(WCC)の検査を受けなければならない。
- WCCが極めて低い場合は骨髄が直前の薬物投与よる抑制から回復していないので、

薬物を投与することはできない。

- WCCが低下している患者の体温が高い場合は、致死的な敗血症が疑われるので、広域抗生物質をすぐに投与しなければならない。
- 骨髄の成長因子を投与することもある。
- 貧血の治療には、赤血球輸血を用いる。

口腔潰瘍

これは、よくみられる合併症で、特に、フルオロウラシル、メトトレキサート、アントラサイクリン類によって引き起こされる。

- 十分に口の手入れを行い粘膜炎および潰瘍の予防を目指す。例えば、頻繁に口を漱ぎ、極めて柔らかい歯ブラシで歯を磨く。
- フルオロウラシルの短期注入投与の間、氷片をしゃぶる。
- 口腔潰瘍は、起きてしまってから治療することは難しい。
- 生理食塩水の口内洗浄液を投与する。

消化管

消化管の潰瘍は下痢を伴うこともある。

脱毛症

多くの薬物によって可逆的な脱毛が起こるが、これは薬物の毛包に対する影響に起因している。

生殖機能

化学療法薬の大部分は催奇形性なので、妊娠中、特に、初期の3ヵ月間は投与すべきではない。

- 化学療法の前、期間中、後の期間には避妊を行うべきである。
- 女性患者の場合、月経不順または無月経になることもある。
- 不妊症になることもある。これは、アルキル化薬による場合が多く、35歳を超えた女性および男性によくみられる。そのため化学療法に先立ち、精子を貯蔵する。
- 女性の場合は、生殖可能期間が短縮し、更年期が早まることもある。

腫瘍崩壊症候群

これは、多くの細胞の崩壊に起因している。

- 腫瘍崩壊症候群の特徴は、カリウム、尿酸、リン酸塩の血中濃度の上昇と、カルシウム濃度の低下などである。
- その結果、腎臓の損傷と心性不整脈が起こることがある。
- ある種のリンパ腫および白血病の治療の前に、よく併発することがある高尿酸血症を予防するために**アロプリノール**を投与する。
- 患者に十分な水分補給を行うべきである。

血栓塞栓症

癌患者は血栓塞栓症のリスクが高く、化学療法を受けるとこのリスクは高くなる。

発育中の組織

- 細胞毒性薬は、小児の成長を損なう可能性がある。
- 続発性悪性腫瘍（白血病であることが多い）の発症リスクが増加する。個々の薬物群を挙げて、作用機序の見出しによって分類し簡単に説明する。

静脈内投与の薬物が血管外にもれると、重篤な組織壊死が起こるので、薬物投与は、必ず、静脈内投与に熟達している医療従事者が行うべきである。

特異的細胞毒性薬

DNAの合成および機能に影響する薬物

アルキル化薬

シクロホスファミド、クロラムブシル、ブスルファン、カルムスチン、ロムスチン、メルファラン、チオテパ、トレオスルファン

- これらの薬物はDNAに損傷を与えることによって細胞複製を妨げ、DNAおよびRNAの合成を阻害する。
- これらの薬物は細胞の分裂周期のみに作用するわけではない。
- 経口投与する場合もある。
- これらの薬物は広く使用されている薬物で、中には最も早く認可された薬物もある。
- 当初、第一次世界大戦のときに化学兵器として用いられたナイトロジェンマスタードガスから開発された。

副作用

- 配偶子形成が深刻な影響を受け、生殖障害が起こる。
- 長期的使用により、急性骨髄性白血病のリスクが増加する。
- 骨髄抑制および好中球減少。
- ブスルファン、カルムスチン、トレオスルファンによる肺線維症。
- ブスルファン、トレオスルファンによる皮膚の色素沈着。
- シクロホスファミドおよびイホスファミドによる出血性膀胱炎。この副作用は、化学療法を行う前にメスナを投与することによって予防する。数年後に膀胱癌を発症するリスクが増加する。

白金化合物

シスプラチン、カルボプラチン、オキサリプラチン

これらの薬物は、細胞に侵入し、グアニン結合に架橋を形成することによってDNA鎖を破壊する。これらの作用はアルキル化薬の作用と類似している。

- 卵巣癌および精巣癌に使用する。オキサリプラチンは、進行した結腸直腸癌の治療に用いる。
- 経口投与ではあまり吸収されないので、静脈内投与を行う。

副作用

- 特に、シスプラチンによって重症の吐き気および嘔吐が起こる。
- シスプラチンは腎毒性を伴うので、腎機能のモニターを行わなければならない。十分な水分補給によって、このリスクは低下する。
- 末梢神経障害が起こることもある。
- カルボプラチンによってこのような副作用が起こることは少ないが、重症の骨髄抑制が起こる。
- 耳鳴および難聴を引き起こすこともある聴器毒性が発現する。

トポイソメラーゼI阻害薬

イリノテカン、トポテカン

中国原産の樹木カンレンボクのアルカロイドに由来する。

- トポイソメラーゼIは、DNA複製に重要な役割を果たし、これらの薬物は細胞分裂周期のS期に活性化する。
- 転移性卵巣癌および結腸直腸癌の治療に用いる。
- 静脈内点滴によって投与する。
- 副作用は、用量依存的に起こる骨髄抑制と、下痢などである。下痢は遅れて発症することもある。

細胞毒性を発揮する抗生物質

ダクチノマイシン、ドキソルビシン、
エピルビシン、イダルビシン
(アントラサイクリン系抗生物質)、
ブレオマイシン、マイトマイシン、
ミトキサントロン

活性化学種(フリーラジカル)を増加させDNAの損傷を引き起こすものもある。また、DNAのらせん構造を破壊するものもあれば、細胞膜の機能を阻害するものもある。

- これらの薬物は広く使用されているが、その多くは放射線類似作用を有しているため、放射線療法と併用すると毒性が増大するため、併用すべきではない。
- 一般に、分裂周期に特異的に作用するわけではない。
- 経口投与ではあまり吸収されないので、静脈内投与を行う。

副作用

ドキソルビシン、**エピルビシン**、**ミトキサントロン**は、心筋細胞の損傷を引き起こすが、その作用は用量依存的である。

ブレオマイシンおよび**マイトマイシン**は、用量依存的に肺線維症を引き起こす。

代謝拮抗薬

必要な酵素と結合することによって正常な代謝を阻害し、あるいは新しいDNAに不当に侵入することによって正常な細胞分裂を阻害する。

メトトレキサート

ジヒドロ葉酸還元酵素を阻害し、タンパク質を合成するために必要なプリンおよびピリミジンの合成を阻害する。

- メトトレキサートは、細胞分裂周期のS期に有効性を発揮し、S期までのG_1期を延長する。
- 急性リンパ系白血病およびホジキン病以外のリンパ腫の治療に用いる。
- 非悪性疾患、例えばリウマチ性関節炎および乾癬の治療にも用いる。

副作用

長期投与により骨髄抑制および肺線維症などを引き起こす。

- アスピリンのような非ステロイド系抗炎症薬(NSAID)は、腎臓の排泄機能を低下させるので、併用するとメトトレキサートの血中濃度が毒性の範囲まで増加することがある。
- メトトレキサートの高用量投与後に、葉酸を供給し正常な体組織を助けるために、フォリン酸(**ロイコボリン**を投与することが多い。そうすれば、骨髄抑制および粘膜の炎症が軽減される。

塩基類似体

カペシタビン、クラドリビン、シタラビン、フルダラビン、フルオロウラシル、ゲムシタビン、メルカプトプリン、ラルチトレキセド、テガフール、チオグアニン

- プリン塩基およびピリミジン塩基を修飾することによって、これらの薬物は合成され、DNA合成を阻害する。
- 経口投与による吸収は予測不可能で不確実なので、たいていの場合注入投与する。
- 骨髄抑制は通常重症になる。

カペシタビンは、代謝されて**フルオロウラシル**になる。進行した結腸直腸癌の治療のためには、単独投与またはオキサリプラチンとの併用投与を行う。胃癌の治療にも用いる。

シタラビンは、急性骨髄性白血病の寛解を得るために用いる。

ゲムシタビンは、手術が不可能な場合の膵臓癌の第一選択薬である。

この薬物群の他の薬物に関する詳細は、英国医学会・薬学会共同編集処方集(BNF)に記載されている。

ビンカ・アルカロイドおよびエトポシド

ビンクリスチン、ビンブラスチン、ビンデシン、ビノレルビン

ツルニチニチソウ(Vinca rosea)から単離する。**エトポシド**はマンドレークの根の合成誘導体である。

- 分裂周期に特異的に作用し、分裂中期を阻止する。
- 主に、白血病およびリンパ腫の治療に用いる。
- 通常静脈内投与する。

副作用

- **ビンブラスチン**および**ビノレルビン**によっては、骨髄抑制が起こるため投与量を制限する。しかし、ビンクリスチンは骨髄抑制を起こさない。
- **ビンクリスチン**は神経毒性を有する。
- 静脈外に漏れると、重症の組織損傷を引き起こす。

タキサン類

パクリタキセル、ドセタキセル

太平洋イチイ(Taxus bretifolia)の樹皮から抽出する。タキサン類もビンカ・アルカロイドと同じように、細胞内の微小管を阻害するが結合部位は異なっている。この微小管は細胞分裂などの多くの細胞機能に必要である。

経口投与による吸収率は悪いので、静脈内投与を行う。

> 乳癌、卵巣癌、前立腺癌のタキサン類による治療に関しては英国国立臨床研究所(NICE)指針を参照すること。

副作用

血圧低下、気管支痙攣、血管性浮腫を伴う重症の過敏性反応が起こることがある。このような副作用を緩和するために、タキサン類の投与前にデキサメタゾンを投与する。

トラスツズマブ(ハーセプチン®)

ヒト上皮増殖因子受容体−2(HER−2)が過剰発現する乳癌初期の治療薬として認可され

ている。

その他の感受性転移性乳癌の治療薬としても認可されている。その使用方法に関してはNICE指針を参照のこと。

- 静脈内点滴による投与を行う。蘇生機器を使用できるように準備すべきである。トラスツズマブの投与開始は必ず専門医が行うこと。
- 点滴により振戦、発熱、過敏性反応のような副作用が発現することもある。
- 副作用は、心毒性、血圧低下、胸部疼痛、頭痛、消化管障害、末梢神経障害などである。

トレチノイン

トレチノインは、ビタミンA誘導体の一種で、数種の白血病の治療薬として認可されている。また、専門医によって極めて重症の痤瘡の治療薬としても用いられている。しかし、胎児に奇形を引き起こすことがあるため、妊娠中または妊娠の可能性のある女性への投与は避けなければならない。

癌の化学療法に用いるホルモンおよびホルモン拮抗薬

ステロイド受容体を有し、ホルモン依存性の癌細胞もある。すなわち、ステロイド受容体を阻害することによってまたは反対の作用を有するホルモンを投与することによって癌細胞の増殖を阻害することができる。これは、必ずしも癌の治癒に十分な作用ではないが、特に、性ホルモン依存性癌の治療の重要な要素のひとつである。

グルココルチコイド類——デキサメタゾン、プレドニゾロン

- これらの薬物は、リンパ球の増殖を抑制するので、白血病およびリンパ腫の治療薬として用いる。
- また、頭蓋内圧亢進の抑制および腫瘍周辺の浮腫の緩和にも役立つ。

エストロゲン

ジエチルスチルベストロールおよび**エチニルエストラジオール**は、アンドロゲン依存性前立腺癌細胞およびその転移の抑制のために緩和ケアで用いられる。

性腺刺激ホルモン放出ホルモン類似体——ゴセレリン、ブセレリン、リュープロレリン、トリプトレリンは、進行した乳癌および前立腺癌の治療に用いられる(節7.4参照)。

エストロゲン拮抗薬

- **タモキシフェン**は、ある種の乳癌の治療に極めて高い有効性を示す。**タモキシフェン**は、経口投与により投与すると、エストロゲン受容体と結合する。骨に対してはエストロゲン様作用を発揮するが、乳房組織に対しては抗エストロゲン作用を発揮する(節7.5)。副作用は更年期の症状に類似しており、例えば、ほてりなどである。
- アンドロゲンからのエストロゲンの合成反応は、この反応に必要な酵素を阻害するアロマターゼ阻害薬によって阻止される。このようなアロマターゼ阻害薬には、例えば、アナストロゾールがある。これらはある種の乳癌の治療に用いられる。

アンドロゲン拮抗薬

これらの薬物は前立腺癌を抑制する。例えば、フルタミド、シプロテロン、ビカルタミドなどである。

モノクローナル抗体

これらは、癌細胞のタンパク質と反応する抗体で、癌細胞を標的にして使用することができる。

リツキシマブは、ある種のリンパ腫の治療に用い、**アレムツズマブ**は、難治性慢性リンパ性白血病の治療に用いる。

トラスツズマブ(**ハーセプチン**®)は、乳癌の約1/4に過剰発現し急速な増殖を引き起こすヒト上皮増殖因子受容体−2(HER−2)に結合する。このモノクローナル抗体と他の薬物を併用投与すると、侵襲性の強いこの種の乳癌患者の生存率がかなり高くなった。

治療投与計画

副作用を増大させることなく、細胞毒性を高めるために、抗癌薬は併用投与を行うことが多い。

このような併用投与は、個々の薬物に対する耐性が発現する可能性を低下させる。

通常、高用量の薬物投与を行うときは、骨髄が回復できるように途中で2−3週間の休薬期間を設ける。低用量の薬物投与も継続すると、骨髄の活性は抑制されると思われる。

> ! ある種の癌の治療薬としてのこれらの薬物の使用に関するNICE指針は、ウェブサイト：www.nice.org.uk から入手できる。

8.2 抗菌薬

微生物はあまりに小さいため裸眼で見ることはできない。それらの微生物は、細菌、ウイルス、原虫、菌類などである。宿主を傷つけずに寄生虫を殺傷するための薬物治療を化学療法と言い、抗生物質および抗ウイルス薬などを投与することである。現在、この化学療法という用語は、主に抗癌薬の投与を表すときに用い、その目的は体の正常な細胞を破壊せずに、癌細胞を破壊することである。Ehrlichは1906年に化学療法と言う用語を作ったとき、ある種の細菌を染色するために使用しているアニリン染料でその細菌を選択的に殺傷できることを発見した。これより以前には、感染に対抗するために化学物質を使用していた。例えば、梅毒の治療には水銀を使用し(16世紀)、寄生虫を殺傷する駆虫薬として古代ギリシャ人達はある種のシダ類を使用した。

スルホンアミド類は、有効な抗菌薬として使用された最初の薬物群であった。スルホンアミド類は、染料から作られ、今日使用することもある。

抗生物質は、微生物によって合成される物質で、他の微生物に対して拮抗作用を発揮する。1928年にフレミングによって発見されたペニシリンを1946年に抗生物質として使用したのが、抗生物質の最初の臨床適用であった。この抗生物質の臨床適用は細菌感染の治療に大変革をもたらし、その後次々に多くの抗菌薬が生まれた。ウイルスに有効な薬物の開発は極めて難しく、最近になってようやく発見された。

抗菌薬の分類

これらの薬物は、有効性を示す微生物のタイプによって分類する:

- 抗菌薬
- 抗ウイルス薬
- 抗真菌薬
- 抗原虫薬
- 駆虫薬

全ての微生物が必ずしも疾患を引き起こすわけではない。疾患を引き起こす微生物を病原体という。

抗菌薬の作用機序

これらの薬物には、選択的毒性があるので、寄生生物は殺傷するが宿主細胞は殺傷しない。寄生生物とヒト細胞との違いを標的にする。

ウイルスはヒト細胞の内側に生息するので、ウイルスよりも細菌の方が標的にしやすい。

たいていの感染症は細菌によって引き起こされ、残念ながら細菌は抗生物質に対して耐性を獲得することができる。新規薬物の開発とほぼ同じように、微生物自体が抗生物質の効果に対抗できるように変異を起す。

原核細胞および真核細胞

核のある細胞は、真核細胞である。核のない細胞は、原核細胞で、それは細菌などである。原核細胞と真核細胞には類似点と相違点があり、そのため微生物に対して攻撃をすることができる。

- たいていの場合DNAは遺伝物質の担体であるが、RNAしか持たないウイルスもある。
- 細菌には細胞壁があるが、動物細胞には存在しない。この細胞壁があるため、細菌の形が保たれ、その下にある細胞膜が保持されている。細胞壁には通常動物細胞には認められないペプチドグリカンと呼ばれる化学物質が存在するので、これを、**ペニシリン類**および**セファロスポリン類**などの抗生物質が標的にする。
- 細菌にはミトコンドリアが存在せず、細胞壁の内側の細胞質膜の酵素系によってエネルギーを産生する。この細胞質膜の機能を妨げ、その透過性に影響を及ぼし、内側の産生物の漏出を引き起こす薬物がある。例えば、**ポリミキシン**などである。
- 細菌のリボソームの構造はヒトとは異なっているので、タンパク質合成を攻撃する薬物がある。例えば、エリスロマイシンなどである。
- 細菌は核を持たず、その遺伝物質は細胞質内に存在する1本鎖で核膜はない。この微生物のDNAを阻害する薬物がある。例えば、キノロン類およびメトロニダゾールなどである。またRNAを阻害する薬物にはリファンピシンなどがある。
- 細菌によって異なる代謝過程を遮断する薬物がある。例えば、トリメトプリムなどである。

グラム陽性細菌および グラム陰性細菌

細胞壁の外側に外壁がある。この外壁がグラム染料を取り込むか否かによって、細菌類をグラム陰性細菌とグラム陽性細菌に分類することができる。グラム陰性細菌の方が、この外壁を貫通することが困難であるため、ある種の抗生物質に耐性を示す。重要な細菌の大部分は、グラム陽性細菌またはグラム陰性細菌に分類されるが、これは、どの抗生物質を処方すべきかを決めるときに有用である。例えば、病院内での重要な病原細菌を表8.1に示す。

嫌気性菌

これは、遊離酸素がない環境で生育および複製できる細菌である。例えば、破傷風菌である。胞子は休眠状態で土壌に潜み、傷口から体内に入り破傷風を発症することがある。

消化管に生育する嫌気性菌によって腹部の手術の後、重症の敗血症が起こることもある。

広域抗生物質および 狭域抗生物質

広域抗生物質と言われる抗生物質があり、広範囲の微生物に対して有効性を示す。また、狭域抗生物質と言われ、限られたタイプの微生物のみ殺傷する抗生物質もある。

ペニシリン類およびエリスロマイシンなどのように、主にグラム陽性菌に有効性を示す抗生物質がある。また、ポリミキシンのように、主にグラム陰性菌に有効性を示す抗生物質もある。アンピシリンまたはセファロスポリン類のような広域スペクトル抗生物質は、その両方に有効性を示す。

静菌性抗菌薬および 殺菌性抗菌薬

- 殺菌性抗生物質は、存在している細菌を殺傷する。例えば、ペニシリンである。
- 静菌性抗生物質は、細菌の複製を阻止するが、すでに存在している細菌を殺傷しない。静菌性抗生物質のこのような作用は生体の防御システムに依存しているので、免疫系が効果的に作用しない患者に対しては殺菌薬を使用すべきである。
- 高用量で殺菌性を発揮し、低用量で静菌性を発揮する抗菌薬もある。

抗菌薬の耐性

抗生物質の安全用量によって効果が得られないとき、耐性があるという。ある種の微生物に対して、すでに耐性が認められる抗生物質もある。細菌は、高等生物よりも速くその遺伝子構造を変異させ変えるため、耐性が発現する。抗生物質の存在下で生存できる特性を獲得した細菌は繁殖し、遺伝学的に同一の細胞を産生するため、その細胞も耐性を獲得している。すなわち、ほんのひとつの突然変異菌

表8.1　グラム陽性およびグラム陰性の重要な病原細菌

グラム陽性細菌	グラム陰性菌
スタフィロコッカス・アウレウス（黄色ブドウ球菌：[*Staph. Aureus*]）	ナイセリア・メニンギティディス（髄膜炎菌）
ストレプトコッカス・ピオゲネス（化膿性連鎖球菌）	エシェリキア・コリ（大腸菌：[*Escherichia coli*]）
ストレプトコッカス・ニューモニエ（肺炎球菌）	シュードモナス（緑膿菌）

がすぐに同等の細菌コロニーを産生することができ、それらは全て同じ抗生物質に対して耐性がある。

細菌は、下記の方法で耐性を獲得する：

- 薬物を不活性化する酵素を産生する。例えば、ペニシリンを攻撃するβ-ラクタマーゼ酵素と、アミノ配糖体薬を不活性化するアセチル化酵素などである。
- 薬物を細胞の外へ排出または順応するので、薬物は細菌の細胞に侵入できなくなる。例えば、緑膿菌は**イミペネム**の侵入を防ぐ。
- 抗生物質が標的にしている細菌の細胞内の分子構造を変える。例えば、細菌のリボソームを変化させ、アミノ配糖体薬との結合を阻止する
- 抗生物質が影響を及ぼす生化学的経路を迂回する新しい経路を作る。例えば、**トリメトプリム**によって阻害されない新しい酵素を創りだす。

日和見感染

抗生物質は、患者の正常な細菌叢を殺傷することもある。殺傷される細菌は、用いる抗生物質によって異なる。正常な細菌叢が殺傷されてしまうと、他の微生物との競争がなくなり薬物耐性菌の繁殖が可能になることもある。

- 口腔または膣に鵞口瘡の症状を呈する例として、カンジダ・アルビカンス（*Candida albicans*）がある。
- さらに重篤な例は抗生物質に起因する大腸炎である。広域抗生物質を使用すると、腸内の正常な細菌叢を殺傷し、その結果、出血性下痢、腹部痛、脱水の症状を伴う偽膜性大腸炎を発症することがある。この大腸炎はクロストリジウム・ディフィシル（*Clostridium difficile*）によって引き起こされることが最も多く、抗生物質の投与を中止しても発症することもある。結腸内にすでにこのC.ディフィシルを有している人々もいるが、院内の交差感染によって感染する場合が多い。メトロニダゾールおよびバンコマイシンの投与によって治療する。
- C.ディフィシルのキャリアの人がいるので、病院およびケアホーム内で感染が広がる。そのため、病院およびケアホームではできるだけ下痢の患者は隔離すべきである。若年健常者では、この細菌は通常問題にならないが、高齢者および広域抗生物質の治療を受

けている患者の場合は、C.ディフィシルの感染が壊滅的な結果を招くことがある。手洗いと衛生管理の徹底が必要不可欠であり、必要な場合は手袋を使用すること。感染している患者の下痢便には極めて多くの胞子が含まれており、容易に他者に移る可能性がある。

抗菌薬のタイプ

細胞壁に影響を及ぼす薬物

β-ラクタム系抗生物質

これらは全てその化学構造に同じβ-ラクタム環を有している。これらは、ペニシリン類、セファロスポリン類、セファマイシン類、モノバクタム類、カルバペネム類などである。

β-ラクタム環を分断し、抗生物質を不活性化する酵素のβ-ラクタマーゼ(ペニシリナーゼ)を産生する細菌がある。この薬物群の抗生物質は、この酵素に対して抵抗できるように修正されている。

ペニシリン

- アンピシリン
- アモキシシリン
- アズロシリン
- ベンジルペニシリン(ペニシリンG)
- Co-amoxiclav
- フルクロキサシリン
- フェノキシメチルペニシリン(ペニシリンV)
- ピペラシリン
- ピバンピシリン
- チカルシリン

ペニシリンは、1928年にフレミングによって発見されたが、そのときフレミングはブドウ球菌の培養シャーレがアオカビ類で汚れていたことに気付き、そしてそのカビの周りに細菌が繁殖していないことに気付いた。1941年になってようやく少量の精製ペニシリンの静脈内投与の臨床試験が行なわれ、ブドウ球菌の感染に劇的な効果があることが認められた。

作用機序

- 細菌を覆い、細菌の生存に必要な細胞壁のペプチドグリカン層の合成を阻害する。
- 殺菌性。
- 体液には滲入するが、髄膜炎菌性髄膜炎のような炎症がなければ、血液脳関門(BBB)を通過することはできない。髄膜炎菌性髄膜炎にはベンジルペニシリンを用いる。
- ペニシリンは今も広く用いられており、極めて有効性の高い抗生物質であるが、残念なことに細菌の酵素——β-ラクタマーゼ(ペニシリナーゼ)およびアミダーゼによって破壊される。ブドウ球菌の感染の場合がそうである。

副作用

治療係数が高く、極めて安全な抗生物質である。

脳の炎症に起因する脳症は、ペニシリンの副作用として稀に起こるが、これは、高用量投与によって脳脊髄液中のペニシリン濃度が高くなることに起因している。

このため、**ベンジルペニシリン**をくも膜下腔内には投与しない。ペニシリンは未変化のまま尿中に排泄されるので、腎不全の場合副作用が起こることもある。腎臓が適切に機能していなければ、蓄積することもある。

過敏症

- 過敏症が最も大きな問題になる患者数は、人口の10%にもなる。
- 過敏症は発疹の症状を呈するが、0.05%の人々にアナフィラキシーの症状が発現し死に至ることもある。
- アレルギーまたは花粉症、喘息または湿疹の既往歴のある患者の方が、リスクが高い。
- 以前に投与したときに発疹が発現したヒトに再びペニシリンを投与してはいけない。そのようなヒトに投与すると、重症のアナフィラキシー反応を引き起こす可能性がある。
- ひとつのペニシリンに対してアレルギー反応を発現する場合は、すべてのペニシリンに対してアレルギー反応を発現し、セファロスポリン類または他のβ-ラクタム系抗生物質にも交差感受性を示す。
- 消化管の副作用はアレルギー反応ではない。患者は、大腸の細菌バランスの変化に起因する下痢の症状を呈することがある。

ペニシリンの分類

ベンジルペニシリン（ペニシリンG）

これは、最初に使用されたペニシリンである。これは、胃の酸で分解されるので、必ず筋肉内または静脈内注射によって投与する。

肺炎連鎖球菌、髄膜炎菌、淋菌のような多くの連鎖球菌感染に有効であるが、今やペニシリンに対しての感受性が低下した細菌もある。

フェノキシメチルペニシリン（ペニシリンV）は、胃酸で分解されないペニシリンなので、経口投与を行うことができる。

ペニシリナーゼ抵抗性ペニシリン

フルクロキサシリンはペニシリナーゼによって不活性化されず、ペニシリン耐性ブドウ球菌の感染に有効である。これは、**フルクロキサシリン**を用いるときだけなので、**フルクロキサシリン**は、特に、重要である。経口投与も、注射による投与も可能である。

> ベンジルペニシリンの静脈内投与は、髄膜炎菌性髄膜炎に最適な薬物療法なので、髄膜炎菌性敗血症の発疹症状が発現している場合は、救急医療隊員が投与を行う。

テモシリンも、ペニシリナーゼの存在下で安定であり、他のβ-ラクタム系抗生物質に対して耐性のある細菌の感染に用いる。

広域スペクトル—ペニシリン

これらは、幅広い細菌に対して有効である。

例えば、**アンピシリン**であるが、連鎖球菌およびグラム陰性細菌、例えば、大腸菌などが産生するペニシリナーゼによって不活性化される。病院では、最初に微生物の感受性検査を行ってから使用すべきである。

> **MRSA（メチシリン耐性黄色ブドウ球菌）**
>
> これは、メチシリンに耐性を示す黄色ブドウ球菌の感染症である。メチシリンは現在では使用されていない抗生物質である。MRSAは、**フルクロキサシリン**のような他の抗生物質にも耐性を示し、治療は極めて困難である。

経口投与すると、吸収される薬物量は投与量の1/2未満である。胃の中に食物があると吸収量はさらに低下する。

腺熱(伝染性単核症)患者には、斑丘疹性発疹が発現することが多い。これはペニシリンアレルギーに起因しているわけではない。

アモキシシリンは、アンピシリン由来の薬物で、経口投与による吸収率は増加し、胃の中の食物によっても影響を受けない。

Co-amoxiclav(オーグメンチン®)は、アモキシシリンにβ-ラクタマーゼ阻害薬クラブラン酸)を加えた配合製剤である。この製剤は、ペニシリン耐性を示す細菌に対する有効性が高いので、ペニシリン耐性菌感染の治療に用いるべきである。

抗シュードモナス・ペニシリンS

チカルシリンは、緑膿菌による重篤な感染症の治療に用いることが多く、クラブラン酸(チメンチン®)と併用投与する。

ピペラシリンは、チカルシリンよりもシュードモナス属に対する有効性が高く、クラブラン酸との配合剤タゾシン®として使用する。

シュードモナス属による敗血症の場合は、これらの抗生物質とアミノ配糖体薬とを併用投与するが、同じ注射器または点滴容器を使用してはいけない。

ピブメシリナムは、大腸菌を含む多くのグラム陰性菌に対して有効であるが、緑膿菌に対しては有効ではない。

セファロスポリン類

第1世代――**セファドロキシル、セファレキシン、セフラジン**。

第2世代――**セファクロル、セフロキシム**。

第3世代――**セフィキシム、セフォタキシム、セフポドキシム、セフタジジム、セフトリアキソン**。

セファロスポリン類は、最初真菌類セファロスポリウム属から単離された物質で、化学的にペニシリンの類縁物質である。その化学構造を変化させることによって、半合成の広域スペクトル・セファロスポリン類が創られた。

β-ラクタマーゼに対する感受性は、セファロスポリン類によって様々である。

ペニシリンに対してアレルギー症状を呈する患者の約10%は、セファロスポリン類に対してもアレルギー症状を呈する。

作用機序

ペニシリンと同じように、細菌のペプチドグリカン合成を妨げ、細菌の細胞壁の産生を阻害する。

広域スペクトル抗生物質である。

後続世代の薬物ほどグラム陰性細菌に対する有効性は高まったが、グラム陽性細菌に対する有効性は低下した。第3世代の薬物の黄色ブドウ球菌に対する有効性は**セフロキシム**よりも低い。これは、セフロキシムの方がβ-ラクタマーゼによる不活性化を受けにくいからである。

グラム陰性細菌は、ペニシリンに対してよりもセファロスポリン類に対しての方が耐性を生じやすい。

第1世代の薬物は経口投与が可能であるが、その他のたいていの薬物は酸に対して不安定なので、注射または点滴による投与を行う。

例えば、**セフォタキシム、セフロキシム、セフトリアキソン**のようにBBBを通過する薬物もあれば、炎症がない限りBBBを通過できない薬物もある。

ほとんどは尿中に排泄されるが、約40%は胆汁に排泄される。

セファマイシン系抗生物質、例えば、**セフォキシチン**は、セファロスポリン類に極めて類似しているが、β-ラクタマーゼに対して著しい抵抗性を有しているため、グラム陰性菌に対する有効性は高い。

用　途

細菌の感受性によって用途は異なるが、敗血症、肺炎、髄膜炎、胆道感染症、尿路感染症、腹膜炎、副鼻腔炎の治療に用いる。

副作用

- 皮膚発疹および過敏症。
- 抗生物質起因性大腸炎は、広域スペクトル薬物、特に、経口投与薬物によって引き起こされる。
- 吐き気、嘔吐、腹部痛。

その他のβ-ラクタム系抗生物質

アズトレオナム、イミペネム、メロペネム、エルタペネム

これらの薬物は、ペニシリンに対して耐性を示すβ-ラクタマーゼ産生グラム陰性菌に作用する薬物として開発された。これらの薬物の作用機序はペニシリンに類似している。

イミペネムとシラスタチンの合剤は、極めて広域スペクトルを有する抗生物質で、当初あらゆるβ-ラクタマーゼ産生細菌に有効であったが、現在では耐性を示すMRSA株および緑膿菌株もある。薬物の腎臓での分解を低下させる酵素阻害薬であるシラスタチンと併用投与する。院内感染された敗血症の治療に用いる。

細菌のタンパク質合成に影響する薬物

テトラサイクリン類

テトラサイクリン、オキシテトラサイクリン、デメクロサイクリン、ドキシサイクリン、リメサイクリン、ミノサイクリン

これらは広域スペクトル抗生物質であるが、細菌が耐性を示すようになったため、その使用は低下している。

これらは静菌作用を有し、クラミジア、リケッチア、ブルセラ菌による感染症およびライム病の治療に用いる。

MRSAによる尿路感染症、皮膚感染、気管支拡張症の治療にも用いる。

その他の用途は、気道感染、痤瘡、慢性閉塞性肺疾患の増悪などである(ヘモフィルス・インフルエンザ菌に有効である)。

副作用

- 消化管の粘膜を刺激するため、最もよく見られる副作用の症状は、消化管の不調である。また、消化管内の細菌叢を変えるため、感染症を引き起こすこともある。
- ビタミンB欠乏症が起こることもあり、その場合はビタミンBを補給することが必要である。
- 過敏症。

> 注意――テトラサイクリン類はカルシウム(およびその他の金属イオン)と結合し、発育中の骨および歯に蓄積し着色を引き起こす可能性がある。そのため、12歳未満の小児、妊婦、授乳期の女性に投与してはいけない。
>
> 牛乳と共に摂取してはいけない。というのも、様々な制酸薬または鉄サプリメントと同じように、牛乳と結合し吸収率が低下するからである。

チゲサイクリンは、テトラサイクリン類に類似した薬物であるが、テトラサイクリンの耐性細菌およびMRSAに対して有効性を示す。耐性菌によって引き起こされる皮膚および軟部組織の感染症と腹部の感染症の治療にのみ用いる。

クロラムフェニコール

元来、ストレプトマイセスの培養地から単離した。エリスロマイシンと同様の方法で、タンパク質の合成を阻害する。

- たいていの微生物に対して静菌作用を発揮する強力な広域スペクトル抗生物質である。
- 永久的な重症の無顆粒球症を伴うこともあるため、ヘモフィルス・インフルエンザ菌および腸チフス熱による致死的な感染症の治療にのみ用いる。
- ペニシリンを使用できない場合は、髄膜炎の治療に使用することもある。
- 点眼薬および点耳薬としても使用可能である。

アミノ配糖体薬

ゲンタマイシン、ストレプトマイシン、アミカシン、トブラマイシン、ネチルマイシン、ネオマイシン

ゲンタマイシンは、英国で最もよく使用されているアミノ配糖体薬である。

アミノ配糖体薬は殺菌作用を有し、細菌のタンパク質合成を阻害する。

- 細菌内に侵入するためには酸素依存性の能動輸送が必要であるため、嫌気性菌に対してほとんど作用を及ぼさない。
- 現在、耐性菌が問題になってきている。これらの抗生物質を不活性化する微生物の酵素もある。アミカシンは不活性化される可能性が低いので、ゲンタマイシン耐性菌の感染症に唯一使用できる薬物である。
- 消化管から吸収されないので、全身性の感染症の治療には注入投与を行わなければならない。
- 腎臓から排泄され、蓄積されると腎機能を低下させる。処方投与期間は7日間までにしなければならない。血中値をモニターし、高濃度にならないようにしなければならない。
- 用量依存性の難聴および聴神経の障害を引き起こすこともある。
- ネオマイシンは毒性が高いので注入投与はできないが、結腸内の細菌を減少させるために腸の手術前に経口投与する。通常、皮膚の感染症の治療にも用いる。
- 結核の治療にはストレプトマイシンが有効である。

マクロライド系薬

エリスロマイシン、クラリスロマイシン、

アジスロマイシン、スピラマイシン、テリスロマイシン

リボソームと結合することによって細菌のタンパク質合成を阻害する。投与量および細菌次第で、静菌作用または殺菌作用を発揮する。

エリスロマイシン

エリスロマイシンは、40年以上にわたって使用されているが、その他のマクロライド系薬は全て比較的新しい抗生物質である。経口投与によって有効性を発揮する。静脈に対して刺激作用を及ぼすので、静脈内注入が必要なときは、点滴投与を行う。

用　途

ペニシリンと同様の抗菌スペクトルを有し、ペニシリン感受性菌に使用する。

レジオネラ症、百日咳、カンピロバクター腸炎、気道感染、皮膚感染、A群連鎖球菌感染、痤瘡の治療にも用いる。

副作用

粘膜に対して刺激性があるため、吐き気、嘔吐、腹部不快感、下痢を引き起こすこともある。

リンコサミド

クリンダマイシンは骨に到達するので、骨髄炎のような骨と関節のブドウ球菌感染症の治療に用いる。嫌気性菌に有効な場合もある。作用はマクロライド系薬と類似している。

ストレプトグラミン系薬

キヌプリスチン、ダルホプリスチン

これらの薬物は、細菌のタンパク質合成を阻害する。

- *Streptomyces pristinaespiralis*菌から単離される。
- 効果を増強するために、シナシッド®という配合剤として、静脈内点滴によって投与する。
- 適切な代替治療法がない重症のグラム陽性菌感染症の治療にのみ使用が認可されている。すなわち、MRSAなどである。
- 現在、耐性は問題になっていない。

副作用

点滴部位の炎症および疼痛、関節痛、吐き気、嘔吐、下痢などである。

オキサゾリジノン系

リネゾリド

細菌のタンパク質合成に対して、他のあらゆる抗生物質とは異なる作用機序を有している。重症の耐性菌の感染の治療を専門医が開始する場合にのみ投与できる。経口投与によっても静脈内点滴によっても効果は得られる。

- 幅広いグラム陽性菌およびMRSAに対して有効である。
- 肺炎および敗血症を治療するために使用することができる。
- クロストリジウム・ディフィシルなどの嫌気性菌に対しても有効である。
- 大部分のグラム陰性菌に対しては有効ではない。
- 長期投与または推奨用量よりも低い投与量によって、耐性が生じることもある。
- 赤血球数、血小板数、白血球数は全て低下することがあるため、全血球検査を行うべきである。
- 28日間以上の投与により、視覚神経に損傷が生じた患者もいる。

- モノアミンオキシダーゼを阻害するので、投与期間中チラミンが豊富に含まれている食物の摂取は避けるべきである(節4.6参照)。

フシジン酸

フシジン酸ナトリウム(Fucidin®)

グラム陽性細菌に対して有効性を示す狭域抗生物質である。細菌のタンパク質合成を阻害する。

- 本剤は、骨に蓄積するので、ペニシリン耐性のブドウ球菌による感染症、特に、骨髄炎の治療にのみ使用すべきである。耐性のリスクを低下させるために、他の抗生物質との併用投与を行う。
- 高用量投与の場合は、肝機能検査を行うべきである。

キノロン類

シプロフロキサシン、レボフロキサシン、オフロキサシン、ノルフロキサシン、モキシフロキサシン、ナリジクス酸、ノルフロキサシン

DNA複製のときに細菌に必要な酵素であるトポイソメラーゼを阻害する。ナリジクス酸およびノルフロキサシンは、尿路感染症に有効である。

シプロフロキサシン

この薬物群の中で最もよく使用される。グラム陽性菌に対して有効であるが、サルモネラ菌、赤痢菌、カンピロバクター、ナイセリア、緑膿菌のようなグラム陰性菌に対しての方が高い有効性を示す。クラミジア菌に対しても有効である。しかし、たいていの嫌気性菌には効果が認められない。

用　途

- 気道感染。しかし、肺炎球菌性肺炎には用いない。
- 尿路感染症。
- 消化管の感染。
- 骨および関節の感染。
- 感受性のある微生物の感染による敗血症。
- 炭疽症。発芽が遅れる可能性があるので接触後60日間投与する。

副作用

- 吐き気、嘔吐、下痢。
- 発疹。
- てんかん患者に発作を引き起こす可能性がある。時には痙攣の既往歴のないヒトにも発作を誘発することがある。
- 光線過敏。あまり日光に当らないようにする。
- キノロン投与開始の48時間以内に、腱の損傷および断裂が起こったことが稀にある。以前に腱に何らかの異常が認められた患者には投与すべきではない。

その他の抗生物質

バンコマイシンおよびテイコプラニン

これらは、細菌の細胞壁の合成を阻害するグリコペプチド系抗生物質であり、連鎖球菌以外の細菌に対して殺菌作用を発揮する。

バンコマイシンは、経口投与では吸収されないので、消化管のクロストリジウム・ディフィシル感染(偽膜性大腸炎)の治療のためには経口投与を行う。

- MRSAなど、他の用途には静脈内点滴による投与を行う。
- 作用持続期間が長いので、12時間毎に投与する。

- 耐性を獲得したMRSA株および腸球菌株の報告がある。

副作用

- 腎毒性を有しており、腎不全を引き起こすこともある。
- 聴神経毒性があるため、耳鳴が起こったら投薬を中止する。
- 血液障害。
- アナフィラキシーが起こることがあるので、急激な点滴投与は避けるべきである。

ダプトマイシン

バンコマイシンに類似した作用を有するリポペプチドである。MRSAによる皮膚および軟部組織の感染症の治療手段として残しておく。

ポリミキシン

- コリスチンは、殺菌作用を有し、緑膿菌および肺炎桿菌などのグラム陰性菌に対して有効である。
- 経口投与により吸収されないため、静脈内投与を行わなければならない。
- 白血球数の低下している患者の腸を殺菌するためには、ナイスタチンと併用して経口投与する。
- 嚢胞性線維症の場合は吸入投与を行う。

スルホンアミド類

スルファジアジン

スルホンアミド類は、感染と闘うために使用されたまさに最初の薬物であり、染色工業から開発された薬物であった。染料のプロントシルは、不活性なプロドラッグであり、代謝されて活性型スルホンアミドのスルファニルアミドになる。1930年代に、このプロントシルが使用されて以来、多くの薬物が開発されたが、細菌の薬物耐性が高まるにつれて、この薬物群はあまり重要ではなくなってきた。

作用機序

- スルファニルアミドは、構造的にパラアミノ安息香酸（PABA）に類似している。このPABAは、新しい細胞を作るときに必要な葉酸を、細菌が合成するときに必要な化学物質である。細菌は、動物のように食物の葉酸を利用することができず、葉酸を合成しなければならない。スルファニルアミドは酵素の基質であるPABAと拮抗する。すなわち、PABAの濃度が上昇すると、スルファニルアミドの効果が低下する。
- 細胞の分解生成物または膿が存在する場合は、その中にチミジンおよびプリンが含まれており、細菌は葉酸を利用せずにDNAを作ることができるので、スルファニルアミドの効果は得られない。
- 静菌作用はあるが、殺菌作用はない。
- 耐性はよくみられる。
- 通常、火傷の患者の感染症を軽減するために用いる。

トリメトプリム

トリメトプリムも葉酸拮抗薬で、尿路感染症および気道感染症の治療に用いる。

スルホンアミドとの合剤コトリモキサゾール（Septrin®）として、ニューモシスティス・カリニ感染症の治療に使用するが、骨髄抑制およびスティーブンス・ジョンソン症候群（皮膚粘膜眼症候群）などの重篤な副作用を引き起こす可能性があるので、その他の感染症には用いない。

メトロニダゾール

本剤は、嫌気性菌に対して有効で、原虫に対しても有効である。歯科の感染症の治療、婦人科または腸の手術後の大腸の嫌気性菌に対して、偽膜性大腸炎の治療に用いる。

投与方法は、経口投与、局所投与、直腸内投与、静脈内投与がある。アルコールと相互作用を起すので、投与期間中、患者はアルコールを飲んではいけない。

メトロニダゾールは消化管の副作用および金属味を引き起こすことがあり、さらにめまいおよび頭痛を引き起こすこともある。通常、忍容性に優れている。

結核の治療に用いる薬物

結核菌はマクロファージに貪食された後もマクロファージ内で生き延びるので、結核は治療の難しい疾患である。結核は、1960年代にリファンピシンおよびエタンブトールが開発され、容易に治療できるようになるまでは、英国国民の主な死因であった。現在の問題は、多剤耐性菌株があり、結核が再び大きな脅威になっている国々もあることである。

NICEは結核の管理に関する指針を作成し、そのウェブサイト：www.nice.org.ukで公開している。

結核は、2期にわけて治療を行う。初期の2ヵ月間は4剤の投与を行い、継続期の4ヵ月間は2剤の投与を行う。結核を治療するためには専門医の知識が必要であり、多くの耐性菌が存在する。

初期に4剤を投与するのは、迅速に細菌の数を低下させ、耐性の発生を防ぐためである。

通常初期に投与する薬物は、**リファンピシン、イソニアジド、ピラジナミド、エタンブトール**であり、継続期に投与する薬物は、**イソニアジド、リファンピシン**である。

第二選択薬は、ストレプトマイシン、カプレオマイシン、サイクロセリンである。これらは耐性菌に使用する。

ハンセン病の治療に用いる薬物

ハンセン病は、紀元前600年に記録のある古代からの疾患である。この細菌は、結核菌に類似しており、食細胞に貪食された後も生存することができる。

ハンセン病は、極めて醜い跡が残る疾患で、感染者は集落に隔離されたが、特に、接触伝染性の疾患ではない。

1982年に世界保健機構によって推奨された多剤投与計画が、現在用いられている。

ダプソン、リファンピシン、クロファジミンを投与する。

抗ウイルス薬

たいていのウイルス感染は、健常な免疫系によって処理され、薬物は必要ない。それは、例えば、通常の風邪などである。主な危険性は、ヒト免疫不全ウイルス(HIV)感染または癌の化学療法薬の投与時のように、免疫系が有効に作用しなくなることである。通常は問題のないウイルスが病原性ウイルスになる可能性がある。

- ウイルスは極微小であるが、極めて精巧な構造をしており、殺傷するのは容易ではない。
- ウイルスはヒトの細胞内に生存しているので、容易に接近しにくい。

- 何らかの症状が発現する前に、ウイルスの複製がすでに大量に起こっている。
- 極最近まで、ウイルスから我々を守るための手段は、予防接種しかなかった。
- ウイルスの突然変異は極めて急速に起こるので、ワクチンがあまり役に立たないこともある。インフルエンザ・ウイルスは、毎年変わるので、新しいワクチンを製造しなければならない。
- 天然痘(現在では根絶している)、流行性耳下腺炎、風疹、麻疹、灰白髄炎(ポリオ)などに有効なワクチンがある。
- たいていの抗ウイルス薬は、DNAまたはRNAの合成および複製に影響を及ぼす。

下記のウイルスに対して特異的な抗ウイルス薬による治療法がある:

- 単純ヘルペスウイルスおよび水痘帯状疱疹ウイルス(水痘)
- HIV
- サイトメガロ・ウイルス
- 呼吸器合胞体ウイルス(RSV)
- ウイルス性肝炎
- インフルエンザ

アシクロビル(ゾビラックス®)

本剤は最初の抗ウイルス薬でヘルペスウイルスのDNAポリメラーゼを阻害することによってウイルスの複製を阻止する。ウイルスを根絶させるわけではない。

- 単純ヘルペスウイルスによる眼の感染症の外用薬として用いる。
- 性器ヘルペスおよび口唇ヘルペスの治療に用いるが、発症初期に使用開始しなければならない。
- 液剤または錠剤として経口投与することができる。
- 72時間以内に投与開始すれば、帯状疱疹に対して有効である。疼痛の重症度を軽減し、疼痛の期間を短縮することができる。通常、7-10日間継続投与する。
- 全身性感染症および脳炎の場合は静脈内投与を行う。
- ヘルペスに対して同様に有効な薬物は、他にファムシクロビルおよびバラシクロビルなどがある。

ガンシクロビル

- アシクロビルに類似しているが、サイトメガロ・ウイルスに対する有効性はアシクロビルより優れている。また毒性はアシクロビルより高いので、処方するときは注意が必要である。
- 重症のサイトメガロ・ウイルス網膜炎に対しては静脈内点滴による投与を行う。
- サイトメガロ・ウイルスに対して有効な薬物は、他にバラシクロビル、バルガンシクロビル、ホスカルネット、シドホビルなどがある。

アマンタジン

本剤は、A型インフルエンザに有効であるが、予防的に摂取しなければならないので、流行期間(約8週間)を通じて摂取しなければならない。

副作用は、精神錯乱、うつ病、不眠などである。

臨床試験中に、本剤が抗パーキンソン病作用を有していることが発見された。

オセルタミビル(タミフル®)およびザナミビル(リレンザ®)もA型およびB型インフルエンザの予防と治療に用いるが、インフルエンザ感染の予防にはワクチンが最も有効な方法である。インフルエンザの治療に対するNICEの指針がある。

リバビリン

幅広いDNAおよびRNAウイルスを阻害する。

- ウイルスのRNAポリメラーゼを阻害することによって、ウイルスの複製を抑制する。
- 呼吸器合胞体ウイルス(RSV)による細気管支炎の乳児および小児を治療するために、吸入投与する。
- ラッサ熱の治療のために静脈内投与を行ったことがある。

HIV感染に有効な抗レトロウイルス薬

AIDSに関する最初の報告は、1980年代初頭に行われ、1984年にそのウイルスが同定された。それは、CD4受容体によってリンパ球と結合するレトロウイルスである。そのため免疫細胞が徐々に減少し、その結果、免疫機能が低下する。最終的に、免疫反応が起こらなくなり後天性免疫不全症候群(AIDS)に陥る。再発性帯状疱疹または鵞口瘡のような日和見感染が起こる。AIDSにみられるその他の典型的な感染症は、ニューモシスティス・カリニ肺炎などである。

薬物によって、疾患の進行を食い止め、または遅延させることはできるが、治癒することはできない。

- 薬物投与によって寿命を延長する。
- 薬物は毒性が強いので、処方は専門医が行う。
- 免疫系が不可逆的な損傷を受けてしまう前に、治療はできるだけ早く開始する必要がある。
- 薬物耐性を防ぐために、薬物の併用投与を用いるが、毒性を増強せず相乗効果が得られるように、それらの薬物の選択は慎重に行う。
- ウイルスの感受性を、投与前に検討すべきである。

AIDSの治療に関する英国のガイドラインがあり、定期的に改訂されている。
薬物は、ウイルスの重要な酵素を攻撃する。

ヌクレオシド系逆転写酵素阻害薬

ジドブジンは、最初の抗HIV薬である。この薬物群には、他にアバカビル、ジダノシン、エムトリシタビン、ラミブジン、スタブジン、テノホビルなどがある。

プロテアーゼ阻害薬

アンプレナビル、アタザナビル、
ダルナビル、ホスアンプレナビル、
インジナビル、ロピナビル、
ネルフィナビル、リトナビル、
サキナビル、チプラナビル

- ウイルスの酵素の活性部位を阻害する。
- 副作用を抑え、低用量投与を行うために、通常2剤を併用投与する。

抗真菌薬

真菌類は元来植物であると考えられていた。真菌類は、単純な微生物で、キノコ、カビ、酵母などである。たいていはヒトにとって問題になることはないが、鵞口瘡(カンジダ症)および水虫(足白癬)のような表在性の感染症を引き起こすこともある。その治療に関しては節9.4に記載する。

全身性感染症

全身性感染症は、かつては極めて稀にしか見られなかったが、最近増加してきている。それは、ひとつには人体内の正常な細菌を破壊する広域スペクトル抗生物質の使用が広まっていることによる。人体内の正常な細菌は、通常、栄養競合によって真菌の感染を抑制している。HIVおよび癌の化学療法などによって免疫系が低下しているヒトには、全身性真菌感染のリスクも高まっている。

抗真菌薬は、アスペルギルス、カンジダ、クリプトコッカス、ヒストプラスマのような真菌類による感染症の治療に用いる。

アムホテリシン

- 治療係数が低いので、腎機能をモニターしなければならない。
- 全身性カンジダ症、クリプトコッカス髄膜炎、ヒストプラスマ症に用いる。
- 静脈内点滴による漸増投与を行う。
- アナフィラキシーが起こることもあるので、点滴前に投与試験を行うべきである。
- 特に、腎疾患の場合は、毒性の低い脂質製剤を用いる。

その他の抗真菌薬は、ケトコナゾール、イトラコナゾール、フルコナゾール、グリセオフルビン、フルシトシンなどである。

第9部

その他の領域

9.1 生薬製剤

現在、生薬製剤の人気が高まってきているが、それはひとつには一般の人々が生薬製剤は天然のものなので健康的で安全であると感じているからである。しかし、必ずしもそうではなく、その他の治療薬と同様に生薬製剤も、慎重に使用すべきである。英国では、生薬製剤の厳密な臨床試験の結果が入手できるようになり、ようやく重要視されるようになってきている。本章では、一般的な生薬製剤をアルファベット順に解説する。

規　制

長らく延び延びになっていた生薬製剤の登録制度が2005年後半に導入された。登録製品は、安全性基準、品質基準、消費者情報の基準を満たさなければならない。しかし、入手可能な無認可製品も多い。英国医薬品庁(MHRA)の生薬製剤の使用法に関する勧告は、そのウェブサイトHYPERLINK "http://www.mhra.gov.uk"www.mhra.gov.ukから入手できる。

薬物相互作用

生薬製剤を使用する患者の数が増加してきているので、その薬物相互作用は極めて重要になってきている。

ワルファリンは、相互作用を引き起こすことが最も多い心血管作動薬である。Izzoら(2005年)は、ワルファリンが、ボルド、キュービシン、コロハ、ニンニク、タンジン、デビルズクロー、ドンクアイ、イチョウ、パパイヤ、クコ、マンゴーと相互に作用し過剰な抗凝固効果を引き起こす可能性があることを発見した。朝鮮ニンジン、緑茶、大豆、セント・ジョーンズ・ワートとも反応し、抗凝固効果の低下を引き起こすこともある。

個々の生薬製剤とその作用

カモミール

デイジー類似の植物で、その頭状花とオイルを使用する。このオイルは、シャンプーの成分としても用いられ、髪の毛の調子を整え軽くすると宣伝されている。

- カモミールは、通常、ティーバックに入れた乾燥した花を沸騰水に浸して作るリラックス茶として用いる。またカモミールは、深い睡眠を誘発する。
- 大量投与により、消化管疝痛を引き起こすことが多く、重症のアレルギー反応を呈することもある。
- カモミールの抽出物から発見された有効成分のアピゲニンは、脳内のγアミノ酪酸(GABA)受容体複合体のベンゾジアゼピン受容体と結合することが認められている。
- ドイツでは、カモミールの膣内ペッサリーを、トリコモナス症および真菌性の病状を緩和するために一般開業医が処方している。

- カモミールは、その含有物質を考慮すると、ワルファリンと併用すべきではない。
- カモミールは、ヒナギク科の植物に対して過敏症を呈するヒトには投与すべきではない。

クランベリー果汁

クランベリーまたはテマリカンボク*Viburnum opulus*の赤い実の果汁は、尿路感染症(UTI)の治療に有効な成分を含有することが知られている。

- クランベリーは、膀胱または尿道壁への大腸菌(UTIの主要な原因)の付着を予防する。
- UTIは重篤な腎臓感染を引き起こすこともあり、唯一の治療法として必ずしもクランベリー果汁のみが推奨されているわけではない。
- クランベリーは、ワルファリンなどの代謝を妨げる可能性がある。クランベリー果汁は、フラボノイドを含む様々な抗酸化物質を含有しているが、それらはチトクロムP450酵素の活性を阻害することが知られており、その結果、薬物代謝が妨げられる。

エキナセア

- これは、あまり一般に使用されていない生薬のひとつで、その名前も未だにギリシャ名である。一般名はコーンフラワーである。
- 風邪、インフルエンザ、皮膚の真菌感染症などの感染症の治療に用いる。
- 一般的な風邪の予防にはあまり役に立たないが、感染症の治療とその期間短縮には有効であるという科学的根拠がある。
- ゲル剤として外用投与すると、昆虫に噛まれた傷による痒みと紅斑を抑制するという科学的根拠もある。
- 本剤が免疫系の様々な部分で免疫賦活薬として作用したことを示す動物実験の結果がある。抗菌(静菌)作用および抗ウイルス作用を示すin vitro試験の結果がある。
- 結核、多発性硬化症、HIVなどの慢性疾患患者への投与は避けるべきである。また、ヒナギク科の植物に過敏であることが分かっている患者および妊婦への投与も避けるべきである。
- 継続使用により耐性が発現するので、短期間の使用に限るべきである。

月見草油

月見草*Oenothera biennis*の種子は、リノール酸およびγ-リノレン酸を豊富に含んだオイルを含有している。これらは、プロスタグランジン合成に必要な必須脂肪酸である。

- 乾癬、月経前に起こる乳房痛、パーキンソン病のような様々な多くの疾患の治療に用いられる。
- 乳房痛および皮膚炎の治療効果があるという科学的根拠がある。
- てんかんまたはてんかん発作の既往症のある患者への投与は避けるべきである。また、統合失調症の患者への投与も避けるべきである。
- 一般に忍容性に優れているが、消化管に軽度の影響を及ぼし、吐き気、消化不良、便の軟化などが起こる。
- 脳の血管への影響に起因する頭痛が起こることもある。

フィーバーフュー(ナツシロギク)

これは一般にエゾヨモギギクとして知られている*Tanacetum parthenium*で、ヒナギク科に属している。片頭痛の治療用カプセル剤として入手できる(Migraherb Hard®)。

このフィーバーフュー群には、通常殺虫スプレーに用いるピレトリン類を含有する除虫菊などがある。これらのピレトリン類はヒトには無害であると報告されているが、目および粘膜に対して強い刺激作用を現す。過敏性反応が起こることもある。

- この名前が示すように、かつてフィーバーフューの葉の抽出物は発熱を抑制するために使用されており、これが元来の使用目的のひとつであった。
- 片頭痛の予防薬および抗関節炎薬として用いる。
- 抗血小板作用を有していると思われるので、抗血液凝固薬の投与を受けているヒトには使用すべきではない。
- 長期使用後、突然投与を中止すると反跳性頭痛が起こる。
- 免疫系に作用する抗炎症効果があることを示す研究結果があるが、その作用が自己免疫疾患の治療に有効であると思われる。
- フィーバーフューは、酵素ホスホリパーゼA_2に対して阻害作用を発揮するが、この酵素ホスホリパーゼA_2は、炎症に関わる化学物質の合成に関与している。
- 流産を引き起こす可能性があるため、妊婦には禁忌である。

ニンニク

ニンニク(*Allium sativum*)はタマネギの仲間である。クローブ(丁子)由来の薬理活性物質はイオウを含有しているが、それはニンニクに伴う強い匂いの原因物質でもある。この硫化物は、体からの分泌物である息、汗などとして排泄され、その匂いから誰かがニンニクを含んだ食物を食べたことが分かる。「ニンニク臭い」とは、この種の匂いを指す。

- 昔からタマネギ類の豊富な食事には、心臓保護作用があると言われており、ニンニクの主な用途は、心血管疾患の治療である。ニンニクによってアテローム形成が減少したという報告がある。
- ニンニクには、用量依存性の抗血小板作用があり、線維素溶解作用もある。
- ニンニクは血漿低比重リポタンパク質(LDL)コレステロール値を低下させると考えられていたが、必ずしも全ての研究結果がこれを支持しているわけではない。
- 血圧低下作用を示す試験結果もあった。
- 血糖降下作用を示す試験結果もあった。
- ニンニクは抗酸化物質であり、通常の風邪のようなウイルス感染症のみならずある種の癌に対しても治療効果があると言われているが、決定的な科学的根拠はない。しかし、ニンニクに対して感受性を示した抗生物質耐性菌があったというin vitro試験の結果もある。
- ニンニクは、ワルファリンの作用を増強する抗血小板作用を有しているので、ワルファリンを投与している患者には、ニンニクを投与すべきでない。

- 血糖降下薬およびアスピリンのような抗炎症薬を投与している患者には、治療用量のニンニクの投与を避けるべきである。
- ニンニクは、流産を引き起こすことがあるので、妊婦に、食事に使用する以上の量のニンニクを投与すべきではない。

ショウガ

ショウガは、熱帯および亜熱帯でよくみられる園芸植物*Zingiber officinale*の根茎および茎由来の香辛料である。ショウガは香味食材として用いられているが、制吐薬としても用いられている。

- ショウガが、旅行中の吐き気または車、飛行機、船による乗り物酔いの治療に有効であるという科学的根拠がある。ショウガは、妊娠中の吐き気も緩和させるが、催奇形性の報告はない。
- 術後または化学療法による吐き気には効果がないと思われる。
- ショウガの抽出物が変形性関節炎の予防に効果があったという最近の試験結果がある。
- しかし、たまに胃酸過多に起因する胃の不快感を引き起こすこともある。
- ショウガは、血小板中のトロンボキサン値を低下させるので、ワルファリンとの併用投与の安全性は疑わしい。
- 癌および感染などに対するショウガ投与の有効性は、未だ実証されていない。
- ショウガの毒性のよくみられる兆候は下痢である。下痢が起こったら、ショウガの投与を中止すべきである。

イチョウ

イチョウは、通常イチョウの木と呼ばれる中国にある*Ginkgo biloba*の木の葉に由来する。漢方では、何世紀にもわたり脳障害の治療薬としてイチョウを使用してきた。

- イチョウの抽出物には、抗酸化作用があり(バイオフラボノイド含有)、体内のフリーラジカルを消去することができる。
- イチョウは組織の損傷を防ぎ、様々な器官、特に脳への血流を増加させることができる。
- イチョウは、高齢者の記憶力を改善するという科学的根拠がある。ドイツでは、イチョウは、アルツハイマー病を含む様々な認知症を治療するための標準抽出物として用いられている。
- イチョウは、カフェインの優れた代替剤で、交感神経の刺激という副作用を起すことなく、覚醒レベルをあげる。
- 形成外科では、皮膚移植の場合に皮膚組織片の治癒を促進するために使用する。
- イチョウは、循環血の多くの問題にも有効である可能性があり、現在、イチョウのこの薬理作用をめぐって研究が行われている。
- 副作用は、消化管の軽度の不快感と頭痛であるが、いずれもめったに起こらない。高用量投与により、下痢、吐き気、嘔吐、興奮性、不穏が起こることがある。
- イチョウの木の種子の抽出物は、尿失禁の治療のために用いられることがあるが、イチョウの種子はかなり毒性が高いと考えられる。そのため、イチョウの種子製剤の使用は勧められない。

朝鮮ニンジン

朝鮮ニンジンには、チューイングガム、液剤、エリキシル剤など様々な製剤がある。朝鮮ニンジンの起源は極東、主に中国と朝鮮である。

薬効のある朝鮮ニンジンは、*Panax ginseng*の根から作る。朝鮮ニンジンには多くの有用な作用があると言われている。朝鮮ニンジンの有効成分は、僅かにアンドロゲン活性を有するステロイド物質群であると言われている。

朝鮮ニンジンの主な用途は、スタミナと健康増進である。また、催淫効果もあると言われている。

- 朝鮮ニンジンの身体および精神刺激薬としての効果は未だ証明されていないが、現在のところ、これらの効果を助援するという科学的根拠は得られている。
- 不眠症の場合は、朝鮮ニンジン製剤の夜間投与およびカフェイン含有飲料の大量摂取は、避けるべきである。
- 今まで述べたたいていの生薬製剤と、ワルファリンとの併用投与は禁忌である。
- 朝鮮ニンジンと刺激薬、抗精神病薬、モノアミンオキシダーゼ阻害薬との併用投与は避けるべきであり、急性疾患または高血圧の患者への投与も避けるべきである。
- 数日間の投与で治療効果が得られると言われており、長期投与は推奨されていない。

レッドクローバー

クローバーは、窒素固定細菌と共生するごくありふれた草であり、多くの草食動物の食餌の重要な部分を占めている。数百種類の異なる植物種がある中で、ハーバリストが関心を寄せている主な植物のひとつは赤または紫の花を咲かせる亜種植物の*Trifolium pratense*である。

- その抽出物を、皮膚疾患、ある種の癌、咳を含む様々な症状の治療に用いる。
- クローバーは、イソフラボン類、強力な抗酸化物質、フリーラジカル消去剤の豊富な資源である。これらの作用は、現在、厳密に検討されている。
- すべてのイソフラボン類には、弱いエストロゲン作用があり、そのため治療効果を発揮すると思われる。
- 閉経後の女性がレッドクローバーのイソフラボン類を摂取すると骨密度が上昇するという論文が最近発表された。イソフラボン類には、閉経後の心血管疾患の発症を予防する効果があると思われる。
- 出血の問題を起しやすい人または抗血液凝固薬を摂取している人へのレッドクローバーの投与は慎重に行うべきである。

ノコギリヤシ

これは、感染からインポテンスまで様々な泌尿生殖器の症状の治療に用いられてきたが、主な用途は、前立腺肥大に対する治療効果に関連している。

- 良性前立腺肥大(BPH)の症状は、高齢男性によくみられる症状で、尿閉を引き起こすことがある。
- ノコギリヤシは、前立腺のサイズ低下を引き起こすと思われ、フィナステリドと同等の作用を持つが(節7.4参照)、副作用は起さないことを示す試験結果が多数ある。
- 多くの脂肪酸およびステロールを含有する。そのうちのひとつであるシトステロールは、テストステロンからその活性型であるジヒドロテストステロンへの変換を阻害する。
- ジヒドロテストステロン受容体の部位も遮断する。
- 脱毛症、痤瘡、女性の多毛症に有用である。
- 副作用は、起こったとしても軽度で、頭痛または消化管の不快感などである。
- 薬物との相互作用は今までのところ知られていないが、経口避妊薬ピルまたはホルモン補充療法に含まれるエストロゲンとは併用投与しない方が賢明である。

セント・ジョーンズ・リート (*Hypericum perforatum*)

この生薬は、抗うつ薬として用いられ、製剤はヒペリシンの含有量によって規格化されている。実際、ドイツでは、標準的な抗うつ薬に比べ4倍も多く処方されている。
- この生薬は、三環系または選択性セロトニン再取り込み阻害薬(SSRI)である抗うつ薬と同じ程度の有効性を発揮し、副作用はあまりないことを示す試験結果もある。
- 恐らく脳内のドーパミン、ノルアドレナリン、セロトニンの受容体活性を修正することによって作用する。有益な作用発現までに、投与開始後3–4週間かかることもある。
- 他の抗うつ薬、鎮静薬、アルコールとの併用は避けるべきである。
- 光線過敏症が起こることがあるので、直射日光下では予防措置をとるべきである。
- 高用量投与により流産促進作用および催奇形性を発現するため、妊娠中の投与は避けるべきである。

9.2 小児薬理学

これは、専門医の分野であり、英国医学会・薬学会共同編集処方集(BNF)の小児薬理学に関する情報はオンラインでHYPERLINK "http://www.bnfc.org"www.bnfc.orgから入手できる。小児の薬物投与量の詳細に関しては、この情報を参照すること。小児薬理学は、妊娠24週間の未熟児から青年まで幅広い年齢層を対象にする複雑な領域である。BNFの成人用の多くの薬物は、小児の使用には認可されていない。代替医薬品がない場合、小児専門医は、認可されていない薬物を使用することもある。

小児に対する薬物投与を行うときは、必ず小児の両親および介護者とともに治療の選択肢を検討し、絶対に必要であることを確認すること。

医薬品の認可

多くの製薬業者は、自社の製品を小児に使用すべきではないという免責事項を記載している。

それは、問題を起すことが確認されている医薬品もあるが、たいていの場合小児を対象にした臨床試験が行われていないことに基づいている(倫理的に困難であることと、製薬業者はそのためにかかる追加費用を回収することができないからである)。しかし、この状況も製薬業者にかかる圧力が高まるにつれて変わると思われる。

無認可の医薬品が使用されていることもあり(適応外)、新生児集中治療室の新生児に無認可の医薬品が入院中少なくとも1回は投与されることは珍しいことではない。小児に使用されている医薬品の50%以上が、小児の年齢の患者を対象にした臨床試験を行っていない。BNFには、適応外の医薬品の使用に関する勧告も記載されている。

英国医薬品庁(MHRA)には、小児用医薬品の部門もあり、ウェブサイトwww.mhra.gov.ukからその情報を入手できるが、そこに、小児に適切な製剤の安全用量を投与するために、もっと臨床試験を行う必要性が強調されている。現在、欧州医薬品審査庁内の小児の専門家委員会およびEUの小児用医薬品に対する規制(2006年末に採用された)がある。臨床試験の結果を収集した欧州データベースもある。

小児の投与量の検討

- 小児の投与量は、決して成人の投与量と同等ではなく、成人用量と小児用量の関係は線形的ではない。
- 治療係数の大きい薬物に関しては、年齢層による投与量を用いている。。
- 年齢と体重を用いて、投与量を計算することもある(表9.1)。体重よりも体表面積の方が心拍出量、腎機能、必要な水分量を反映するので、信頼性の高い指標である。実際、細胞毒性薬のような治療係数の低い薬物に関しては、表面積のみを用いることもある。
- 推奨用量は、通常、上記の全ての因子を考慮に入れ製薬業者が算出し、BNFには小児推奨用量として記載されている。

小児の薬物動態学的要因

薬物に対する体の対応には、年齢に起因する相違があるので、年齢によって必要用量も異なる。

吸収と薬物作用

- 生後6ヵ月までは、蠕動運動および胃内容排出の速度が遅く、薬物の吸収量が多くなり、血中薬物濃度が高くなることもある。
- 新生児は、胃の分泌物の活性および濃度が低い。出生時の胃のpHは、6–8で、その後

表9.1　小児科の年齢層の定義

早産新生児	妊娠37週間未満の出生
正期産新生児	生後27日まで
乳幼児	生後28日から23ヵ月
小児	2歳から11歳
青少年	12歳から16-18歳

も比較的高く、ほぼ2−3歳までに成人レベルまで低下する。すなわち、酸性医薬品、例えば、フェニトインなどの吸収率は低い。

- 新生児は、胆汁濃度が低いため、脂溶性薬物の吸収率も低い。
- 新生児および乳幼児と高齢者は、組織の血流が低下し筋肉量が少ないため、筋肉内注射の非経口的吸収が予測不可能である。また疼痛のある場合は避けるべきである。
- 新生児および乳幼児に外用投与を行うと、皮膚に耐水性の保護層があまりないため、薬物の吸収率が高いことがある。

分布と薬物作用

- 血漿中のタンパク質濃度が低いので、非結合型の薬物濃度が高くなる(作用が発現しやすい)。
- 生後約2年間の血漿タンパク質と薬物との結合能は、成人レベルよりもかなり低い。
- ビリルビンは、結合力の強い薬物によってアルブミンから遊離されることがある。これは、血液脳関門が未だ十分に発達せずビリルビンが脳に入る可能性のある新生児の時期には、特に重要である。
- 年齢が増すにつれて体の水分量は低下し、脂肪量は増加する。
- 体の総水分量の割合は早産新生児では92%で、正期産新生児では75%である。
- 早産新生児の脂肪量は極めて低く約3%である。正期産新生児の脂肪量は12%、1歳児では30%、成人では約18%である。
- 細胞外液量は、実際に受容体に到達する薬物量に影響する。このため、新生児の薬物濃度は低くなり、その結果、薬物の効果も低くなる。
- 小児の場合、脂溶性薬物は、脂肪蓄積部位にあまり蓄積しないので、薬効の発現は早いが短期間になる傾向がある。

代謝と薬物作用

- 薬物代謝酵素の活性は、3歳になって初めて成人レベルに到達する。
- 新生児および3歳までの小児の薬物代謝能は低い。すなわち、肝臓クリアランスは低く、薬物の半減期は長い。
- そのため、新生児の場合、2回/日ではなく1回/日投与すればよい場合もある。
- 代謝経路が異なる場合もある。それは、例えば、アセトアミノフェン(英国ではパラセタモール)の代謝である。

排泄と薬物作用

- 糸球体ろ過率と腎血流量は、新生児の方が成人よりも低い。
- 腎臓経路に依存する薬物クリアランスが低いため、投与間隔を広げることが必要である。
- 腎機能は、通常、約1年後に成人レベルに到達する。

医薬品の投与

年齢的にも環境的にも可能であれば、小児自身が医薬品の投与の決定に関与すべきである。本人の協力を得ることが極めて重要で、両親または友人が投与すれば、本人の協力を得やすくなる。

適切な製剤が入手不可能なために医薬品の投与が困難になることもある。それは、液剤がない医薬品が多いからである。

投与量が5mℓ未満の場合、経口用注射器を使い、投与量を正確に計量し、厳密に調節して投与する。

様々な食物と相互作用を起す薬物もあるので、医薬品の味をごまかすために食物を使用するときは注意しなければならない。可能であれば、医薬品摂取後に、飲み物を飲む方がよい。

虫歯を防ぐために、できれば糖を含まない医薬品を投与すべきである。糖を含有する医薬品を長期使用する場合は、両親に歯の衛生管理に関する勧告を行うべきである。

経口投与できない場合は、通常静脈内投与が推奨される。

筋肉内注射は、可能であれば、避けるべきであるが、例えば、ワクチンなどのように筋肉内投与しかできないものもある。

9.3 薬物と高齢者

医療を必要とする人々の中で、高齢者の占める割合が大きくなってきている。慢性症状があるため、長期的な薬物療法が必要な場合も多いが、高齢者への処方が広がっていることはあまり認識されていない。65歳を超える高齢者は、英国の人口の約20%を占めているが、全処方薬のほぼ半分がその高齢者への投与であり、高齢者の約1/3は、3種類以上の医薬品を摂取している。

- 多剤投与が普通であり、例外はない。その理由の可能性を下記に示す。
- 複数の病状。
- 利用可能な薬物の増加。
- 不適切な処方。
- 医薬品投与に関する検討の欠如。
- 予防医療重視の高まり。

店頭販売医薬品(OTC)が増加していることも忘れてはならない。高齢者は、生薬製剤およびビタミン製剤を摂取していることも多く、それが処方薬と相互作用を起すこともある。そのような例として、例えば、クランベリー果汁がある。クランベリー果汁は、泌尿器系に及ぼす殺菌作用および抗酸化作用があるため、よく使用されているが、ワルファリンの代謝を妨げる可能性があり、その結果、ワルファリンの効果に影響を及ぼす(節5.7参照)。

加齢と薬の副作用(ADR)発生率には相関関係がある(Routledgeら、2004年)。高齢者は、下記の理由から薬の副作用を受けやすい。

- 多剤投与。
- 年齢に起因する薬物動態の生理的変化。
- 年齢に起因する薬力学の変化。
- 持病に起因する病的な変化の増加。
- ホメオスタシスの異常。
- 記憶力、視力、聴力が低下し、機敏さに欠け、運動機能が衰えることによる服薬順守の低下。

副作用および医原病のリスクを抑制しながら、多様な症状に対する適切な治療を行うことは、医療従事者にとって難しい課題である。

高齢者に新しい兆候および症状がみられるときは、すでに摂取している医薬品の副作用の可能性を必ず考慮すべきである。例えば、チアジド誘発性痛風、フェノチアジン誘発性パーキンソン振戦、睡眠薬または抗高血圧薬(降圧薬)による転倒率の増加などがある(コラム9.1)。

薬物動態の変化

全ての薬物動態パラメーター—吸収、分布、代謝、排泄—は有意に変化する。これらの変化を考慮に入れるべきである。これは、治療域が狭い薬物の場合には特に重要になる。

吸 収

吸収低下の原因を下記に挙げる：

- 胃の酸性度の低下
- 吸収面の面積低下
- 消化管への血流量の低下
- 消化管の運動性低下
- 胃内容排出速度の低下。

全体的として吸収が僅かに低下するが、これらの作用が大きく影響することはほとんどない。

分 布

分布は、下記の変化の影響を受ける：

- 除脂肪体重が有意に低下するため、薬物の標準用量の体重1kg当りの薬物量は過剰量になる。
- 体の総水分量は15%も低下するので、水溶性薬物、例えば、ジゴキシン、テオフィリン、抗生物質の分布が低下し、その結果、血漿中濃度は高くなる。
- 体脂肪は増加するので、脂溶性薬物の分布容積は大きくなり、それらの薬物、例えば、ベンゾジアゼピン類、向精神薬などの半減期が延長する。
- 一般に、薬物の標準用量は減らす必要がある。
- 血漿アルブミンは、通常は十分維持されるが、慢性疾患がある場合は、25%も低下することがある。その結果、通常はタンパク質と結合する薬物の濃度が高くなる。それは、例えば、ワルファリン、フェニトイン、ジアゼ

コラム9.1　高齢者への薬物投与

- 投与量は患者に合わせる必要がある。用量を減らす必要があることが多い。
- 処方の検討を定期的に繰り返し行い、不必要な薬物の投与を中止すること。
- 必要な薬物の投与は中止すべきではない。例えば、心筋梗塞の二次予防のためのアスピリン、心房細動のためのワルファリンなどである。
- 高齢者への薬物投与は、低用量で開始し、慎重に行うのが良いと勧告されているが、薬物の処方量が十分ではないため、症状が抑えられないこともある。そのような例は、心不全の治療に用いるアンジオテンシン変換酵素阻害薬、うつ病の治療に用いる三環系薬などである。

パム、フロセミドなどである。

代　謝

高齢者では下記の理由により肝臓の代謝が低下する：

- 肝臓の質量の喪失
- 肝臓への血流量の低下。

肝臓の血流をさらに低下させる病状もある。それは、例えば、心不全などである。

除去率の高い薬物、例えば、プロプラノロールなどの初回通過代謝が低下する。このような薬物の場合は、投与量を30−40%減らす必要がある。

肝酵素の活性も低下することがあるので、治療係数の低い薬物、例えば、ジゴキシン、ワルファリン、テオフィリンなどは特に、慎重にモニターする必要がある。

腎排泄

年齢による腎排泄の変化は、薬物動態の中で最も重要である。

- 腎臓機能は、加齢と共に低下する。糸球体ろ過率は40歳を超えると、年間約1%低下する。
- 腎臓から排泄される薬物の薬物クリアランスが低下するため、薬物の蓄積が起こり、毒性が発現する。
- 筋肉量が低下するため血漿クレアチニン値が正常になることがあるので、腎機能障害の有無ははっきりしないこともある。
- 治療係数の低い薬物が最も危険である。それは、例えば、ジゴキシン、リチウムなどである。
- 例えば、糖尿病、心不全のように腎機能に悪影響を及ぼす疾患もある。
- 急性疾患によって、腎機能の急速な低下が起こることもある。
- グリベンクラミドのような長時間作用型血糖降下薬およびジアゼパムのような長時間作用型ベンゾジアゼピン類などのように、高齢者への投与は完全に避けたほうが良い薬物もある。そのような薬物は半減期が長いので、年齢による蓄積が起こることがある。

薬力学の変化

標的器官の反応性の変化および受容体の感受性の変化によって、変化が起こることがある。

- 薬物に対する感受性が高まることがある。高齢者は、特に、中枢神経系(CNS)に作用する薬物、例えば、ベンゾジアゼピン類、オピオイド類、抗パーキンソン病作用薬に対する感受性が高い。
- 加齢と共に、脳内のコリン作動性伝達が低下し、高齢者は薬物誘発性精神錯乱に陥りやすい。
- 三環系抗うつ薬(例えば、アミトリプチリン)のような抗コリン作動性による消化管の運動性低下および尿閉の副作用は重篤になりやすい。
- ビタミンK−依存性凝固因子が阻害されるため、ワルファリンに対する感受性が高まる。
- ホメオスタシスを維持する能力が低下するため、利尿薬に対する感受性が高まる。
- 薬物誘発性の血圧低下を起しやすくなる。
- 体温調節機構が損なわれることがあり、そのため、フェノチアジン類およびオピオイド類のような薬物により低体温が起こることがある。

- 受容体ダウンレギュレーション(受容体数の減少)または薬物と受容体の結合が減少することによって、効果が低下する薬物もある。例えば、β遮断薬の機能は、加齢と共に低下する。

高齢者にみられる薬の副作用

上記の要因により、高齢者は、特に、薬の副作用(ADR)を引き起こしやすい。副作用の大部分は、用量依存性なので予測可能であるが、未だに副作用による高齢者の救急集中治療室への入院は多い。また副作用は高齢者に起こると、重症になりやすい。

副作用に関与する主要な薬物群は下記のとおりである：

- 心血管作動薬
- 非ステロイド系抗炎症薬(NSAID)
- 向精神薬。

介護施設に入所している高齢者は、1人暮らしの高齢者よりも多くの薬物投与を受けていることが多く、数人の医師の診断を受け、そのため治療の一貫性が損なわれていることがある。コラム9.2に、高齢者に最もよく処方される薬物を挙げる。

CNSに作用する薬物

ジアゼパムの半減期は、20時間(20歳)から90時間(80歳)に変わる。薬物の代謝にかかる時間が長くなり、薬物が長時間体に留まるようになる。高齢者は、睡眠薬を摂取した次の日もある程度鎮静状態が継続していることがある。このため効果が蓄積し、眠気が増強され精神錯乱が起こる。

ベンゾジアゼピン類の投与は、転倒増加のリスク要因としてはっきりと特定されている。その転倒の結果、大腿骨頸部骨折が起こっている。

転倒の要因となる薬物は、他に、クロルプロマジンのような抗精神病薬などがある。これらの薬物を摂取すると、患者は眠気を催しやすく、「メジャー・トランキライザー」と呼ばれていた。現在、統合失調症のような精神病を治療するために使用されている。

高齢者のうつ病

うつ病は、高齢者に最もよくみられる精神的な病状である。うつ病は、過小診断されているが、高齢者の自殺を引き起こす最大の要因でもある。高齢者の自殺による死亡率は、他のどの年齢層よりも高く、死因の上位10位にはいるが、うつ病は完全に治療可能である。

高齢者の罹患する疾患には、うつ病の併発率が高い疾患がある。それは、例えば、パーキンソン病などである。

コラム9.2
高齢者に最もよく処方される薬物

利尿薬
抗高血圧薬(降圧薬)
血糖降下薬
硝酸薬
β遮断薬
ジギタリス
抗不安薬
抗うつ薬

その場合、抗うつ薬投与が重要な治療法になるが、その投与により転倒のリスクが増加することもある。しかし、薬物投与によって転倒が増加するという薬の悪影響は研究されることが多いが、薬物療法の有益な結果は往々にして無視されがちであることにも注意を払わなければならない。

鎮痛薬

特に、オピオイド系鎮痛薬によって転倒の発生率が増加することがあり、またモルヒネのような薬物は眠気を引き起こす。NSAIDの投与によって転倒の発生率が増加したことを示す調査結果もある。

降圧薬

英国の50歳以上の人口の1/3は、高血圧患者である。つまり、高血圧の治療薬の投与が必要な高齢者はかなりの人数に上る。

高齢者では、自律神経系が必ずしも効率的に機能しているわけではなく、主に薬物投与が起立性低血圧の原因になる。そのような薬物には、高血圧の治療薬があるが、その他に、下記の薬物も血圧の低下を伴う：

- 狭心症の治療に用いる硝酸薬
- 抗パーキンソン病薬、例えば、レボドパ
- 抗うつ薬および抗精神病薬。

> ! 多剤併用投与の問題は極めて膨大であるが、高齢患者の転倒の要因となっていることは見過ごされていることが多い。

高齢者に、精神錯乱、けん怠感、脱力、めまい、尿失禁、うつ病、転倒のような非特異的病状が見られる場合は、患者に投与している薬物リストをよく確認すべきである。

あらゆる患者群と同様に、高齢者群に対する薬物投与が、効果を得るために重要なことは、患者とのコミュニケーションである。治療計画の作成に患者自身にも参加してもらうことと、薬物の作用のしかたおよびその投与が必要な理由を分かりやすい用語で慎重に説明することは、必要不可欠なことである。患者自身が開始する薬物投与をどう感じているかについて話し合うことも極めて重要である。我々は、薬物投与が実際に患者のライフスタイルを改善しているのかどうか、そうではなくて投与開始以降、むしろ患者の気分を優れなくしているではないかどうかを知りたいのである。

新たに薬物を処方するときは、個々の患者の事情に合わせて慎重に決定すべきであり、高齢者への薬物処方の目的は、全身の健康状態の改善と機能に依存する病状を回復させることであることを忘れてはならない。ただ延命するだけではなく、生活の質の改善が治療の目標である。

9.4 外用薬

外用薬は、通常、その局所作用を得るために体の表面に塗布するクリーム剤またはローション剤である。外用薬は、通常、基剤と有効成分の2つの構成成分を含んでいる。

それは、例えば、点眼薬、眼科用軟膏、点耳

薬、点鼻薬、皮膚に塗布するあらゆるローション剤とクリーム剤などである。

皮膚

皮膚には、アレルギー性または感染性の炎症などの様々な多くの病状が発現しやすい。皮膚は実質的に耐水性を発揮する性質を有しているが、一旦角質化した表皮を貫通すれば、比較的容易に皮膚を通って吸収される化学物質もある。これは、ひとつには、薬物に使用されている基剤の性質によるものである。よくみられる基剤は、ローション剤、クリーム剤、軟膏剤であり、これらは皮膚に水分を補給するときにも重要である。これらに関しては節1.3に簡単に記載している。

軟膏剤、クリーム剤、ローション剤

軟膏剤は油分の含有率が高く油性であるが、クリーム剤は水分が多く水性である。クリーム剤は、皮膚の表面に塗布すると、水分含有量の蒸発によって急速に消失する。その中の油分のみが吸収され、そのため皮膚の角質層が軟化し、皮膚が柔軟になったように感じられる。このような性質があるため、クリーム剤は化粧品として使用される。

- クリーム剤は、水中に油分が分散されていれば水性で、油中に水分が分散されていれば油性である。水または日光に対して皮膚を保護するためには、保護クリーム剤を用いる。
- 軟膏剤は、脂っぽく皮膚に付着し、クリーム剤よりも吸収されにくい。軟膏剤は、乾性鱗屑性病変に有用で、例えば、リップクリームのように保護剤として用いられる。軟膏には、衣服に染みがつかない水溶性軟膏、皮膚に塗布した化学成分を保持するために用いるラノリンのような乳化性軟膏、水と混合しない非乳化性軟膏がある。非乳化性軟膏は基剤としてパラフィンを使用していることが多く、乾癬、湿疹、あかぎれのできた手など、乾燥した鱗屑性の皮膚の治療に用いる。

> ラノリンは羊毛の油脂で、長期使用によりラノリン過敏症になる人もいる。

- ローション剤は、皮膚に塗布する液体製剤で、迅速に蒸発する。ローション剤は、冷却効果または殺菌効果を得るために使用し、蒸発の速度を増すためにアルコールを含有していることも多い。体の有毛部に推奨されることが多い。懸濁性ローション剤は粉末を含有し、ローションが蒸発した後皮膚に残る。懸濁性ローション剤には、例えば、カーマインローションなどがある。
- ペースト製剤は大量の粉末を含有し、乾癬の病変のような皮膚の小さな箇所に塗布することができる。軟膏よりも吸収されやすい。
- 皮膚軟化薬は、湿疹のような症状の発現している皮膚に水分を補給して、滑らかにし、消炎作用を及ぼす。皮膚軟化薬は、症状が改善されても、たびたび塗布する必要がある。その例として、急速に吸収される**水性ク**

リーム剤および**白色軟パラフィン**のような油分の多い製剤がある。

- 保護剤は、高齢者の人工肛門などの周囲のように、傷はないが圧のかかる部位の皮膚を保護するため、またオムツかぶれを防ぐために用いる。**ジメチコン**のような撥水剤を含有することもある。例えば、**Sudocrem®**、**Drapolene®**、**亜鉛クリーム**を含有する。

有効成分

コルチコステロイド

- コルチコステロイドは、局所の免疫反応または炎症性反応を抑制するために処方することが多い。
- 接触性皮膚炎、アトピー性湿疹、虫さされには単独投与を行い、皮膚の感染症には殺菌薬または抗真菌薬と併用投与する。
- コルチコステロイドの投与では根治せず、クリーム剤の投与を中止すると症状が再び発現することがある。

> コルチコステロイドは、炎症性反応を抑制するが、感染菌を拡散させるので、感染症の場合は、単独投与を行ってはいけない。

例えば、下記のような薬物がある：

- **ヒドロコルチゾン1%** – 効力の弱いコルチコステロイド
- **ベトネベート – RD**中等度の効力のコルチコステロイド
- **吉草酸ベタメタゾン0.1%** – 効力の強いコルチコステロイド
- **プロピオン酸クロベタゾール0.05%** – 効力の極めて強いコルチコステロイド。

必ず、必要最低限の強さのコルチコステロイドを使用し、通常、患部にのみ、2回/日のみ慎重に塗布すべきである。

コールタール

コールタールは抗炎症作用を有する抗有糸分裂薬である。以前は広く使用されていたが、現在では、その大部分がコルチコステロイドに取って代わられている。コールタールは、湿疹および乾癬の治療では未だに有用であり、その製剤は浴槽に入れて使用することができる。コールタール・ペースト製剤は、湿疹の治療に用い、乾癬の治療にはジトラノールを用いる。

抗菌薬

抗菌薬、抗ウイルス薬、抗真菌薬には、皮膚に塗布するクリーム剤がある。

抗菌製剤

細菌の感染では、治療の前に感染微生物を確認すべきである。

長期投与により過敏症が起こることがある。過敏症のリスクが高いため、ペニシリンとスルホンアミドは皮膚に塗布してはいけない。皮膚の感染症は、全身性抗生物質の投与によって治療することが多い。

- 蜂巣炎は、全身性治療が必要な皮膚および皮下組織の炎症で、急速に広がる。ブドウ球菌の感染が関与していることも多い。

- 丹毒は、通常、連鎖球菌の感染に起因し、境界明瞭な表在性の病変である。これも、全身性抗生物質を必要とする。
- 膿痂疹(とびひ)はブドウ球菌の感染に起因し、病変が小さければフシジン酸を塗布して治療する。病変が広がっているときは、全身性抗生物質が必要である。

真菌感染症

限局性真菌感染症は、外用抗真菌薬で治療する。治療は、病変が消失した後再発を防ぐために、必ず2週間継続すべきである。外用抗真菌薬は、軽度のコルチコステロイドと併用することが多い。

- 白癬は、頭皮、体、手、足(足白癬)、爪に感染することもある。爪および頭皮の感染には、通常、全身性抗真菌薬が必要である。
- 使用する薬物は、イミダゾール系抗真菌薬のクロトリマゾール、エコナゾール、ケトコナゾールなどである。
- カンジダ症(鵞口瘡)は、イミダゾール系抗真菌薬またはナイスタチンによって治療する。
- 難治性カンジダ症には、フルコナゾールのようなトリアゾールによる全身性治療が必要なこともある。

抗ウイルス薬

口唇ヘルペスは、単純ヘルペスの感染に起因する。一旦ウイルスに感染すると、口唇ヘルペスは、強い日差しを浴びるなどの状況下で発症する。

アシクロビル(ゾビラックス®)クリーム剤を治療薬として使用する。口唇ヘルペスが発現すると、通常、患者には分かる。治療が成功するためには初期の薬物塗布が必要である。

湿　疹

最もよくみられる湿疹は、アトピー性湿疹であり、それは、花粉症および喘息を伴う。これは、小児期に起こることが多く、家族性素因を有している。罹患した皮膚は、発赤し鱗状になる。小胞ができた皮膚表面に痂皮が形成される湿潤性の患部もみられる。

乾燥した皮膚には、皮膚軟化薬を定期的に大量に塗布する必要がある。例えば、水性クリーム剤およびE45などである。病状が改善すれば、この治療法を継続すべきである。また、湿疹を治療するために他の薬物を併用することもある。

外用コルチコステロイドを使用する。顔面および頸部には、効力のごく弱いコルチコステロイドを用いるべきである。その他の部位では、処方する薬物の効力は、症状の重症度による。

繰り返し引っかいて苔蘚化した病変は、強力なコルチコステロイドで治療する。そう痒症を軽減するためには、イクタモールペースト製剤を含有する包帯を、ステロイドの上に着ける。慢性湿疹の治療には、コールタールとイクタモールを併用することもある。

重症の難治性湿疹は、専門医が診察し、免疫反応を低下させるシクロスポリン、ピメクロリムス、タクロリムスのような薬物による治療を行う。

乾　癬

表皮の細胞が急速に増殖し、そのため肥厚化し鱗屑ができるため皮膚の病変が起こる。表皮細胞は、通常、ほぼ28日毎に分裂するが、乾癬の場合は、それが3−4日毎に分裂するため、その細胞は成熟しない。

これは免疫反応であるが、抗原は不明である。尋常性乾癬は、肘、膝、腰、臀部、頭皮、爪に発症しやすく、長期的寛解を得ることは困難である。

乾癬は、リチウム、クロロキン、NSAID、β遮断薬、ACE阻害薬などの薬物によって引き起こされることもある。

- 鱗屑およびそう痒を軽減させるために、E45®のような皮膚軟化薬を用いる。他の治療薬との併用投与も有用である。
- 外用コルチコステロイド薬は、限局性急性病変に用いることもある。
- ビタミンD製剤は、慢性尋常性乾癬の治療に用いる。細胞分裂に影響するので、病変にのみ塗布すべきである。また、刺激性なので、塗布後、手は洗浄しなければならない。例えば、**カルシポトリオール**および**タカルシトール**がある。
- **コールタール・ペースト製剤**、カラミン、コールタール軟膏剤などのコールタール誘導体は、有用である。また、シャンプーおよび含浸包帯も用いる。
- **ジトラノール**は細胞分裂を低下させ尋常性乾癬を治癒するが、健康な皮膚がヒリヒリすることがあるので、粘度が高いペースト製剤として塗布しなければならない。また、黄色軟パラフィンとの合剤も利用でき、家庭で塗布し30分後に洗い流すこともできる。塗布後、酸化生成物として治癒部位に数日間茶色の染みを残し、衣服または寝具に紫色の染みが付くこともある。
- 専門医療センターの皮膚科医の監督下、短波長紫外線を用いる光線療法を行う。慢性乾癬の治療には有用であるが、炎症性乾癬を刺激することがある。
- 専門医の監督下、全身性薬物を重症の難治性乾癬の治療に用いる。アシトレチンは、ビタミンA誘導体で、他の治療法と併用して使用する必要がある。これは催奇形性で、使用後2年間はリスクが残存するので、妊娠の可能性のある年齢の女性にはカウンセリングを行い、避妊具使用を義務づけなければならない。肝機能のモニタリングも行わなければならない。

痤　瘡

瘢痕化を避けるために、治療は早期に行う必要がある。

患者には、改善には少なくとも2ヵ月かかることを伝えるべきである。

軽度から中等度の痤瘡の治療には外用製剤を用いる。この外用製剤が有効でない場合または痤瘡が重症である場合は、経口抗菌薬を投与する。

- この外用製剤は、過酸化ベンゾイルなどである。過酸化ベンゾイルは、最初、皮膚に限局性の炎症を引き起こすが、治療を継続するにつれて炎症は軽減されることが多い。

また、抗菌薬と併用することもある。

- アゼライン酸は、刺激性の低い代替製剤である。
- 外用抗菌薬は、効果があまりないことが多く、全身性抗生物質の投与を望まないかまたは忍容性のない患者の治療に使用する。例えば、エリスロマイシン(Zineryt®)およびクリンダマイシンなどである。
- 抗アンドロゲン薬の投与によるホルモン療法は、皮脂分泌を低下させ、多毛症を軽減する。毛髪の成長もアンドロゲン依存性である。

Co-cyprindiol(Dianette®)も使用されるが、これには避妊効果もある。また、有効性は経口抗生物質よりも低く、血栓塞栓症のリスクが増加するため、CSM(the Committee on Safety of Medicines:英国医薬品安全性委員会)は、重症の痤瘡にのみ処方すべきであると推奨している。

- 使用する経口抗生物質は、**テトラサイクリン**および**ドキシサイクリン**などである。投与開始3ヵ月後に改善が全くみられない場合は、投与薬を変更すべきである。2年以上、投与を継続する必要のある場合もある。
- **アダパレン**および**トレチノイン**のような外用レチノイド類は有用である。これらは、最初に、皮膚の発赤を起こし、皮膚を剥離させる。治療は、新たな病変が発生しなくなるまで継続すべきである。日光に当らないようにすべきである。妊娠中の投与は禁忌である。妊娠可能な年齢の女性は、避妊を行うべきである。
- 重症で薬物投与による効果が得られない場合は、患者は、皮膚科の専門医の診察を受け**イソトレチノイン**の経口投与の処方をしてもらうべきである。関連リスクはすでに記載しているとおりである。

耳疾患治療薬

耳垢を軟化させるための点耳薬または外耳炎(外耳の炎症)の治療のための点耳薬の使用が多い。

点耳薬の滴下法

- 点耳薬は体温程度に暖めてから滴下する。
- 罹患している耳を上になるように頭の向きを変える。
- 点耳薬を滴下し、その後数分間頭をそのままの姿勢で保つ。

外耳炎

これは、耳道の皮膚の炎症症状である。感染が存在することもある。定期的に耳道の清掃と薬物療法を行うことが必要である。治療効果を得るために耳道の分泌物を除去しなければならない。

耳道にローション剤を付着させておくために、リボン状のガーゼの芯を挿入することもある。

- 薬物療法には、**酢酸アルミニウム**溶液のような収斂剤と共に**コルチコステロイド**点耳薬などを用いる。
- 感染があれば、**ネオマイシン**または**クリオキノール**のような外用抗生物質を使用するが、真菌感染症が起こる危険性があるので使用期間はほぼ1週間のみとする。
- 外耳道には、抗菌薬および抗真菌薬として2%酢酸溶液を用いる。これは、大衆薬のEarCalm®スプレーとして販売されている。

- 疼痛のあるときは、アセトアミノフェンまたはイブプロフェンのような全身性鎮痛薬を用いる。
- 全身性抗生物質が必要なときもある。

耳垢の除去

耳垢は、耳の変型性汗腺によって分泌され、殺菌作用を有している。耳垢を取る必要性があるのは、耳垢が難聴を引き起こすか鼓膜が見えなくなっているときだけである。

耳掃除は訓練を受けた人が行わなければならない。また、小児の場合、鼓膜貫通あるいは慢性外耳炎の既往歴のある場合は、行ってはいけない。

耳掃除を行う数日前に、アーモンドオイル点耳薬、オリーブオイル点耳薬、重炭酸ナトリウムを2回/日投与し耳垢を軟化しておく。

鼻疾患治療薬

抗アレルギー薬、鼻充血除去薬、抗感染薬がある。

経鼻スプレーと点鼻薬を花粉症などのアレルギー性鼻炎の治療に用いる。

外用コルチコステロイド

ジプロピオン酸ベクロメタゾン、ブデソニド、フルニソリド、フルチカゾン、モメタゾン

- アレルギー性鼻炎の予防と治療に用いる。
- 効果を得るためには定期的に使用することが必要である。
- 鼻の未治療の感染症または鼻の手術後には投与すべきではない。
- 薬物は吸収されると全身性コルチコステロイドの副作用を起こすことがあるので、処方薬以外の薬物は使用すべきではない(節7.2)。
- 小児に用いるときは、身長をモニターしなければならない。
- スプレー剤の全身性作用は点鼻薬よりも小さい。
- 局所性副作用は、鼻出血、鼻咽頭の乾燥と炎症、味覚障害などである。

抗ヒスタミン薬**アゼラスチン**(Rhinolast®)は、アレルギー性鼻炎の急激な症状の治療に、鼻スプレーとして用いる。

鼻充血除去薬

0.9%塩化ナトリウム点鼻薬は、粘性分泌物を液化することによって、鼻詰まりの緩和を促す。

- 通常の風邪によって引き起こされる鼻炎では、充血除去薬を使用するが、その使用期間は7日間を超えてはならない。
- すべての充血除去薬は、粘膜中の血管を収縮させ、浮腫を軽減するエフェドリンのような交感神経様作用薬を含んでいる。充血除去薬が、有効ではない場合も多い。そのようなときに使用を中止すると、血管拡張に起因する反動性うっ血を引き起こすことがある。この場合、さらに充血除去薬を使用することになり、悪循環が生じる。
- 鼻充血除去薬は、モノアミンオキシダーゼ阻害薬(節4.5)と併用投与しなければならない。そうでなければ、高血圧性クリーゼが起こることがある。
- 副作用は、頭痛および耐性で、心血管系への影響が発現することもある。

鼻腔のブドウ球菌

鼻腔のブドウ球菌などの微生物は、Naseptin®(**クロルヘキシジン**および**ネオマイシン**)の投与によって除去できる。

細菌によるコロニー形成が再び起こることも多い。

難治症例には、ムピロシン(Bactroban Nasal®)を含む鼻用軟膏があるが、これはメチシリン耐性黄色ブドウ球菌(MRSA)のために取っておかなければならない。投与期間は、耐性を生じさせないために、5–7日間までにすべきである。

眼疾患の外用薬

眼疾患の外用薬は、通常、点眼薬または軟膏として、眼の表面に塗布する。

眼科用製剤は滅菌されている。一旦点眼薬を開封すれば、感染のリスクがあるため、開封後1ヵ月以上使用してはいけない。病院では、通常、開封の1週間後に廃棄する。

両眼に点眼薬を滴下する場合は、交差汚染を避けるために、表示付きの容器を使用すべきである。診療所では単回使用の使い捨て容器を使用する。

- 点眼薬を滴下する前に、手を必ず洗浄すべきである。
- 頭を後ろへ倒し、下まぶたを静かに引き下げる。
- 患者に、上を向くように指示する。
- 点眼薬の容器を眼の上に保ち、その容器が眼または皮膚に触れないようにして下まぶたの内側に1滴絞りいれる。
- 患者に、ちょっと眼を閉じるように指示し、余分の薬液を拭い去る。

点眼液は、結膜の血管から循環血に吸収されるが、点眼液が涙腺管に入ったときは鼻から吸収される。軟膏の吸収率のほうが低いと思われる。

結膜を洗浄するため、また異物および刺激物を洗い流すために0.9%の生理的食塩水のような洗眼液を使用する。緊急の場合は、清浄水を使用することもある。

眼科用抗感染薬

結膜炎はよくみられる疾患で、ブドウ球菌または連鎖球菌で引き起こされる。結膜炎は通常クロラムフェニコール点眼薬で治療し、夜間は眼科用軟膏を塗布する。フシジン酸は、ブドウ球菌による感染症の治療に用いる。

角膜潰瘍は、日夜を通じて、特に最初の2日間は、シプロフロキサシンの強化療法を行う。

その他の抗生物質点眼薬として、ゲンタマイシン、ネオマイシン、ポリミキシンなどが使用できる。

単純ヘルペスの感染は角膜潰瘍を引き起こすことがある。このウイルスは、アシクロビルの眼科用軟膏剤5回/日を少なくとも3日間継続投与して治療する。

抗炎症製剤

炎症症状がある症例および眼科手術後に、コルチコステロイド点眼薬および軟膏を用いる。

目の充血がみられるが診断が未だついていない場合、何らかの感染があり病状が悪化する可能性があるので、薬物投与を行うべきではない。

長期使用により白内障が発症することもあり、患者によっては緑内障を発症することもある。

製剤は、**ベタメタゾン**、**デキサメタゾン**、**ヒドロコルチゾン**などである。

抗ヒスタミンの点眼薬は、アレルギー性結膜炎の治療に用い、また、花粉症の治療に用いることもある。

瞳孔の大きさを変える薬物

散瞳薬は、瞳孔を散大させる。

- それは、**シクロペントラート**、**ホマトロピン**、**アトロピン**などの抗ムスカリン薬である。
- 通常、60歳以上の遠視の患者に、稀に、急性閉塞隅角緑内障を誘発することがある。
- フェニレフリンのような交感神経様作用薬を用いることもある。特に、瞳孔散大が難しい場合に用いる。

縮瞳薬は瞳孔を収縮させる。例えば、緑内障を治療するために用いるピロカルピンなどである。

緑内障の治療

緑内障は無症候性で、治療しなければ失明することもある。通常、眼圧上昇を伴うので、眼鏡士が検眼を行うときに眼圧も測定する。

- 緑内障は、眼圧を下げる薬物で治療するが、それは、チモロールなどのβ遮断薬である。これらの薬物は全身から吸収されるので、喘息、徐脈、心ブロックの症状のある患者には使用すべきではない。
- ラタノプロストおよびトラボプロストなどのプロスタグランジン類似体を使用することもある。これらの薬物は虹彩の褐色色素を増加させるので、その結果、眼の色が変わる。
- アドレナリン(エピネフリン)またはプロドラッグのジピベフリンなどの交感神経様作用薬は、房水産生率を低下させ、その流出を増加させるが、瞳孔を散大させるので、ある種の緑内障には禁忌である。
- アセタゾラミドなどの炭酸脱水酵素阻害薬は、房水産生を低下させる。投与は、経口投与で行い、他の療法と併用する。また、僅かな利尿作用も発揮する。
- 瞳孔を収縮するために、ピロカルピンなどの縮瞳薬を用いることもある。

局所麻酔薬

局所麻酔薬は、リドカイン、オキシブプロカイン、プロキシメタカイン、テトラカインなどである。縫合した角膜の抜糸などの小手術に用いる。手術のときに、球後注射によって用いる。

ドライアイ

涙液が減少し、その結果、眼がひりひり痛む。涙液欠乏症の治療にはヒプロメロース点眼薬を用い、毎時間滴下する必要がある。その他の製剤としてはポビドンなどを使用し、角膜びらんを防ぐために夜間パラフィンなどの眼科用軟膏を塗布する。

9.5 中毒の救急治療

毒物学とは、化学物質と生命体の間の有害な相互作用を対象にした学問、すなわち毒物の研究である。毒物とは、生命体に悪影響を及ぼす物質である。

医療記録の最も古い集積データ、パピルス古文書には、毒物に対する多くの処方箋などの記述がみられることから、毒物の研究は紀元前1500年までには開始されたと思われる。

古代エジプト人は、トウニンを蒸留して青酸を抽出した。古代ギリシャでは、死刑囚を被験者に使用して様々な毒物の実験を行い、毒物を研究し、殺人、政治的暗殺、自殺に使用した。紀元前399年にソクラテスは毒ニンジンを食べて自殺するように命じられた。

今や毒物学は、毒物とその解毒薬の研究だけでなく遥かに増加している。我々の環境には65000以上の合成化学物質があり、それぞれ潜在的に毒性を有している。

化学物質の治療作用と毒性作用とは、用量の違いによるもので、それ以外は恐らく区別はない。

中毒事故

これは、あらゆる年齢層の人が遭遇する可能性があるが、原因は異なる。小児では、眼と指のみならず口でも周囲を探索したがる1-5歳の小児が最も事故に遭い易い。年長の小児と成人の遭う事故は、通常、学校または職場で有機溶剤のガスまたは蒸気を吸入することなどである。高齢者の場合は、特に、混乱したりしていると、薬物を摂取したこと自体を忘れたり用量を間違えたりすることがある。

自殺企図による中毒

これは、成人の中毒の中でも最もよくみられ、あらゆる中毒による入院症例の95%以上を占めている。その年齢は20-35歳が一番多い。

通常、毒物を摂取した患者は何を摂取したかを述べることができるが、薬物の過剰摂取の兆候および症状が現れている。

中毒の症状を呈する患者は全員入院させるべきである。症状が改善している患者もあるが、アスピリン、鉄、アセトアミノフェン、三環系抗うつ薬、パラコートのような遅延作用型毒物を摂取した場合もあるので、例え症状がなくても入院させるべきである。

詳細なアドバイス

TOXBASEは、英国国立毒物情報サービス(NPIS)のデータベースであり、登録ユーザーはオンラインで利用できる(www.spib.axl.co.uk)。NPISは、中毒の治療に関する専門医のアドバイスを24時間提供している。電話番号は、0870 600 6266である。

薬物の過剰摂取によくみられる症状

実際に摂取した薬物およびその投与量は不明であることが多く、対症療法が中心となる。それぞれの毒物に対して特異的な解毒薬はほとんどないが、アセトアミノフェン、オピオイド類、鉄に対しては特異的解毒薬があるので、それを投与する。

完全な既往歴を聞きだすべきであるが、患者およびその関係者からの情報は必ずしも信頼性が高くない。

昏　睡

昏睡は、最もよくみられる中毒症状のひとつで、通常、下記の薬物による中枢神経系(CNS)の抑制に起因する：

- 睡眠薬
- 抗うつ薬
- 抗痙攣薬
- トランキライザー類
- オピオイド鎮痛薬
- アルコール

他の薬物を摂取していない限り、アセトアミノフェンのみの中毒では昏睡は起こらない。

痙　攣

痙攣は、抗コリン作動薬、交感神経様作用薬、三環系抗うつ薬、モノアミンオキシダーゼ阻害薬によってCNSが刺激されて起こる。

短期間の痙攣が1回だけ起こった場合は治療の必要はないが、長期間の痙攣が繰り返し起こるときは、ジアゼパムの乳剤またはロラゼパムを静脈内点滴投与する。

呼吸器官の症状

- アンモニア、塩素、火災の煙のような刺激ガスの吸入後に咳、喘鳴、息切れが起こることが多い。
- チアノーゼは、意識を失った患者の様々な要因が組み合わさって起こる。また、塩素酸塩、硝酸薬、亜硝酸化合物、フェノール、尿素系除草剤などの毒物によって起こるメトヘモグロビン血症に起因していることもある。
- 低換気はあらゆるCNS抑制薬によって起こる。通常、呼吸は遅くなるよりむしろ浅くなる。換気率の著しい低下は、オピオイド類に起因している可能性が高い。
- 過呼吸はサリチル酸中毒に起因するが、CNS刺激薬およびシアン化物によって起こることもある。
- 肺水腫は、毒物または除草剤(例えば、**パラコート**)を吸入した後に起こることがある。

心血管系の症状

- 頻脈は、抗コリン作動薬、交感神経様作用薬、サリチル酸塩によって起こることがある。
- 徐脈は、ジゴキシンおよびβ遮断薬によって起こることがある。
- 不整脈は、様々な薬物、特に、三環系抗うつ薬、抗ヒスタミン薬、抗精神病薬によって起こることもある。多くの抗不整脈薬は、過剰摂取により不整脈を引き起こす。
- 血圧低下は、あらゆる重症の中毒にみられることがある。収縮期血圧が70mmHg未満になると、不可逆的な脳の損傷または急性尿細管壊死が起こることがあるので、血圧を改善しなければならない。

- CNS抑制薬は、収縮期血圧を低下させることがある。
- 利尿薬は、血液量を低下させることによって血圧を下げる。
- 高血圧は、過剰摂取によって起こることはめったにないが、アンフェタミンなどの交感神経様作用薬の摂取後に起こることがある。

瞳孔の変化

- 極めて小さい点状瞳孔は、特に呼吸数が低下している場合は、オピオイド鎮痛薬による中毒を示唆する。
- 瞳孔散大は、三環系抗うつ薬、抗コリン作動薬、抗ヒスタミン薬などによる中毒を示唆する。

体　温

- 患者が数時間意識を失うと体温が下がることがあるが、フェノチアジン類またはバルビツール酸系睡眠薬を摂取後の方が、体温が下がる可能性が高い。高齢になると体温が下がる可能性は高くなる。
- アンフェタミンなどのCNS刺激薬を摂取すると、高体温(異常高熱)が起こることがある。

解 毒 薬

最も重要な解毒薬は、あらゆる麻薬性薬物に対する解毒薬の**ナロキソン**である。これは、昏睡を1–2分以内に完全に改善し、呼吸数を増加させる。

フルマゼニルは、ベンゾジアゼピン類の解毒薬である。

アセトアミノフェンの過剰摂取に対しては**アセチルシステイン**を投与する。

毒物スクリーニング

その目的は、治療可能な場合に毒物を同定し定量することである。スクリーニングの結果によってその後の治療法が決定できなければ、緊急時にスクリーニングを行っても意味がない。アセトアミノフェンは、スクリーニングの対象になる可能性が高い薬物である。

摂取した毒物の吸収抑制

3つの方法がある：

- 胃内容排出――稀にしか用いない。
- 活性炭の投与。
- 全腸洗浄――毒物センターの勧告に基づく場合のみ用いる。

胃洗浄

稀にしか用いない。患者が眠気を催しているかまたは意識がない状態、あるいは腐食性物質を摂取した場合は、胃洗浄は決して行うべきではない。

- 毒物摂取から1時間以上経ち、胃内容物を吸い込む危険性があるときは、胃洗浄の有効性は疑わしい。気道は必ず保護しなければならない。
- 他の方法では効果的に取り除くことのできない致死量の物質を摂取して1時間以内であ

る場合のみ、胃洗浄を行うべきである。例えば、活性炭によって吸着されない鉄およびリチウムなどである。
- トコンのような催吐薬による嘔吐の誘導は推奨されない。

活性炭

- 活性炭は吸収されず、胃の中で薬物と結合しその吸収も防ぐ。
- 投与が早いほど、有効性も高くなる。
- 毒物摂取の1時間以内に投与するのが一番良いが、放出調節製剤を摂取すれば、摂取後の2時間以上まで効果が得られることがある。
- 活性炭は無味の黒くザラザラした懸濁液で、患者は摂取したがらない。
- 活性炭は、あらゆる毒物を吸着するわけではないが、アセトアミノフェン、ベンゾジアゼピン類、ジゴキシンはよく吸着する。また、三環系薬のように少量で毒性を発揮する毒物には有用である。
- 吸収された薬物の排泄が、活性炭によって促進されることもある。
- アスピリン、カルバマゼピン、フェノバルビタール、テオフィリン、キニーネの過剰摂取に対して、活性炭の反復投与を行うこともある。

毒物の排泄を促進する他の方法は下記の通りである：
- サリチル酸塩、フェノバルビタール、メチルアルコール、エチレングリコール、リチウムの中毒には、血液透析を行う。
- サリチル酸中毒およびフェノキシ酢酸除草剤中毒の場合は、アルカリ化利尿を行う。

よく使用される薬物の過剰摂取の影響

アセトアミノフェン

アセトアミノフェン(英国ではパラセタモール)は、1956年に上市され、1966年に黄疸および致死性の肝臓の壊死を引き起こす毒性が報告された。肝障害は用量依存性の作用であることが明らかになった。

アセトアミノフェンは、世界中の100種以上のOTC製剤に含まれており、英国では過剰摂取されることが最も多い医薬品である。英国で移植の必要な急性肝不全の最も多い原因は、アセトアミノフェンの過剰摂取である。

中毒は、低用量で起こることもある。成人の推奨最高用量は4 g /24時間であり、すなわち6時間毎に2錠である。この用量が2倍になると中毒が引き起こされることがある。

1998年に購入できるOTC製品の小分け包装のサイズが小さくなって以来、アセトアミノフェンの過剰摂取による死亡は、減少している。

アセトアミノフェンの代謝

治療用量のアセトアミノフェンは肝臓で代謝され、そのほとんどが無害な抱合体になるが、約5%は肝臓内でチトクロムP450酵素による代謝を受け、毒性の高い中間代謝物のN－アセチル－p－ベンゾキノンイミン(NAPQI)になる。これは、肝臓で迅速にグルタチオンと結合すると、図9.1に示すように不活性化される。
- 高用量のアセトアミノフェンの存在下では、通常の代謝経路は飽和状態になり、産生さ

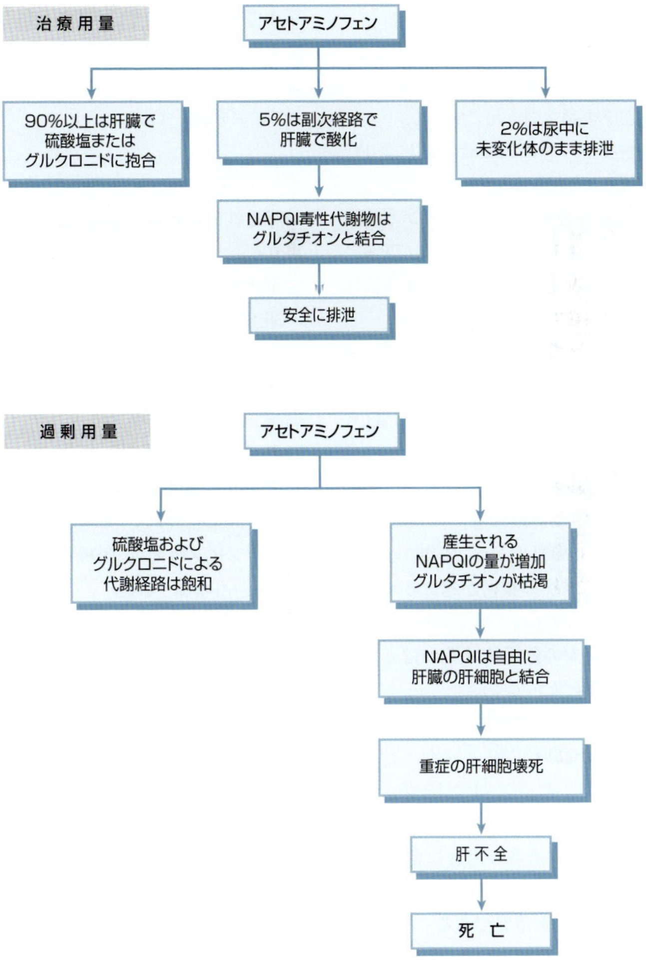
治療用量
アセトアミノフェン
90%以上は肝臓で硫酸塩またはグルクロニドに抱合
5%は副次経路で肝臓で酸化
2%は尿中に未変化体のまま排泄
NAPQI毒性代謝物はグルタチオンと結合
安全に排泄
過剰用量
アセトアミノフェン
硫酸塩およびグルクロニドによる代謝経路は飽和
産生されるNAPQIの量が増加グルタチオンが枯渇
NAPQIは自由に肝臓の肝細胞と結合
重症の肝細胞壊死
肝不全
死亡

図9.1　アセトアミノフェンの代謝

れるこの毒性代謝物の量が多くなる。

- NAPQIと結合するために必要なグルタチオンの肝臓貯蔵量は、急速に枯渇する。
- グルタチオン値が30%未満に低下すると、NAPQIは自由に肝臓の肝細胞と結合し、細胞死および壊死を引き起こす。
- また、僅かながら急性尿細管壊死により腎不全が起こることもある。
- 解毒薬の構成成分は、グルタチオンの前駆物質として作用するメチオニンおよびN-アセチルシステインなどのスルフィドリル基供与体である。

小児では、摂取する製剤が小児用製剤であることが多く、小児は成人とは異なる経路でアセトアミノフェンを代謝するので、肝毒性のリスクは低い。

肝障害の高リスク要因

1. アセトアミノフェンの摂取量

アセトアミノフェンの摂取量が、体重1kg当り250mgを超えると、重症の損傷が起こる可能性が高い。体重1kg当り150mg未満であれば、その可能性は低い。成人の致死量は僅か12gすなわち錠剤で24錠である。

2. 肝酵素を誘発する薬物を投与されている患者はリスクが高い

抗痙攣薬、リファンピシン、セント・ジョーンズ・ワートなどである。アルコールも、肝酵素を誘発するので、大量飲酒者の場合は低用量であっても中毒症状が発現する。

3. 摂取後の経過時間が重要である

アセトアミノフェンの過剰摂取による症状の重症度は、アセトアミノフェンの血漿中濃度によって決まるが、それは摂取後の経過時間によって変化する(図9.2)。摂取の4時間以内は、薬物が未だ吸収されている途中なので、測定した血漿中濃度の信頼性は低い。アセトアミノフェンの血漿中濃度が正常な治療範囲を超える場合は、患者にアセチルシステインを投与する。上記のようにリスクの高い患者に対しては高リスク治療ラインを適用する。

臨床兆候

肝毒性の症状は、通常、24時間経過後に発現する。

- 極めて早期の症状は食欲不振、吐き気、嘔吐である。これらは過剰摂取の数時間以内に起こるが、通常24時間以内に収まる。肝酵素レベルはすでに上昇している。
- 意識喪失は、特徴的な兆候ではない。
- 摂取の24-72時間後に、右上腹部痛および肝臓の圧痛が起こることがある。肝酵素が増加するにつれて、ビリルビン値およびプロトロンビン時間(国際標準化比(INR)として測定)も増加する。
- 摂取の72-96時間後に、肝障害が最高に達し黄疸が起こる。重症の場合は、肝性脳症および急性腎不全が発現し、その後死亡する場合もある。
- 肝不全の症状は、嘔吐と腹部痛、精神錯乱、過呼吸、低血糖、脳浮腫、出血などである。
- 患者の回復には96時間-14日間を要する。肝臓は再生し、治癒する。

> **!** アセトアミノフェンを過剰摂取した患者は、たとえ症状がない場合も緊急入院すべきである。重症の肝障害が20-30錠で起こることがある。

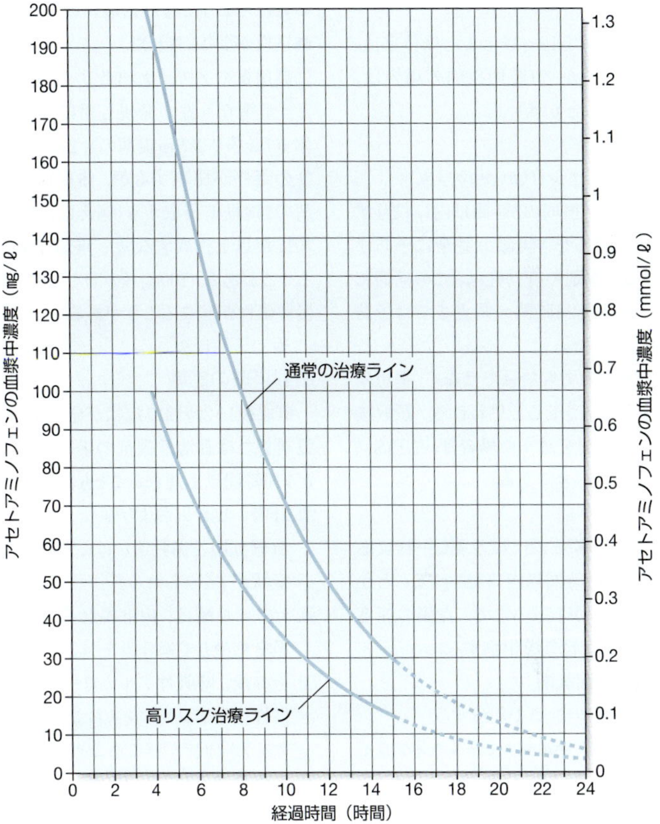

図.9.2

アセトアミノフェン過量摂取の治療グラフ。アセトアミノフェンの血漿中濃度が通常治療ラインよりも高い患者には、アセチルシステインの静脈内点滴投与を行うべきである(あるいは、アセチルシステインが投与できない場合、過剰摂取の10—12時間以内で患者が嘔吐しなければ、メチオニンの経口投与を行う)。酵素誘導薬(例えば、カルバマゼピン、フェノバルビタール、フェニトイン、プリミドン、リファンピシン、アルコール、セント・ジョーンズ・ワートなど)を摂取している患者または栄養不良者(例えば、食欲不振者、アルコール中毒者、HIV感染者)は、アセトアミノフェンの血漿中濃度が高リスク治療ラインよりも高い場合は、治療を行うべきである。15時間後の予後診断の正確性は不明であるが、アセトアミノフェンの血漿中濃度が該当する治療ラインを超えている場合は、重篤な肝障害のリスクを有しているとみなすべきである。
出典：Cardiff University、Therapeutics and Toxicology CentreのP A Routledge教授
(掲載許可あり)

治　療

アセトアミノフェンを12g以上または体重1kg当り150mg摂取してから1時間以内の場合は、活性炭を投与することが多い。

N−アセチルシステイン(*Parvolex*®)

アセトアミノフェン摂取の8時間以内に投与すれば、本剤は肝障害を、実際上完全に予防することができる。本剤の有効性は、この期間に低下するが、摂取後24時間の時点までは予防効果を発揮する。

投与の時期が遅れても禁忌ではなく、罹患率および死亡率を低下させると思われる。摂取後の経過時間が24時間を越えた場合は、NPISにアドバイスを求めるべきである。

副作用

- 過敏性反応は、本来アナフィラキシー様反応であり、投与後1時間以内に発生することが最も多い。反応が収まるまで、点滴の速度を低下させるか、投与を中止する。
- 吐き気および顔面紅潮。
- 発疹は、抗ヒスタミン薬で治療する。
- 喘鳴の治療には、サルブタモールをネブライザーで投与する。
- 血管性浮腫および呼吸困難は比較的稀である。

メチオニン

本剤は、グルタチオンの有効性を高める経口製剤である。本剤は、入院が不可能な遠隔地で使用する。

アスピリン

鎮痛薬としてアセトアミノフェンが最もよく用いられるようになる以前には、アスピリンの過剰摂取がよくみられた。

高用量のアスピリン(サリチル酸)を摂取すると、重篤な毒性が発現し死に至ることがある。体重1kg当り325mg錠剤の1/2錠を摂取すると軽度の毒性が発現するが、体重1kg当り325mg錠剤の1錠以上摂取する(例えば、70kgの男性が70錠剤以上摂取する)と、重篤な毒性が発現することがある。100mg/kg/日を2日間摂取すると、慢性毒性が起こることがある。

過剰摂取の影響

摂取後1−2時間で症状が発現するが、徐放性製剤または腸溶性製剤の場合は、症状の発現が4−6時間以上遅れることもある。

- 耳鳴、吐き気および嘔吐、聴力障害、発汗、血管拡張、過呼吸、けん怠感、脱水などの症状がよくみられる。
- サリチル酸は、中枢神経系に作用し呼吸器系を刺激して過呼吸を引き起こす。
- その後、呼吸性アルカローシスが起こり、代償性代謝アシドーシスおよび脱水も伴う。低カリウム血症が起こることもある。
- 乳酸性アシドーシスも起こり、サリチル酸が酸性であることから、さらにアシドーシスは増強される。
- 通常用量で、アスピリンは解熱作用を発揮するが、過剰摂取により熱産生、酸素の利用、糖の利用が亢進する。その結果、発熱が起こり、頻脈と低血糖を伴う。
- 血小板機能を低下させるので、その結果、特に消化管からの出血が起こることがある。
- 稀に、肺水腫および腎不全などの症状がみられることがある。

- 昏睡はあまりみられない。昏睡は極めて重症の中毒症状である。

治　療

- サリチル酸濃度、pH、電解質のモニタリングができる病院に、患者を入院させるべきである。
- 水分補給が必要である。
- 成人の場合、サリチル酸濃度が500mg/ℓを超えるときは、尿をアルカリ化するために重炭酸ナトリウム(1.26%)を投与する。これによって、排泄が促進される。
- 重症の中毒症状がみられる場合は、血液透析を行うこともある。

非ステロイド系抗炎症薬(NSAID)

イブプロフェンの使用が最も多い。

- 吐き気、嘔吐、腹部痛を引き起こす。
- 重篤な中毒症状は稀である。
- 摂取量が400mg/kgを超えて1時間以内の場合は、活性炭を投与する。
- それ以外は、対症療法を行う。

オピオイド類

オピオイド類については節3.2に記載している。過剰摂取により、昏睡および呼吸抑制が起こり、瞳孔は点状になる。**ナロキソン**は特異的な解毒薬であるが、その半減期はオピオイド類よりも短いことが多く、その場合は点滴投与を行う必要がある。

三環系抗うつ薬のアミトリプチリン、ドスレピンなど

これらは、過剰摂取すると最も危険な抗うつ薬であり、通常の治療用量の10倍未満でも重篤な中毒症状が現れる。代替薬として安全性の高いSSRIが処方されるようになってきているが、三環系抗うつ薬の過剰摂取による英国の年間死亡例は約200件に上る。三環系薬の処方100万件に対しては、約43件の死亡が起きている。

話のできる状態の患者が、1時間以内に意識を失い痙攣を起す状態まで悪化することがあるので、患者を迅速に入院させることが必要である。

臨床兆候

- 過剰摂取の初期症状は、抗コリン作動性の症状である口の渇きおよび瞳孔散大であり、尿閉が起こることもある。
- 皮膚は乾燥し熱くなる。
- 頻脈および高体温(異常高熱)が起こることもある。
- 四肢の痙攣様の動き。
- 血圧低下。三環系薬は交感神経様作用薬であるが、血管のα-アドレナリン受容体を阻害し、その結果血管拡張を引き起こす。
- 眠気、運動失調、眼振を呈することもある。
- 筋肉の緊張と反射が亢進する。
- 呼吸抑制。
- 意識喪失。
- 痙攣が起こることがある。低酸素血症も併発し、その結果、アシドーシス、発作の長期化、心毒性の増強が起こる。
- 心臓性不整脈。三環系薬は、抗不整脈薬(例えば、**キニジン**)のようにナトリウムチャネル遮断作用を有している。三環系薬には、心電図のQRSの幅の広い作用があるが、この幅は過剰摂取の重症度と関連している。

QRS幅の広い頻脈に続いて、致死性の高い不整脈、すなわち心室性頻脈、心室性不整脈、房室解離などが起こることもある。

治 療

- 解毒薬はない。
- 1時間以内に活性炭を投与する。気道および呼吸の慎重な管理が必要である。
- 患者には必ず心臓のモニターをつける。
- 痙攣を抑制するために、静脈内ジアゼパムを投与する。
- 血液をアルカリ化するために必要であれば、重炭酸ナトリウムの点滴を行う。こうすることにより、三環系薬とのタンパク結合が増大し、その結果、心筋と結合できる遊離型の三環系薬が減少する。また、アシドーシスも緩和するため、QRS幅の広い頻脈がみられる場合に重篤な不整脈が起こる可能性も低下する。
- 抗不整脈薬は、致死性不整脈の発生率を増加させることがあるので、使用しない。
- 幻覚のようなコリン作動性作用に拮抗する**フィゾスチグミン**のようなコリンエステラーゼ阻害薬は、痙攣または心静止を誘発することがあるので、禁忌である。
- ベンゾジアゼピン類も過剰摂取している場合は、**フルマゼニル**を投与してはいけない。投与すれば、発作が起こることがある。

英国監査局が集計した数字によると、選択性ノルアドレナリン(ノルエピネフリン)再取り込み阻害薬の**ベンラファキシン**も、100万件の処方に対して約17件の死亡がみられるので、危険性が高い。

SSRI。例えば、フルオキセチン(プロザック®)など。

100万件の処方に対する死亡件数は僅か4.3件であるため、安全性の高い抗うつ薬である。1993年−2003年までの10年間の死亡件数は310件であったが、これは治療必要用量の何倍も投与する場合である。摂取用量が、通常の治療用量の50倍までであれば中毒症状が発現し、通常治療用量の150倍になると、死亡が引き起こされる

臨床兆候

- 吐き気および嘔吐。
- 興奮、振戦、眼振。
- 眠気。
- 洞性頻脈。
- 痙攣が起こることもある。
- 高体温(異常高熱)を伴うセロトニン症候群が起こることもある。

治 療

- 支持療法――解毒薬はない。
- 1時間以内に活性炭の投与。
- 痙攣を抑制する必要がある場合はジアゼパムを投与し、セロトニン症候群が発現する場合はNPISに連絡してアドバイスを求めるべきである。

ベンゾジアゼピン類(ジアゼパム、テマゼパム、ロラゼパムなど)

ベンゾジアゼピン類のみを投与したことによる死亡は極めて稀である。ベンゾジアゼピン類は、それ自体の治療係数は高いが、アルコール

のようなCNS抑制薬の効果を増強する。

- CNS抑制薬は、軽度の眠気から短期間の意識喪失までCNSの抑制効果を引き起こす。
- 呼吸抑制はあまりみられないが、大量投与により起こることがある。
- 運動失調および構音障害が起こる可能性がある。
- CNSに作用するその他の薬物の作用も増強する。
- 解毒薬はフルマゼニルであるが、患者がベンゾジアゼピン依存症になるかまたは複数の種類の薬物を摂取している場合に、稀にしか使用しない。三環系抗うつ薬を摂取している患者にフルマゼニルを投与すると、発作を誘発することがある。

β遮断薬

治療上過量投与すると、徐脈および血圧低下を引き起こすことがある。その結果、めまいが起き、さらに失神することもある。

臨床兆候

過剰摂取の影響は薬物によって異なる。

- 徐脈および血圧低下。
- 心臓への影響。すなわち、房室ブロック、伝導遅延、心室性不整脈、心停止など。
- 肺水腫、気管支収縮、低血糖が起こることがある。
- 脂溶性薬物であれば、痙攣および昏睡が起こる。これは**プロプラノロール**による場合が最も多い。
- **ソタロール**は、多形性心室頻拍および心室性不整脈を引き起こすことがある。

治　療

- 活性炭とよく結合する。
- 徐脈の治療のためにはアトロピンを静脈内投与する。
- 心原性ショックは、**グルカゴン**(糖含有)を静脈内投与する。グルカゴンは、アドレナリン受容体に非依存的に作用し、環状AMPを増加させる。環状AMPの増加により細胞内のカルシウム値が上昇し、故に心臓の収縮力が増大する。
- イソプレナリンを用いることもある。
- 心臓のペースメーカーが必要なこともある。

カルシウム・チャネル遮断薬

心拍数を抑制する薬物は、最も危険性が高く、その中でもベラパミルの危険性が最も高い。重度の心血管虚脱が起こることがあり、あまり効果のある治療法はない。

小児の場合は、僅か1錠の錠剤で症状が発現することがある。

臨床兆候

- **ベラパミル**は陰性変力物質なので、心臓の収縮性を低下させ、完全な心ブロックおよび心静止を引き起こすこともある。血圧が低下し、血管が拡張することもある。**ジルチアゼム**も同様の作用を及ぼす。
- **アムロジピン**などのジヒドロピリジン薬物は、血管拡張に起因する重症の血圧低下を引き起こす。
- 通常製剤の場合、摂取後1–4時間以内に症状が起こる。徐放性製剤では、症状が発現するまでに24時間かかる。
- 吐き気および嘔吐。

- めまい、興奮、精神錯乱。
- 代謝性アシドーシス。
- β細胞のカルシウム・チャネル遮断が引き起こすインスリンの放出低下に起因する高血糖症。
- 心原性ショック。
- 重症の中毒時の昏睡。

治　療

- 1時間以内に活性炭を投与する。徐放性製剤を摂取した場合は反復投与を行う。
- 重症の場合は、塩化カルシウムまたはグルコン酸カルシウムを注射する。
- 徐脈に対してはアトロピンを投与する。
- 変力物質を用いることもあるが、血圧低下は、その原因が血管拡張または心筋抑制のいずれかによって、異なった治療を行う。英国医学会・薬学会共同編集処方集(BNF)には、英国国立毒物情報サービス(NPIS)に連絡してアドバイスを求めるべきであると記載されている。

ジゴキシン

慢性毒性

- ジゴキシンは、治療用量であっても、特に高齢者および腎機能が低下している患者の場合、徐々に蓄積し、慢性毒性を引き起こすことがある。
- 利尿薬の使用による低カリウム血症および低マグネシウム血症は、毒性を増強する。
- ジゴキシンの血清値が僅かに上昇するかまたは正常範囲内であっても、中毒症状が起こることがある。
- 急性毒性はまれにしか起こらないが、死に至ることもある。

臨床兆候

- 食欲不振、吐き気、嘔吐。
- めまい、疲労、精神錯乱、けん怠感、せん妄が起こることがある。
- 色覚異常が起き、特に、黄色および緑色の認知力が高まる。
- 視覚のぼやけなどの視覚障害。
- 心電図の変化。

急性毒性

摂取後6時間には症状の発現はない。重篤な不整脈は24時間以内に起こる。作用が持続すれば5日以内にも起こる。

- 心ブロックおよび徐脈。
- Na^+/K^+－ATPアーゼポンプの遮断に起因する高カリウム血症。

治　療

- 活性炭の投与。
- 血清カリウム濃度のモニタリングを行い、高カリウム血症は治療する。
- 徐脈に対してはアトロピンを投与する。
- 解毒薬は、Fab抗体である。Fab抗体は、数分から1時間以内に遊離ジゴキシンと結合する。完全に効果が発現するまでに数時間かかる。重症の場合に用いる。
- カルシウムは、不整脈を促進することがあるので、高カリウム血症の治療薬として投与してはならない。

本書第9部はスペースが限られているため、過量摂取がよくみられる薬物に関してのみ記載している。詳細に関しては、後述の関連文献の項目を参照のこと。

付録：
薬用量の表記と計算

薬物の投与量および濃度、患者のデータ（体重と体表面積）、体内薬物濃度などの測定値には国際単位（SI）を用いる。

重　量

グラム（g）とミリグラム（mg）は、薬用量の記載に最もよく用いられる単位である。1 g 未満の薬用量は、ミリグラムで記載すべきである。例えば、0.25 g ではなくて250mgと記載する。同様に、1mg未満の薬用量はマイクログラムで記載すべきである。例えば、0.2mgではなく200μgと記載すること。薬用量がマイクログラムで処方されているときは、μgまたはmcgは実際mgと間違えられ、薬用量が1000倍になり悲惨な結果が生じることがあるので、必ずフルスペリングで略さずに、例えば、ジゴキシン250microgramsと記載すべきである。

薬用量は、体重1kgあたりの単位で記載されることが多い。すなわち、mg/kg、μg/kgなどである。小児の薬用量は、このようにして求めることが多く、個々の小児患者の体重に合せた薬用量を求めることができる。

体　積

薬物の処方量および投与量を表すほとんどすべての体積の単位はリットル（Lまたはℓ）およびミリリットル（mLまたはmℓ）である。

濃　度

液剤の薬用量の濃度を表すための方法はいくつかある。

- 単位体積あたりの単位重量とは、単位体積に含有されている薬物の重量をいう。例えば、1 mg・1mℓまたは40mg・2mℓなどと表記する。よく使用される医薬品の例を挙げると、ペチジン注射液100mg・2mℓ；抱水クロラール混合液1 g・10mℓ；フェノキシメチルペニシリン経口液250mg・5mℓなどである。
- パーセント（体積中の重量）は、100mℓの溶液に含有されている薬物の重量をグラム（g）で記す。例えば、グルコン酸カルシウム注射液10％は、100mℓの溶液中に10 g、10mℓ中に1 g、1mℓ中に100mg（0.1 g）を含有している。
- パーセント（重量中の重量）は、軟膏剤およびクリーム剤のような固形または半固形薬物100 g中に含まれている薬物をグラム（g）で表している。例えば、フシジン酸軟膏2％は軟膏100 gにフシジン酸2 gを含んでいる。
- 少量の液体、または少量ながら気体を含んでいる場合、特に含有薬物量の濃度が極めて低い場合は、ある体積中に含有される1単位の量で、薬物量を記載することが多い。液剤については、体積（mℓ）中に含まれる重量（g）を表記する。例えば、アドレナリン（エピネフリン）注射液1・1000は、1000mℓ中に薬物1 gを含み、パーセント（w/v）で0.1％とも表記する。

ごくまれに、液剤の薬物をモル濃度で表記することがある。モルは、薬物の分子量をgで表し、1モル（1M）溶液には、分子量にgをつけた質量の薬物が溶解している。医薬品にはミリモル（mmol）を用いることの方が多い。例えば、塩化カリウム溶液15mmol・10mℓは、10mℓの溶液中に塩化カリウムの分子量にmgをつけた質量の15倍の量が含まれていることを示す。

身長と体表面積

薬用量を、体表面積あたりのマイクログラム、ミリグラム、グラムの単位で表記する。これは、個々の患者のニーズに合せた正確な薬用量が必要な場合に用いることが多い。その典型的な例は、細胞毒性を有する化学療法または小児の薬用量である。体表面積を、平方メートル（m²）で表し、薬用量を平方メートル当りの量（単位/m²）で表す。例えば、シタラビン注射液100mg/m²などである。

薬用量および滴下速度の計算式

経口薬（固形、液体）

$$必要な製剤数(体積) = \frac{要薬物量 \times 含有薬物量を含む製剤数(体積)}{製剤中の含有薬物量}$$

非経口薬

(a)　溶液（筋肉内注射（IM）、静脈内注射（IV））

$$必要な製剤の体積 = \frac{必要薬物量 \times 含有薬物量を含む製剤の体積}{製剤中の含有薬物量}$$

(b)　粉体製剤

製薬業者の希釈に関する指示に従い、適切な計算式を用いることが必要不可欠である。

(c)　IV注射液

$$滴下速度(滴/分) = \frac{溶液の体積(m\ell) \times 1m\ell当りの滴数}{時間(分)}$$

1. 点滴(20滴/mℓ)：澄明液

$$滴下速度(滴/分) = \frac{溶液の体積(m\ell) \times 20}{時間(分)}$$

2. 点滴(15滴/mℓ)：血液

$$滴下速度(滴/分) = \frac{溶液の体積(m\ell) \times 15}{時間(分)}$$

(d)　注入ポンプ

$$滴下速度(滴/時) = \frac{体積(m\ell)}{時間(時間)}$$

(e)　薬物のIV点滴

$$滴下速度(滴/時) = \frac{必要な薬物量(mg/時) \times 溶液の体積(m\ell)}{総薬量(mg)}$$

要注意　適切な計算式を選んだ後、すべての薬物量が同じ単位であることを必ず確かめること。そうでない場合は同じ単位に変換すること。

1%溶液は、溶液100mℓ中に溶質1gを含んでいる。

1：1000は、溶液1000mℓ中に1gを含んでいることであり、1g・1000mℓは、1mg・1mℓに等しい。

その他の有益な計算式

小児薬用量（クラークの体重法則）

$$\text{小児薬用量} = \frac{\text{成人の薬用量} \times \text{小児の体重(kg)}}{\text{成人の平均体重(70kg)}}$$

小児薬用量（クラークの体表面積法則）

$$\text{小児薬用量} = \frac{\text{成人の薬用量} \times \text{小児の体表面積(m}^2\text{)}}{\text{成人の平均体表面積(1.7m}^2\text{)}}$$

謝　辞

薬用量の表記の出典：Henney C R et al 1995 Drugs in Nursing Practice,第5版、Churchill Livingstone, Edinburgh（記載の許諾あり）。算出式の出典：Havard M 1994 A Nursing Guide to Drugs, 第4版. Churchill Livingstone, Edinburgh（記載の許諾あり）。

索引

＊ 印の付いているものは2010年1月現在、日本で取り扱いのある薬剤

Insuman Basal 284, 285
Insuman Comb 286 287
Insuman Rapid 284, 285
Integrilin 234
Ipocol 277
Isogel 273

J

Januvia 298, 301
Joint British SocietiesのCVDリスクの予測チャート 155-7

K

Klean-Prep 274
k-受容体 86

L

LC（青斑核） 116
LDL（低比重リポタンパク質） 181-8
LH（黄体ホルモン） 304, 315, 317
LMWH（低分子量ヘパリン） 224, 225-7
LSD 9, 10, 117
LVEF（左室駆出率） 213-4
Largactil クロルプロマジン参照
Levonelle One step 321
Lustral 137-8
L-ドーパ レボドーパ参照

M

MAOI（モノアミンオキシダーゼ阻害薬） 69, 136-7
MDI（定量噴霧式吸入器） 26-28, 243, 250, 251-52
MDMA（エクスタシー） 10
MERIT-HF臨床試験 222
MHRA（英国医薬品庁） 英国医薬品庁（MHRA）参照
Manerix モクロベミド参照
Marcain ブピバカイン参照
Maxolon メトクロプラミド参照
Meglitinides 298, 301
Merbentyl ジシクロベリン参照
Mesren 277
Migraherb Hard 366
Mini Mental State Examination（MMSE） 151
Mintec 277
Modecate 133
Motilium ドンペリドン参照
Mucogel 264
Myocalcic カルシトニン参照
Mysoline 124

N

NAPQI（N-アセチル-p-ベンゾキノンイミン） 388
Navoban 270
NICE（英国国立臨床研究所） 6
NMDA受容体 115
NMDA受容体拮抗薬 126, 151
Nardil 136
Naseptin 383
Neo-mercazole 311
Neurontin ガバペンチン参照
Normacol 273
NovoNorm 298, 301
Novomix 286 288
NuelinSA 245
N-アセチルシステイン 102, 390, 392
N-アセチル-p-ベンゾキノンイミン（NAPQI） 388

O

OPTIME-CHF臨床試験 220, 222
Oenothera biennis 365

P

PGD（患者群指示） 12-13
PIL（患者のための医薬品情報） 8
PPARγ-作動薬 294
PRF（プロラクチン放出因子） 304
PSNS（副交感神経系） 54, 55, 57-9
　副交感神経系（PSNS）も参照
PSVT（発作性上室性頻拍） 208
PTH（副甲状腺ホルモン）
　副甲状腺ホルモン（PTH）参照
PVD（末梢血管疾患） 193
Panax ginseng 368
Parvolex 102, 392
Pentesa 277
Pholcodeine リン酸コデイン参照
Phylocontin Continus 245
Phylocontin Continus Forte 245
Picolax 274
Piportil 133
Porcine Isophane 285
Pork Actrapid 284, 285
Pork Insulatard 285, 287
Pork Mixtard 287
Prinzmetal's 狭心症 71, 189
Proactant alfa 239

Pulmicort　247
Pylorid　267
phenobarbitone（フェノバルビタール）
　123, 145, 328

Q

QT延長症候群　197-8, 199
Quetamine　140

R

RAAS（レニン・アンジオテンシン・
　アルドステロン系）　160, 161-4
RALES臨床試験　222
RNA（リボ核酸）　336, 347
Reductil　シブトラミン参照
Refludan　226
Rehydrat　275
Rennie Duo　265
Rhinolast　382

S

SNS（交感神経系）　54　交感神経系（SNS）も参照
SOB（息切れ）　210
SOLVD臨床試験　213, 222
SVR（全身血管抵抗）　160
Salfalk　277
Sea-legs　269
Senokot　273
Septrin　357
Seretide　244
Seroxat　137-8
Singulair　249
Slo-Phyllin　245
Sparine　131
Spasmonal　277
Staphylococcus aureus
　セファロスポリン　353
　メチシリン耐性　351
Starlix　298, 301
Stelazine　128, 131
Stemetil　プロクロルペラジン参照
Stokes-Adams発作　197
Sudafed　239
Sudocrem　378
Survanta　239
Suscard　192
Sustanon　321
Syntocinon　331
Syntometrine　332

T

T3（トリヨードチロニン）　310
T4（チロキシン）　310
TD（遅発性ジスキネジー）　130
TOXBASE　385
TRACE臨床試験　213, 222
TSH（甲状腺刺激ホルモン）　304
Tanacetum parthenium　366
Tasmar　149
Tilade　249
Topal　265
Topamax　124
Trifolium pratense　368
tPA（組織プラスミノーゲン活性化因子）　234, 235

U

UFH（未分画ヘパリン）　224
Uniphyllin　245

V

VF（心室細動）　196, 197
VaughanWilliamsの抗不整脈薬の分類　200-7
　クラスI　200-3
　クラスII　203
　クラスIII　203-6
　クラスIV　206-8
Vd（分布容積）　35
Viburnum opulus　365
Virchowの三原則　223

W

WCC（白血球）　340-1

X

Xa因子　224, 226, 227

Y

Yutopar　330

Z

Zaponex　クロザピン参照
Zineryt　381
Zingiber officinale　367
Zispin SolTab　139-40
Zonegran　125

あ

亜鉛クリーム　378
アカシジア　129
アバカビル　360
アカルボース*　298, 301
アシクロビル*　359, 379, 383
悪性高血圧　157
悪性腫瘍
　定義　336
　分類　338
アクトス*　294, 300
アクトネル*　313
アクトラピッド　284, 285
アコレート　249
亜酸化窒素　106, 110
アシトレチン　380
アジスロマイシン*　355
アジソン病　305
アスパラギナーゼ*　339
アスピリン*　98, 99-100, 232
　インスリン作用への影響　292
　可溶性　100
　吸収　25, 32
　急性冠症候群　194
　虚血性心疾患　196
　禁忌　233
　結合　34
　解熱作用　99
　作用　85, 231
　作用機序　231-2
　心筋梗塞　194
　心血管疾患　176
　製剤　99
　相互作用　229-230
　中毒／過量投与　392-3
　治療用途　232
　投与　99, 100
　妊娠中　327
　ニンニク　366-7
　副作用　99, 232
　薬物動態　99
アズトレオナム*　353
アズマネックス*　247
アズロシリン　350
アセタゾラミド*　263, 384
アセチルコリン(ACh*)　35, 54, 56, 57, 69, 72, 78-9
　CNS中の神経伝達物質　118
　気道　239
　合成および放出に影響を与える薬物　78, 81
　合成と不活性化　72
　受容体　コリン受容体を参照
　伝達を増強する薬物　78, 81
　パーキンソン病　146
アセチルコリンエステラーゼ(AChE)
　アルツハイマー病　150-1
　阻害薬　79-81
アセチルサリチル酸*　アスピリン参照
アセチルシステイン*, 解毒薬　387
アセトアミノフェン*　パラセタモール参照
アセブトロール*　172
アゼライン酸　381
アゼラスチン*　382
アタザナビル*　360
アダパレン*　381
圧受容器　61, 160
圧受容器反射　61
アテノロール*　66, 67
　インスリン作用への影響　291
　狭心症　198
　高血圧　172
　作用　64, 71
　妊娠中　328
　不整脈　203
アテローム形成　180-3
アテローム性動脈硬化症　180-8
　LDLの役割　182
　アテローム形成　180-4
アデノシン*　118, 206-07
　ウォルフ・パーキンソン・ホワイト(WPW)症候群　197
　禁忌　207
　相互作用　207
　適応　207
　副作用　207
　不整脈　201, 202, 206
　発作性上室性頻脈(PSVT)　208
　薬物動態　207
アデノシン三リン酸(ATP*)　206
アデノシン二リン酸(ADP)　232
アトシバン　330
アトモキセチン*　69
アトラクリウム　77, 81
アトルバスタチン*　184, 185
アトロベント*　239, 244

アドレナリン(エピネフリン*)
　POMからの除外　8
　気道弛緩　239
　局所麻酔薬　102-3
　ケタミンの作用　109
　血圧への影響　160
　作用　54
　子宮収縮　330
　心停止　62, 200
　低血糖　290, 291
　投与経路　63
　副作用　63
　副作用に対して　46
　不整脈　199, 200
　分泌　54, 57, 59, 72, 305
　慢性心不全　219
　緑内障　384
　臨床効果　62
　臨床適用　62
　β_1受容体とβ_2受容体の親和性　60
アドレナリン作動薬　61-4
　慢性心不全　219
　α-受容体　61, 219
　β-受容体　61-2, 243-4, 253
アドレナリン作動性線維　54
アドレナリン作動薬の薬理学　55-69
アドレナリン受容体
　SNS刺激作用　60
　α　60
　β　43, 60-1
アドレナリン受容体拮抗薬　63-68
　α　α-アドレナリン受容体拮抗薬参照
　β(β-遮断薬)
　　βアドレナリン遮断薬(β-遮断薬)参照
アナストロゾール*　345
アナフィラキシー
　アドレナリン　62
　アナフィラキシー・ショック　52
　副作用　46
アナボリックステロイド類　321
　インスリンの作用への効果　291
　作用　321
　副作用　322
　薬物誤用法　11
アピゲニン　364
アピドラ*　284
アブシキシマブ　234
アプレピタント*　340
アプロチニン*　236
アヘン*　4, 85-6
アポモルヒネ　117, 149
アマンタジン*　359
　パーキンソン病　116, 149
　分布容積(Vd)　35
アミオダロン*　203-5
　ウォルフ・パーキンソン・ホワイト(WPW)
　　症候群　197
　心房細動　208
　ジゴキシン毒性　218
　相互作用　205, 230
　投与　204
　副作用　204
　不整脈　200-1, 203-4
　薬物動態　204
　用途　204
アミカシン*　354
アミスルプリド　132
アミトリプチリン*　69
　うつ病　134-5
　作用　85
アミノサリチル酸　277
アミノ配糖体　354
アミノフィリン*　245, 246
アミロライド　262
　高血圧　167
　作用　258
　チアジド系利尿薬との配合薬　263
　ループ利尿薬との配合薬　263
アミン伝達物質　116-8
アムホテリシン　361
アムロジピン*
　狭心症　193
　中毒/過量投与　395
アモキサピン*　134-5
アモキシシリン*　350
　吸収　33
　クラブラン酸と　352
　経口避妊薬と　320
アラキドン酸　96, 307, 332
アラニントランスアミナーゼ(ALT)　186
荒療治　91
アリクストラ*　227
アリピプラゾール*　128, 132
アルカリ化利尿　388

アルキル化薬　342
アルギン酸塩　263-4
アルコール
　血圧への影響　161
　血液脳関門　34-35
　排泄　36-7
　モルヒネ　90
　薬物代謝酵素　35-6
　インスリンの作用への影響　291
アルダクトン*　スピロノラクトン参照
アルツハイマー病(AD)　78-9, 150-1
　NICE指針　151
　治療薬　151
アルテプラーゼ*　235
アルドステロン　161-2, 215
アルドステロン拮抗薬　167, 215-6
　慢性心不全　215
　用途　262
　利尿薬　262
アルフェンタニル　94, 111
アルブミン結合　33, 34
アルブミン尿　328
アルプラゾラム*　144
アルベリン　277
アレムツズマブ　346
アレルギー　副作用(ADR)参照
アレルギー性肝疾患　52
アレルギー性鼻炎　382
アレンドロン酸*　313
アロプリノール*　341
アンジオテンシン変換酵素(ACE)　162-4
　ACE阻害薬の作用　213
　禁忌　170, 177
　血圧への影響　162
　高血圧　166, 169-170, 177
　使用上の注意　170
　受容体拮抗薬
　　アンジオテンシン受容体拮抗薬(ARB)参照
　阻害薬　ACE阻害薬参照
　適応　177
　副作用　170
　慢性心不全　214
　利尿薬　262
アンジオテンシンII　168
アンジオテンシン受容体拮抗薬(ARB)　169-70
アンチトロンビンIII　223, 224
アントラサイクリン　341
アンドロゲン　321
アンドロゲン拮抗薬　346
アンピシリン*　350
　吸収　33
　経口避妊薬と　320
　不活性化　352
アンフェタミン
　CNSに対する作用　68-9
　アミン伝達　116
　作用　68-9, 70, 126
　食欲抑制薬　302
　薬物誤用法　10
アンプレナビル　360
胃
　酸, 吸収への影響　33
　中毒時の胃内容排泄　387
　薬物吸収　31, 32, 33
イエロー・カード・スキーム　5-6, 50-1
イオン　32, 41-2
　開口　42
　遮断薬　42
　電位依存性　42
イオン化　32
イオン・チャネル　42
胃潰瘍　265
息切れ(SOB)　210
イクタモールペースト製剤　379
胃酸低下　267
胃食道逆流症　246, 263-5, 276
異所性心拍動　198-200, 217
胃洗浄　387-8
イソカルボキサジド　136-7
イソトレチノイン
　催奇形性　46
　痤瘡　381
イソニアジド*　358
イソフェンインスリン　285, 287
イソフルレン*　110
イソプレナリン*　43, 395
依存性オピオイド　89, 90, 91
委託　17
イダルビシン*　343
一硝酸イソソルビド(ISMN*)　189, 192
一次速度論　37
1秒間努力呼気容量(FEV1)　252
イチョウ　367
胃腸炎　274-5

イチョウの木　367
1回拍出量　160
一酸化窒素（NO）
　インポテンス　322-3
　血圧への影響　160
　ニトロプルシドナトリウム　173-4
一般販売リスト（GSL）医薬品　7-8
イトラコナゾール*　361
胃粘膜保護薬　267-8
イバブラジン　194
イブチリド　206
イブプロフェン*　100
　外耳炎　381
　中毒（過量投与）　393
イプラトロピウム*　81, 239
　COPD　253
　作用　73
　臨床効果　73
　臨床適用　73
イプロニアジド　134
イホスファミド*　342
イミダゾール系抗真菌薬*　379
イミプラミン*
　うつ病　135
　パニック障害　146
イミペネム*　349, 353
イモジウム　275
医薬品の貯蔵　15
医薬品の認可　10
　小児　369-70
　薬草療法　8
医薬品安全性監視　49-50
医薬品管理基準　14, 15-18
　第10章規制薬物　17
　第1章医薬品の供給
　　および／または投与の方法　14
　第2章調剤　15
　第3章貯蔵と輸送　15
　第4章医薬品投与の基準　15-16
　第5章委託　17
　第6章処分　17
　第7章無許可医薬品　17
　第8章補完代替医療　17
　第9章有害事象の管理　17
医薬品投与基準　14
医薬品投与のガイドライン　14
医薬品の定義　2
イリノテカン*　343
イロプロスト　174
陰イオン交換樹脂　188
　脂質への効果　184
　副作用　188
インクレチン模倣薬　299, 301
インジナビル*　360
インスラタード　284, 287
インスリン　280
　作用　280
　抵抗性改善薬　292-5
　標的細胞への影響　280
　療法　282-292
　　HbA1C値　283
　　インスリンの作用に拮抗または耐糖能を
　　　阻害する薬物　292
　　インスリンの作用を増強する薬物　291
　　血糖値の自己管理　283
　　脂肪肥大症　291
　　治療法　288-9
　　適応　283
　　投与　288
　　副作用　290-1
　　目標　283
　　薬物相互作用　291
　　要求量の変化　290
　　利用可能なインスリン　283-8
　2型糖尿病　281
インスリン亜鉛懸濁剤　286, 287
インスリンアスパルト*　284, 285
インスリングルリジン*　284, 285
インスリン作用への喫煙の影響　292
インスリンデテミル*　287
インタール*　249
インダパミド　167, 260
インドール酢酸　100
インドメタシン*　100, 330
インポテンス　260, 321, 323
ウイルス感染　358-60
ウォルフ・パーキンソン・ホワイト（WPW）
　症候群　197
ウシイソフェンインスリン　284, 285
うつ病
　高齢者　375-6
　使用薬物　抗うつ薬参照
　モノアミン療法　134
うつ病のモノアミン理論　134

英国医学研究審議会(MRC)の呼吸困難尺度 254
英国医薬品庁(MHRA)
イエローカードスキーム 5-6
小児用医薬品 370
臨床試験 5
英国胸部疾患学会(BTS)喘息ガイドライン 241, 242
英国国立臨床研究所(NICE) 6
COPDガイドライン 253, 255
アルツハイマー病指針 151
高血圧指針 156-7, 174-5
心不全の治療薬 211
パーキンソン病指針 150
肥満管理 299
英国国立毒物情報サービス(NPIS) 385
エキナセア 365
エクスタシー(MDMA) 10
エクセナチド 299, 301
エコナゾール* 379
エスシタロプラム 137-8
エストラジオール* 316
エストリオール* 316
エストロゲン 315-8
化学療法 346
月経周期 316
抗アンドロゲン作用 322
抗生物質 320
骨吸収 312
骨リモデリング 311
静脈血栓 223
副作用 317
用途 317
エストロゲン拮抗薬 345
エストロン 316
エスモロール* 67
半減期 67
不整脈 202
エゼチミブ* 187
エソメプラゾール 265
エゾヨモギギク 366
エタノール* アルコール参照
エタンシラート 236
エタンブトール* 358
エチドロン酸2ナトリウム* 313
エチニルエストラジオール* 318, 345
エトスクシミド* 121, 122
エトポシド* 339, 344
エトミデート 101
エトリコキシブ 103-4
エドロホニウム* 79
エナラプリル* 213
エノキシモン 220-1
エピネフリン* アドレナリン(エピネフリン)参照
エピルビシン* 343
エフェドリン*
作用 68-70
点鼻薬 61
鼻充血除去薬 382
薬物誤用法 10
エプチフィバチド 234
エプレレノン* 215, 262
エポプロステノール 174
エムトリシタビン* 360
エリキシル剤 20
エリスロマイシン* 355, 381
エルゴカルシフェロール 311, 314
エルゴタミン* 85
エルゴメトリン
起源 4
子宮収縮 331-2
エルタペネム 363
塩化カルシウム* 396
塩化ナトリウム* 382
塩基類似体 344
塩基性薬物
吸収 32
結合 34
排泄 37
塩酸リグノカイン リドカイン参照
塩酸リトドリン(リトドリン*) 330
炎症, グルココルチコイド類の作用 305
炎症性化学物質血圧への影響 161
延髄麻酔 106
エンタカポン* 149
エンドサイトーシス 43
エンフルラン 110
オーグメンチン* 352
黄体ホルモン(LH) 304, 315, 317
嘔吐
化学療法 340
止めるために使用する薬物 制吐薬参照
モルヒネ作用 88
嘔吐中枢 35, 268
横紋筋融解症 186-7

オキサゼパム　144
オキサゾリジノン系　355
オキサリプラチン*　342, 344
オキシカム　101
オキシコドン*　95
オキシテトラサイクリン*　353
オキシトシン*　305, 331
オキシブチニン*　74
オキシブプロカイン*　384
オクスプレノロール*
　高血圧　172
　妊娠中　328
悪心　268
　化学療法　340
　副作用　51
　モルヒネ作用　88
オセルタミビル*　359
オピオイド受容体　86
オピオイドペプチド　86
オピオイド類
　中毒／過量投与　393
　腸運動抑制薬　275
　鎮咳薬　238
　鎮痛／鎮痛薬　85-96
　　拮抗薬　91
　　軽度　96
　　相互作用　137
　　部分作動薬　95
　　麻酔導入　111
　妊娠中　326, 7
　薬物誤用法　9
オフロキサシン*　356
オマリズマブ*　250
オメガ-3 (n-3) 脂肪酸　188
オメプラゾール*　265,267
オランザピン*　132
　躁病　140
　耐糖能への影響　292
オルガラン*　226
オルサラジン　277
オルフェナドリン
　パーキンソン病　149
　臨床適用　74
オルベスコ*　248
オルリスタット　302
　作用機序　302
　副作用　302
オンダンセトロン*
　制吐作用　270, 340
　用途　271

か

カーマインローション　377
回腸人工肛門, 吸収への影響　33
カイトリル*　270
潰瘍性大腸炎　277-8
化学受容器引き金帯 (CTZ)　88, 117, 148, 268, 270
化学療法　癌の化学療法参照
口腔, 化学療法後の痛み　341
化学療法による口腔潰瘍　341
拡散　31
覚醒現象　107, 109
覚醒剤　115
角膜潰瘍　383
過呼吸　386
過酸化ベンゾイル　380
過剰摂取　386-94
家族性高コレステロール血症 (FH)　183
褐色細胞腫　64, 171
活性化部分トロンボプラスチン時間 (APTT)　224
活性炭　388, 390
　カルシウム・チャネル遮断薬の過剰摂取　396
　ジゴキシン過剰摂取　396
　単純な物理作用　40
カテコールアミン　60
カテコール-O-メチル基転移酵素阻害薬　149
寡動　147
過敏性腸症候群 (IBS)　276-7
カフェイン*　245, 246
　呼吸刺激作用　246
　中枢神経系刺激作用　118
　薬物誤用法　10
カプセル剤　20
カプトプリル*　168, 169
カプレオマイシン　358
カベルゴリン*　149
カペシタビン*　344
カモミール　364-5
カリウム　208
　サプリメント　261
　不整脈　207
カリウムチャネル　172
カリウムチャネル活性剤　190

カリウム保持性利尿薬　167, 262
　高血圧　167
　作用機序　262
カルシウム
　ジゴキシン過剰摂取　396
　代謝の調節　311-2
　テトラサイクリンへの影響　33
　慢性心不全　221
カルシウムチャネル遮断薬　42, 170
　狭心症　186, 193-194
　虚血性心疾患　193, 196
　禁忌　178
　高血圧　166, 170-1, 175, 178
　作用機序　170-1
　心房細動　213
　相互作用　205
　耐糖能への影響　292
　中毒／過量投与　395-396
　適応　178
　てんかん　121-8
　副作用　171, 194
　不整脈　199, 205-6
　薬物群　170
カルシトニン　311, 313
　カルシウム代謝　311-2
　骨粗しょう症　314
　骨のリモデリング　311
カルシトリオール*　311
　カルシウム代謝　311
　リン酸代謝　312
カルシポトリオール*　380
カルバコール　73
カルバマゼピン　122
　催奇形性　325, 327
　作用　85
　相互作用　319
　躁病　141
　副作用　123
　発作　118, 119
カルビドパ　148-9
カルビマゾール　311
カルベジロール*　67
　作用　64, 71
　心不全　65, 215
カルボシステイン*　238
カルボプラチン*　342
カルボプロスト　332
カルムスチン　342
肝硬変　256, 257, 259
看護師による医薬製品：処方法1992　13-14
「看護師処方集」　13
「看護師の拡張処方集」(NPEF)　13
看護師の処方　11, 12, 13-14
肝初回通過効果　34
カンジダ感染　鵞口瘡参照
カンジダ・アルビカンス　349
患者群指示(PGD)　12
患者特異的な指示　11
患者のための医薬品情報　8-9
患者のための医薬品情報(PIL)　8
患者向けパック　8
環状AMP(cAMP)　216, 219
環状GMP(cGMP)　190, 323
冠状動脈疾患(CAD)　209
関節腔内注射　30
汗腺　54
乾癬　380
　PSNS刺激作用　57
　SNS刺激作用　57
乾癬の光線療法　380
肝臓
　PSNS刺激作用　58
　SNS刺激作用　58, 59
　アセトアミノフェン中毒による肝障害　390
　アレルギー性疾患　52
　副作用　51
　薬物代謝　35-6
浣腸　274
カンデサルタン*　214
冠動脈性心疾患(CHD)　154
カンナビノイド(CB1)受容体　101
カンナビノイド類
　制吐作用　271
　用途　271
外耳炎　381
外側広筋注射部位　29
外用抗菌製剤　378-9, 380
外用薬　21-3, 376-84
　皮膚　377
　有効成分　378-9
鵞口瘡
　口腔内　248, 349
　膣内　349
　治療　379
　日和見感染　349, 360
　副作用　51

ガバペンチン* 123
　作用 93
　てんかん 121
　妊娠中 328
ガビスコン 265
ガランタミン 79, 151
ガラミン 77
眼科用製剤／点眼薬 21, 23, 383-4
　局所麻酔薬 384
　抗炎症 383-4
　抗感染 383
　瞳孔の大きさに影響する 384
　ドライアイ 384
　緑内障治療 384
　β遮断薬 68
ガンシクロビル* 359
癌の化学療法 336-46
　感受性 336
　細胞分裂および細胞毒性薬 336
　細胞分裂周期 337-8
　　G0期 338
　　G1期 337
　　G2期 338
　　M（有糸分裂）期 338
　　S期 337
　　細胞分裂の調節 338-9
　使用薬物 339-42
　　起源 4
　　個々の細胞毒性薬 342-6
　　作用機序 339
　　耐性 339-40
　　治療 投与計画 346
　　副作用 340-1
器官形成 326
気管支拡張薬
　気管支収縮 241-6
　急性心不全 211
　喘息 240-1
　慢性閉塞性肺疾患 253
気管支収縮 241-6
キサンチン
　気管支拡張作用 245
　作用機序 245-6
キシパミド 260
キシロカイン* リドカイン参照
規制薬物
　医薬品管理基準 14- 18
　クラスA 9-10
　クラスB 10
　クラスC 10
　クラス 9
　所有の罰則 9
　中毒者への供給 11
　投与 15-16
　薬物誤用法 9-10
拮抗薬 41
拮抗薬 個々の拮抗薬も参照
吉草酸ベタメタゾン 378
基底核 146
気道
　自律神経系の影響 239-40
　喘息 240-1
キナプリル* 213
キニーネ* 292
キニジン類 393
　ジゴキシン毒性 218
　不整脈 201
キヌプリスチン* 355
キノロン類 356
気分安定剤 134-41
吸収 24, 31-3
　影響する因子 32-3
　高齢者 373
　小児薬理学 370-1
　毒物の吸収抑制 387-8
　妊娠 324
　バイオアベラビリティ 33
急性冠症候群 194
吸着剤 40
吸入器（喘息） 250-3
吸入投与 22, 26
吸入麻酔薬 106, 108, 110
競合薬物作用 36, 42
狭心症
　安定 189
　異型（Prinzmetal's） 189
　管理 189-194
　種類 189
　不安定（急性冠状動脈疾患症候群） 189, 194
強心性血管拡張薬 220
強心配糖体
　嘔吐 268
　禁忌 218
　心臓への作用 217

ジゴキシン毒性の治療　218-9
投与　217-8
用途　216-7
副作用　218
慢性心不全　216-8
薬物動態　217-8
局所麻酔／麻酔薬　102-5
作用　87, 102
投与経路　102-3
特徴　103
副作用　103-4
不整脈　200-1
眼　384
局所投与　22-4
吸収, 分布, 排泄　24
副作用　22
局所麻酔　103
虚血性心疾患　189-95
急性冠症候群　急性冠症候群参照
狭心症　狭心症参照
心筋梗塞　心筋梗塞参照
長期管理　195
β遮断薬　65
去痰薬　238
去痰薬としてのアンモニア　238
キレート薬　40
筋炎　187
緊急避妊薬　320
筋弛緩薬　106, 110-1　神経筋遮断薬も参照
筋肉内注射　27-30
血漿中濃度への影響　30, 31
部位　28, 29
偽コリンエステラーゼ　50, 75
偽発作　119
偽膜性大腸炎　283, 349
凝固, 血液　血液凝固参照
魚油　184, 188
クエチアピン*　128, 132
クエン酸ナトリウム　274
口の渇き　52
クッシング症候群　156, 305, 306
クマリン　227
組み換えtPA　235
くも膜下腔　106
クラーレ　32, 76-78
クラドリビン*　344
クラブラン酸　352
クラリスロマイシン*　354
クランベリージュース　230, 365, 372
クリーム剤　21-3, 377-8
クリオキノール　381
クリンダマイシン*　355, 381
クループ　309
クレアチンキナーゼ(CK)　187
クレブス回路　115
クローバー　368
クローン病　277-8
クロザピン*　132
耐糖能への影響　292
統合失調症　127, 128, 132
副作用　129-30, 132
クロストリジウム・ディフィシル　275, 349, 355-6
クロトリマゾール*　379
クロナゼパム*
作用時間　144
てんかん　125
クロニジン*　61, 174
クロバザム*　125
クロピドグレル*　232-3
急性冠症候群　194
禁忌　233
作用機序　233
副作用　233
クロファジミン*　358
クロミフェン(clomiphene*)　317, 323
クロミプラミン*
うつ病　134-6
パニック障害　146
クロモグリク酸ナトリウム*　249
クロライドイオン・チャネル　42
クロラムフェニコール*　354, 383
クロラムブシル　342
クロルジアゼポキシド*　144
クロルタリドン*　167, 260
クロルプロパミド*　36, 296
クロルプロマジン*
オピオイド依存者の離脱症状　91
高齢者　375
制吐作用　270
耐糖能への影響　292
統合失調症　128, 130-1
副作用　130-1
クロルヘキシジン*　383
クロロホルム　106

グラーフ卵胞　315
グラニセトロン*
　制吐作用　272
　用途　271
グラム(g)　397
グラム陰性菌　348
グラム陽性菌　348
グラルギン　284, 287, 289
グリキドン　296
グリクラジド*　292, 296, 298, 300
グリシン　115-6
グリセオフルビン*　361
グリセロール　274
グリセロール坐薬　274
グリタゾン　チアゾリジンジオン参照
グリピジド　296, 300
グリベンクラミド*　296, 300
グルカゴン*　280
　スルホニル尿素誘発性低血糖　297
　低血糖　296
　慢性心不全　221
　β遮断薬過剰摂取　395
グルココルチコイド受容体　247
グルココルチコイド類　305-9
　炎症性腸疾患　277
　癌治療での使用　345
　骨形成　312
　作用機序　306
　治療用途　309
　薬物動態　308
　用法・用量　309
　臨床効果　306-8
　　抗炎症作用と免疫抑制作用　306-7
　　心理的作用　308
　　代謝作用　306
グルコシダーゼ阻害薬　298, 301
グルコバイ　298, 301
グルコン酸　396
グルコン酸カルシウム*　329
グルタチオン*　388
グルタミン酸(グルタミン酸ナトリウム*)　115, 126
グレープフルーツ　36, 185, 230
グロブリンと結合　34
経口投与　23-5
　吸収分布, 排泄　24
　血漿中濃度への影響　30, 31
　利点と欠点　25
経口糖尿病薬　292-301
経口避妊薬　318-21
　インスリン作用への影響　292
　作用機序　318
　性交後　320
　長時間作用型プロゲストーゲン単独避妊薬　320
　配合ピル剤　318-9
　副作用の可能性　319
　プロゲストーゲン単独ピル　320
　閉経後のホルモン補充療法　320
　薬物相互作用　319
　有益な効果　319
経口用液体製剤　20-1
憩室疾患　276
経皮投与　22, 25
経鼻投与　23
痙攣中毒　386
ケタミン*
　効果　109
　作用　109, 126
　導入薬　108-109
　薬物誤用法　10
　臨床用途　115
結核　358
血管
　PSNS刺激作用　58
　SNS刺激作用　58
　拡張　59
　収縮　59
　鼻　61
血管拡張薬
　急性心不全　210-1
　高血圧　173-4
血管形成術　235
血管収縮　63
血管性認知症　152
血管平滑筋　61
血漿タンパク質　33
血漿中半減期　37-8
血漿キニナーゼ　168
血小板　230-1
血小板ADP受容体拮抗薬　232-4
血小板減少症, ヘパリン-誘発性　226
血栓
　形成　223
　定義　221
血栓形成　223

血栓症　223
　深部静脈　223
　静脈　223
　動脈　223
血栓塞栓症　341
血栓溶解薬　223, 235
　禁忌　236
　心筋梗塞　195
血糖
　自己測定　283
　上昇　61
　正常値　280, 283
血餅　221
血圧　59
　降圧薬の作用　162-4
　高血圧患者の目標血圧　157
　至適血圧　155-7
　収縮期血圧の上昇　61, 62
　上昇の影響　160, 161, 162
　測定　164
　通常の調節　160-4
　低下の影響　160
　ノルアドレナリン　63
血液学的副作用　52
血液疾患　278
血液循環, SNS刺激作用　59
血液凝固
　PSNS刺激作用　58
　SNS刺激作用　58
BBB（血液脳関門）　34-35
血液脳関門（BBB）　34-35
血液凝固カスケード　221-4
　阻害　抗凝固薬参照
　ヘパリン　224
結膜炎　383
ケトコナゾール*　361, 379
ケトプロフェン*　100
ケトロラク　100
懸濁剤　20
下剤　272-4
　吸収への影響　35
　作用機序　273
　刺激性　272, 273
　浸透圧　272, 274
　副作用　273
　便軟化剤　272, 274
　膨張性　272
　乱用　272
ゲストデン　317
月経　315-6
月経周期　315
　黄体期　315
　増殖期　315
解毒薬　42, 387
ゲムシタビン*　344
ゲムフィブロジル　187-8
ゲメプロスト*　318
下痢
　抗菌薬誘発性　275-6
　治療薬　止瀉薬参照
　副作用　51
ゲル剤　21
幻覚　126
原核細胞　347
幻覚薬　9-10, 115
幻肢痛　85
ゲンタマイシン*　34, 49, 354, 383
コールタール　378, 380
コーン症候群　156, 305
コーンフラワー　365
降圧薬　166-76
　禁忌　177-8
　高齢者　176, 376
　選択-ガイドライン, 併用療法, 科学的根拠　174-6
　中枢作用性　174
　適応　177-8
　妊娠中　328-9
　用法・用量　175-6
抗アンドロゲン薬　322, 381
抗ウイルス薬　358-60, 379
抗うつ薬　114, 115, 133-141
　インスリン作用への影響　291
　高齢者　375-6
　三環系　三環系抗うつ薬参照
　薬効発現時間　114, 115, 133-141
抗エストロゲン薬　317
高カリウム血症　76,167, 225
交感神経系（SNS）　55
　PSNSとの解剖学的相違　58
　簡単な平面図　55
　刺激作用　56-60
　慢性心不全　211
交感神経様作用薬　55　個々の薬物も参照
　間接的作用　68-9
　散瞳作用　384
　慢性心不全　217, 219-20

酢酸シプロテロン* 322
左室駆出率(LVEF) 213-4
左室不全 210
殺菌性抗菌薬 348
作動薬 40 個々の薬物も参照
　アドレナリン アドレナリン作動薬を参照
　部分 41
サブリル ビガバトリン参照
サラゾピリン* 277
サリチル酸 アスピリン参照
サリチル塩酸* 98-100
サリドマイド* 50, 325-6
サルカトニン 314
サルタン類 アンジオテンシン受容体拮抗薬(ARB)参照
サルブタモール* 41
　COPD 253
　気管支拡張作用 240, 243, 244
　急性心不全 210-1
　作用 70, 243
　子宮収縮 330
　喘息 243
　投与 243
　妊娠中 330
　副作用 243
　β2受容体作動薬 64, 241, 243
サルメテロール 243, 244, 247
三角筋中央部の注射部位 28, 29
三環系抗うつ薬 69, 134-6
　相互作用 136, 205
　中毒／過量投与 135, 393-4
　副作用 135
　用途 135
三叉神経痛 85
三硝酸グリセリン(GTN) 189
　狭心症 189-90
　投与 34, 191
　薬物動態 190-1
酸性薬物 32-33, 37
　吸収 31-2
　結合 33-4
　排泄 37
酸素
　COPD 255-6
　血中濃度 254-5
　呼吸器疾患 254-6
　長期酸素療法 256
散瞳薬 384
ザイバン 6
痤瘡 380-1
ザナミビル* 359
ザフィルルカスト* 249
坐薬 25-6, 274, 277, 278 直腸内投与も参照
　インドール酢酸 100
ザレプロン 145
ザロンチン 123
子癇 328
子癇前症 328
式 411-12
子宮
　弛緩 330
　神経支配 330
子宮筋 329
子宮筋細胞 329
子宮筋弛緩薬 330-1
子宮収縮
　影響する薬物 329-30
　子宮収縮薬 331
　子宮収縮抑制薬 330
　引き起こす薬物 330-2
糸球体ろ過率(GFR) 169
子宮内避妊具 320
シクリジン 88
　制吐作用 268
　モルヒネ 90
　用途 271
シクレソニド* 247-8
シクロオキシゲナーゼ(COX) 96, 332
　COX-1 96, 231
　COX-2 96
　COX-3 96
　アスピリン作用 231
シクロスポリン* 340
　作用 43
　湿疹 379
シクロペンチアジド 257
シクロペントラート*
　散瞳作用 384
　臨床適用 74
シクロホスファミド* 340, 342
止血 221, 230
止血薬 236
刺激性下剤 273
思考障害 127

シサトラクリウム　77
シサプリド　276
指質　180
　血中濃度上昇　181
　血流中の血清濃度　183
　低下の有用性　184
　低下薬　183-5
　輸送　180-183
指質低下薬　183-8
止瀉薬　274-6
視床下部　117, 303
　分泌ホルモン　304
シスプラチン
　耐性　339
　副作用　340, 342
　誘発性嘔吐　269
シタグリプチン　298, 301
シタクスセンタン　174
シタロプラム　137-8
シタラビン*　340, 344
疾患予防　2
湿疹　23, 379
シトステロールエステル　181, 188
シトステロール　372
シドホビル　359
シナシッド*　355
シナプス前 α2-アドレナリン拮抗薬　139
市販後調査　5-6, 50
シブトラミン　302, 303
　禁忌　303
　作用機序　303
　副作用　303
シプラミル　137
シプラレックス　137
シプロフィブラート　186-7
シプロフロキサシン*　356, 383
脂肪組織　58, 62
　PSNS刺激作用　58
　SNS刺激作用　58
脂肪肥大　291
脂肪分解　61-2
シメチコン　40
シメチジン*
　相互作用　230
　胸やけと消化不良　265
嗄声　248
臭化グリコピロニウム　110
臭化イプラトロピウム　244
収縮力, 心臓　209
縮瞳薬　384
出血
　抗凝固薬によるリスク要因　229
　分娩後　332
　ヘパリン　224-5
　ワルファリン　227, 229
腫瘍崩壊症候群　341
消化
　速度低下　61
　低下　63
消化管　263-78
　NSAIDの影響　100
　PSNS刺激作用　57-8
　SNS刺激作用　56-8
　運動性　59, 68, 73, 88, 272, 373-4
　化学療法の影響　351
　吸収に影響を与える疾患　33
　酸分泌を抑制する薬物　265
　ムスカリン性拮抗薬　73-4
　モルヒネの影響　88
消化性潰瘍　264-5
ショウガ　367
硝酸薬
　急性心不全　210
　狭心症　189-95
　作用機序　189-90
　シルデナフィル　192
　心筋梗塞　194
　耐性　192
　投与経路　191-2
　副作用　192
　薬物動態　191-2
　用途　192
少数民族群, 高血圧　179
小腸, 薬物吸収　32, 33
小児　小児薬理学参照
小児科に関する英国医学会・薬学会
　共同編集処方集（BNF）　369
小児科の年齢層の定義　370
小児薬理学　369-72
　医薬品の認可　369-70
　クリーム　22
　投与量の検討　370
　年齢層の定義　370
　薬物投与　371-2
　薬物動態学的要因　370-1

消泡剤　40
生薬製剤　364-9
　規制　364
　相互作用　364
　認可規制　7
初回通過排泄　34-6
初回冠状動脈血管形成術（PCTA）　235
食後インスリン放出薬　298
食道炎　263
食道静脈瘤　305
植物由来薬物　3-4
食欲抑制薬　302-3
　禁忌　303
　作用機序　303
　副作用　303
ショック
　アナフィラキシー　52
　心原性　62, 211, 395
　ノルアドレナリン　63
ショ糖と複合させた水酸化アルミニウム　267
処方　11-14
　医師以外の　12
　医薬品管理基準　14-5
　患者特異的な指示　12
　患者群指示（PGD）　12-13
　処方箋の用紙　11
　独立　13-14
　補助　13, 14
処方箋によってのみ供給できる医薬品（POM）　8
脂溶性薬物　37, 172, 371, 373, 395
　アドレナリン作動薬の薬理学　67
　排泄　37-8
シラザプリル*　213
シラスタチン*　353
シルデナフィル*　174, 323
　硝酸薬　192
　副作用　323
シロップ剤　21
真核細胞　347
真菌　378
心筋梗塞　135, 154
　ST上昇型（STEMI）　194
　急性　194-5
　非ST上昇型（NSTEMI）　194
　ワルファリン　227-9
神経筋遮断薬　35, 75, 110
神経筋接合部　75
　アセチルコリンエステラーゼ阻害　79
　有機リン中毒　80
神経系
　血圧調節　160
　突然の薬物投与中止　48
神経遮断薬　抗精神病薬参照
神経遮断薬性悪性症候群　130
神経障害性疼痛　84
神経節遮断薬　78
神経伝達物質　54, 115-8
　個々の神経伝達物質も参照
　ANSによって放出される　54
　興奮性　114, 115-6
　抑制性　114, 116-4
神経変性疾患　146-52
心血管疾患（CVD）　154-5
　JointBritishSocietiesのリスクの予測チャート
　　158-9, 187
　アスピリン　176
　アテローム硬化性
　　アテローム性動脈硬化,症参照
　概要　154-5
　虚血性　虚血性心疾患参照
　ケタミンの作用　109
　抗血栓薬　抗血栓薬参照
　高血圧　高血圧参照
　コキシブ　97
　心血管系リスクの臨床評価　155
　心不全　心不全参照
　中毒症状　386
　不整脈　心性不整脈参照
　ムスカリン性作動薬　73
　ムスカリン性拮抗薬　73, 74
　薬物の突然の使用中止　48
　ライフスタイルの目標　155
　リスク要因　155, 295
心血管系　154-236
心原性ショック　62, 211, 395
心室細動（VF）　65, 196, 197
心室性頻脈　197
心室性不整脈　196-7
心選択性薬物　64, 172
心性不整脈　196-209
　原因　199
　根本的なメカニズム　198-9
　　異常なペースメーカー活動　198-9

再入　198
心ブロック　199
遅延後脱分極　198
三環系抗うつ薬の過剰摂取　393
種類　196-7
使用薬物　抗不整脈薬参照
心拍動　196
中毒　386
治療の時期　199-200
臨床兆候　196
β遮断薬　65
新生物の定義　336
振戦　59, 147
心臓
PSNS刺激作用　57-8
SNS刺激作用　57-8
異所性ペースメーカー活動　199
異所性心拍動　198, 199
機能　209-10
疾患　心血管疾患(CVD)参照
心拍　61, 196, 209
伝導系　197
不全　心不全参照
リズム　196, 209
身長　410
身長と体表面積　410
心停止　62-3
心的外傷後ストレス障害　146
浸透　40
浸透圧下剤　40, 272, 274
浸透圧利尿薬　40, 257
シンナリジン　269
シンバスタチン*　184, 185, 186
心拍出量(CO)　160, 161
心不全　209-21
急性　210-11
使用薬物　209-11
使用薬物　211-21
心機能　209
心原性ショック　211
チアジド系利尿薬　259
慢性　209, 211
適応変化　209-10
ループ利尿薬　260
β遮断薬　65
深部静脈血栓(DVT)　223
ヘパリン　224
ワルファリン　227
心ブロック　197, 199
心房細動　196, 207, 223, 228
心房性ナトリウム利尿ペプチド(ANP)　160
シンメトレル*　アマンタジン参照
親和性　44
ジアゼパム*
過剰摂取　394
高齢者　375
作用　42
作用時間　144
三環系抗うつ薬過剰摂取　394
錐体外路ジストニア　269
前投与　111
てんかん　120, 125
てんかん重積　129
用法・用量　143
ジアゾキシド*　173
ジアモルヒネ　ヘロイン参照
ジエチルスチルベストロール　345
痔核　278
ジギタリス　215-6
起源　4
作用機序　216
毒性　261
副作用　50
慢性心不全　215-6
ジギタリスFab抗体　219
ジギタリス配糖体　強心配糖体参照
ジギトキシン*　217
ジクロフェナク(ジクロフェナクナトリウム*)　100
ジゴキシン*
ウォルフ・パーキンソン・ホワイト(WPW)症候群　197
嘔吐　268
心房細動　208
相互作用　205
中毒／過量投与　218, 396
治療係数　44-5
半減期　217
不整脈　202, 203, 205, 206
分布容積(Vd)　35
慢性心不全　217
自殺　134
自殺企図による中毒　385
ジシクロベリン
過敏性腸症候群　276
臨床適用　74

ジストニア
急性　129
錐体外路　269
ジソピラミド*　197, 201, 202
ジダノシン*　360
ジトラノール　378, 380
ジドブジン*　360
ジノプロストン*　331-2
ジヒドロコデイン*　9, 10, 95-6
ジヒドロテストステロン　369
ジヒドロピリジン　170, 171, 177, 194
ジヒドロ葉酸還元酵素　343
ジピベフリン*　384
ジピリダモール*　207, 232
ジフェニルブチルピペリジン類　131
ジフェンヒドラミン*　238
ジプロピオン酸ベクロメタゾン（BDP）　247, 382
ジペプチジルペプチダーゼ-4（DPP-4）　298
ジメチコン*　378
充血除去薬　238-9, 382
重症筋無力症　78, 79
重炭酸ナトリウム*　264, 382, 394
十二指腸潰瘍　265-6
重量　409
授乳　333
受容体
受容体に作用する薬物　40-1
受容体の取り込み　43
選択性　60
調節　43-4, 48
循環性ショック　62
錠剤　20
徐放性　20
腸溶性　20
放出制御　20
上室性頻脈　197, 208-9
情動の疼痛に対する影響　85
情動不安　87
静脈血栓　223
静脈内注入　22, 29, 31
血漿中濃度への影響　30, 31
利点と欠点　30
静脈内投与薬　107-9
女性化乳房　216
徐放性製剤　20
徐脈　197
中毒　386
反射性　61, 63
β遮断薬　65
徐脈頻脈症候群　197
自律神経系（ANS）　54-81
簡単な平面図　55
概要　54
気道への影響　239-40
血圧の調節　160
交感神経枝　交感神経系（SNS）参照
伝達　54
洞房（SA）結節　196
副交感神経枝　副交感神経系（PSNS）参照
放出する神経伝達物質　54
薬物作用　54
ジルチアゼム*　170, 171, 190, 193, 201, 206
狭心症　190, 193
高血圧　176-3
中毒／過量投与　395
不整脈　203, 206
発作性上室性頻拍（PSVT）　208-9
人工換気法　75
腎臓
PSNS刺激作用　58
SNS刺激作用　58
腎臓系　256-63　利尿薬も参照
腎排出　36-7
水酸化アルミニウム*　264
ショ糖　267
水酸化マグネシウム*　39
水性クリーム　377-9
膵臓　280-303
錐体外路　129
錐体外路性ジストニア　269
水分貯留　257
水分補給用の経口製剤　276-7
睡眠薬　90, 115, 142-6
睡眠薬の錠剤　143
水溶性薬物　31, 172
アドレナリン作動薬の薬理学　67
排泄　37
スキサメトニウム*　81
悪性高熱症　76
解毒　111
低代謝能　50
ニコチン性作動薬　76-7
スクラルファート*　267
スコポラミン*　ヒヨスチン参照

スタチン類 184-7
狭心症 189
虚血性心疾患 195
現在の考察 186
作用機序 184
脂質への効果 184
使用上の注意 186-7
心血管疾患 176
副作用 185-6
薬物動態 185
臨床効果の科学的根拠 185
1次予防 186
2次予防 187
スタブジン 360
スタレボ 149
ステロイド浣腸 274
ステロイド類 コルチコステロイド, グルココルチコイド, ミネラルコルチコイド, 性ステロイドも参照
炎症性腸疾患 277
吸入 247, 248
経口 248
骨粗しょう症リスク要因 313
作用機序 247
痔核 278
喘息 246-50, 329
投与 247-8
妊娠中 324, 328
非経口 249
副作用 248
局所 248
クリーム剤 23
全身 248
用途 271
ストリキニーネ 116
ストレプトキナーゼ 234, 235
ストレプトグラミン 355
ストレプトマイシン* 354, 358
スピロノラクトン* 262
高血圧 167
作用 258
チアジド系利尿薬 263
慢性心不全 215
ループ利尿薬 263
スピラマイシン* 355
スペーサー 251
スリンダク* 100
スルピリド* 128, 131
スルファサラジン* 277
スルファジアジン* 357
スルファニルアミド 357
スルホニル尿素 296-8
作用機序 296
相互作用 297-8
副作用 296
薬物動態 296-7
スルホンアミド類 357
髄腔内注射 22, 30
髄膜炎 35
ズクロペンチキソール 133
静菌性抗菌薬 348
性交後避妊法 320
制酸薬 263-4
作用機序 263
使用製剤 264
単純な化学反応 39
適応 263
副作用 264
製剤 19-21
カプセル 20
外用製剤 21
経口用液体製剤 20-1
錠剤 19-20
生殖機能に対する化学療法の影響 341
精神活動
PSNS刺激作用 58
SNS刺激作用 58
性ステロイド 305
性腺刺激ホルモン放出ホルモン(GnRH) 304
拮抗薬 317
月経周期 315
作動薬 315
類似体 345
成長
化学療法の影響 341
ステロイド療法による遅延 248
成長因子 338
成長ホルモン 303
合成 303
受容体拮抗薬 304
成長ホルモン抑制因子 304
成長ホルモン放出因子 304
制吐薬 268-71
化学療法 340
妊娠中 327

分類　268-70
よく使用する薬物とその用途　271
青斑核（LC）　116
性ホルモン
女性　315-21
男性　321-5
世界保健機構（WHO）鎮痛薬の段階的分類ガイド　85
脊椎麻酔　105
咳止め薬　238-7
咳反射　88
セチリジン*　246
節後線維　54
節前線維　54
セファクロル*　352
セファドロキシル*　352
セファマイシン　353
セファレキシン*　352
セファロスポリン類　352-3
経口避妊薬　320
作用機序　352
副作用　353
用途　353
セフィキシム*　352
セフォタキシム*　352
セフタジジム*　353
セフトリアキソン（セフトリアキソンナトリウム*）　352
セフポドキシム（セフポドキシムプロキセチル*）　352
セフラジン　352
セフロキシム（セフロキシムアキセチル*）　352-3
セボフルラン*　107, 110
セルチンドール　128, 132
セルトラリン*　137-8, 146
セレギリン*　149-50
セレコキシブ*　101
セレネース*　ハロペリドール参照
セロトニン（5-HT）
アミン伝達　117-8
関連する機能　117-8
合成　137
臨床用途　118
セロトニンおよびノルアドレナリン再取り込み阻害薬（SNRI）　139
セロトニン症候群　137, 139, 394
腺
PSNS刺激作用　57-8
SNS刺激作用　57-8
線維素溶解薬　血栓溶解薬参照
線条体　117
選択的エストロゲン受容体修飾薬（SERM）　315
選択的セロトニン再取り込み阻害薬（SSRI）　117, 137-8, 145
うつ病　134, 137-9
抗不安作用と睡眠作用　145
作用機序　137-8
相互作用　138
中毒／過量投与　394
パニック障害　146
副作用　135-6
用途　138
選択的ノルアドレナリン再取り込み阻害薬　139
選択的モノアミンオキシダーゼβ阻害薬　149
セント・ジョーンズ・ワート　139, 230, 369
センナ*　273
せん妄　106-7
舌下／口腔内投与　22, 24
ゼニカル　オルリスタット参照
ゼロ次速度論　37
全身血管抵抗（SVR）　160
全身性感染症　361
全身麻酔薬／麻酔　84, 102-11
吸入　110-11
血液脳関門（BBB）　34-5
現在の方法　107
作用機序　107
段階　106-7
導入薬　108-9
喘息　240-1
NSAID　97, 100
アデノシン　206-7
アレルゲン　240
外因性　240
急性の重症　241
吸入器とネブライザー　250-3
コントローラー　241
症状　240
自己管理プラン　252-3
増悪要因　240
致死的　241
内因性　240
妊娠中　329

非薬物療法　253
ピークフローメーター　252-3
薬物療法　241
予防療法　246-50
リリーバー　241
β遮断薬　66
喘息治療に関する英国のガイドライン　241, 242
蠕動　263, 275
前負荷　209-10
前立腺　322
前立腺肥大(BPH)　171, 322, 368
前立腺肥大　63, 65
双極性障害　133, 140-1
使用薬物　抗うつ薬および抗躁薬参照
躁病　133-4, 140-1　抗うつ薬, 抗躁薬も参照
組織プラスミノーゲン活性化因子(tPA)　234, 235
ソタロール*　68
中毒／過量投与　395
不整脈　202, 203, 205
ゾテピン*　128, 132
ゾニサミド*　125
ゾビラックス*　359, 379
ゾピクロン*　145
ゾフラン*　オンダンセトロン参照
ゾリンジャー-エリソン症候群　266
ゾルピデム*　145
ゾレドロン酸　313

た

体温低下中毒　387
体格指数(BMI)　299
代謝拮抗薬　343-5
遺伝的差異　36
酵素　37
高齢者　374
小児薬理学　369-72
段階／期　35
代謝, 薬物　31, 35-6
胎児抗痙攣薬症候群　327-8
体重増加　297
胎児ワルファリン症候群　327
耐性　36, 43
モルヒネ　88-9
体積　409
胎盤関門　35, 324
体表面積　410
大麻　10
タカルシトール　380
タキサン類　339, 344
タキフィラキシー　43
タクロリムス*　379
多幸感
グルココルチコイド類　308
コカイン　104
モルヒネ　86, 87
多剤併用投与　372, 376
タゾシン　352
タダラフィル*　323
タミフル*　359
タムスロシン*
前立腺肥大　64
尿閉　64
タモキシフェン*　317, 340, 345
炭酸　255
炭酸マグネシウム(三ケイ酸マグネシウム)　264
炭酸脱水酵素阻害薬
利尿薬　263
緑内障　384
胆汁　36
単純ヘルペス　379
丹毒　379
胆嚢
PSNS刺激作用　58
SNS刺激作用　58
タンパク質結合　33-4
代替医療　17, 生薬も参照
大腸炎
潰瘍性　277
偽膜性　275, 349
抗生物質起因性大腸炎　353
ダイドロネル*　313
ダカルバジン*　340
ダクチノマイシン*　343
脱感受性　43
脱毛症　341
ダナゾール*　322
ダナパロイド*　225, 226
ダプソン*　358
ダプトマイシン　357
ダルナビル*　360
ダルホプリスチン*　355
男性の勃起障害　260, 321, 322-3
ダントロレン*
悪性高熱症　76

神経遮断薬性悪性症候群　130
チアガビン　124
チアジド系利尿薬　257-60
禁忌　178
高血圧　166-7, 175
作用機序　166, 257-9
使用上の注意　167
相互作用　205
耐糖能への影響　292
適応　178
副作用　167, 259-60
慢性心不全　212
薬物動態　259
用途　259
用量　166
ループ利尿薬との比較　258
チアジド類似利尿薬　178, 260
チアゾリジンジオン　294-6
作用機序　294-5
作用様式　300, 301
心血管系の安全性　295
糖尿病　294-5
副作用　295-6
有効性　296
チアノーゼ　386
チアプロフェン酸　100
チアミン*　126
「地域医療従事者のための看護師処方集（NPFCP）」　13
遅延後脱分極　198
チオキサンチン類　131
チオグアニン　344
チオテパ*　342
チオペンタール*
抗不安作用と睡眠作用　145
てんかん重積　126
導入薬　107, 108
チオリダジン　130
チカルシリン　350, 352
置換ベンズアミド類　131
チゲサイクリン*　354
膣内投与　23, 26
遅発性ジスキネジー（TD）　130
チプラナビル　360
チメンチン　352
チモロール*　384
注視発作　129
注射　22, 25, 27-30
関節腔内　30
外側広筋　29
筋肉内　22, 27-28
血漿中濃度への影響　30, 31
部位　28, 29
硬膜外　30, 102-3
三角筋の中央部　28
静脈内　22, 29-30
血漿中濃度への影響　30, 31
利点と欠点　30
髄腔内　22, 30
デポ　132
背側臀部　28, 29
皮下　22, 27
部位　28
皮内　22, 27
腹側臀筋　28, 29
油性フェノール　278
中枢神経系（CNS）　114-152
アセチルコリンエステラーゼの阻害　79
概要　114
ケタミンの作用　109
高齢者に投与する中枢神経作用薬　375
モルヒネの作用　87, 88
中毒時の体温　387
中毒患者の血液透析　388
中毒事故　385
中毒の救急治療　385-96
過剰摂取によくみられる症状　386-7
企図　385
吸収抑制　387-8
解毒薬　387
詳細なアドバイス　385
事故　385
毒物スクリーニング　387
よく使用される薬物の過剰摂取の影響　388-396
腸運動抑制薬　275
兆候および症状　147
調剤　15　処方も参照
朝鮮ニンジン　364, 368
腸内洗浄溶液　274
腸溶性（EC）錠剤　20
結腸直腸癌　99, 339
直腸内投与　25-6
吸収分布, 排泄　24
利点と欠点　25

な

耐糖能への影響　292
乳剤　20
尿
アルカリ化　388
尿閉　(利尿薬)参照　61, 64
排出量　256
薬物排泄　36-7
尿酸　260
尿路
クランベリー果汁　365
失禁　74
ムスカリン性拮抗薬　74
二連脈　218
妊娠　323-33
薬の副作用　324-328
(個々の薬物の催奇形性も参照)
子宮の収縮に影響する薬物　329-30
子宮の収縮を引き起こす薬物　331-2
つわり　268
ニンニク　366
薬物投与量に対する影響　324
薬物の吸収と分布　324
よくみられる薬物療法の問題　327-8
よくみられる疾患　328-9
妊娠性糖尿病　328
認知機能改善薬　115
認知症　150-2　アルツハイマー病も参照
血管性　152
レビー小体　150, 152
ニンニク　366
ヌクレオシド系逆転写酵素阻害薬　360
ネオスチグミン*　76, 79, 81, 110
ネオマイシン　354
外耳炎　381
点眼薬　383
鼻腔のブドウ球菌　383
ネシリチド　211
ネチルマイシン　354
熱性痙攣　119
ネドクロミルナトリウム　249
ネビボロール　172
ネフローゼ症候群　256-7, 259
ネブライザー　27, 250-3
眠気　52
ネルフィナビル*　360
粘液水腫　310
粘液の分泌　239, 240
粘液溶解薬　238
脳
血液脳関門(BBB)　34-35
脳内化学伝達　114-8
膿痂疹(とびひ)　379
脳下垂体　303-11
後葉　305
前葉　303-4
脳症　350
脳性ナトリウム利尿ペプチド(BNP)　160
脳卒中
高血圧　176
死因　156
濃度　410
脳内の化学伝達　114-8
脳浮腫　309
ノコギリヤシ　368-9
ノボラピッド*　284
飲み忘れた薬　38
乗り物酔い　74
ノルアドレナリン(ノルエピネフリン*)　54, 63
アミン伝達　116
ケタミンの作用　109
作用　68
子宮収縮　330
心原性ショック　211
受容体　アドレナリン受容体参照
貯蔵　59
不整脈　198
分解　59
分泌　59, 305
慢性心不全　217
臨床適用　63
α作動薬の特徴　61
β1およびβ2受容体の親和性　60
ノルアドレナリン再取り込み阻害薬　69
ノルアドレナリン作動性神経終末に作用する薬物　68
ノルアドレナリン分解の阻害薬　69
ノルエチステロン*　317
ノルエピネフリン*　ノルアドレナリン(ノルエピネフリン)参照
ノルトリプチリン*　134-5
ノルフロキサシン*　356

は

ハーセプチン*　344, 346

肺
PSNS刺激作用　57
SNS刺激作用　57
薬物排泄　36
肺高血圧　174
配合型経口避妊薬　317-9
配合利尿薬　263
背側臀筋注射部位　28, 29
肺塞栓
ヘパリン　225
ワルファリン　228
肺表面活性物質　239
肺水腫　210-1
塩酸リトドリン　330
中毒　386
ループ利尿薬　260
排卵　315
白色軟パラフィン　378
白癬　379
白内障　248
歯車様固縮　147
破骨細胞　311
破傷風菌(*Clostridium tetani*)　346
破傷風毒素　116
ハッカ油　276-7
発汗　59, 61
白金化合物　342
白血球(WCC)　340
発声障害　248
発がん性　46
発熱　99
鼻
作用する薬物　301
点鼻薬　21
ブドウ球菌　382-3
ハルドール　ハロペリドール参照
ハロタン*　110
ハロペリドール*　131, 133
制吐作用　272
統合失調症　128
副作用　128-9
半減期　個々の薬物参照
アドレナリン作動薬の薬理学　67
薬用量　38
反射性徐脈　61, 63
ハンセン病　358
反跳現象　48
バーキットリンパ腫　339
バイアグラ*　シルデナフィル参照
バイエッタ　299, 301
バイオアベイラビリティー　33, 34
バクロフェン*　116
バソプレシン*　236, 305
バラシクロビル*　359
バルガンシクロビル*　359
バルサラジド　277
バルサルタン*　214
バルデナフィル*　323
バルビツール酸系薬物
抗不安作用と睡眠作用　145
麻酔導入薬として　108
薬物誤用法　10
バルプロ酸*　140
バンコマイシン*　349, 356-7
パーキンソン病　146-7
NICE指針　150
主な特徴　147
抗精神病薬の副作用　129
地域社会での介護　150
ムスカリン性拮抗薬　74
薬物療法　148
パーセント　410
パクリタキセル*　344
パジェット病　313
パニック障害　146
パラアルデヒド　126
パラセタモール(アセトアミノフェン*)　101-2
外耳炎　381
禁忌と注意事項　98
コデインと併用　95
作用　85
その他の製剤　102
代謝　371
中毒／過量投与　388-92
肝障害の高リスク要因　390
治療　392
パラセタモール代謝　388-9
副作用　392
臨床兆候　390
妊娠中　327
パラフィン　384
パロキセチン*　137-8, 146
パンクロニウム*　77, 81
パントプラゾール　265

皮下注射　22, 27, 28
非経口投与　注射参照
非ジヒドロピリジン類　170-1
ヒス束　196
ヒスタミン　246
ヒスタミン拮抗薬　抗ヒスタミン薬
非ステロイド系抗炎症薬（NSAID）　96-102
　作用　84, 96
　子宮収縮　330
　消化性潰瘍　265
　使用上の注意と禁忌　98
　相互作用　229-30
　中毒／過量投与　393
　妊娠中　327
　副作用　97-8
　分類　98-102
ヒト上皮増殖因子受容体-2（HER-2）　344, 346
ヒドロキシメチルグルタリルCoA還元酵素
　（HMGCoA還元酵素）　184
ヒドララジン*
　高血圧　173
　妊娠中　329
ヒドロクロロチアジド*　166
ヒドロコルチゾン*
　炎症性腸疾患　277
　外用　378
　眼科用製剤　383
　効力　310
　術前　308
　喘息　249
　副作用　306
ヒドロタルサイト*　264
皮内注射　22, 27
皮膚
　SNS刺激作用　59
　外用薬　377
　注射　皮内注入参照
　薬物投与　局所投与参照
皮膚真菌感染症　379
皮膚軟化薬　377-8, 380
ヒプロメロース　384
肥満管理　299-303
　抗肥満薬　302
　食欲抑制薬　302-3
　体格指数　299, 302
　肥満の分類　302
ヒューマリンI　284-5
ヒューマリンM3　286 287
ヒューマリンS　284, 285
ヒューマログ*　284, 288
ヒューマログミックスと50*　286, 288
表記と計算　397-400
表皮細胞　380
ヒヨスチン　81
　過敏性腸症候群　276, 277
　起源　73
　制吐作用　268
　用途　271
　臨床効果　73
　臨床適用　74
日和見感染　349
ヒルジン　225, 226
頻脈
　心室性　197
　上室性　197
　中毒　386
　発作性上室性頻脈　208
鼻炎　382
ビガバトリン　116, 125
　てんかん　121, 122
　副作用　125
ビグアナイド　292-4
　禁忌　293
　作用機序　293, 300
　副作用　294
　薬物動態　293
　有効性　294
鼻血管　61
鼻充血除去薬　239, 382
ビスホスホネート製剤
　骨粗しょう症　313-4
　用途　314
ビスマス*　266
ビスマスキレート　267
微生物　346
ビソプロロール*　67
　狭心症　193
　高血圧　170
　作用　64
　心不全　65, 193
ビタミンD
　乾癬　380
　骨リモデリング　311, 313
　ホルモン補充療法　314

ビタミンK　223
　摂取源　230
　ワルファリン　227, 228
ビノレルビン*　344
ビバリルジン　226
病原体　347
ビルダグリプチン*　299, 301
ビンカアルカロイド　344
ビンクリスチン*　340, 344
ビンデシン*　344
ビンブラスチン*　344
ピークフローメーター　252-3
ピオグリタゾン*　294, 300
ピコスルファートナトリウム*　273, 274
ピトレシン*　305
ピバンピシリン　350
ピブメシリナム*　352
ピペラシリン*　350, 352
ピポチアジン　133
ピメクロリムス　379
ピモジド*　130-1
ピラジナミド*　358
ピリドキシン*　126
ピリドスチグミン*　79
ピロカルピン*
　作用　73, 81
　縮瞳効果　384
　緑内障　384
ピロキシカム*　101
ピンドロール*　328
ファムシクロビル*　359
ファモチジン*　265
不安　142
　使用薬物　115, 141-6
　β遮断薬　66
フィードバック・システム　48
フィーバーフュー　366
フィゾスチグミン　394
フィトメナジオン*　229
フィナステリド*　368
フィブラート系薬剤　187
　脂質への影響　184
　副作用　188
フィブリノゲン*　221, 233
フィブリン　221, 223
フェナム酸　100
フェニトイン*　48, 121, 124
　催奇形性　325, 327
　ジゴキシン毒性　218
　相互作用　319
　てんかん重積　126
　副作用　124,
　不整脈　200, 201
フェニレフリン*　61
　作用　71
　散瞳作用　384
　慢性心不全　219
フェニンジオン　227, 230
フェネルジン　69, 136
フェノキシベンザミン　63
フェノキシメチルペニシリン　350, 352
フェノチアジド　205
フェノチアジン　130-1, 269-8
　制吐作用　269-8
　副作用　270
フェノバルビタール（phenobarbitone*）
　123, 145, 328
フェノフィブラート*　186
フェノプロフェン　100
フェンタニル*　100-1, 105
　オピオイド受容体作動薬　88
　麻酔の導入　111
フェンフルラミン　307
フェンブフェン　100
フェンホルミン　296
フォサマックス　313
フォリン酸　354
フォルモテロール*　244
フォンウィルブランド因子　234
フォンダパリヌクス（フォンダパリヌクスナトリウム*）　227
負荷用量　38
副交感神経系（PSNS）　54, 55, 57-9
　SNSとPSNSの解剖学的相違　58
副甲状腺ホルモン（PTH）
　カルシウム代謝　311
　骨リモデリング　311
副作用（ADR）　46-52
　イエロー・カード・スキーム　5-6, 50-1
　医薬品管理基準　14-18
　高齢者　372-3, 375-6
　市販後調査　5-6, 50
　相互作用　薬物の相互作用参照
　調査　19
　分類　46-47

タイプ A　46
タイプ B (特異体質性)　46
タイプ C (継続)　46
タイプ D (遅発性)　46
タイプ E (投与終了時)　47
薬物の長期投与　47-8
受容体の制御　48
代謝変化　48
フィードバック・システム　48
慢性疾患の再燃　48
薬理遺伝学　49-51
よく認められる薬物　45-6
よくみられる副作用　51-2
リスク要因　49
副腎　305
SNS刺激作用　57
機能　305
構造　305
副腎髄質　54, 305
PSNS刺激作用　57
SNS刺激作用　57
腫瘍 α-アドレナリン受容体拮抗薬　63, 64, 171
副腎皮質　303-10
副腎皮質刺激ホルモン　305
副腎皮質刺激ホルモン放出因子 (CRF)　304
副腎皮質刺激ホルモン (ACTH)　304
副腎抑制　248
腹側臀筋注射部位　28, 29
フシジン酸　356
結膜炎　383
膿痂疹 (とびひ)　379
フシジン酸ナトリウム*　356
不整脈　心性不整脈参照
不眠症　142
フランカルボン酸モメタゾン*　247
フルオキセチン　117, 137-8, 145-6, 394
フルオロウラシル*　341, 344
フルクロキサシリン　350, 351
フルコナゾール*　361, 379
フルシトシン*　361
フルセミド　フロセミド参照
フルダラビン*　344
フルチカゾン*　244, 382
フルドロコルチゾン*　308
フルニソリド　382
フルバスタチン*　184, 186
フルビプロフェン　100
フルフェナジン*　128, 133
フルペンチキソール　128, 133
フルボキサミン*　137-8
フルマゼニル*　145, 387, 394, 395
フルラゼパム*　144
フルルビプロフェン*　100
フレカイニド*
ウォルフ・パーキンソン・ホワイト (WPW) 症候群　197
心房細動　209
不整脈　201, 202, 203
フレミング, アレキサンダー　3, 350
フロセミド*　167, 260-1
急性心不全　210
高血圧　173
耐糖能への影響　292
半減期　261
ブスコパン*　ヒヨスチンを参照
ブスピロン　145
ブスルファン*　342
ブセレリン*　323, 345
ブチロフェノン　131
ブデソニド*
アレルギー性鼻炎　382
炎症性腸疾患　277
喘息　247
ブドウ球菌
鼻　382
眼　383
ブピバカイン*　104
局所麻酔薬　102
特徴　103
部分作動薬　41
ブプレノルフィン*　95
ブプロピオン　6
ブメタニド*　260
ブラジキニン　168, 169, 214
ブレオマイシン*　340, 343
ブレチリウム　203
ヴェロスリン　284, 285
ブロモクリプチン*　148-9
分子, 薬物
大きさ　32
親油性　31
担体　43
電荷型　31
非電荷型　31

分泌促進物質　296-8
分布容積(Vd)　35
分娩
　導入　331-332
　ペチジン　92-3
分娩後出血　332
プソイドエフェドリン　239
プラスミノーゲン　234
プラスミン　234
プラゾシン*　171
プラバスタチン*　184-6
プラミペキソール*　149
プラリドキシム*　80
プリミドン*　124
プリロカイン　103, 104
プルキンエ線維　63, 196
プレドニゾロン*
　インスリン作用への影響　292
　炎症性腸疾患　277
　化学療法　345
　抗炎症作用　96
　喘息　248
　薬物動態　308
　力価　310
プロカインアミド*　201, 202
プロキシメタカイン　384
プロクロルペラジン*　131
　制吐作用　270
　副作用　270
　用途　271
プロゲステロン*　315, 317-8
プロゲストーゲン　317-8, 320, 322
プロゲストーゲン単独避妊錠剤　320-1
プロザック　137-8, 394
プロシクリジン
　パーキンソン病　150
　副作用　129
　臨床適用　74
プロスタグランジン類
　抗血小板薬　231
　子宮収縮　330, 332-3
　非ステロイド系抗炎症薬　96
　ロイコトリエン阻害　247
プロスタグランジン類似体の副作用　267-8
　作用機序　267
　緑内障　384
プロスタサイクリン　97, 231
プロテアーゼ阻害薬　360
プロテロス　313
プロトロンビン　221
プロトロンビン時間　228
プロトンポンプ阻害薬
　Helicobacterpylori　266
　胃酸低下の悪影響　267
　胃酸の分泌　265
　作用機序　265
　適応　266
　副作用　266
プロドラッグ　35, 42
プロ・バンサイン*　276
プロパフェノン*
　心房細動　208
　不整脈　202
プロパンテリン*　276
プロピオン酸フルチカゾン(FP)
　(フルチカゾン*)　254, 257
プロピオン酸誘導体　100
プロピオン酸クロベタゾール　378
プロプラノロール*　4, 68
　インスリン作用への影響　291
　インスリン吸収　288
　高血圧　172
　甲状腺機能亢進　66, 311
　作用　69, 71
　中毒／過量投与　395
　半減期　67
　片頭痛　66
プロポフォール*
　てんかん重積　125
　導入薬　106, 107, 108
プロマジン　131
プロメタジン*　268, 269
プロラクチン　130, 304
プロラクチン放出因子(PRF)　304
プロラクチン抑制因子　304
平滑筋
　血管の　61
　ムスカリン性拮抗薬　73
　β2受容体作動薬　60
更年期, ホルモン補充
　療法　ホルモン補充療法参照
ヘキサメトニウム　78
ヘパリン　224-7
　禁忌　225

血液凝固カスケード　221
作用機序　224
心筋梗塞　194
低分子量　低分子量ヘパリン(LMWH)の主な治療用途参照　225
投与　224
妊娠中　327
発見　224
副作用　225
未分画　224
モニター　226
薬物動態　224
ワルファリン　227
ヘパリン-誘発性血小板減少症　225
ヘパリン誘発性脊椎陥没　225
ヘモグロビン　255
HbA1C　283
ヘロイン　91
心筋梗塞　194
薬物誤用法　9
辺縁系　116
片頭痛　66, 118
変力作用薬
カルシウムチャネル遮断薬, 過剰摂取　395
作用機序　217
慢性心不全　214-5, 219
用途　216
ベクロニウム*　77
ベザフィブラート*　187
ベタネコール*　73
ベタヒスチン*　271
ベタメタゾン*　384
ベトネベート-RD*　378
ベラパミル*
ウォルフ・パーキンソン・ホワイト(WPW)症候群　197
狭心症　193, 194
虚血性心疾患　196
高血圧　170-1
中毒／過量投与　395
不整脈　202, 206-7
発作性上室性頻拍(PSVT)　208
ベンザトロピン
パーキンソン病　150
臨床適用　74
ベンジルペニシリン*　350-1
ベンセラジド*　148
ベンゾインチンキ　239
ベンゾジアゼピン類
GABA　116
オピオイド依存者の離脱症状　91
抗不安作用と睡眠作用　142-4
高齢者　375
作用機序　142
作用時間　144
躁病　140
中毒／過量投与　145, 387, 394-5
鎮静作用　111
てんかん　125
副作用　143
離脱症状　144-5
臨床効果と用途　143
ベントリン　サルブタモール参照
ベンドロフルメチアジド(ベンドロフルアジド)　48, 257-60
高血圧　166
作用　257-9
慢性心不全　212-3
用法・用量　166
便軟化剤　274
便秘　272-4
下剤　下剤参照
原因　272
副作用　51
ベンラファキシン(Efexor)　135, 394
ペースト製剤　21, 377
ペースメーカー活動, 異所性　199
ペグビソマント*　304-5
ペチジン*　92-93, 137
ペッサリー剤　26　膣内投与参照
ペニシリナーゼ　350
ペニシリン　350-7
アレルギー　52
過敏症　351
血液脳関門(BBB)　34
広域スペクトル　353
抗シュードモナス　352
作用機序　350
種類　350-2
治療係数　45
排泄　36
発見　3
副作用　350-1
ペニシリナーゼ抵抗性　352

ペニシリンG* 350
ペニシリンV* 350, 352
ペニス
　PSNS刺激作用 58
　SNS刺激作用 58
　勃起障害 260, 323
ペプチドグリカン 347
ペリンドプリル* 213
ペルオキシソーム増殖因子活性化受容体
　ガンマ（PPARγ） 294
ペルゴリド* 149
ペルサンチン* 232
ペンタゾシン* 95
芳香性吸入薬 239
放射性ヨウ素 311
放出制御製剤 20
蜂巣炎 378
法律 7-11
飽和脂肪酸 181
補完代替医療 17 生薬製剤参照
ホシノプリル 213
補助処方 13-4
ホスアンプレナビル* 360
ホスカルネット* 359
ホスホジエステラーゼ-III阻害薬 220
ホスホジエステラーゼ阻害薬 233
　V型 323
　インポテンス 323
　キサンチン 245-6
　慢性心不全 216
発作性上室性頻拍（PSVT） 208
骨
　疾患 312-5
　ステロイド投与による骨密度の低下 248
　代謝 311-2
　リモデリング 312
ホマトロピン
　散瞳作用 384
　臨床効果 73
　臨床適用 74
ホルモン
　癌の治療薬 345
　血圧への影響 160
　投与 48
　インスリン作用への影響 292
ホルモン補充療法（HRT） 314
　長期投与のリスク 321
　閉経後 320
膀胱
　PSNS刺激作用 57
　SNS刺激作用 57, 59
房室結節
　PSNS刺激作用 57
　SNS刺激作用 57
　アトロピン 72, 81
　過敏性腸症候群 276-7
　カルシウムチャネル遮断薬過剰摂取 396
　起源 4, 73
　抗コリンエステラーゼの解毒薬 79
　散瞳作用 384
　ジゴキシン過剰摂取 218, 396
　不整脈 200
　有機リン中毒 80
　臨床効果 73
　臨床適用 73
　β遮断薬過剰摂取 395
膨張性下剤 273
乏尿 260
ボセンタン* 174
勃起 323
勃起障害 323
ボツリヌス中毒 78
ボツリヌス毒素 78, 81
ポビドン* 384
ポリミキシン 357, 383

ま

マーガリン 188
マーロックス 264
マイトマイシン* 343
膜安定化剤 200
マクロファージ 246
マクロライド 355
マグネシウム* 207
マグネシウム塩 274
麻酔／麻酔薬 84, 102-11, 115
　局所 局所麻酔／麻酔薬参照
　硬膜外 硬膜外麻酔参照
　神経筋遮断薬 75
　脊椎 脊椎麻酔参照
　全身 全身麻酔薬／麻酔参照
末梢血管疾患（PVD） 193
麻痺
　クラーレ 76

　重症筋無力症　79
　スキサメトニウム　75
　髄質　107
麻痺薬　75
慢性炎症性腸疾患　277-8
慢性疼痛症候群　84
COPD（慢性閉塞性肺疾患）　253-4
慢性閉塞性肺疾患（COPD）　253-4
マンニトール　37, 257
ミグリトール*　298
ミソプロストール*　100
　作用機序　267
　副作用　268
　分娩誘導　332
ミダゾラム*　111
　作用時間　144
　てんかん重積　126
ミトキサントロン*　343
ミネラルコルチコイド　305, 308
ミノキシジル　173
ミノサイクリン*　353
ミバクリウム　77
ミフェプリストン　317
未分画ヘパリン（UFH）　224
耳
　耳疾患治療薬　381-2
　点耳薬　23, 381
　耳あか除去　382
耳垢の除去　382
ミリグラム（mg）　397
ミリリットル（mLまたはml）　397
ミルタザピン*　139
ミルリノン*　221
無許可医薬品
　医薬品管理の基準　17
　小児　369-70
無作為比較対照臨床試験　5
ムスカリン　72
ムスカリン性受容体　72
　拮抗薬　73-75, 81, 244
　　COPD　253
　　過敏性腸症候群　276-7
　　制吐作用　268
　　パーキンソン病　149
　　副作用　245, 277
　　用途　271
　作動薬　72, 81
　作用する薬物　73-75
胸やけ　263, 265
ムピロシン*　383
眼
　PSNS刺激作用　57
　SNS刺激作用　57, 59
　ムスカリン性拮抗薬　73
　モルヒネ作用　88
迷走神経刺激作用モルヒネ　87
迷走神経ブレーキ　74, 196
命名法　3
メキシレチン*　201, 202
芽キャベツ　230
メクロジン　26, 269
メサラジン*　277
メシル酸デフェロキサミン　40
メスカリン　9
メストラノール*　318
メタカロン　10
メタドン　93
　オピオイド依存者の離脱症状　91
　薬物誤用法　9
　メタラミノール　221
　メチオニン*　390, 392
　メチシリン　351
　メチシリン耐性黄色ブドウ球菌（MRSA）　351
　メチルシステイン塩酸塩*　238
　メチルドーパ*　68
　高血圧　174
　妊娠中　329
メチルフェニデート*　10, 69
メトクロプラミド*
　胃-食道逆流症　263
　消化管運動　276
　心筋梗塞　194
　制吐作用　269, 340
　副作用　269
　用途　269
メトトレキサート*　339, 341, 343
メトプロロール*　67
　高血圧　172
　慢性心不全　215
メトホルミン*　292-4, 300
　禁忌　294
　作用機序　293
　糖尿病　292-4
　副作用　294
　薬物動態　293
　有効性　294

利点　295
メトラゾン　257
慢性心不全　213
用途　259
メトロニダゾール*　349, 358
メドロキシプロゲステロン*　320
メフェナム酸*　100
メプタジノール　94
メベベリン　276, 277
めまい
心性不整脈　197
副作用　51
メマンチン
アルツハイマー病　151
臨床用途　115
メラニン細胞刺激ホルモン(MSH)　304
メラニン細胞刺激ホルモン(MSH)放出因子　304
メラニン細胞刺激ホルモン(MSH)阻害因子　304
メルカプトプリン*　344
メルファラン*　342
メロペネム*　353
免疫抑制作用
グルココルチコイド類　306
メントール　239
妄想　126
モキシフロキサシン*　356
モクソニジン　174
モクロベミド　69, 137
インスリン作用への影響　291
パニック障害　146
モノアミンオキシダーゼ阻害薬(MAOI)　69, 136-7
A　137
B　137
インスリン作用への影響　291
うつ病　133, 134, 135-7
相互作用　136-7
鼻充血除去薬　392
ペチジン　92
モルヒネ　91
モノアミンオキシダーゼAの可逆的阻害薬(RIMA)　137
モノアミンオキシダーゼ(MAO)　59, 68
モノクローナル抗体　346
モメタゾン*　382
モル濃度　398
モルヒネ　87-91
依存性　89
嘔吐　268
オピオイド依存者の急性離脱症状　91
オピオイド受容体作動薬　86
過量投与の影響　91
急性心不全　210
禁忌　89
作用　85, 87
使用上の注意　89-90
相互作用　90
耐性　88
鎮咳薬　238
適応　89
頭部外傷　90
投与経路　89
バイオアベイラビリティー　34
副作用　90
薬物誤用法　9
臨床効果　87-8
モンテルカスト*　249

や

薬剤学　製剤参照
薬剤師の処方　11, 13
薬物
医薬品管理　11-18
合成　4
合理的な設計　4
処分　17
成分　19-21
前臨床試験　4-5
貯蔵　15
定義　2
天然由来　3-4
投与　18-19, 21-30
発見と開発　3-4
分類　2-3
法律　7-11
無許可　17
命名法(名前)　3
輸送　15
臨床試験　5
薬物依存／乱用　規制薬物参照
薬物相互作用　48　個々の薬物も参照
吸収への影響　32-3
代謝酵素に対する競合　36, 41-2
薬物耐性　43, 348-9
薬物投与
医薬品管理基準　14-18
規制医薬品　9

小児薬理学　369-72
投与経路　22-30（具体的な薬物の具体的な経路も参照）
目的　21
薬物動態　薬物動態を参照
有害事象　19
薬物特異性　44
薬物動態　22, 31-38　個々の薬物の項も参照
アドレナリン作動薬の薬理学　67
吸収　吸収参照
高齢者　373-4
小児薬理学　370-1
代謝　薬物代謝参照
排泄　薬物排出／排泄参照
分布　薬物分布参照,
薬物の吸収に影響する通過時間　33
薬物の供給　処方参照
薬物の処分　17
薬物の消失／排泄　24, 31, 36-38
血漿中半減期　37-8
高齢者　384
小児薬理学　369
半減期と薬物用量　38
薬物動態　37-8
薬物の使用中止が引き起こす重大な事態　48
薬物の長期投与　47-8
薬物の輸送　15
薬物分布　24, 31, 33-35
肝初回通過効果　34
関門　34-35
高齢者　373-4
小児薬理学　369
タンパク結合　33-4
妊娠中　324
分布容積（Vd）　35
薬物分類　2-3
薬物誘発性発疹　51
薬用量の表記と計算　397-400
薬理遺伝学　48-50
イエロー・カード・スキーム　50
医薬品の安全性監視と市販後調査　49-50
スキサメトニウムに対する低代謝能　50
薬理学の定義　2
薬力学　39-44
イオン・チャネル　42
酵素阻害　酵素阻害参照
高齢者　374-5
固有活性　44
小児薬理学　370-1
親和性　44
受容体に作用する薬物　40-1
受容体の調節　43
単純な化学反応　39
単純な物理作用　40
担体分子　43
脱感受性　43
治療係数　44-5
特異的作用を発揮する薬物　40
薬物特異性　44
用量反応関係　44
力価　44
薬局専用医薬品（P）　8
ユーカリ属　239
有機リン　79-80, 81
中毒　79-80
油性フェノール注射剤　278
輸送系　32
用語　2
葉酸　324
溶剤　10
ヨウ素, 放射性　311
用法・用量　22
計算式　399
小児　370
重量　397
体積　397
妊娠中　331
濃度　398
用量反応関係　44
飲み忘れ　38
負荷用量　38
抑制性神経伝達　115, 116-8
予防　2

ら

ライ症候群　100, 101
ラクツロース*　274
ラタノプロスト*　384
ラッカセイ油　274
ラネリック酸ストロンチウム　313
ラニチジン*
ビスマスキレート　267
胸やけと消化不良　265
ラノリン　377
ラベタロール*　67
高血圧　173

作用　71
妊娠中　329
ラベプラゾール*　265
ラミクタール*　ラモトリギン参照
ラミブジン*　360
ラミプリル　213
ラモトリジン*　121, 123
躁病　140
妊娠中　328
副作用　123
ラルチトレキセド　344
ラロキシフェン（Evista*）　314
卵巣　315
ランソプラゾール*　265
ランタス*　287
卵胞刺激ホルモン（FSH）　304, 315
リシノプリル*　169, 213
リスパダール　リスペリドン参照
リスプロインスリン　284, 285
リスペリドン*　132-3
躁病　140
耐糖能への影響　292
統合失調症　128, 131, 132
副作用　128-30
リスリド　149
リズム障害　心性不整脈参照
リセドロネート*　313
リタリン*　10
リチウム（炭酸リチウム*）
主な毒性　141
催奇形性　325
躁病　140
耐糖能への影響　292
薬物動態　141
力価　44
リットル（L／l）　397
リツキシマブ*　346
立毛筋
PSNS刺激作用　57
SNS刺激作用　57
リトドリン*
子宮筋弛緩　330
β2受容体作動薬　62
リトナビル*　360
リドカイン*　104
局所麻酔薬　102
禁忌　203
作用　42, 85
痔核　278
ジゴキシン毒性　219
特徴　103
不整脈　201-11
眼　384
リニメント剤　99
利尿薬　256-63
カリウム保持性　カリウム保持性利尿薬参照
高血圧　166-7, 181
作用　257
浸透圧　40, 257
心不全　209, 211, 212, 213
チアジド　チアジド系利尿薬参照
中毒　396
妊娠中　329
配合薬　263
副作用　218
ループ　ループ利尿薬参照
リネゾリド*　355-6
リノール酸　365
リバスティグミン　79, 150
リバビリン*　360
リファンピシン*
結核　358
相互作用　230, 319
ハンセン病　358
リボ核酸（RNA）　336, 347
リポタンパク質　181
リメサイクリン　353
リュープロレリン*　323, 345
硫酸マグネシウム*　329
硫酸プロタミン　225
流動パラフィン　274
緑内障
ステロイド療法　248
治療　384
β遮断薬　66
リレンザ*　359
輪回リズム　198
リンクタス剤　21
リンコサミド　355
リン酸塩浣腸剤　274
リン酸塩代謝　312
リン酸コデイン*　95
腸運動抑制薬　275
鎮咳薬　238
臨床管理プラン（CMP）　12, 14
臨床試験　4, 5

臨床試験課　5
ループ利尿薬　260-1
　カリウムサプリメント　261
　急性心不全　210-1
　高血圧　167
　作用　258, 260
　チアジド系利尿薬との比較　167, 258
　副作用　261
　慢性心不全　212
　薬物動態　261
　用途　260
涙液欠乏症　384
レイノー現象　66
レオプロ　234
レセルピン*　68, 134
レチノイド　381
レチノイン酸*　325
裂孔ヘルニア　263
レッドクローバー　368
レテプラーゼ　235
レニン　64, 161
レニン・アンジオテンシン・アルドステロン系（RAAS）　160, 161-8, 163
　ACE阻害作用　213
　血圧調節　160
　慢性心不全　209-10
レニン・アンジオテンシン系　161-2
レパグリニド　298, 301
レビー小体　147
レビー小体型認知症　140, 152
レピルジン　225, 226
レベチラセタム*　123
レベミル*　287
レボキセチン　139
レボチロキシン*　292
レボチロキシンナトリウム　311
レボドーパ*
　遅発性ジスキネジー（TD）　129, 130
　パーキンソン病　148, 150
　副作用　148
　薬物動態　147-5
レボノルゲストレル*　318, 320
レボフロキサシン　356
レボブピバカイン*　104
レミフェンタニル*　94, 107, 111
連鎖球菌, 眼　383
ローション剤　21, 377-8
ロイコトリエン受容体拮抗薬　249-50
ロイコトリエン　246-7
ロイコボリン*　343
ロクロニウム*　76-7
ロシグリタゾン　292, 294-5, 300
ロスバスタチン*　184
ロセック　265
ロピナビル*　360
ロピニロール*　149
ロピバカイン*　103
ロフェプラミン*　135
ロペラミド*　275
ロムスチン　342
ロモティル　275
ロラゼパム*
　過剰摂取　394
　作用時間　144
　制吐作用　340
　前投与　111
　てんかん　125
　てんかん重積　126
ロルメタゼパム*　144

わ

ワルファリン*　227-30
　クランベリー果汁　372
　血液凝固の促進要因と減弱要因　230-1
　結合　34
　催奇形性　325, 326
　作用機序　227
　ショウガ　367
　生薬製剤　364
　心房細動　208
　相互作用　34, 42, 48, 185, 205, 231
　朝鮮ニンジン　368
　治療用途　228
　ニンニク　366
　副作用　229
　モニター　228
　薬物動態　228

参考文献・関連資料

参考文献

Antithrombotic Trialists' Collaboration 2002 Collaborative meta-analysis of randomised trials of antiplatelet therapy for prevention of death, myocardial infarction, and stroke, in high risk patients. Br Med J 324:71-86.

Beckett N S, Peters R, Fletcher A E, Staessen J A and the HYVET Study Group 2008 Treatment of hypertension in patients 80 years of age or older. N Engl J Med 358:1887-1891.

British Heart Foundation 2003 Cardiovascular heart disease statistics. British Heart Foundation, London.

Chomchai S 2001 Insecticides: organophosphates and carbamates. In: Ling L, Clark R, Erickson T, Trestall J (eds) Toxicology secrets. Hanley and Belfus, Philadelphia, p. 186.

Diabetes UK 2008 What is diabetes? Online. Available: http://www.diabetes.org.uk/ Guide-to-diabetes/What _is_diabetes/What_is_diabetes/.

European Atrial Fibrillation Trial Study Group 1993 Secondary prevention in nonrheumatic atrial fibrillation after transient ischaemic attack or minor stroke. Lancet 342:1255-1262.

Freeman D J, Norrie J, Sattar N et al 2001 Pravastatin and the development of diabetes mellitus - evidence for a protective treatment effect in the West of Scotland Coronary Prevention Study. Circulation 103:357.

Greenstein B 2004 Trounce's clinical pharmacology for nurses, 17th edn. Churchill Livingstone, Edinburgh.

Hansson L, Zanchetti A, Carruthers S G et al for the HOT Study Group 1998 Effects of intensive blood-pressure lowering and low-dose aspirin in patients with hypertension: principal results of the Hypertension Optimal Treatment (HOT) randomised trial. Lancet 351:1755-1762.

Izzo A A, Di Carlo G, Borrelli F, Ernst E 2005 Cardiovascular pharmacotherapy and herbal medicines: the risk of drug interaction. Int J Cardiol 98:1-14.

Jamieson E M, McCall J M, Whyte L A 1996 Clinical nursing practices. Churchill Livingstone, Edinburgh.

Joint British Societies 2005 JBS 2: Joint British Societies' guidelines on prevention of cardiovascular disease in clinical practice. BMJ Publishing Group and British Cardiac Society, London.

Juchau M R 1989 Drugs reported to have adverse effects on foetal development in humans. Annu Rev Pharmacol Toxicol 29.

Kroeze W K, Kristiansen K, Roth B L 2002 Molecular biology of serotonin receptors structure and function at the molecular level. Curr Top Med Chem 2:507-528.

Law M 2000 Plant sterol and stanol margerines and health. West J Med 173:43-47.

Lenzer J 2004 FDA is incapable of protecting US Åeagainst another Vioxx'. BMJ 329:1253.

McDougall C, Brady A J B, Petrie J R 2005 ASCOT: a tale of two treatment regimens. BMJ 331:859-860.

MRC Working Party 1992 Medical Research Council trial of treatment of hypertension in older adults: principal results. BMJ 304:405-412.

National Institute for Health and Clinical Excellence 2002a Technology appraisal guideline no. 43. Guidance on the use of newer (atypical) antipsychotic drugs for the treatment of schizophrenia. NICE, London.

National Institute for Health and Clinical Excellence 2002b Acute coronary syndromes - glycoprotein IIb/IIIa inhibitors (review). Glycoprotein IIb/IIIa inhibitors in the treatment of acute coronary syndromes. Technology appraisal. NICE, London.

National Institute for Health and Clinical Excellence 2004a Clinical guideline no. 12. Chronic obstructive pulmonary disease - management of chronic obstructive pulmonary disease in adults in primary and secondary care. NICE, London.

National Institute for Health and Clinical Excellence 2004b Clinical guideline no. 17. Dyspepsia: managing dyspepsia in adults in primary care. NICE, London.

National Institute for Health and Clinical Excellence 2006 Clinical guideline no. 34. Management of hypertension in adults in primary care. NICE, London.

National Institute for Health and Clinical Excellence 2008 Technology appraisal guidance no. 160. Alendronate, etidronate, risedronate, raloxifene and strontium ranelate for the primary prevention of osteoporotic fragility fractures in postmenopausal women. NICE, London.

Nursing and Midwifery Council 2007 Standards for medicines management 08-07. NMC, London.

Owens P, Kelly L, Nallen R et al 2000 Comparison of antihypertensive and metabolic effects of losartan and losartan in combination with hydrochlorothiazide - a randomised controlled trial. J Hypertens 18:339-345.

Peck T E, Hill S A, Williams M 2004 Pharmacology for anaesthesia and intensive care. Greenwich Medical Media, London.

Rang H P, Dale M M, Ritter J M et al 2007 Rang & Dale's pharmacology, 6th edn. Churchill Livingstone, Edinburgh.

Richards A, Edwards S 2008 A nurse's survival guide to the ward, 2nd edn. Churchill Livingstone, Edinburgh.

Routledge P A, Mahony M S, Woodhouse K W 2004 Adverse drug reactions in elderly patients. Br J Clin Pharmacol 57:121-126.

Stockley I H 2005 Drug interactions, 7th edn. The Pharmaceutical Press, London.

Struthers A D 2005 Pathophysiology of heart failure following myocardial infarction. Heart: 91:14-16.

Teo K K, Yusuf S, Furberg C D 1993 Effects of prophylactic antiarrhythmic drug therapy in acute myocardial infarction. An overview of results from randomised controlled trials. JAMA 270:1589-1595.

UK Prospective Diabetes Study (UKPDS) Group 1998 Intensive blood glucose control with sulphonylureas or insulin compared with conventional treatment and risk of complications in patients with type 2 diabetes (UKPDS 33). Lancet 352:837-853.

Waller D G, Renwick A G, Hillier K 2001 Medical pharmacology and therapeutics. W B Saunders, Edinburgh.

Williams B, Poulter N R, Brown M J et al 2004 The BHS guidelines working party guidelines for management of hypertension: report of the fourth working party of the British Hypertension Society - BHS IV. J Hum Hypertens 18:139-185.

Workman B 1999 Safe injection techniques. Nurs Stand 13:47-53.

関連資料

Akber M, Clegg C, Connor S, Casson I F 2001 Outcome of insulin treatment in type 2 diabetic patients with secondary oral hypoglycaemic failure. Prac Diabetes Int 18:10-12.

Banerjee S K, Maulik S K 2002 Effect of garlic on cardiovascular disorders: a review. Nutr J 2:4-9.

Barnes J 2002 Herbal medicines - a guide for healthcare professionals. Pharmaceutical Press, London.

Barnes J 2003 Quality, efficacy and safety of complementary medicines: fashions, facts and the future. Br J Clin Pharmacol 55:326-340.

Barnett A H 2002 Basal insulin - answers from analogues? Prac Diabetes Int 19:213-216.

Baxter K 2005 Stockley's drug interactions. Pharmaceutical Press, London.

British National Formulary Appendix 1: Interactions This lists drug interactions alphabetically.

British Thoracic Society 2008 Summary of stepwise management in adults. British guideline on the management of asthma: a clinical guideline. BTS/SIGN, London, p. 48.

Dahlöf B, Sever P S, Poulter N R et al 2005 Prevention of cardiovascular events with an antihypertensive regime of amlodipine adding perindopril as required versus atenolol adding bendroflumethiazide as required, in the Anglo-Scandinavian Cardiac Outcomes Trial-Blood Pressure Lowering Arm (ASCOT-BPLA): a multicentre randomised controlled trial. Lancet 366:895-906.

Fletcher C M, Elmes P C, Fairbairn M B et al 1959 MRC dyspnoea scale. BMJ 2:257-266.

Fowler P D, Page S R 2000 Starting insulin in patients with type 1 diabetes mellitus: is there a consensus? Prac Diabetes Int 17:118-122.

Galbraith A, Bullock S, Manias E et al 2007 Fundamentals of pharmacology, 2nd edn. Pearson Education, Australia.

Howland R D, Mycek M J 2006 Lippincott's illustrated reviews: pharmacology, 3rd edn. Lippincott Williams and Wilkins, Philadelphia.

Linde K, Mulrow D D 2001 St John's wort for depression. Cochrane Review. The Cochrane Library, Issue 3.

Ling L J, Clark F, Erickson T B, Trestrail J H 2001 Toxicology secrets. Hanley and Belfus, Philadelphia.

Melchart D, Linde K, Fischer P, Kaesmayr J 2001 Echinacea for the prevention and treatment of the common cold. Cochrane Review. The Cochrane Library, Issue 3.

Montague S M 2001 Physiology for nursing practice. Prac Diabetes Int Supplement 18(6).

National Institute for Health and Clinical Excellence (NICE) developed by the National Collaborating Centre for Chronic Conditions (NCC) 2003 NICE Guideline No. 5, Chronic heart failure. NICE, London.

National Institute for Health and Clinical Excellence (NICE) 2004 Clinical guideline 18 - Management of hypertension in adults in primary care. NICE, London.

National Institute for Health and Clinical Excellence (NICE) 2007 CG23 Depression: quick reference guide. NICE, London.

Opie L H, Gersh B J 2005 Drugs for the heart, 6th edn. Elsevier, Edinburgh.

Pittler M H, Vogler B K, Ernst E 2001 Feverfew for preventing migraine. Cochrane Review. The Cochrane Library, Issue 3.

Rodger M A, King L 2000 Drawing up and administering intramuscular injections: a review of the literature. J Adv Nurs 31:574-582.

Sim V M 1965 Reactivation of plasma cholinerastase (ChE) in a volunteer subject by intravenous injection of pralidoxime. J Am Med Assoc 192:404.

Stockley I 2005 Stockley's drug interactions, 7th edn. Pharamceutical Press, London.

Williams B, Poulter N R, Brown M J et al 2004 British Hypertension Society guidelines for hypertension management 2004 (BHS-IV): summary. BMJ 328:634-640.

Wittkowsky A K 2001 Drug interactions update: drugs, herbs, and oral anticoagulation. J Thromb Thrombolysis 12:67-71.

薬の名前 索引

──本書に掲載されている薬の名前すべて──

※現時点の日本の薬事法では認可されていないものも掲載

カ

ノルエチステロン　317
ノルゲストレル　317
ノルトリプチリン　135
ノルフロキサシン　356

ハ

配合ピル剤　318
パクリタキセル　344
バソプレシン　236
ハッカ油(Mintec®)　277
白金化合物　342
パラセタモール(アセトアミノフェン)　96
バルサラジド(Colazide®)　277
バルサルタン　170, 214
バルデナフィル　323
バルビツール酸系睡眠薬—チオペンタール　108
バルプロエート　121
パロキセチン(Seroxat®)　137
ハロタン　110
ハロペリドール(Haldol
パンクロニウム　77
バンコマイシンおよびテイコプラニン　356
パントプラゾール　265
ピオグリタゾン(アクトス®)　294
ビガバトリン(Sabril®)　125
ピコスルファートナトリウム(Dulcolax®)　273
ヒスタミン(H1)　271
非ステロイド系抗炎症薬　96, 393
ビスホスホネート系製剤　313
ビスマスキレート　267
ビソプロロール　64, 67, 193
ビタミンD製剤　314
ヒドララジン　173
ヒドロクロロチアジド　166
ヒドロコルチゾン　277
ヒドロコルチゾン　384
ヒドロタルサイト(Altacite®)　264
ビノレルビン　344
非バルビタール酸系薬物　108
ピブメシリナム　352
ピペラシリン　352
ピポチアジン(Piportil®)　133
ピモジド　130
ヒューマリン® M3　286
ヒューマリンI®　285
ヒューマリンS®　285
ヒューマログミックス® 25　286
ヒヨスチン(Buscopan®)　276
ヒヨスチン(スコポラミン)　269
ピラジナミド　358
ピリドスチグミン　79
ヒルジン　226
ビルダグリプチン(Galvus ®)　299
ピロカルピン　73
ピロキシカム　101
ビンカ・アルカロイド　344
ビンクリスチン　344
ビンデシン　344
ピンドロール　329
ビンブラスチン　344
ファモチジン　265
フィーバーフュー(ナツシロギク)　366
フィゾスチグミン　394
フィブラート系薬物　187
フェナム酸　100
フェニトイン(Epanutin®)　124, 201
フェニレフリン　61, 22
フェニンジオ　230
フェネルジン(Nardil®)　136
フェノキシベンザミン　63
フェノキシメチルペニシリン(ペニシリンV)　351
フェノチアジン類　131, 270
フェノバルビタール(phenobarbitone)　123
フェノフィブラート　187
フェノプロフェン　100
フェルバメート　121
フェロジピン　166
フェンタニル　94
フェントラミン　64
フェンブフェン　100
フェンフルラミン　302
フォルモテロール　243, 244
フォンダパリヌクス(アリクストラ®)　227
不可逆的抗コリンエステラーゼ　79
フシジン酸　356
フシジン酸ナトリウム(Fucidin®)　356
ブスピロン(Buspar®)　145
ブスルファン　342
ブデソニド　277
ブピバカイン(Marcain®)　104
ブプレノルフィン　95
ブメタニド　260
プラゾシン　64
プラバスタチン　184
プラミペキソール　149
プリロカイン　104
フルオキセチン(プロザック®)　137
フルオロウラシル　344
フルクロキサシリン　351
フルダラビン　344
フルバスタチン　184
フルビプロフェン　100
フルフェナジン(Modecate®)　133
フルペンチキソール(Depixol®)　133
フルボキサミン(Faverin®)　137
フルマゼニル　387, 394
フルラゼパム　144
フルルビプロフェン　100
ブレオマイシン　343
フレカイニド　197, 202
ブレチリウム　203
プレドニゾロン　277
プロカインアミド　201
プロクロルペラジン(Stemetil®)　131, 270
プロゲストーゲン　317
プロゲストーゲン単独ピル　320
プロシクリジン　150
プロスタグランジン類　332
プロスタグランジン類似体　267
フロセミド(フルセミド)　260
プロテアーゼ阻害薬　360
プロトンポンプ阻害薬　265
プロパフェノン　202
プロパンテリン(プロ・バンサイン®)　276
プロピオン酸誘導体　100
プロプラノロール　64, 66, 67, 68, 395
プロプラノロール　67
プロポフォール　107
プロポフォール　107
プロポフォール　142
プロポフォール(Diprivan®)　108
プロマジン(Sparine®)　131
プロメタジン　269
ブロモクリプチン　149
ヘキサメトニウム　78
ベクロニウム　77
ベザフィブラート　187
ベタキソロール　66
ベタネコール　73
ベタメタゾン　306, 384
ペチジン　92
ペニシリナーゼ抵抗性ペニシリン　351
ペニシリン類　347
ヘパリン　195, 224
ベラパミル　170, 193, 197, 206, 395
ペリンドプリル　168, 213

ペルゴリド　149
ベンザトロピン　150
ベンジルペニシリン(ペニシリンG)　350
ベンゾジアゼピン類　125, 142, 394
ペンタゾシン　95
ベンドロフルメチアジド(ベンドロフルアジド)　166, 257
ベンラファキシン(Efexor®)　139
ホシノプリル　168, 213
ホスアンプレナビル　360
ホスホジエステラーゼ(PDE)V型阻害薬　323
ホスホジエステラーゼーIII阻害薬　220
ホマトロピン　73, 384
ポリミキシン　357
ホルモン補充療法(HRT)　314

マ

マイトマイシン　343
マグネシウム　207
マグネシウム塩　274
マクロライド系薬　354
マンニトール　257
ミグリトール　298
ミソプロストール　267
ミダゾラム　111
ミトキサントロン　343
ミノキシジル　173
ミノサイクリン　353
ミバクリウム　77
ミルタザピン(Zispin SolTab®)　139
ミルリノン　220
ムスカリン性作動薬　72
ムスカリン性作用の解毒薬　79
ムスカリン性受容体拮抗薬(抗コリン作動性)　244
ムスカリン性拮抗薬　73, 150
メキシレチン　201
メクロジン　269, 277
メタドン　94
メタラミノール　220
メチオニン　392
メチルドーパ　68, 174
メチルフェニデート　69
メチルプレドニゾロン　306
メトクロプラミド(Maxolon®)　269
メトプロロール　67
メトヘキシトン　109
メトホルミン　300
メトラゾン　257
メトロニダゾール　358
メフェナム酸　100
メプタジノール　94
メベベリン(Colofac®)　277
メマンチン　115, 151
メルカプトプリン　344
メルファラン　342
モエキシプリル　168
モキシフロキサシン　356
モクソニジン　174
モクロベミド(Manerix®)　137
モノアミンオキシダーゼAの可逆的阻害薬(RIMA)　137
モノアミンオキシダーゼ阻害薬(MAOI)　136
モノアミンオキシダーゼ阻害薬(MAOI)　69
モノクローナル抗体　346
モルヒネ　87
モンテルカスト(Singulair ®)　249

ラ

ラクツロース　274
ラシジピン　171
ラニチジン　265
ラネリック酸ストロンチウム(プロテロス®)　313
ラベタロール　64, 67
ラベプラゾール　265
ラミプリル　166, 213
ラモトリジン(Lamictal®)　123
ラルチトレキセド　344
ランソプラゾール　265
リシノプリル　168, 213
リスプロインスリン(ヒューマログ®)　284
リスペリドン　132, 133
リスリド　149
リセドロネート(アクトネル®)　313
リセルグ酸ジエチルアミド(LSD)　115
リチウム　141
リツキシマブ　346
リドカイン(塩酸リグノカイン)、(キシロカイン®)　104, 201
リトドリン　330
リトナビル　360
リネゾリド　355
リバスティグミン　151
リバビリン　360
リファンピシン　358
リメサイクリン　353
流動パラフィン　274
リンコサミド　355
リン酸コデイン　95
ループ利尿薬　167
レセルピン　68
レチノイン酸誘導体(ビタミンA)　328
レッドクローバー　368
レテプラーゼ　235
レパグリニド(NovoNorm®)　298
レベチラセタム(Keppra®)　123
レボキセチン(Edronax®)　139
レボチロキシンナトリウム(チロキシンレボドパ　148
レボノルゲストレル(Levonelle® One step)　320
レボブピバカイン(Chirocaine®)　104
レボフロキサシン　356
レミフェンタニル　107
レミフェンタニル　94, 111
レルカニジピン　171
ロイコボリン　343
ロクロニウム　76
ロサルタン　166, 260
ロシグリタゾン(Avandia®)　294
ロスバスタチン　184
ロピナビル　360
ロピニロール　149
ロピバカイン　103
ロフェプラミン　135
ロムスチン　342
ロラゼパム　111, 340
ロルメタゼパム　144

ワ

ワルファリン　227

著　者: **アン・リチャーズ** (Ann Richards)
学士号(優等学位)、修士、DipN (Lond) RNT RGN。英国ハットフィールドのハートフォードシャー大学のヘルス・応急プロフェッショナル学部の客員講師および通信制大学の准講師。

監修者: **田中 正敏** (たなか まさとし)
九州大学医学部卒業。久留米大学助教授となった1976年にオランダのユトレヒト大学医学部ルドルフ・マグヌス薬理学研究所に留学。1986年久留米大学医学部薬理学教授となり、2006年に退職。久留米大学名誉教授、日本薬理学会名誉会員、現在堀川病院に勤務。著書に『新版 超図解 薬はなぜ効くか』(講談社)。

翻訳者: **川島 由紀子** (かわしま ゆきこ)
神戸女子薬科大学薬学部薬学科卒業、薬学士。薬剤師、臨床検査技師、衛生検査技師免許を取得。医薬薬学分野の翻訳に携わる。共訳書に、『NATURAL STANDARDによる有効性評価　ハーブ&サプリメント』『最新運動療法大全ペーパーバック普及版』、訳書に、『これだけはおさえておきたいクリティカルケア看護』(いずれもガイアブックス)。

A Nurse's Survival Guide to Drugs in Practice
その薬がなぜ、どのように効くのか

発　　行　2013年6月25日
発 行 者　平野　陽三
発 行 所　株式会社**ガイアブックス**
〒169-0074 東京都新宿区北新宿3-14-8
TEL.03(3366)1411　FAX.03(3366)3503
http://www.gaiajapan.co.jp

ISBN978-4-88282-882-2 C3047

Printed in China